KB138199

이 책은 참으로 소중합니다

이 책을 집필하게 된 동기는 '환자와 가족이 말로 다할 수 없는 고통을 피부로 느낀 안타까움'이었습니다.
꺼져가는 생명을 살리기 위해 전국을 헤매며 경제적 • 육체적 • 정신적으로 피폐해진 환자와 가족의 모습을 보면서 큰 용기를 내어 집필의 고통을 감내하며 이 책이 세상에 나오게 되었습니다.
이 책이 나오기까지에는 오랜 기간 동안 많은 분들의 진심이 모였습니다.
저희 연구소 연구원들 뿐 만 아니라, 사그라들어가는 생명의 불꽃을 다시 지피게 된 환자의 보호자들이 어려운 여건 속에서도 국가와 인류를 위하는 마음으로 기꺼이 사비를 들여 만든 소중한 책입니다.
정성껏 읽으시고, 사랑하는 주위 분들께도 권하여 주시기 바랍니다.
건강하고 행복한 삶을 함께 만들어 가시길 기원합니다.

– 정영섭 원장 외 7인 저자 드림 –

병 잘 고치는 놈이 '장땡'이다

초판 1쇄 인쇄일_2016년 4월 5일
초판 1쇄 발행일_2016년 4월 15일

지은이_정영섭 원장 외 7인
펴낸이_최길주

펴낸곳_도서출판 BG북갤러리
등록일자_2003년 11월 5일(제318-2003-00130호)
주소_서울시 영등포구 국회대로 72길 6, 405호(여의도동, 아크로폴리스)
전화_02)761-7005(代) | 팩스_02)761-7995
홈페이지_http://www.bookgallery.co.kr
E-mail_cgjpower@hanmail.net

ISBN 978-89-6495-090-6 03510

*저자와 협의에 의해 인지는 생략합니다.
*잘못된 책은 바꾸어 드립니다.
*책값은 뒤표지에 있습니다.

이 도서의 국립중앙도서관 출판시도서목록(CIP)은 e-CIP홈페이지(http://www.nl.go.kr/ecip)와 국가자료공동목록시스템(http://www.nl.go.kr/kolisnet)에서 이용하실 수 있습니다.(CIP제어번호 : CIP2016007680)

병 잘 고치는 놈이 '장땡'이다!

한국우주생명의학연구소
정영섭 원장 외 7인 공저

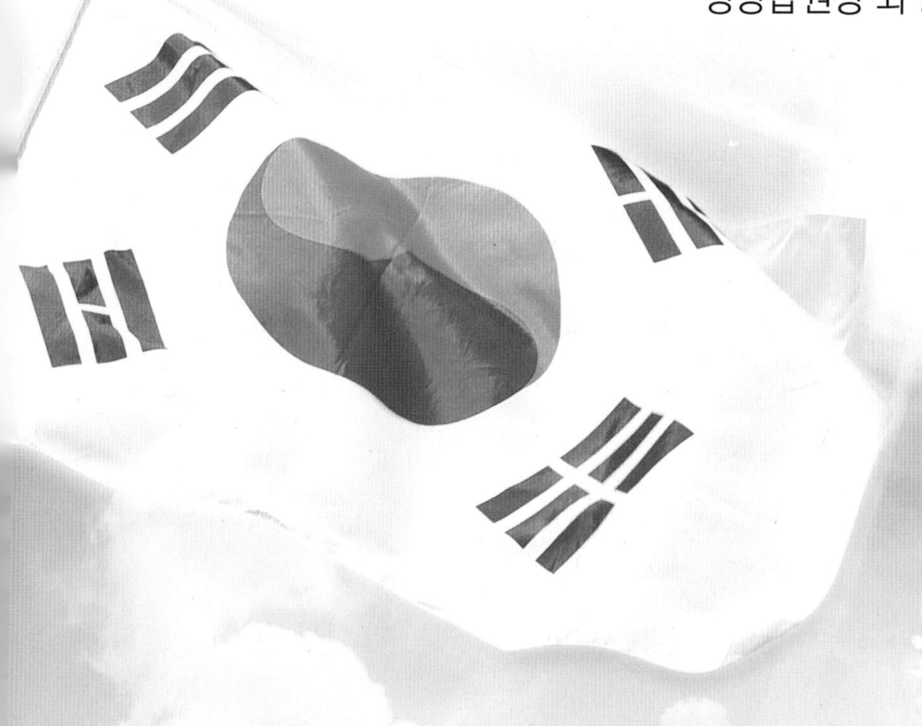

BG 북갤러리

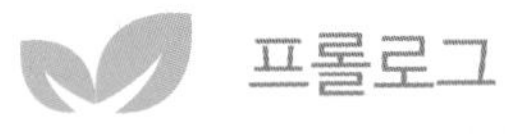

프롤로그

이 책을 읽기 전 독자의 마음가짐

이 책에는 인생의 위대한 보물이 숨어 있습니다.
지구촌 70억 인간들은 수 천년동안 축생 같은 의술에 길들여져 왔습니다.
현대의학과 과학의 고정관념을 버리지 않는다면
책의 내용을 이해하기 힘들 것입니다.
다른 우주의 행성에서 육(肉)으로 천년 이상 살고 있는
문명인들은 지구촌의 의술보다 수 만년 앞서있음을
우리, 지구촌 인간들만 모르고 있습니다.
이 책은 우주생명의학적으로 환자의 병을 치유했기에
지구촌 인간들의 의식으로는 납득이 가지 않는 것이 당연하리라 생각합니다.
내가 부정한다고 우주생명의학적 진실이 묻혀 지는 건 아닙니다.

책을 읽으면서 나의 마음을

부정에서 긍정으로,

절망에서 희망으로,

시기질투에서 사랑으로,

고통에서 쾌락으로 바꾼다면

병든 육과 영혼이 깨어나게 될 것입니다.

세상에서 가장 무서운 적은 자기 자신입니다.

자신의 개혁과 지구촌의 의료개혁 없이는 우리는 영원히 축생의술에만 의존하게 될 것입니다.

다른 우주의 행성에 사는 문명인들은 끊임없는 변화와 개혁이 있었기에 지구촌의 인간들과는 다르게 살 수 있는 것입니다.

지구촌에도 양심이 살아 있는 의사 한 사람의 용기 있는 결단이

자신을 명의로 만들고 수많은 생명을 구할 것입니다.

인생은 사는 것이 아닙니다.

얼마나 가치 있는 삶을 사느냐가 중요합니다.

이 책 한권이 자신의 건강을 지키고

지구촌을 살린다는 순수한 마음으로 읽어주시기 바랍니다.

본 도서를 읽으시는 분께

인간은 출생 순간부터 어느 누구도 건강하게 태어나지 않습니다.
선천적인 유전질환을 안고 태어나거나 또는 후천적인 요인에 의해 만성질환에 노출되어 평생을 살아갑니다.
“병 잘 고치는 놈이 장땡이다”라는 책을 집필하면서 고민도 많았습니다.
유전적인 부분을 상세히 기술해야하는가?
한국우주생명의학연구소에서는 선천적인 유전적 질환에 대한 방대한 연구와 더불어 결과도 도출되어 이미 환자의 생명 치유에 이를 이용하고 있습니다.
하지만 2007년도에 제정된 생명윤리 및 안전에 관한 법률에 따라, 금지 또는 제한되는 유전자검사가 있습니다.
이에 본 연구소는 환자생명을 살리는 게 우선인지, 아니면 환자의 병의 원인을 알면서도 법이라는 테두리 안에 안주하면서 모른 척 외면해야만 하는지, 인간의 양심 앞에서 많은 생각을 하게 되었습니다.
그래서 이번에 출간되는 책자에는 유전자에 대한 언급은 자제하고, 유전자 외에 후천적으로 발생하는 병의 원인에 관한 내용만을 수록하게 되었음을 알려드립니다.
차기에 유전자에 대한 내용이 상세히 수록되리라 기대하셔도 될 것입니다.

– 정영섭 원장 외 7인 저자 드림 –

공동저자

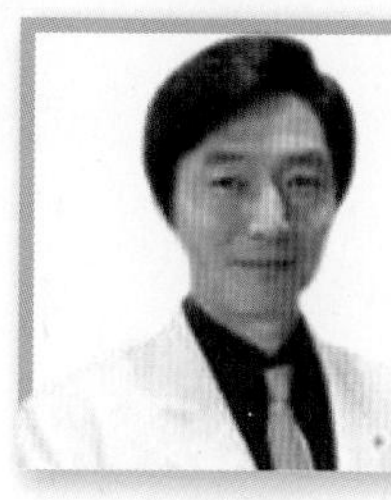

대표연구원
정 영 섭

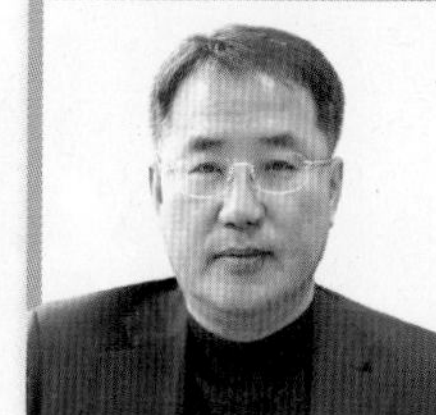

수석연구원
박 남 철

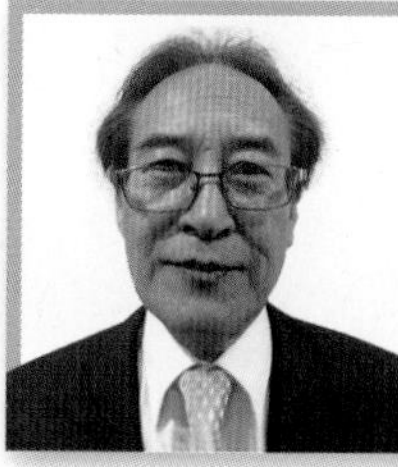

연구원
김 영 묵

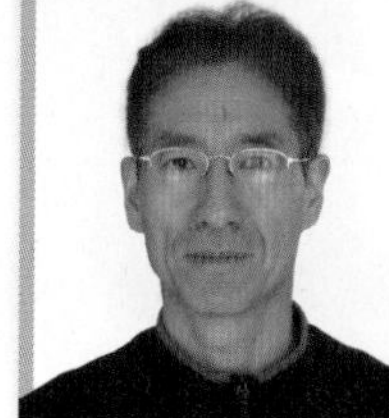

연구원
선 신 우

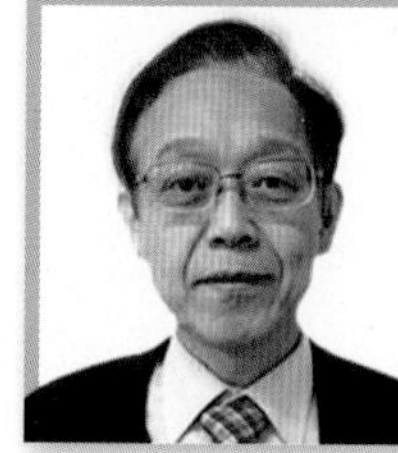

연구원
조 만 진

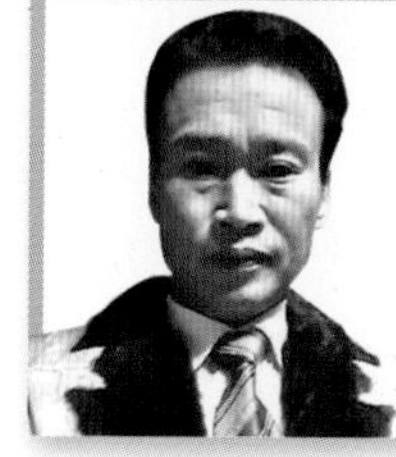

연구원
나 상 규

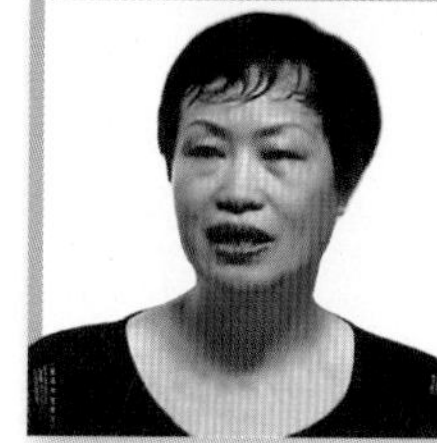

연구원
이 옥 화

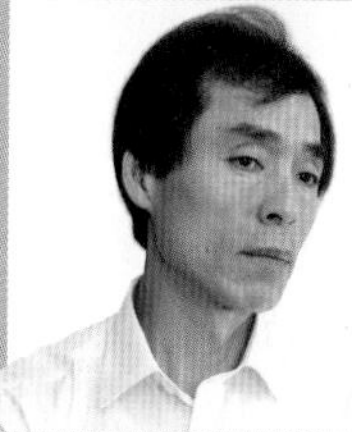

연구원
허 만 섭

"그동안 불철주야 국가와 인류를 위하는 마음으로
연구와 집필에 함께 매진해주신 연구원님들께
머리 숙여 진심으로 감사드립니다."

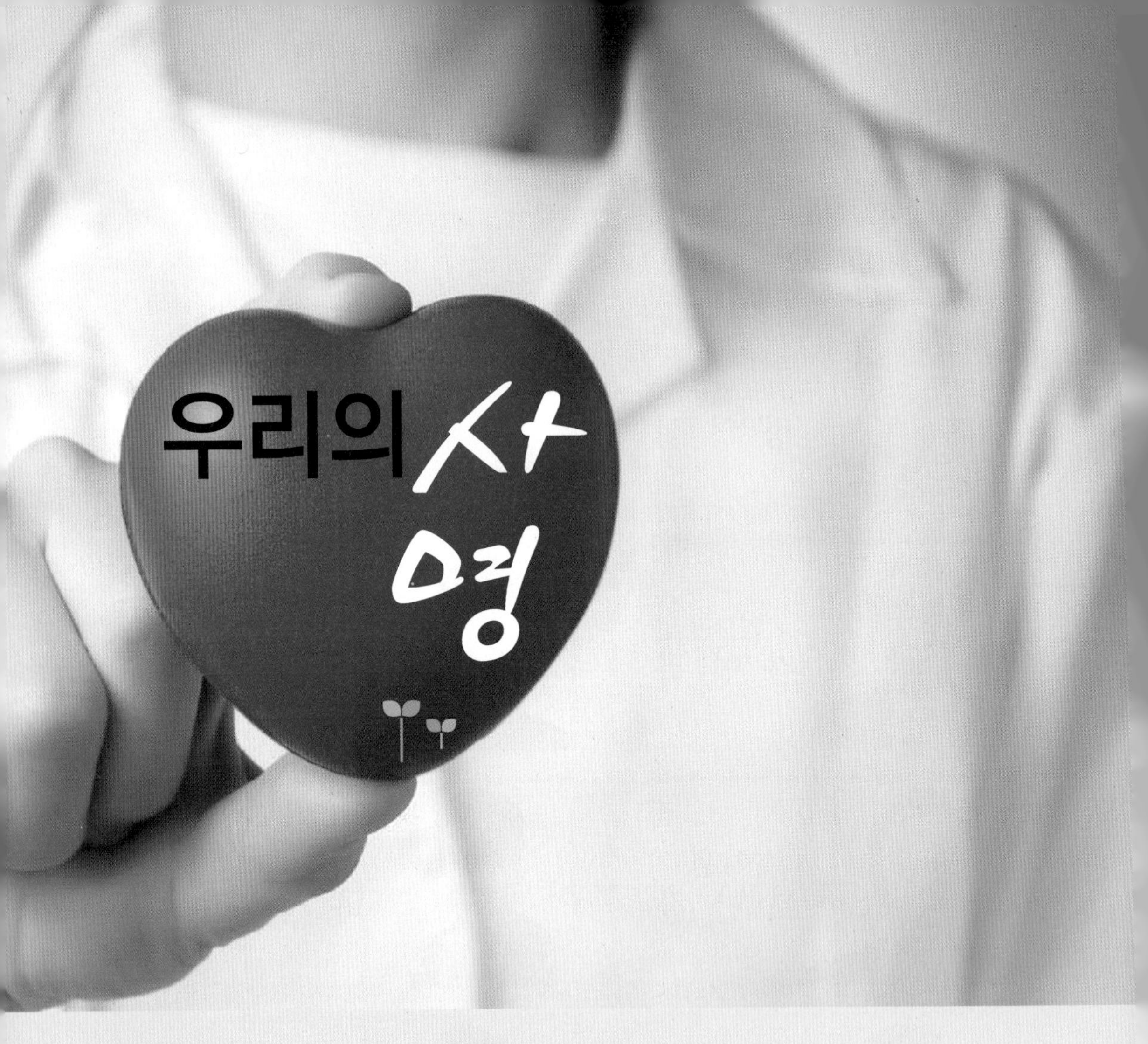

"우리는 대한민국의 모든 의사와
함께 명의(名醫)가 되어
하루하루 병의 고통으로
살아가는 지구상의 모든 환자에게
희망을 드리고자 하며,
세계에서 가장 병 잘 고치는
대한민국을 만들고자 한다."

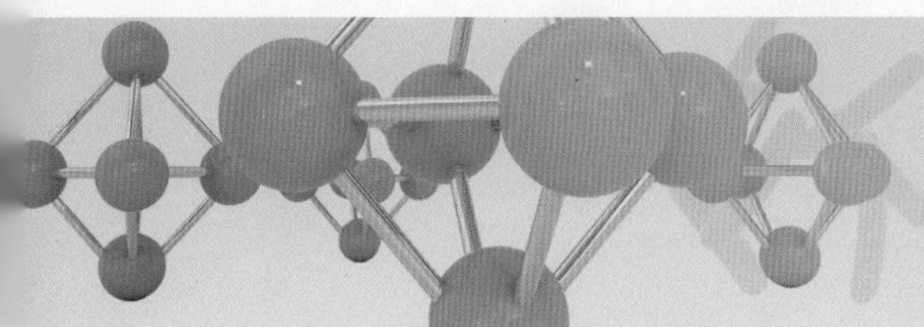

Contents

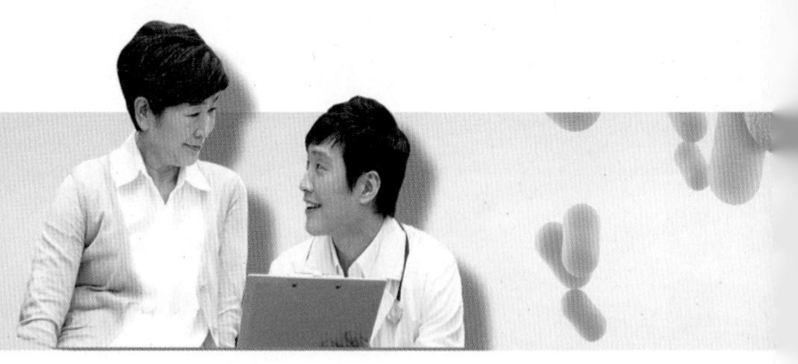
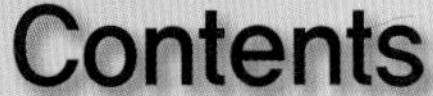

Contents

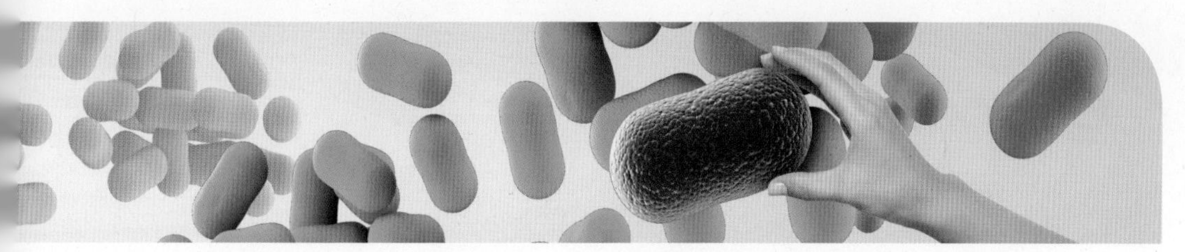

Contents

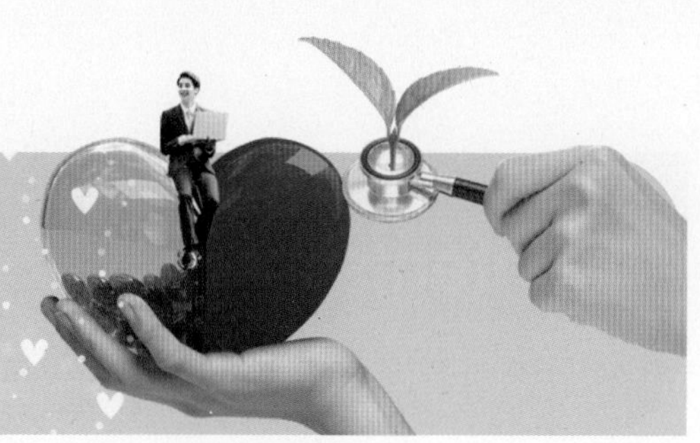

Contents

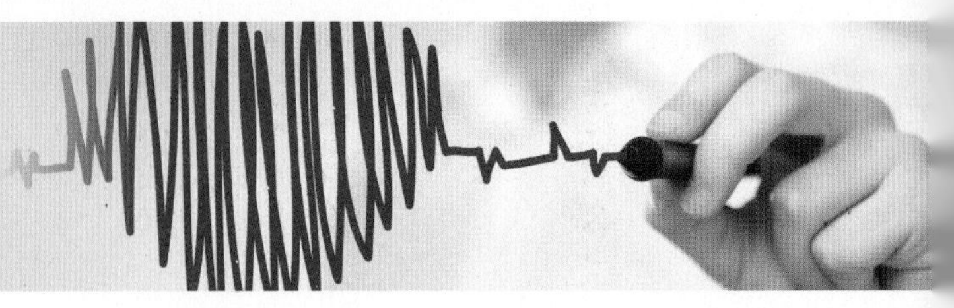

"이 도서의 내용은 현대의학으로 치료 안 되는
병의 근본원인과 치유에 대한 순수한 연구 결과이며,
어떠한 종교와도 관계없음을 알려 드립니다"

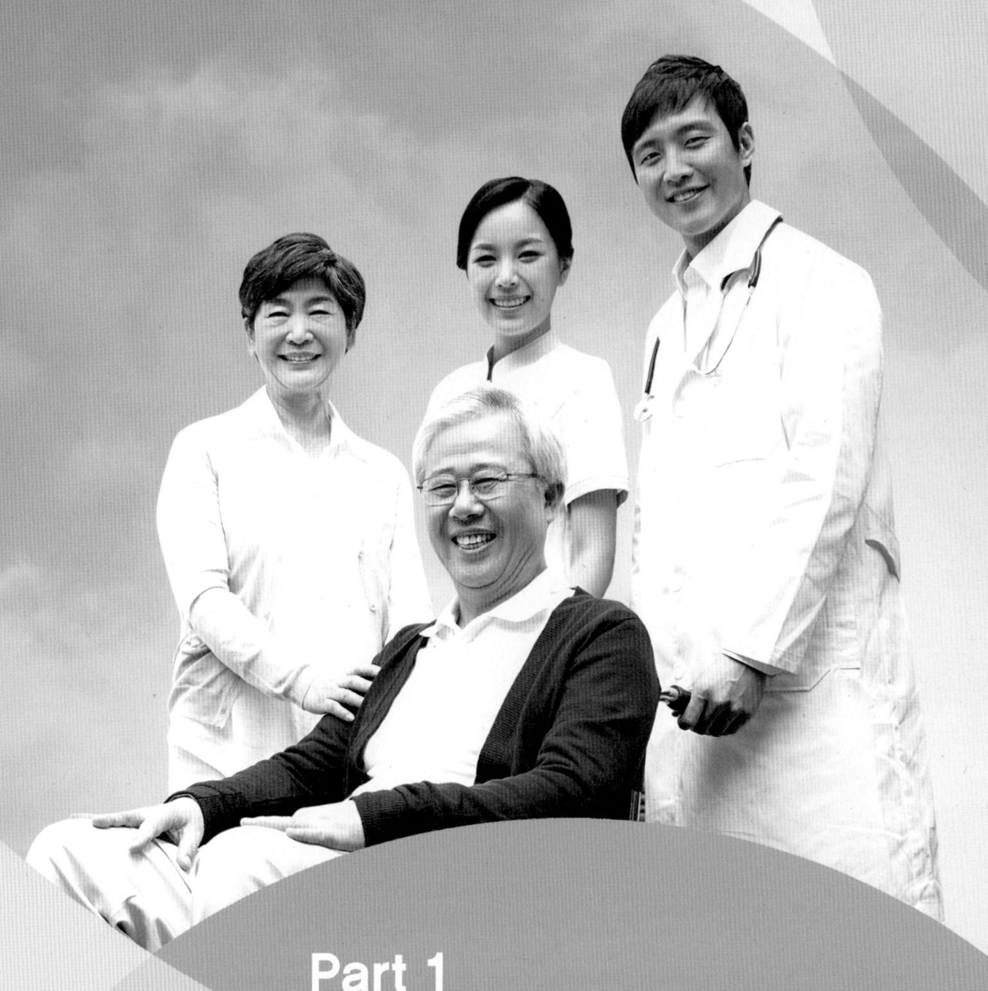

Part 1

한국우주생명
의학연구소 소개

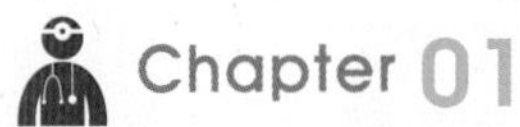

대표저자 소개

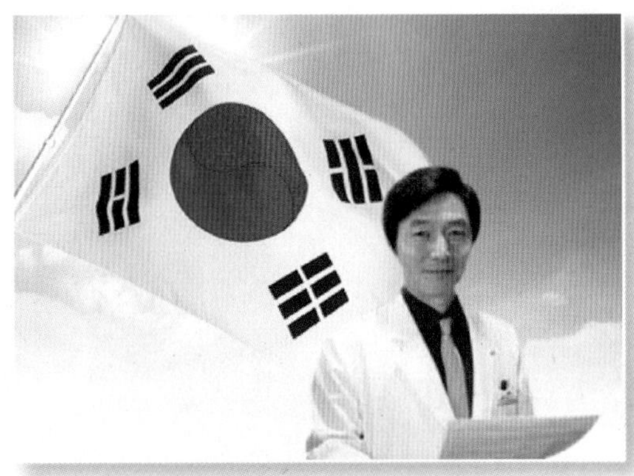

정영섭 원장

- 한국우주생명의학연구소 대표연구원
- 부산 서면 메디컬 스트리트(SMS) 의료관광 협의회 초대회장
- 대한 발효해독학회 초대회장 (2010년)
- 대한 해독온열면역학회 초대회장 (2015년)
- 대한민국 최초 보건관광사업 한의원 지정 (2001년 한국보건산업진흥원)
- 대한민국 최초 의료관광 선도 의료기관 지정 (2009년 부산광역시)

Chapter 02

우주생명의학의 길

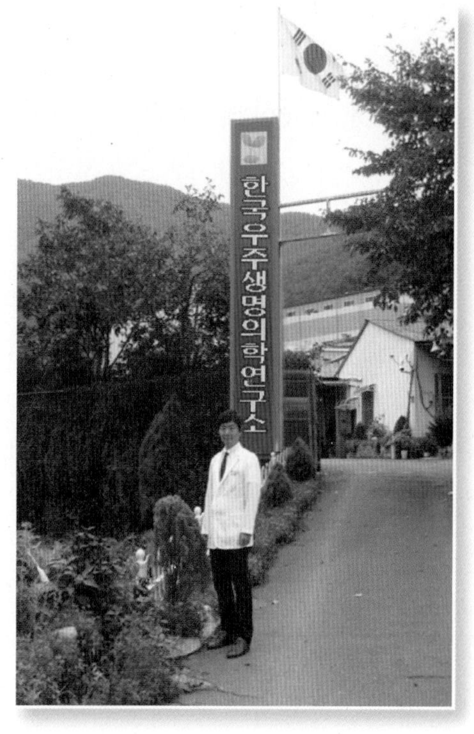

저의 어릴 적 꿈이 국민교육헌장에 나오는 "우리는 민족 중흥의 역사적 사명을 띠고 이 땅에 태어났다", "인류 공영에 이바지 할 때다."였습니다.

경남 하동 옥종 농촌에서 7남매 중 막내로 태어나 어려운 형편이었지만 12살(초등 5학년)때 둘째 형님께서 저를 큰 공부시키기 위해 부산으로 놀러가자는 말로 꼬아서 데리고 와 졸지에 어머니와 생이별하고 둘째 형님 단칸 신혼 방에서 유학을 하게 되었습니다.

어린 시절 나의 어머니는 아침에 눈 뜨면 아야~아야~하시면서 끙끙거리시다 30분 정도 지나야 겨우 몸을 추스려 일어나시면 집안일 들일 밭일들을 하시고 해지면 잠자리에 들 때까지 일손을 놓을 겨를이 없으니 몸은 골병이 들어 고통스러워도 겨우 한 개 밖에 없는 면소재지 보건지소라 의료혜택을 제대로 받지도 못하고 아파도 참으면서 지내시다, 일 년에 한 번쯤 농한기에 짬을 내어 새벽밥 지어 드시고 동네 아주머니 분들과 아주 멀리 침 맞으러 가시면 저녁때가 되어야 집으로 돌아오시는 모습을 보고 어린 마음에 내가 지금 어떻게 해드리지 못하는 것이 너무 안타까워 눈물을 흘리기도 했습니다.

성장하면서 주변의 아까운 젊은 사람들이 이해가 안 되는 사고와 영문도 모른 채 손도 못 써보고 목숨을 잃고, 셋째 형님마저 신혼의 달콤함도, 잠시 애통하게 비명에 가시는 것을 보고 "사람이 태어나고 늙고 병들고 죽는 이치가 뭘까?" "요절하는 이유는 뭘까?" 라는 의문을 늘 가지고 있었기에, 최고의 치료기술로 돈 많은 사람들로부터 많이 벌어서 돈 없고 고통 받는 사람들에게 의료혜택을 주고자 하는 순수한 마음에서 의사가 되기로 결심하였습니다.

대학 시절엔 학교 강의 외에 임상 대가 선생님들께 찾아가 배우고, 방학 때는 임상 강좌와 의료 봉사로 시간을 보냈습니다. 혈기왕성하여 놀고 싶은 시절이었지만 학년 단체 여행 외에는 제대로 여행도 한 번 못 가본 건, 최고의 의료기술을 터득하여 아픈 사람의 병을 고쳐야 내 삶에 진정한 행복이 올 거라는 순수한 믿음 때문이었습니다.

졸업 후 적극적이고 집중적인 치료를 열정적으로 했기에 통증질환이나 웬만한 질병은 잘 고치게 되었고, 환자분들이 "치료가 특이하다, 치료 잘한다" 등등의 칭송을 받게 되니 참으로 가슴이 벅차고 설레었습니다. 옛날 명의로 이름난 분들의 마음을 느꼈습니다. 어릴 적 가진 그 마음이 이루어 질 것만 같았습니다.

그러나 개원 첫해에 아버지께서 폐암으로 병원에 입원 치료를 받으시다가 더 이상 치료할 방법이 없다고 일 년을 못 넘기고 돌아가신 후로 나 자신을 질책하기 시작했고, 나 자신을 학대하게 되고 급기야 자괴감마저 들었습니다.

'아버지 폐암도 못 고친 놈이 의사 맞아?...

왜 치료가 안되지...? 치료 못할 병은 없다고 큰소리치더니만 개뿔도 없는 놈이 명의가 되겠다고…' 라는 생각 때문에 가슴 벅차 오름도, 열정도, 명의가 되겠다는 마음도 서서히 사라져가고 회의감이 밀려들기 시작했습니다.

그 후론 이런 나 자신의 한계를 느끼며 잠조차 제대로 이루지 못했고, 주위 사람과도 멀리 하며 매일 술로 보내는 세월이 이어졌습니다. 나 자신이 무너지니 부모님이 돌아가셨을 때보다 더 가슴 아파서 밤마다 잠 못 이루고 한이 맺히도록 한없이 울고 또 울었습니다. 그 세월은 참으로 깊은 어둠이요, 긴 터널이었고, 아무에게도 말할 데가 없는 무인도에 혼자 남겨진 시간이었습니다.

아마도 그때의 나처럼 대부분의 의사들도 이런 자괴감을 느껴 보았을 것이고 또한 공감할 것입니다.

이렇게 세월을 보내며 점점 망가져가는 나 자신을 보다가 순간 정신이 번쩍 들었습니다. 어릴 적 꿈과 의학을 공부할 때의 초심이 내 머리를 강하게 내리쳤었습니다. 그 순간 '아~하늘이 나를 시험하셨구나!' 라는 생각이 번쩍 들었습니다.

그 후 저는 자리를 털고 일어나 초심으로 돌아갔습니다. 환자의 병을 더 잘 고치기 위해 무엇을 어떻게 얼마나 열심히 뼈를 깎는 노력을 해야 하나를 가슴에 깊이 새기기 시작했습니다.

그래도 답을 찾지 못한 채 방황의 시간을 보내다가 몸만 치료 잘 한다고 장땡이 아니라, 섭생(생활사)을 잘 지도하고 정신적이고 영적인 치료를 병행해야 온전한 치료가 되겠다는 생각을 하고 내 한 몸 불태워야겠다는 마음으로 현대의학과는 다른 대체의학, 호흡, 명상, 기체조, 기공수련, 영가무도, 브레인힐링 등 큰 수업료를 내고 밤낮 없이 휴일도 없이, 주위와의 교류도 멀리한 채 오로지 공부하고 수련하고 연구해서 환자를 지도하고 힐링할 수 있는 수준이 됐을 때 환자분들에게 이를 적용하니 몸이 좋아지고 치료가 훨씬 빨랐습니다.

그 순간 왠지 표현하기 힘든 뿌듯함, 자신감, 거만함이 들기 시작했고, 이제 '나는 어떤 환자의 병도 고칠 수 있다'라는 오만에 빠져들기 시작했습니다.

그러나 지속적인 섭생관리와 수련지도, 적절한 치료가 안 되면 시간이 지나면서 환자의 병이 다시 나빠짐을 보게 되었고, 정신적으로 영적인 치료를 해준다고 배운 대로 했는데 제대로 고쳐지지 않으니 환자나 보호자로부터 "의사 맞아? 사이비 교주 아냐?"라는 온갖 비난과 비방하는 목소리가 들리고 내가 인간 이하의 사기꾼 취급을 당하는 모습을 볼 때 모든 걸 때려치우고 죽고 싶은 마음이 들었던 적도 있었습니다.

이전의 뿌듯함, 자신감은 허상이었고 착각이었으며, 제가 가진 것이라고는 생명에 대한 거만함 하나뿐 이었음을 깨닫게 되었고, 창조주 하느님이 주신 생명에 대한 잘못된 도전이었으며, 얄팍한 지식으로 또다시 생명에 대한 불손함이 생겼음을 뼈저리게 느끼게 되었습니다.

지금까지 환자분들에게 "못 고치는 병은 없다.", "영적인 병도 잘 고친다."고 큰소리 쳤는데 육신의 병은 웬만큼 잘 고치지만 영적인 병에는 속수무책인 내 자신이 한없이 작아짐을 느꼈습니다.

또 다시 방황이 시작됐습니다. 모든 것을 접고 아무도 없는 깊은 산속으로 들어가 남은 인생을 마무리 할까?... 아는 사람이 없는 외국으로 가서 조용히 살까?... 환자 보는데 진절머리가 났는데 차라리 마음 편하게 내가 요리는 자신이 있기에 음식 연구소(식당)나 차릴까?... 수많은 생각과 회의가 날마다 교차하였습니다.

힘든 방황의 시간을 보내던 중 '내가 여기서 의사로서의 생을 포기해야 하나?' 하는 생각이 맘 속 깊이 파고들면서 '다시 한 번 더 도전해보자. 해보고 안 되면 모든 걸 정리하자.' 는 생각이 들었고, 명의가 되지 않고서는 결혼도 다시 하지 않겠다는 결심을 했습니다.

이제부터 나는 그냥 일반 의사가 아니라 하늘이 내린 명의(천의)가 되자! 예전의 정영섭이라는 존재를 맘속에서 부터 버리고 이를 악물고 천의가 되기 위해 다시 공부하자! 이렇게 결연한 마음으로 전국 방방곡곡을 찾아 헤매다가 선인을 만나게 되어 우주생명의학을 접하고 심도 있는 공부를 시작하게 되었습니다.

우주생명의학 공부는 신비로움과 경이로움 그 자체였고,

인류 역사상 어느 누구도 제대로 연구한 적이 없으며, 변변한 논문이나 책 한권 없음을 알게 되었습니다.

이렇게 우주생명의학을 연구하면서 새로운 생명의 이치를 깨닫게 되었으며 질병의 근본 원인 보다는 나타나는 증상만 없애려고 하는 현대의학대증요법으로는 근본적인 치료가 되지 않아 얼마나 많은 사람들이 병이 악화되어 매일매일 엄청난 고통을 당하거나 생명을 잃어 가고 있는지 그 원인을 알게 되었고, 만병의 근본원인(육과 영혼)이 무엇인지를 찾았으며, 원인을 제대로 찾아서 잘 제거하면 병을 더 잘 고칠 수 있다는 해답을 얻었습니다.

이제서야 비로소 30년 가까이 공부하고 환자를 본 내가 얼마나 어리석었었는지, 얼마나 미숙한 의사였었는지, 얼마나 건방진 의사였었는지 절실히 깨닫게 되었습니다.

이제 50이 넘은 나이에 홀로 밥을 짓고 반찬을 만들면서 환자분들이 어떤 먹거리를 섭생해야 하는지에 대한 또 다른 연구를 하고 있습니다. 남들은 결혼하여 자식도 낳고 오손 도손 살아가는 모습이 늘 부러웠지만 이제는 멋진 배우자 만나서 결혼도 하고 따뜻한 가정을 만들어 가고 싶은 게 저의 조그마한 꿈이 되었습니다.

그동안 많은 환자를 치료해오면서 나이, 성별, 직업에 상관없이 인간은 누구나 병에 노출되어 살아감을 알게 되었습니다.

그리고 죽어가는 생명을 볼 때마다 마음이 편치 않았고, 똑같이 생명의 존엄성을 가지고 이 땅에 육으로 왔지만, 단명 하는 사람이 있는가 하면 그 중에도 장수하는 사람도 있었습니다.

매일 담배를 입에 물고 다녀도 건강하게 장수 하신 분, 담배 한 개 피도 피우지 않은 분이 폐암에 걸리고, 술을 매일 마셔도 간이 건강한 사람, 술을 입에도 못 대는 분에게서 지방간이 나타나고 심해지면 간경화를 거쳐 간암으로 세상을 떠나는 경우도 많았습니다.

이런 문제를 해결하기 위해 의학적 연구와 여러 대체의학과 자연의학을 공부하여 환자들에게 임상적용 해보면 분명한 한계가 있었으며, 〈나는 현대의학을 믿지않는다〉, 〈의사의 반란〉, 〈위험한 의학 현명한 치료〉, 〈

의사는 수술 받지 않는다〉, 〈의사에게 살해당하지 않는 47가지 방법〉, 〈항암제에 살해당하다〉, 〈병원에 가지 말아야 할 81가지 이유〉, 〈의사를 믿지 말아야 할 72가지 이유〉, 〈약 먹으면 안된다〉, 〈약이 사람을 죽인다〉 등 의사와 정의로운 분들이 양심 선언한 책을 읽으면서 현대의학의 맹점을 확인 하게 되었고 창조주 하느님이 주신 생명은 인간이 만든 의료기술로는 한계가 있음을 절실히 느끼게 되었습니다.

이러한 한계 속에 '그 무엇인가 생명을 앗아가는 원인이 있을 것이다.' 라는 추측에 날이 갈수록 고민에 빠지게 됐고, 새로운 도전을 하게 됐으며, 포기 하지 않으면 분명한 해답이 있을 것이라는 확신을 가지고 노력해왔습니다.

'존경은 커녕 인간 대접도 받지 못하는 의사는 되지 않겠다' 는 핏발 서린 각오로 도전 한 끝에 2006년부터 우주생명의학이라는 눈에 보이지 않는 영역에 대해 연구를 시작하여 風水와 생명관계, 現生과 前生관계, 영혼의 영역과 생명관계, 소우주라는 생명체의 외부와 내부의 환경 조건 등 병의 원인을 밝혀내는 결정적인 해답을 얻게 되었습니다.

병의 원인을 안다면 치유가 되지 않는 병이 없을 것이라는 확신을 가지고 나의 몸을 통해 임상검증을 한 결과 짧은 시일에 호전되어 가는 현상이 나타났고, 우주생명의학적으로 여러 환자들에게 적용시킨 결과 그들 또한 증상이 호전됨을 확인하였습니다.

이런 결정적 해답은 10년 전에 설립한 한국우주생명의학연구소에서 밤낮없는 우주생명의학 연구와 우주생명의학적 많은 임상검증을 실시해온 결과로 얻게 된 것입니다.

즉 우주생명의학 연구결과 현대의학이 규명하지 못한 인간의 모든 병의 근본 원인은 육(肉)에만 있는 것이 아니라 영혼에도 있다는 것을 세계 최초로 찾아냈습니다.
또한 병의 근본 원인 뿐만 아니라 그 원인을 제거하여 환자를 치유하는 우주생명의학적 치유기술도 세계 최초로 찾게 되었습니다.
이제 나는 나의 어릴 적 꿈이었던 병 잘 고치는 의사가 되었습니다.
이 우주생명의학 치유기술은 환자 몸에 수술 없이, 양약 투약 없이, 침시술 없이, 한약재 없이 행해지는 획기적인 新 의료기술이며, 박근혜대통령께서 역설하는 창조경제의 핵심이 되어 대한민국 미래의 新動力이 되리라 확신합니다.
이제 인류의 역사와 함께 해온 의학 역사상 세계 최초의 획기적인 우주생명의학 치유기술이 담긴 이 책 한권으로 모든 환자들에게 희망의 등불을 비추리라 확신합니다.
인간은 누구든지 지병으로부터 자유롭지 못한 삶을 살아갑니다.
병으로 고통을 겪으며 불행하다고 생각하는 모든 이들에게 행복한 삶이 만들어 질 수 있다는 해답이 이 책에 있음을 자부합니다.
갈수록 치열해져가는 글로벌 경쟁에서 대한민국의 미래를 걱정하지 않을 수 없습니다. 과거에도, 지금도, 앞으로도 자원이 부족한 우리나라가 어떻게 국가의 미래를 만들어 가야할 지 대통령을 비롯하여 모든 국민이 많은 고민을 해왔고, 지금도 하고 있습니다.
필자는 우주생명의학으로 모든 국민이 건강을 찾아 신나고 즐겁게 일할 수 있고, 그로 인해 국민소득이 올라감으로써 세계에서 가장 잘 사는 대한민국을 만드는데 초지일관으로 희생하려 합니다.
또한 우주생명의학 의료무역을 통해 하루하루 고통으로 살아가는 지구상의 모든 환자에게 희망을 주고자 하며, 지구가 하나 될 수 있음을 실현해 보려 합니다.

이 책을 읽는 독자와 환자들에게 하늘을 우러러 거짓없이 진실을 왜곡하지 않고 우주생명의학을 알리고자 합니다. “피 흘리지 않고 이기는 자가 진정한 승리자다” 라는 말처럼 인간은 수술과 항암제, 약물을 사용하지 않고 치료받으며 건강하기를 갈구합니다. 그런 진실이 “병 잘 고치는 놈이 장땡이다”에 담겨 있습니다.

부디 현대의학의 고정관념과 틀에서 과감히 벗어나 생명을 살리고 건강을 찾는 희망을 가지시길 바라면서 집필을 마칩니다.

마지막으로 혼자로서는 결코 감내하지 못할 연구와 집필에 함께 해주신 박남철, 김영묵, 선신우, 조만진, 나상규, 이옥화, 허만섭연구원님들께 진심으로 머리숙여 감사드립니다.

2016년 2월 첫날 일출을 보며

봉암마을 산골 한국우주생명의학연구소 연구실에서

Chapter 03

우주생명의학의 시대가 왔다

1960년대 한 동네마다 기계식 전화기 한 대로 마을 주민들의 비상 연락망이 되었다.
2015년 지금은 휴대폰 하나로 인터넷과 회사업무까지 볼 수 있게 되고, 밥을 짓고, 자동차를 운전 할 수 있는 시대가 되었다.
어디 그뿐인가 얼굴을 보고 전화 통화를 하는 것은 이미 오래전 이야기이다.
또한 메모리칩 하나에 수백권이상의 책을 수록하는 변화에 오프라인 서점이 사라지는 현실에 놓여있다.
지금 이런 시대가 올 것이라고 상상도 못한 일이 우리 눈앞에 전개되고 있다.
이러한 상상 이상의 변화 속에 지구촌의 현대의학은 얼마나 변화하고 있는가?
1993년 삼성그룹 이건희 회장이 마누라와 자식 빼고 다 바꾸자 주문했던 것을 시발점으로, 2014년에는 마하경영 선언으로 설계도부터 모든 것을 바꾸어 한계를 뛰어 넘는 근본적인 변화가 필요하다고 역설했다.
이는 무엇을 시사하는가?
지구촌의 현대의학도 고정관념과 한계를 뛰어 넘는 변화가 필요하다는 것이다.

왜 아직도 병원에 가서 번호표 받아가며 앉아 기다리면서 치료를 받아야 하는가?

병원에 가서 치료를 받는 고정관념과 한계를 넘어 병원에 가지 않고도 치료 받을 수는 없는가?

이건희 회장의 말처럼 현대의학의 치료 설계도부터 모든 것을 바꾸어야 한다.

그래야 지구촌의 3차원 의학의 한계를 넘어 설 수 있다.

이제 3차원 의학의 한계를 뛰어 넘는 우주생명의학의 시대가 왔다.

꼭 병원에 가서 치료를 받아야 하는 지구촌의 3차원적인 의학에서 병원에 가지 않고도 치료를 받을 수 있는 8차원 의학으로 가고 있음을 이 책을 통해 전 세계에 알린다.

현재 지구촌의 축생인들 만 원시적인 의학에 살고 있다.

언제까지 병이 나면 종합병원을 찾고, 유능한 의사를 만나기 위해 서울에 가서 숙박 할 것인가?

숙박을 하면서 병원에 간들 얼마나 병을 고치는가?

고생하며 병원에 가서 수술하고, 항암제 맞고, 약 먹는 형태는 영원히 사라질 것이다.

그런 원시적인 의료 문화는 사라질 것임을 이 책을 통해 예언한다.

이제 지구의 현대의학이 최고라는 자만심에서 벗어나야 한다.

이미 다른 우주에 사는 문명인들은 수만 년 전부터 병원에 가지 않고 병을 고치는 우주생명의학이 진행되어왔다.

지금의 시대는 지구 곳곳에 가지 않고도 위성통신으로 모든 정보를 알 수 있듯이 본 연구소에서 연구한 우주생명의학은 위성통신망으로 전 세계 환자를 한 자리에서 볼 수 있게 되었다.

꿈같은 이야기가 아닌 현실이 다가 온 것이다.

이제 병원에 가지 않고 집에서 병 고치는 우주생명의학 시대가 온 것이다.

즉 콜럼버스가 지구가 둥글다며 아메리카 대륙이 있다고 항해를 나설 때 모두가 반대하며 비웃었고, 코페르니쿠스가 지구가 돈다고 주장한 것이 사실임이 밝혀진 것처럼 우주생명의학의 시대가 왔음을 진실로 밝힌다.

우주생명의학 시대는 미국의 저명한 미래학자 엘빈토플러의 '제3의 물결'을 넘어 '제4의 물결' 아니 그 이상의 변화이다.

병원에 가지 않고
수술과 약 없이
병 고치는 시대가
왔다.
전 세계 환자를
한자리에서 보는
시대가 왔다.

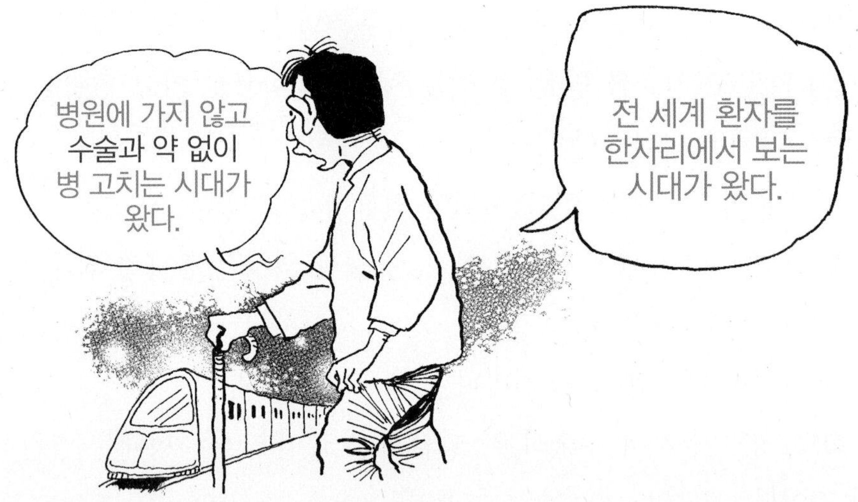

믿지 않는 자는 영원히 문명의 혜택을 받지 못하고 도태 될 것이다.

한국우주생명의학연구소는 8차원이상의 우주생명의학의 의료문명으로 환자를 치유하고 있다.

이 사실을 아무리 부정한다고 해도 진실은 바뀌지 않는다.

이 책자에 수록된 모든 연구가 우주생명의학의 실체이며, 직접 체험한 환자들의 수기로 입증하고 있다.

지구촌에 살고 있는 70억 인구를 구제하고 인도해야 하는 이유를 책속에 낱낱이 기록해 두었다.

서울에서 명문의대를 졸업하고 미국에 교환교수로 근무 중인 이 모씨는 본인이 잦은 식은 땀에 손 떨림과 기침으로 현대의학에서 아무리 검사하고 약을 복용해도 별차도가 없자 지인의 소개로 본 연구소에 원격치유를 의뢰해왔다.

원격치유 결과 하루가 다르게 호전되어 갔으며 호전되어 가는 모습을 로밍으로 전화나 문자로 확인이 가능하다.

환자가 미국에서 한국에 들어올 필요도 없고 반대로 한국에서 미국으로 가서 환자를 봐야하는 시간적, 경제적으로 낭비가 필요 없는 것이 우주생명의학이고 시간과 공간을 초월하는 우주생명의학 화상진료로 의료무역이라는 새로운 시대를 열어간다는 것이다.

얼마 전에 환자 가족이 중국과 동남아 여행을 한다고 중국현지에 도착했다. 기분 좋게 모처럼 여행이라 몸이 아파 식사를 못 할 거라고는 생각하지 않고 떠났지만 며칠이 지나자 무엇을 잘못 먹었는지 체기로 고통을 받고 따주기나 약으로 해결 해 보려고 안간힘으로 노력 했지만, 차도가 없자 혹시나 연구소에 의뢰하면 해결이 되려나 해서 본 연구소에 연락이 왔다. 며칠 동안 체기로 두통에 시달리고 힘들어 했는데 10분 만에 원격으로 치유를 해 주었더니 두통이 사라지고 식사도 별 무리 없이 잘했다고 연락이 왔다.

이 환자는 우주생명의학 진단 결과 간에 체기의 뿌리가 되는 우주생명의학적 전생의 업으로 인하여 소화 장애를 일으킨 경우로 중국 원격치유가 한국에서 이루어지는 사례이다.
2008년 여름 모 여성은 캐나다에 영어 연수를 갔다가 귀국 날짜를 며칠 남겨두고 설사로 인해 너무 힘들어 하는 경우가 있었다.
지사제도 효과가 없어서 본 연구소에 연락이 왔다.
긴급으로 원격 치유 했더니 설사를 멈추고 기분 좋게 귀국한 사례도 있었다.
위와 같은 장면들은 영화나 드라마 같다고 일축하며 지구상에 축생인들의 의술로는 도저히 납득이 가지 않을 것이다.

납득이 가지 않는다고 확인도 하기 전에 먼저 부정을 하지 말고 본 연구소에 방문하여 확인하기 바란다.
우주생명의학을 공부하고 체험하면 문명인들의 의술이 이해가 될 것이다.
우주생명의학으로 지구촌을 문명인으로 만들어야 한다.
그렇게 하기 위해서 이제 대한민국의 의사들이 선봉에 나서야 할 때이다.
우주생명의학을 공부하여 모든 의사들이 명의가 되어 세계 각 나라마다 의사를 교육시켜야 한다.
병든 영혼을 깨우고 썩어가는 육체를 정화시키는 일만이 지구촌을 천국으로 만들어가는 최선의 길임을 알아야 한다.

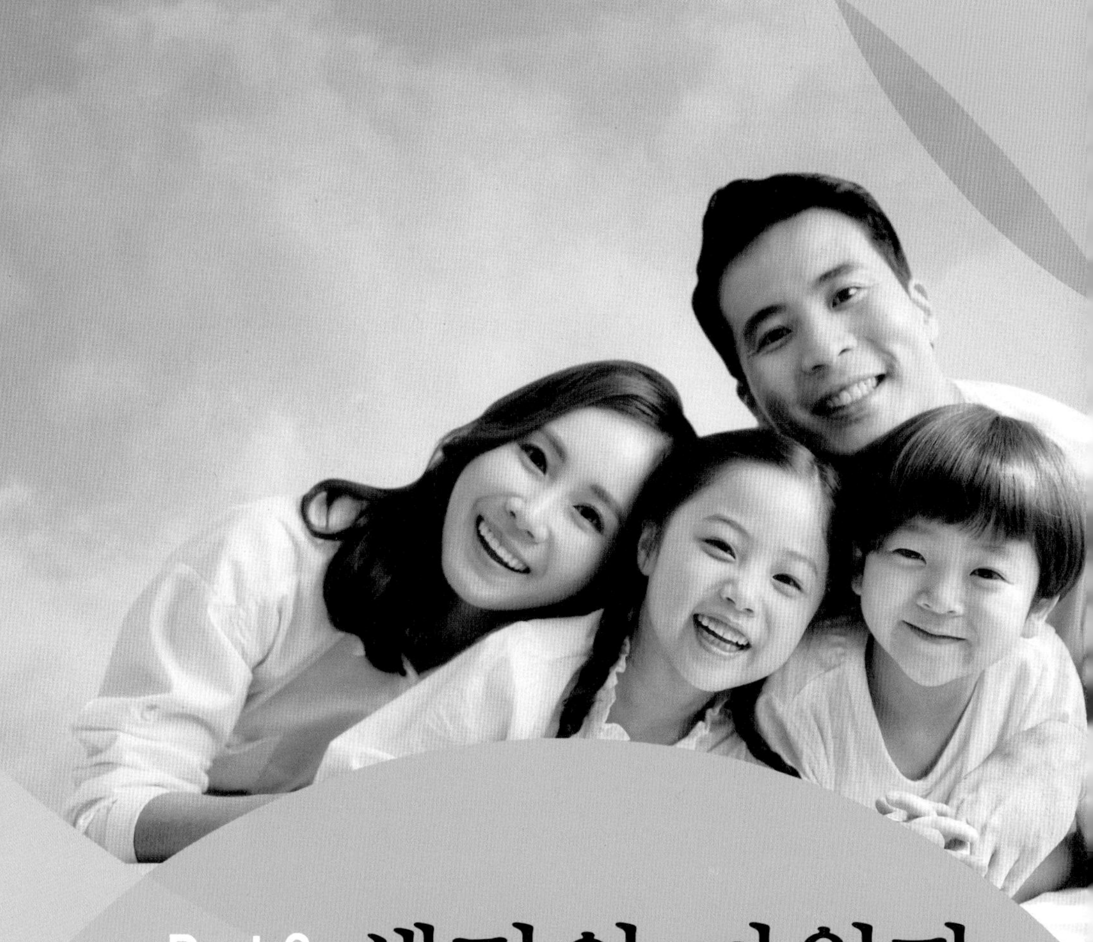

Part 2 생명의 기원과 우주생명의학의 진실

“

인간은 왜

육체적인 병과 영혼 병을 가지고 살아야 하는가?

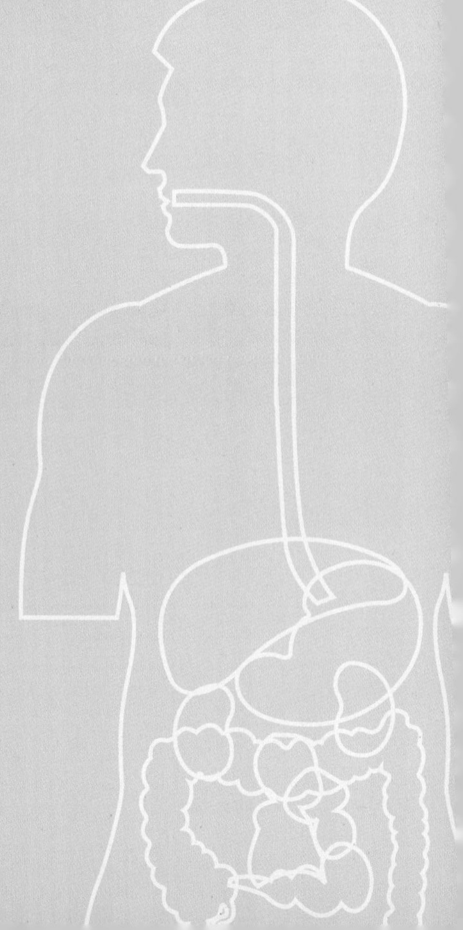

Chapter 01

생명의 탄생

과연 인간의 생명이 어디서 왔는지 누구든지 궁금해 하는 대목이다.
어렵게 설명하면 누구도 이해가 되지 않을 수 있기에 누구든지 쉽게 알 수 있도록 하기 위해서 간단하게 기술하고자 한다.
현생을 살아가면서 나는 어디서 왔는지 자신이 죽고 나면 어디로 가는 것인지, 우리는 전생과 현생, 사후세계를 모르고 살아가고 있다.
창세기로 거슬러 올라가면 태천시대에서 생명이 탄생되었음을 종교적인 관점에서도 이미 잘 알고 있는 사실이다.
창조주하느님이 생명을 주신 것에는 누구도 부인 할 수가 없다.
우주가 흘러온 복잡하고도 어려운 우주역사를 중간 생략하더라도 현 인류는 태천시대를 거쳐 선천시대 지금은 후천시대에 살고 있다.
누구나 이 세상에 태어날 때는 아버지의 정자 한 개와 어머니의 난자가 결합이 되어 태어났다는 사실을 인정한다.
여기서 과연 정자와 난자만 있으면 인간이 탄생되느냐가 의문이다.
결론적으로 절대 인간이 만들어질 수가 없다.
육으로 태어 날수 있는 조건이 창조주하느님이 주신 생명의 씨앗인 영(靈)이 있어야만 인간영혼으로 살아갈 수가 있다.

아버지정자와 어머니난자가 수정 될 시에 생명의 씨앗인 영이 들어가야만 비로써 어머니 배속에서 10개월 동안 육이 발달하여 세상 밖으로 새로운 개체가 분리되는 것이다.
그럼 영이란 씨앗의 비밀이 무엇일까?
창세기 이후부터 수많은 윤회를 해 온 모든 비밀이 영속에 모든 실체가 숨겨져 있다는 것이다.
현대의학적으로 정자와 난자가 수정되는 과정은 설명 할 수 있지만 눈에 보이지도 않는 영의 실체를 알 수가 없다는 것이다.
영속에서 육이 자라나게 할 수 있는 모든 프로그램이 담겨져 있는 비밀을 인간의 힘으로 알 수가 없다는 것이다.

창조주하느님만이 알 수 있는 생명의 비밀이다.
어머니 뱃속에서 10개월 동안 어머니가 섭취한 음식으로 육이 만들어짐에 드디어 인간영혼으로 탄생되는 것이다.
그래서 사람은 눈에 보이는 육이 있고 눈에 보이지 않는 영혼이 있는 것이다.
천기누설이 될지는 몰라도 인간영혼이 창조주하느님의 생명의 씨앗임을 알리기 위한 것이기에, 창조주하느님이 용서 해주시리라 믿고 분명히 밝히고자 한다.
어머니 뱃속에서 수정 된 이후부터는 태아 영혼으로 성장하게 되며, 10개월 이후 세상 밖으로 나와서 스스로 어른 영혼까지 성장하게 되며 마지막 죽을 때는 육은 없어져도 자신의 영혼은 마지막 살았던 육의 모습으로 육체를 빠져나가 영혼으로 살게 된다.

영혼으로 산다 해도 영원히 사는 것도 아니며 일정한 시간이 지나면 영혼도 죽게 되며 영혼에서 생명의 씨앗인 영이 빠져 나와 윤회의 길을 찾아 정처 없이 떠돌아다니는 것이다.

다시 인간이 되기 위해서 수천 년, 수 십 만년 기다려도 인간으로 다시 태어나기가 쉬운 것이 아니다.

수많은 경쟁자를 물리쳐야 하며 수많은 동식물에서 윤회하는 것보다, 인간으로 선택받아서 태어나기가 얼마나 어려운 것인지 인간의 생각으로서는 상상 할 수가 없을 것이다.

이렇게 귀하게 태어난 생명인줄을 알고나 있는지.

쉽게 목숨을 끊는 행위는 창조주하느님께 가장 큰 죄를 짓는 것이다.

비록 부모님의 육을 빌어 이 세상에 태어났지만, 부모님께 진정으로 감사할 줄 알고나 있는지.

왜 부모님을 하늘 같이 모셔야한다고 하겠는가.

바로 인간의 생명으로 탄생시켜주신 은혜가 제일 큰 것임에 부모님을 하늘이라 하는 것이다.

우리는 두 번 다시 윤회를 하지 말아야한다.

창세기 권능을 하사받은 수많은 영혼들의 연합으로 창조주하느님께 대적한 원죄로 인해서 인간들은 지구상에서 짧은 인생을 살면서 한시라도 고통 없이 살수가 없는 것이다.

모든 인간들은 대적의 영혼의 계열에서 살아왔기에 창조주하느님의 뜻을 잊어버리고 살아온 죄가 가장 큰 것임에 지금부터라도 자신의 몸에 있는 창조주하느님이 주신 생명의 씨앗인 영을 깨우쳐 하나님의 뜻으로 성장시키는 길만이 하느님 곁으로 갈 수 있는 유일한 길이다.

이 길이 영생이요 천국 가는 길이다.
이 시대는 더 이상 윤회가 없음을 알아야 하며, 영생 아니면, 소멸이다.
어리석은 인간들에게 깨우쳐주려고 해도 악마의 영혼이 방해를 함으로써 서로가 대화가 되지 않음에 안타까울 따름이다.

병(病)의 원인인 유전자 코드 발견과 치유

인간은 수 천 억 개가 넘는 유전인자를 가지고 태어난다.
병력(病歷)이란 부모가 가지고 있는 유전인자에 따라 건강이 결정되는 경우가 많다.
부모가 고혈압, 당뇨를 앓으면 자식도 같은 병에 노출될 위험성은 높아진다.
평생 동안 양치질 한 번 하지 않아도 부모의 치아가 건강한 유전인자를 가지고 있으면 자식도 건강한 치아를 가질 수 있는 가능성이 높다.
담배를 전혀 피우지 않는 사람이 폐암으로 사망하는 경우도 유전인자와의 연관성을 고려해야한다.
특히 만성질환에서는 유전인자에 따라 비만, 당뇨, 고혈압, 심장질환, 뇌질환, 암 등으로 유전되는 경우가 많음을 우주생명의학적으로 밝혀졌다.
이런 환자들은 병을 일으키는 근본적인 악성유전인자를 제거함으로 병은 호전될 수가 있다.

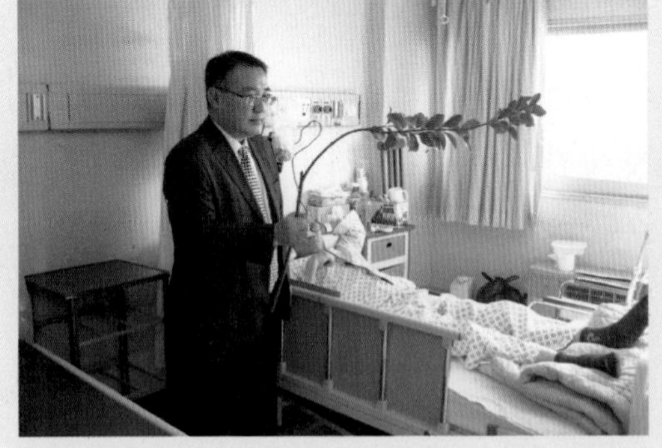
'우주생명의학적으로 병의 원인인 악성유전자 종류'를 진단하는 박남철원장

Chapter 02

전생(前生)을 모르면 병을 고칠 수 없다

전생! 생소한 단어는 아니다.
누가 전생이 없다고 했는가?
어릴 적부터 귀에 들렸던 단어가 전생에 업이 많아....
무슨 소리인지 모르지만 죄를 많이 지었구나 하는 생각을 하게 된다.
그 말이 사실일까? 사실이다.
가르쳐 주는 사람이 없었고 배울 수가 없었기에 몰랐던 것이다.
모르는 것은 죄가 아니다.
부정하는 것이 죄이다.
우주가 생성한 이후 수 억 조년이라는 세월동안 살아온 것이 전생이다.
전생을 부정하는 사람도 많이 있다.
그런 사람은 현생을 이렇게 살다가 가면 되는 것이고 논쟁할 필요가 없다.
조상 없는 후손 없고, 부모 없는 자식이 없다.
과거 없는 현재 없고, 현재 없는 미래가 존재치 않는다.
이것이 자연의 섭리이다.
생명의 근본적인 이치를 모른다면 이제라도 배워야 한다.
이 이야기는 현생이 전생과 바로 연결되어 있다는 것이다.

현생에 질병의 고통은 전생과 관련이 있다는 이야기다.
전생에 큰 죄를 범하지 않은 사람은 현생에서 별 무리 없이 살아간다.
전생에 업이 많은 사람은 가정에 우환이 끊일 날이 없다.
하는 일도 되는 것이 없고 죽을 때까지 신세타령만 하며 산다.
즉 우주생명의학 연구결과 현생의 병은 전생의 업에서 시작된다는 것이 증명되었다.
우주생명의학적인 조사를 해보면 전생의 업으로 암이 발생되고, 가정에 파탄이 일어난다.
결혼생활을 원만하게 할 수도 없고, 자식과도 원수가 된다.
아직 현대의학은 전생과 병에 대한 연관성을 연구한 바가 없다.
최면술이라는 개념으로 전생을 풀어내고 질병을 치유할 수는 없다.
전생이라는 과정이 하나가 아니기 때문이다.
수 억 조년이 넘는 전생을 헤아리기엔 대안이 없는 것이다.
우주생명의학 연구결과 전생의 업으로, 주(酒)영혼이 몸에 들어오면 알코올 중독자가 되고, 식(食)영혼이 몸에 들어오면 시도 때도 없이 먹거리로 배를 채우려 하며, 성폭행영혼이 몸에 들어오면 성폭력을 유발시키며, 도벽(盜癖)영혼이 몸에 들어오면 도둑질을 한다.
복(木)영혼이 몸에 들어오면 암을 유발시키고, 머리에 전생의 업으로 정신이상자영혼이 들어오면 죽을 때까지 정신질환병으로 살아간다.
전생의 어떤 성격을 가진 업이 내 몸으로 들어오는 가에 따라 내 자신의 인생이 결정되는 것이다.
현대의학은 이 병을 유전적이거나, 습관이나 섭생 혹은 환경에 의한 것이라는 등 온갖 이유를 갖다 붙이지만, 제대로 해결하지 못하는 이유는 근본원인을 찾아내지 못했기 때문이다.
본 연구소에서 우주생명의학적 진단으로 전생을 파악해서 근본원인 치료를 했더니 100% 확실한 결과를 얻을 수 있었다.
전생을 모두 파악해서, 육과 영혼에 대한 우주생명의학적인 치유를 하고 나면 육과 영혼이 영적으로 깨끗해지면서 건강을 찾게 된다.

전생이란?
지구가 속해있는 우주에서만 살아왔다고 생각하면 우리에게는 답이 없다.
이 우주 저 우주 떠돌아 살아온 세월동안 수많은 업을 지었기에 현생에까지 따라와 인간에게 온전치 못한 삶을 살게 만드는 전생영혼의 정체가 본 연구소에서 우주생명의학 연구결과 밝혀진 것이다.
지구별이 속한 우주가 아닌 다른 우주에서 수 억 조년을 살아왔다는 것이다.
즉 우주가 하나가 아니라는 것이다.
현대과학은 지구별이 속해 있는 천체 중에서도 일부 몇 개의 별도 제대로 분석을 못하고 있다. 하물며 다른 우주를 연구한다는 것은 상상도 못할 일이다.
이 정도의 우주과학의 수준으로 소우주인 인체를 연구하고 분석함으로써 생명을 단지 수박 겉핥기식으로 밖에 판단 못하는 우를 범하고 있다.
이제 현대과학은 자연의 섭리에 고개를 숙이고, 그 이치를 거역하지 말며 우주의 진리를 배워야 한다.
특히 정신질환자나 머리에 오는 병중에 파킨슨, 자폐, 뇌졸중, 루프스, 루게릭, 모야모야 등 이런 병들은 우주생명의학 연구결과 전생의 업과 직접적인 연관성이 있음을 밝혀냈다.

전생을 모르면 병의 원인을 찾아내지 못한다.
우주생명의학적인 연구가 결코 쉬운 것은 아니다.
우주생명의학의 핵심인 우주학을 배우고 깨우쳐야 한다.
눈에 보이는 3차원적인 논리로만 생명을 다루려 한다면 영원히 축생 같은 삶을 벗어날 수가 없을 것이다.

이제는 우주생명의학을 공부하고 우주의 원리를 깨달은 자가 생명을 보는 시대가 도래했다.
전생의 업으로 오는 병은 전생의 영혼을 분리하고 육과 영혼의 상처를 치유하면 거짓말처럼 회복될 것이다.
그런데 중요한 것은 고차원의 세계를 경험하지 못한 축생 같은 반인반수(半人半獸)의 인간들이 믿지 않음으로써 기회를 놓치게 되는 것이다.
반대를 위한 반대, 분명한 이유도 없이 부정한다.
부정은 창조주하느님을 배척하는 것이기에 두 번 다시 기회는 없을 것임을 알아야 한다.
결과는 결국 영원한 죽음을 의미한다.

세계 최초로 만병(萬病)의 근본원인과 치유에 대한 답을 얻다

본 연구소의 우주생명의학 자연치유는 '물질'과 '비물질'을 같이 다루는 학문이며, 즉 비물질 개념인 우주생명의학적으로 접근하여 생명을 주관하는 학문으로 눈에 보이지도 않고 현대과학의 장비로는 밝힐 수 없는 8차원 이상의 초 순수과학이라 할 수 있다.
물질의 개념은 세계적으로 널리 알려져 있고 많이 사용되고 있지만 비물질 세계는 물질과 반대가 되고 눈에 보이지 않는 학문이라고 무시하거나 비과학으로 치부하는 경향이 많다.

본 연구소는 세계 최초로 우주생명의학 8단계 치유에 대해 연구해왔으며 많은 환자를 치유하면서 검증해왔다. 따라서 본 연구소의 우주생명의학 자연치유 방식은 인류 역사상 세계 최초이자 유일무이한 우주생명의학 8단계 Process로 종합적인 질병을 치유한다.
대부분의 환자들은 평소에 듣지도 못한 전설 따라 삼천리 이야기로 생각했다가 몸으로 체험하고 난 뒤에는 부정에서 긍정으로 변한다.
아무리 진실을 알려주어도 살아오면서 배우지도 못했고, 가르쳐 주는 사람이 없었으니 모르는 것이 당연하겠지만, 배우려는 마음이 없고 새로운 정보를 접하면서 긍정보다는 부정이 앞서는 사람은 본인 스스로 엄청난 기회를 잃게 되는 것이다.

예수님이 이 땅에 육으로 짧은 인생을 사시면서 얼마나 가슴 아파했을까 생각하면 안타까움을 지울 수 없다.

현대의학에서 진료는 의사에게, 약은 약사에게 라는 고정관념과 편견으로 살아 왔기에 쉽게 납득이 가지 않을 수 있다.

하지만 이제는 의료가 변해야 한다.

현대의학의 눈부신 발전은 현대인들의 생명연장과 더불어 질 높은 삶을 제공해 주었다. 그럼에도 불구하고 병의 근본원인도 밝히지 못하고 증상적인 치료에만 매달린다.

인간의 능력으로 눈에 보이는 과학적 증명만이 의학이라는 틀에서 벗어나야 한다.

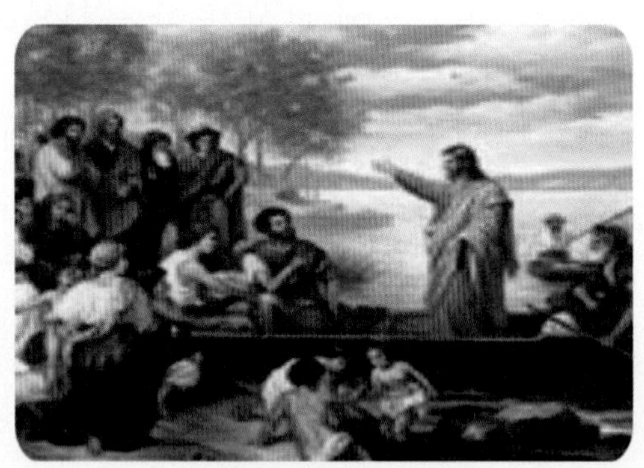

예수님의 가르침

8차원이상의 의학인 우주생명의학을 의과대학에서 필수과목으로 채택하여 공부하여야 모든 병의 근본원인을 알아낼 수가 있다.

현대의학의 패러다임이 바뀌어야 지구상의 인간들이 건강하게 살 수 있다. 약봉지 들고 오래 산다 한 들 우리들 삶의 가치에 무슨 의미가 있을까? 이제부터는 현대의학의 장점과 우주생명의학이라는 새로운 의료가 도입되어 진정한 복지국가가 실현 되도록 해야 할 것이다.

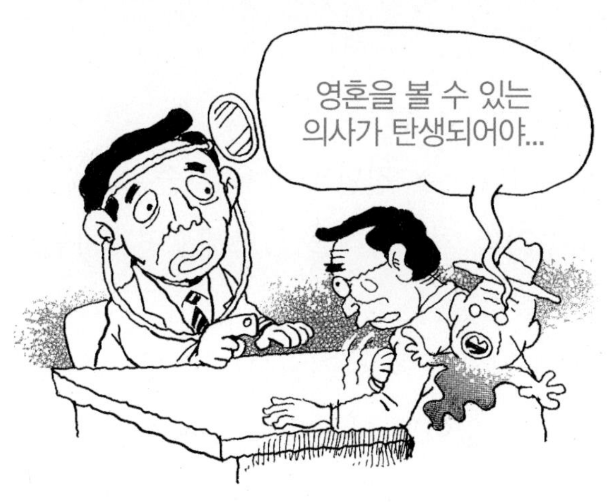

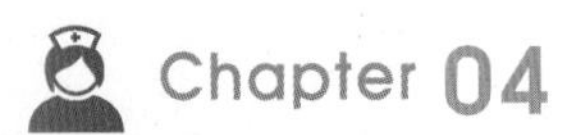

우주생명의학 8단계 프로세스 진단과 치유는 어떻게 하는가?

우주생명의학 8단계 Process 진단과 치유 기술은 많은 환자를 임상 검증한 결과이며 체험수기와 치유사례를 참조해보면 8차원 이상의 우주생명의학시대가 왔음을 실감할 수 있다.

우주생명의학 8단계 진단과 치유 기술은 병원에 가지 않고도, 수술 없이도, 투약 없이도, 입원 없이도 치유하는 기존 현대의학의 고정관념을 파괴한다.

1단계 | 환자의 뇌(Brain)와 오장육부(五臟六腑) 진단

현대의학의 예로써 백혈병의 발생부위가 척수의 골수에서 비정상적인 혈구가 생성되어 면역기능을 약화시키는 것으로 보고가 되었다.

현대의학의 학설이 얼마나 신빙성이 있을까?

본 연구소 연구팀은 우주생명의학 관점에서 역설적인 사고로 병의 원인을 찾기 시작했다.

5장 6부가 문제가 생겨 발병하는 병도 있지만, 불치병으로 평생 약으로 살아야 하는 만성질환은 뇌와 연관성을 찾아냈다.

당뇨병이나 고혈압도 5장6부의 문제가 발생함으로써 병이 생긴 것으로 현대의학은 밝히고 있다.

과연 그럴까?

매일 설탕에 밥을 비벼먹는 사람이 당뇨병에 걸리지 않고 췌장에는 전혀 문제가 없는 것으로 나타나고, 음식을 짜게 먹고 비만인 사람의 혈압이 정상인 경우가 많이 있다.

우주생명의학 연구결과 뇌와 5장6부가 어떠한 상황에 있느냐에 따라 질병의 유무가 결정된다는 사실을 본 연구소에서 밝혀냈다.

즉 뇌간의 중추신경계가 비정상적인 작동을 할 경우는 5장6부가 제 기능을 할 수 없어서 서서히 병이 생긴다는 것을 임상을 통해 알게 되었다.

5장6부의 control tower가 뇌인 것이다.

우주생명의학 관점에서 인체의 뇌는 소우주의 핵심장기이다.

심장이 살아 있어도 뇌 기능을 할 수 없는 환자를 안락사 시키는 이유도 뇌가 5장6부를 지배한다는 것이다.

비만환자는 주로 대뇌와 뇌간에 문제가 생기며, 행동장애를 일으키는 치매, 파킨슨, 뇌경색은 소뇌에 문제가 발생하고, 백혈병이나 고혈압, 당뇨 또한 뇌간에 문제가 발생함을 알게 되었다.

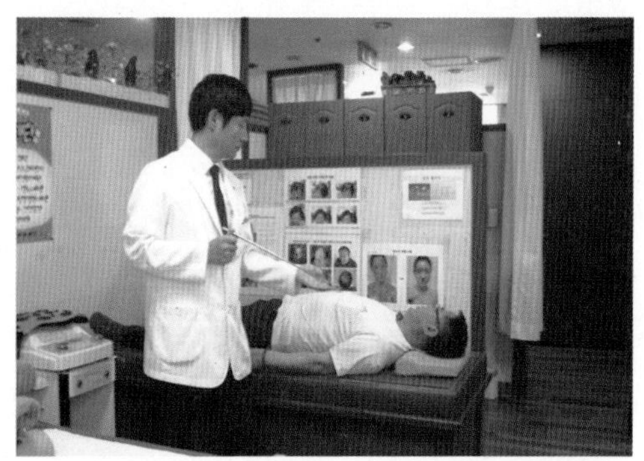

'우주생명의학적으로 환자의 뇌와 오장육부에 악성유전자'를 진단하는 정영섭원장

백혈병환자를 골수이식이나 여러 가지 약물로 치료했음에도 재발되는 경우가 많고, 몇 년 내외의 생존율을 나타내는 것을 보면 근본적인 원인을 밝혀내지 못하고 원인제거가 되지 않았음을 잘 보여주고 있다.

인간의 몸에 병이 발생할 때는 우선 원인을 찾아야 한다.

현대의학은 원인규명이 되지 않아서 치료가 어렵다.

현대의학의 장비로는 뇌를 분석할 수 있는 기술이 제한적이다.

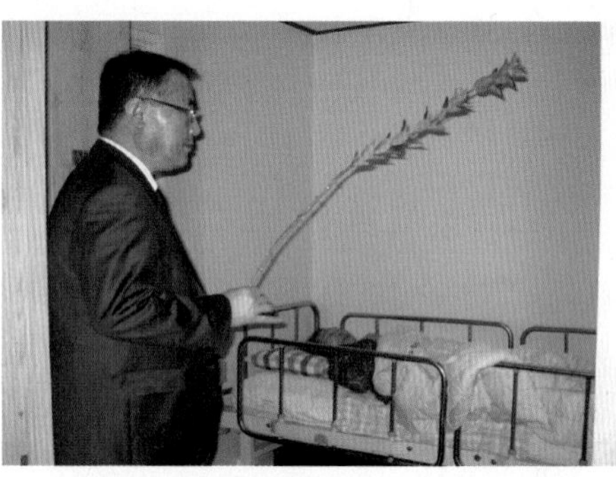

'우주생명의학적으로 뇌하수체와 시상하부에 악성유전자'를 진단하는 박남철원장

고차원적인 접근방식인 뇌를 소우주로 보고 뇌에서 발생하는 파동에너지를 감지하여 정상과 비정상을 구분해야 한다.

뇌를 진단하는 방법은 우선 진단하고자 하는 시술자가 맑은 뇌를 가져야 하며, 본 연구소에서 진행하는 6개월 이상의 우주생명의학 수련과정으로 진단이 가능하다.

희귀난치병 진단

▶**백혈병** – 뇌와 척수를 진단한다.

▶**파킨슨** – 뇌를 먼저 체크하고 5장6부를 진단한다.

*뇌는 대뇌, 소뇌, 뇌간을 구분하여 진단한다.

▶**치매** – 뇌의 위치 별로 체크 후 5장6부 진단한다.

▶**루프스, 루게릭, 공황장애, 모야모야, 크론, 불면증, 각종 정신질환**

– 뇌와 5장6부 동시에 진단한다.

▶**자폐, 정신질환, 염색체 변이로 오는 모든 질환**

– 뇌를 구분해서 진단한다.

특히 로봇영혼(전생물질영혼)을 파악한다.

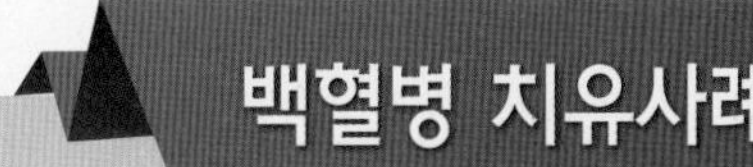

백혈병 치유사례

- 성명 | 권오현(아들), 이상희(모친)
- 나이 | 29/55세
- H.P | 010-3120-****
- 주소 | 경남 밀양
- 연구소와 인연 맺은 날 | 2011년 10월

우주생명의학적 소견

상기 환자는 아들 권오현이다.
백혈병 진단을 받고 골수이식을 한지 1년 3개월, 면역이 떨어져서 수시로 병원에 입원을 한다.
이 병을 고치기 위해서 부모는 별짓을 다했다고 한다.
하나 둘만 키우는 자식이라 소중하지 않는 자식이 없다.
대학공부도 제대로 할 수가 없다.
시골에서 농사지어 병원비를 충당하기가 버겁다.
무균병실료와 항암제 등 가정살림에 바닥을 치는 경우가 많다.
우주생명의학적으로 진단을 해본 결과 머리에는 조상2명과 25살에 뇌종양으로 고인이 된 이모가 있었고, 전생의 업으로 척추와 간에 암이 존재한 상태였다.
현대의학의 맹점이 나타난다.
병의 원인을 모르고 수술과 약물을 병행한 것이 근본치료가 아니기에 조금 좋아지는 듯 하다가 결국 5년, 10년 생존율을 논한다.
결국 생존율이 낮다는 것이다.
부모는 정기적으로 백혈병 동호회 지역모임에 참석해서 새로운 정보가 있는지 알아도 보고 같은 처지에 놓인 보호자 들이 모여서 백혈병을 극복할 수 있는 대안을 마련하고자 하지만, 희망적인 해답을 얻지 못하고 있다.
생존율이 30%도 안 된다고 한다.
돈 떨어지면 생명이 끝나야 한다는 것이다.
지인의 소개로 환자의 모친이 연구소와 인연이 되었다.
본 연구소에서 병의 원인을 제거한 후에는 약을 먹거나 병원에 입원하는 경우도 없이 6개월이 지난 지금은 학업에 열중할 정도로 면역기능이 살아나 있다.
백혈병이 현대의학에서는 무서운 병으로 알려져 있다.
우주생명의학적인 관점에서는 결코 고치기 어려운 병이 아니다.
수술과 약물을 사용하지 않고 누구든지 집에서 자연치유가 가능하다.
현재 지구상에서 백혈병으로 죽어가는 사람이 많다.
과학적인 눈으로는 절대로 근본적인 치유가 되지 않는다.
정보를 몰라서 사경을 헤매고 죽음을 기다리고 있는 환우들에게 희망의 메시지를 전한다.

고혈압, 당뇨, 비만 진단

뇌를 구분해서 먼저 체크 후 5장6부 진단한다.
고혈압, 당뇨는 우주생명의학 치유를 받은 즉시 약을 끊을 수 있다.
▶**고혈압환자** – 뇌와 5장6부 동시에 진단한다.
▶**당뇨병환자** – 우주생명의학적으로 숨은 당뇨 진단한다.
(췌장은 정상인데 혈당 수치가 올라가는 경우)
▶**비만환자** – 뇌를 구분 진단하고 5장6부 진단한다.

2단계 | 환자 몸의 뇌와 영혼의 뇌 진단 및 치유

인간의 생명체는 육(肉)과 영혼의 결합체이다.
건강하다는 진정한 의미는 육과 영혼이 동시에 건강해야만 한다.
육체만 치유하는 것도 현대 의학에서 한계를 드러낸다.
본 연구소에서는 우주생명의학적으로 소우주의 파장을 감지하여 육과 영혼을 동시에 치유하는 연구가 진행되었다.

육체만 치유하는 건 한계가 있어.
육과 영혼이 동시에 건강해야 진정한 건강!

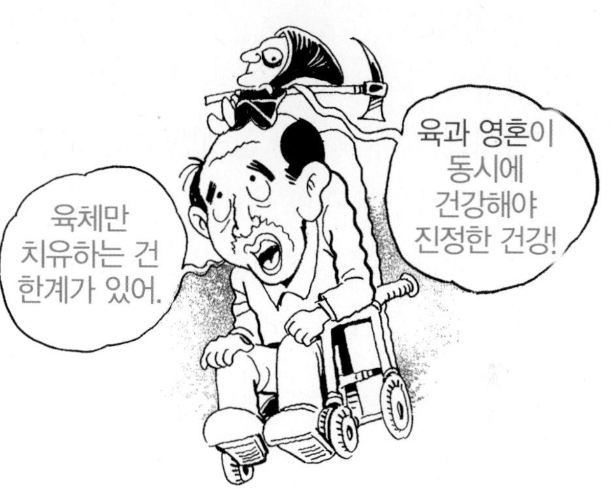

육만 치유하는 것은 단지 50%만 병이 호전되었다는 것이다.
50% 육의 치유 결과는 영적으로는 건강하지 못하다.
생명의 탄생 원리로 볼 때 남자의 정자와 여자의 난자 결합체가 영혼에서 출발했다.
정자와 난자의 결합체가 육이라면 수정된 결합체에 영혼이 존재하기에 생명체가 만들어지는 것이다.
환자의 육에 암 덩어리가 발견되어 암을 제거한 후에도 다시 암이 재발한다.
근본적으로 암의 원인을 제거하지 않았기 때문이다.
이것을 현대의학에서는 일정한 연한을 두고 생존율로 나타낸다.
우주생명의학 관점에서 보면 육에 대한 근본치유는 먼저 암의 원인을 제거해야 재발을 막을 수 있다.

암의 뿌리를 제거하고 암 덩어리를 시술했다고 해서 육이 건강해졌다고 할 수가 없다.

암이 발생된 장소에는 암의 흔적이 남게 된다.

사진 상에는 암이 보이지 않지만 육은 고통스럽다.

이것을 후유증이라고 표현한다.

본 연구소에서 우주생명의학적으로 흔적을 치유하는 연구가 되었다.

인간의 생명체를 소우주라 했다.

얼마나 복잡한 구조로 되어 있으면 우주라는 표현했을까.

현대의학은 인간의 생명체에 대해 얼마나 연구가 되었을까.

1%라도 생명의 신비를 풀었을까 의문이 든다.

현대과학과 의학을 과소평가 하고자 하는 것은 아니다.

현실적으로 현대의학은 한 가지 병이라도 원인을 제대로 밝힌 게 없다고 보면 된다.

고작 병든 부위를 수술로 제거하는데 중심이 되며, 2차 감염에 대비하는 약물이 개발되어 사용되고 있다.

이런 현상은 우주생명의학에 대한 고차원적인 연구가 없었기 때문이다.

현대의학이
우주생명의학
자연치유와
영혼의 실체를
안다면...

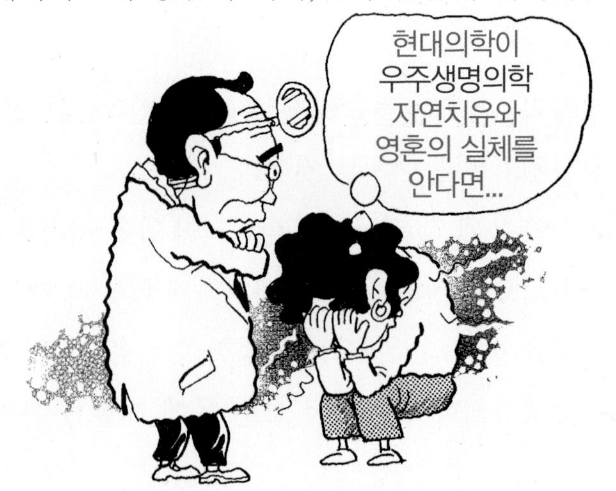

본 연구소에서 우주생명의학 치유 기술로 육과 영혼에 대한 연구의 결과를

환자에게 적용한바 100% 호전반응을 보였으며, 치유 후 환자가 느끼는 호전차도가 30분 이후부터 나타났다.

고혈압, 당뇨, 만성질환으로 복용해오던 약을 즉석에서 90%이상 중단할 수 있게 되었다.

이 결과는 병의 근본을 제거하고 육과 영혼을 동시에 치유한 우주생명의학적 연구결과인 것이다.

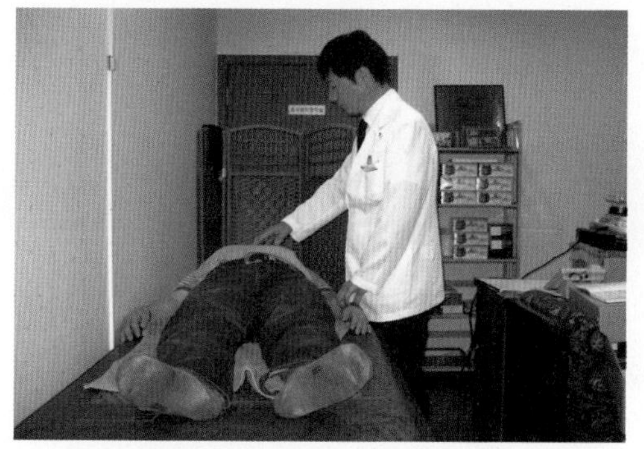
'우주생명의학적으로 환자 몸의 뇌와 영혼의 뇌를 치유' 하는 정영섭원장

본 연구소에서 연구한 이 엄청난 결과를 세계 의료인들에게 우주생명의학 교육을 통해 양성화 시켜 나갈 것이며, 지구인들이 건강하게 살고 지구가 멸망하지 않는 천국으로 이끌어 가는 것이 연구소의 목적이다.

3단계 | 환자 영혼의 질환 진단 및 치유

영혼이란?

누구든지 눈에 보이지도 않는 추상적인 단어 정도라 생각한다.

영혼은 뭐고? 신(神)은 뭐냐?

그 말이 그 말인 것이다.

영혼이 신(神)이고, 신(神)이 영혼이다.

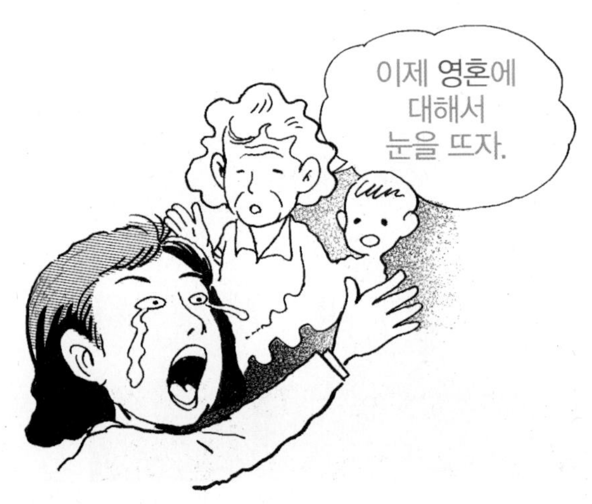

우주생명의학적 관점에서 영혼의 치유에 대한 주제를 논하려면, 영혼과 질병의 연관성을 알아야지 일반 독자들의 이해를 쉽게 도울 수가 있다.

현대의학이 인간이 질병없이 건강하게 100세 이상 장수하고, 가정에 우환이 없는 삶을 만들어 준다면 우주생명의학적 영혼질환치유에 대한 구차한 설명이 필요치 않다.

본 연구소에서는 우주생명의학적으로 영혼과 질병에 관해 꾸준히 연구함으로써 다음과 같은 임상적 결론을 찾았기에 이를 알리고자 한다.

인간의 몸체에는 눈에 보이는 육이 존재하고, 육속에는 눈에 보이지 않는 육과 똑같은 형상을 하고 있는 영혼이 존재한다.

즉 우리 몸체에는 육과 영혼이 함께 하고 있다는 것이다.

육은 눈에 보이고 영혼은 보이지는 않지만 실제로 존재한다.

이 사실 또한 믿고 싶지 않은 사람은 믿지 않아도 된다.
불행한 인생을 사는 것은 본인의 몫이기에 애써 매달려가며 설득할 이유가 없다는 것이다.
현대의학에서 육에 대한 치유도 제대로 되는 것이 별로 없는데 우주생명의학 영혼질환치유라 하면 축생의 삶을 사는 일반인들은 귀신 씨나락 까먹는 소리라며 일축할 것이다.
과연 생명이 무엇인가?
우주생명의학 연구결과 생명의 실체는 육이 아니라, 영혼이다.
육은 영혼의 옷이며 껍질에 불과하다.
누구든지 한번은 죽는다.
죽음이란 육과 영혼이 분리되는 현상이다.
육은 자연으로 돌아가서 분해된다.
생명이 살아있다는 현상은 육과 영혼이 공존하고 있다는 것이다.
육이 병이 들면 영혼도 병이 든다.
육에 암이 있으면 영혼도 암이 있다.
육에 상처가 나면 영혼도 상처가 난다.
육의 병은 현대의학의 수술이나 약물로 흔적을 없앨 수는 있지만, 영혼에 복제된 흔적은 인간의 힘으로는 치유하기가 어렵다.
환자가 몸이 아파서 현대의학으로 온갖 검사를 해도 나타나지 않는 결과를 두고 미병(未病)[1]이라고 한다.
증상은 있는데 진단이 나오지 않는 경우는, 눈에 보이지는 않지만 영혼에

1 미병(未病)은 현대의학에서는 병이 아니라 판단하지만 우주생명의학에서는 다가올 병(迷病)이라는 의미이다.

병이 들었다는 것이다.

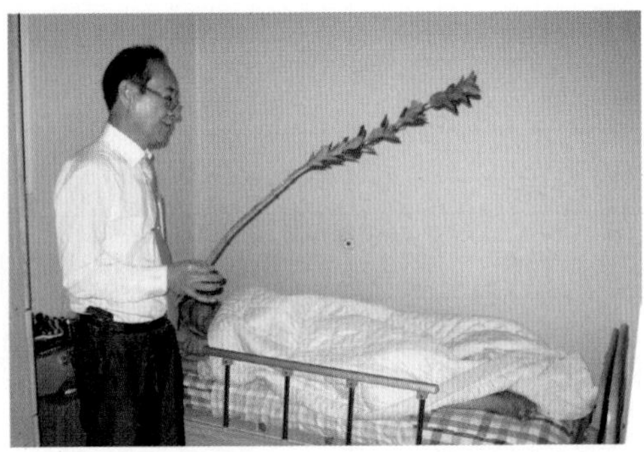

'우주생명의학적으로 환자의 영혼 질환 숫자'를 체크하는 김영묵연구원

대부분의 사람들은 육에도 병이 들어 있고 영혼에도 병이 들어있다.

우주생명의학 영혼질환치유를 하고 나면 증상은 사라진다.

영혼이라는 신체(神體)에도 육과 똑같이 오장육부가 존재한다.

그래서 영혼도 배가 고프다는 말을 한다.

제사를 지내면 조상영혼이 기식(氣食)을 한다는 것이다.

제사상에 음식을 준비하고 기식을 하기 전과 후에 독성테스트를 해보면 영혼도 식사를 분명히 한다는 것을 알 수 있다.

이는 우주생명의학 공부를 한 사람이라면 누구든지 확인이 가능하다.

조상영혼의 몸에 존재하는 독이 제사음식을 섭취하는 과정에서 음식으로 들어간다.

그래서 일부 종교인들은 제사음식을 먹지 않는 경우가 있는데 이는 먹어보니 이유는 분명치 않지만 속이 불편하다는 것을 알았기 때문이다. 제사를 지내고 난 뒤에 음식 맛이 떨어지는 것도 음식 속에 들어 있는 기운이 줄어들었기 때문이다.

인간의 육에만 병이 있다고 생각하여 치유한 이후에 흔적은 보이지 않는데 환자는 불편함을 호소하는 까닭은 환자의 영혼에 있는 병을 치유하지 않았기 때문이다. 현생을 살면서 육이 병들어 살다가 죽으면 몸에서 영혼이 빠져 나간다. 영혼으로 살아가야 하는 삶이 육으로 살 때 병이 들었던 부위에 똑같이 영혼에도 병이 들었기에 영혼으로 살아가는 삶도 불행한 여정이 계속되는 것이다.

아직도 지구인들은 육과 영혼에 대해 제대로 알지 못하고 있다.

전생의 실체를 모르다 보니 현생을 살아가는 인간의 생명체에 대해서는 연구를 할 엄두도 못 내고 있다.

그렇기에 죽어서 가는 사후세계도 믿으려고 하지 않는다.

영혼이 맑아야 한다는 말들을 많이 한다. 그 진정한 뜻이 무엇인지도 모르면서 사용하고 있다는 것이다. 육으로 살 때 육과 영혼이 건강해야만 죽어서도 건강한 영혼으로 살아갈 수 있다.

우주생명의학 영혼질환치유는 현대의학으로는 불가능하다. 그 이유는 육과 영혼의 근본적인 물성이 다르기 때문이다. 육은 음식이나 약물로 치유가 어느 정도 가능하나, **우주생명의학 영혼의 질환 치유는 우주에너지의 특수기법으로만 가능하다.**

영혼질환치유를 받고 나면 공통적으로 호전되는 양상이 머리가 맑아지면서 두통증세가 사라지고, 몸이 가벼워지며 소화기 계통이 원활하여 배변도 달라진다. 잠을 자고 나면 몸이 개운하고, 몸 어딘가 결리는 부위가 사라지며 부정적인 사고에서 긍정적인 마인드로 변한다. 물론 호전반응이 여러 가지 통증으로도 나타나기도 한다. 이때는 약을 먹어도 전혀 차도가 없다.

4 4단계 | 환자 몸에 있는 다른 영혼 진단 및 분리 치유

(1) 우주생명의학적으로 환자의 몸을 진단해서 환자 몸에 있어서는 안 되는 병소가 되는 원인물질을 제거한다. 즉 인간영혼, 목(木)영혼, 동물영혼, 어족영혼, 물질영혼, 해산물영혼 등 기타 처리한다.

내 몸이 인간영혼, 목영혼,
동물영혼의 산소가 되어
병을 만든다니...

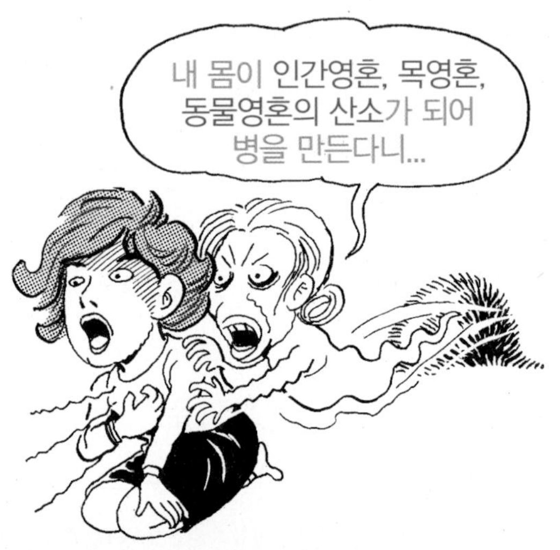

(2) 인간영혼(祖上, 兄弟, 子女)을 별도로 모아서 조상제로 분리함으로써 더 이상 환자 몸 에는 들어가지 못하게 한다.
직계조상 본인의 친가/외가 50대, 배우자의 친가/외가 50대까지 초혼(招魂)해서 진행 시킨다.
부모님을 포함해서 모든 조상, 형제, 자녀 등 고인이 된 분들이 한 분도 이승을 떠나지 못하고 가족의 몸에서 공생하며 자리를 잡고 있는 곳이 산소가 되어 병의 근본원인이 되며 병을 유발시킨다.

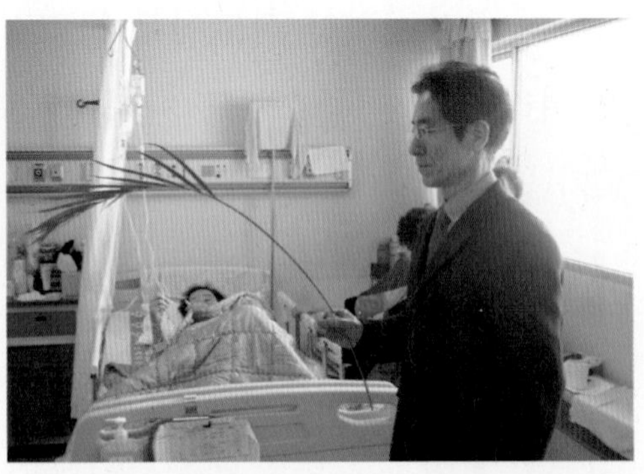
'우주생명의학적으로 환자의 몸에 다른 영혼 유무와 종류'를 체크하는 선신우연구원

(3) 동물영혼, 어족영혼, 목(木)영혼 등은 인간영혼과 구별하여 환자 몸과 처리한다.

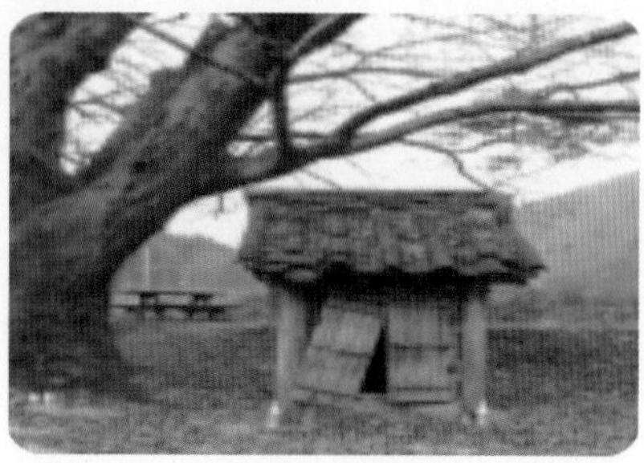

당산나무

특히 목(木)영혼은 암을 유발 시키는 핵심이며, 수령에 따라서 급 사망을 일으키는 무 서운 신이다.

예로, 경부 고속도로를 만들면서 500년 이상된 고목을 제거하다가 얼마나 많은 생명이 희생되었는지 이미 잘 알려져 있다.

이것이 본 연구소에서 연구 및 치유 결과 검증되었으며,

현대의학에서 유전병이라고 하지만 우주생명의학 연구결과 영혼병(有神病)임이 밝혀졌다.

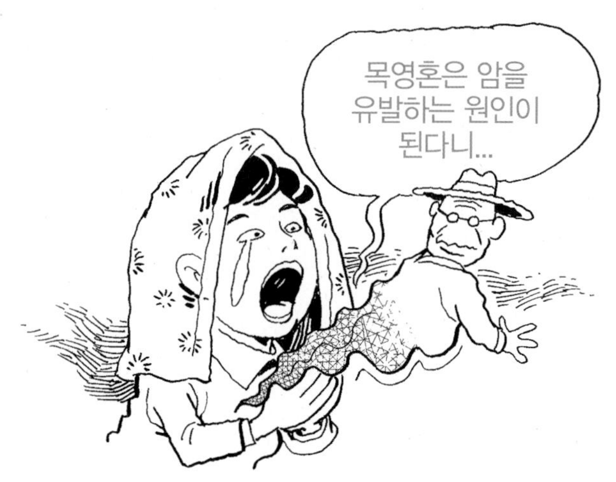

5 5단계 | 환자의 전생(前生) 업(業)으로 오는 병 진단 및 치유

현생이 있으면 전생이 있다. 현생이 있으면 사후세계가 존재하는 것이다. 2700년 전 예수님, 부처님은 육으로 이 땅에 오셨다가 지금은 천상에 계심을 아무도 부정하지 않는 이치와 같다.

전생에 지은 업보에 따라 생명을 잃는다는 사실을 믿기는 어렵지만 부정은 하지 말아야 한다.

전생에 본인 조상이 지은 업이든, 본인이 지은 업이든 현생에서 해가 된다면 처리해야만 된다.

본인이 해결하지 않고 죽으면 자식에게 대물림이 일어날 수 있다.

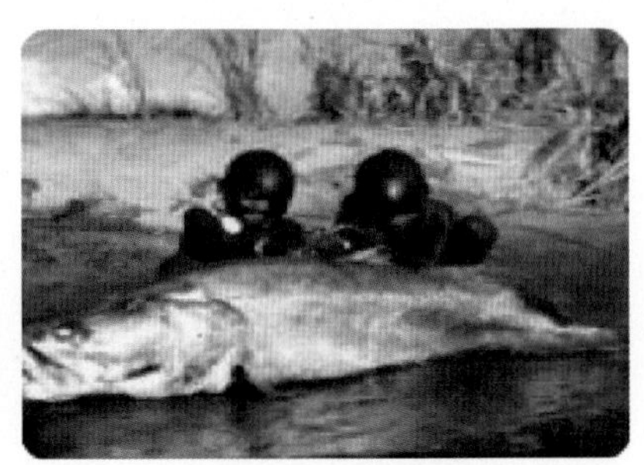

물고기의 전생

전생에 죄업으로 인한 원혼은 다른 인간 영혼을 분리 할 때 같이 해 줌으로써 생명의 운을 막거나, 재운의 손실을 막아야 한다.

본인은 남들보다 열심히 노력하고 있지만 하는 일마다 풀리지 않고 들어오는 돈 보다 나가는 게 많다면 우주생명의학적으로 **본인의 전생과의 연관성도 생각해야 한다.**

생명의 운과 재운은 인간의 가장 큰 재산으로 여긴다.

건강이 호전되다가 갑자기 혼수상태로 가는 경우나, 특별히 아파야 할 이유가 없고 현대의학적인 소견도 없이 고통을 당하고 있다면 원인을 의심해보아야 한다.

특히 전생의 원인이 되어 오는 질환 중 머리에 오는 희귀병, 난치병인 파킨슨, 자폐, 치매 등은 엄청난 파괴력을 보이며 치명적으로 생명을 잃거나 평생 불구로 살아야 하는 경우이기에 우주생명의학적으로 전생을 핵심적인 진단 치유로 꼽고 있다.

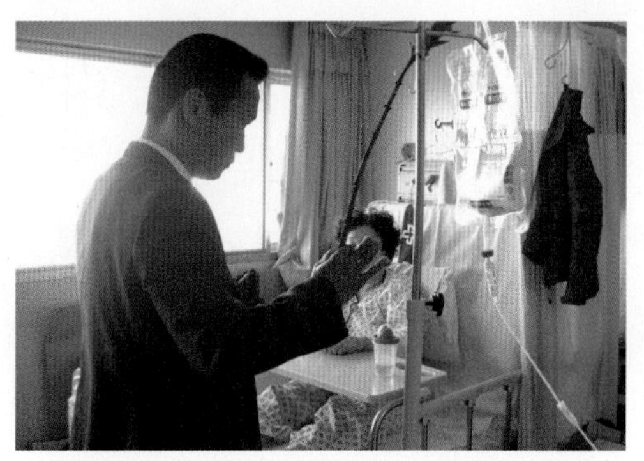

'우주생명의학적으로 환자의 몸에 전생 업 유무와 종류'를 체크하는 나상규연구원

6단계 | 환자 장(腸)의 환경으로 오는 병 진단 및 치유

육을 가진 모든 인간들은 음식을 먹고 음식의 기운으로 살아간다.

아무리 영양가 있는 음식을 골고루 먹는다 해도 흡수가 되지 않으면 아무 소용이 없다.

입으로 들어간 음식물이 식도를 거쳐 위장에서 1차적으로 소화되고, 십이지장을 거쳐 소장에서 간 문맥으로 기운이 들어가야 하고, 찌꺼기는 대장에서 숙성시켜서 내보내는 대사과정이 정상적으로 되고 있는지 알아야 한다.

음식이 약이 되어야 하기에 소장에서 간으로 일부분만 들어간다면 병은 호전되기가 쉽지 않다.

위장에서는 헬리코박터 균이 없어야 한다.

현대의학적으로 헬리코박터균을 없애려고 몇 주 동안 약을 복용하고 나서 검사를 하고 난 뒤 균이 없어졌다고 안심을 한다.

여기에 분명히 함정이 숨어 있다. 현대의학적인 소견으로는 균사체는 처리된 것 같지만 그렇지 않다. 우주생명의학 연구결과 헬리코박터 균은 두 가지로 존재한다.

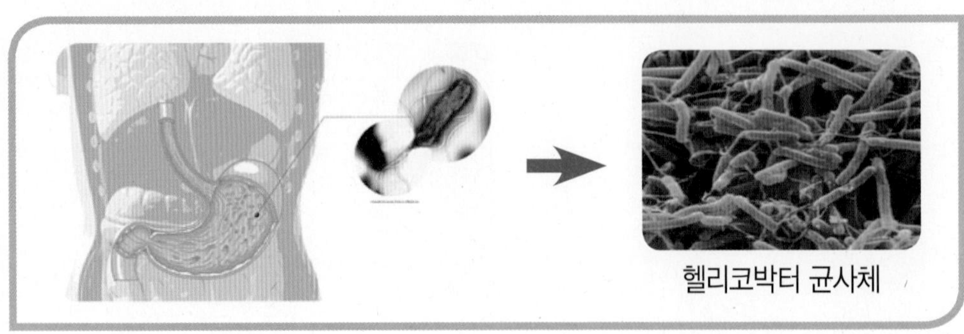
헬리코박터 균사체

즉 눈으로 확인되는 균과 확인되지 않는 몸체가 없는 균은 헬리코박터 균 영혼(菌神)으로 존재한다.
약을 복용하고 없어진 것 같지만 위장의 장애는 계속된다는 것이다.
인간의 몸은 육과 영혼으로 구성되어 현생을 살다가 육이 죽으면 영혼이 빠져나가서 영혼으로 살아가는 이치와 같은 것이다.

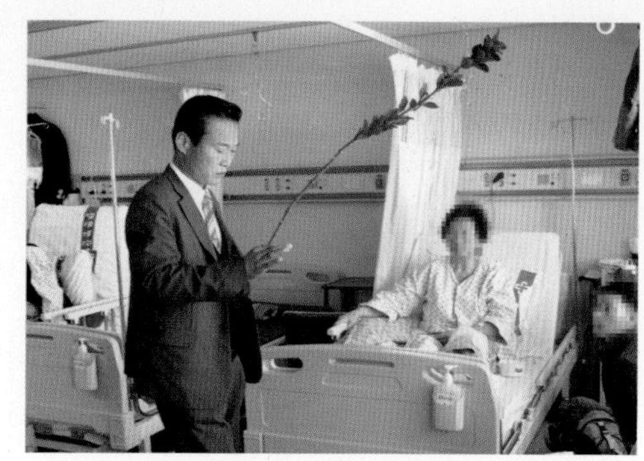
'우주생명의학적으로 환자의 몸에 헬리코박터균 영혼(神) 유무'를 체크하는 나상규연구원

우주생명의학 연구 결론은 헬리코박터 생균과 균 영혼(神)을 전부 없애야만 정상적인 위장의 기능으로 돌아가는 것이다.

공복 시나, 빈속에 커피를 마시면 속이 쓰리거나 자극성 음식에 민감하게 반응하는 것도 위장의 기능이 떨어져 있다는 증거이다.
우리나라가 위장병 1위라는 불명예를 가지는 것이 맵고, 짠 음식을 먹어서가 아니다.
아무리 짜고 맵게 먹어도 위장병 없이 장수하는 사람도 많이 있다.
위장, 소장, 대장, 간에서는 바이러스가 전혀 없어야 정상적인 대사가 된다.
현대의학에서 밝혀진 바이러스는 몇 종류가 되지 않지만 우주생명의학에서 본 바이러스는 수 백 가지가 넘는다.
그 중에 한 가지라도 존재하면 병을 호전시키는데 엄청난 장애가 발생하기 때문에 처리해 주어야 한다.

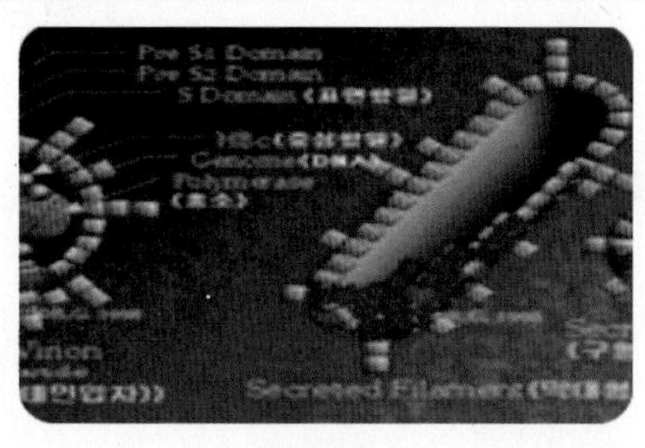

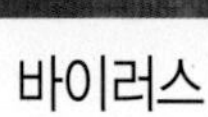
바이러스

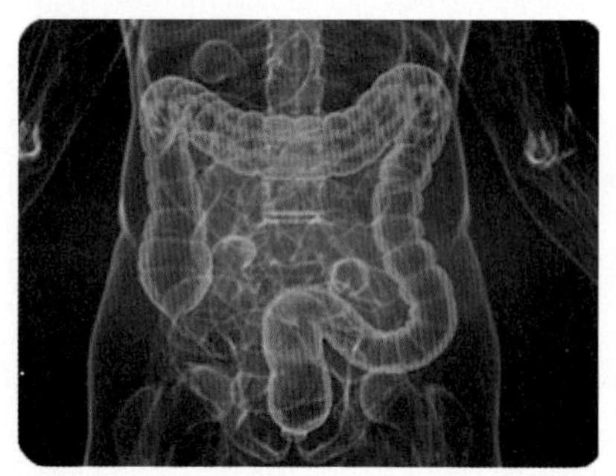

특히 바이러스가 소화기에 존재하면 정상적인 유산균이 바이러스의 독성에 전혀 증식을 하지 못하거나 일부분만 증식한다.

유산균이 자라지 못하면 유해균이 증식하며, 장 속에서 독한 가스를 유발함으로써 또 다른 질병을 일으킨다.

바이러스는 생균으로 살아있는 육에만 존재한다.

실제로 바이러스가 없는 사람도 예전에 약물로 바이러스를 소멸시켰다고 해도 바이러스영혼이 존재함으로 2차적인 질환의 원인이 된다.

소장, 대장에는 정상적으로 살아 있어야 할 정상균이 일정한 숫자가 존재해야만 소장에서 간으로 에너지가 들어 갈 수 있는 촉매역할을 할 수 있다.

어느 장기 하나라도 병이 나면 연쇄반응으로 도미노 현상이 일어난다. 소장, 대장에 정상적인 일정한 균수가 생성될 수 있는 환경을 만들어 주어야 병은 호전된다.

소화기를 주관하고 있는 장기 중에 위장, 소장, 대장, 간은 각각의 장기마다 역할이 분명한 것이며 전체적인 장의 환경조건에 따라서 생사는 달라진다.

아무리 먹어도 살이 잘 붙지 않고 기운이 별로 없다고 하는 사람이 많다.

학생은 학습능력이 떨어지게 되고, 직장인은 업무수행 능력이 저하되는 것은 장(腸)의 환경조건이 무너져 있다는 증거다.

생명의 60조의 거대한 세포 속에 존재해서는 안 되는 것이 악성가스다.

눈에 보이는 물질만 쫓다보면 병의 실체를 알 수가 없다.

우주생명의학적인 고찰이 있어야만 그 실체를 찾아낼 수 있다.

세포를 병들게 하는 것이 물질의 최소단위인 기체로 존재하는 악성가스가 주범이다.

악성이든 양성이든 기체가 모여서 액체가 되고 액체의 덩어리가 모여서 굳게 되면 고체화되는 사실에는 현대과학도 인정한다.

축생인들이 먹는 음식이 주로 액체로 섭생을 한다고 해서 액체의 음식이 간으로 들어가지는 않는다.

음식이 효소에 의해 분해되어 소장에서 간(肝) 문맥(門脈)으로 들어 갈 때는 원소의 최소단위인 전자의 결합체(에너지)로 간에서 다시 합성한다.

이처럼 기체화되어 들어가는 에너지가 몸에 이로운 에너지도 있고, 병을 일으키는 악성에너지도 존재한다.

악성에너지 종류가 몸속에 많을수록 만성질환에 노출이 쉽다.

방귀로 나오는 가스는 유해하기 때문에 생리적으로 방출되는 것이다.

어떤 음식을 먹느냐에 따라서, 과식이나 폭주, 과다한 스트레스 등.

몸속에서는 악성가스 발생이 수시로 일어난다.

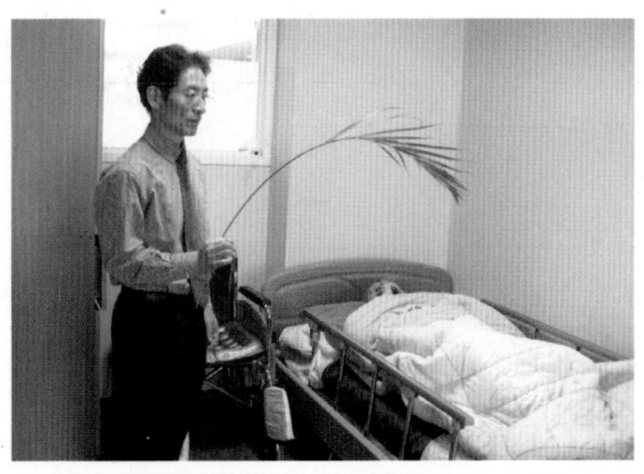
'우주생명의학적으로 환자의 몸에 악성가스 유무와 종류'를 체크하는 선신우연구원

항간에 활성산소가 병의 주범이라는 연구가 발표되기도 했는데 활성산소는 기체이며 몸속에서 득이 되기도 하나 해가 되기도 하는 공존하는 모습을 가진다.

악성가스는 다시 악성호르몬으로 변형되어 또 다른 병을 유발한다.

본 연구소에서는 악성가스와 악성호르몬을 동시에 진단하여 치유한다.

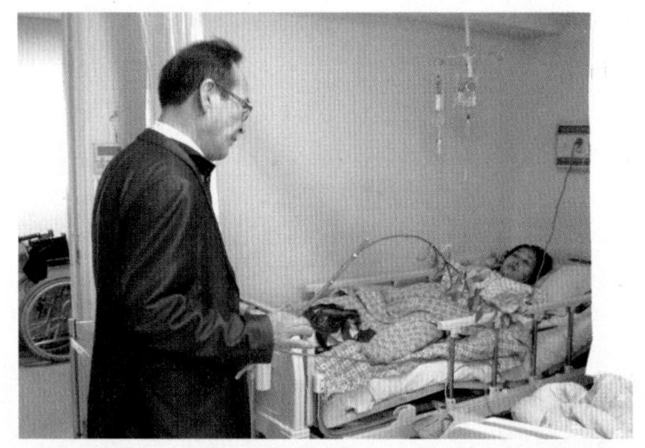

'우주생명의학적으로 환자의 몸에 악성호르몬 유무와 종류'를 체크하는 김영묵연구원

금연(禁煙) 치유

담배가 사회적으로 이슈가 된 것이 웰빙이라는 건강지수가 향상되면서 제도적으로 금연에 대하여 국가적인 차원에서 해결해야 된다는 사회적인 여론이 금연구역확대와 담배 값 인상으로 이어지면서 애연가들에게 불만이 가중되고 있다.

물론 담배가 폐암의 근원적인 원인이 아니지만, 해가 바뀔 때 마다 한번쯤은 금연을 생각해본 사람이 많다.

일 년 동안 경제적인 손실과 본인의 건강침해, 남들에게 피해를 주는 좋은 현상보다는 좋지 못한 것이 많기 때문이다.

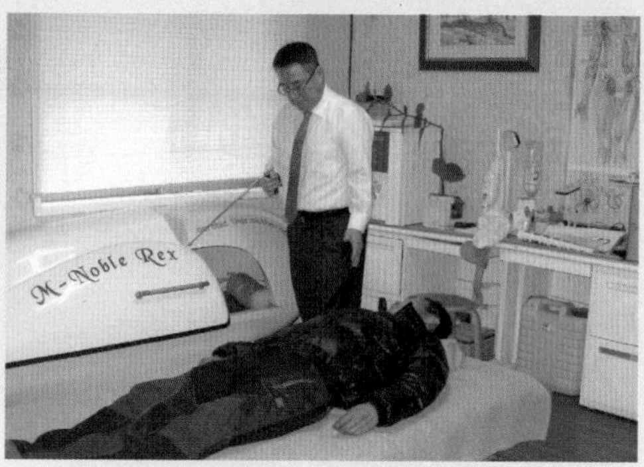

'우주생명의학적으로 흡연의 원인이 되는 담배 독성물질 진단 및 치유' 하는 박남철원장

문제는 금연이 자신의 의지대로 잘 안 된다는 게 문제다.

우주생명의학적으로 고찰한 결과 애연가의 몸속에 담배를 접하면서 담배 속에 존재하는 악성물질4가지가 차곡차곡 쌓여간다.

유유상종이라! 금연이 잘 안 되는 이유는 같은 독성물질은 서로서로 끌어당기는 성질 때문이다.

수 십 년 담배를 피웠더라도 몸속에 존재하는 악성물질 4가지를 소멸시키고 추가로 들어오는 담배 악성물질 4가지를 자동분해 처리함으로써 누구든지 마음만 먹으면 담배를 끊을 수가 있다.

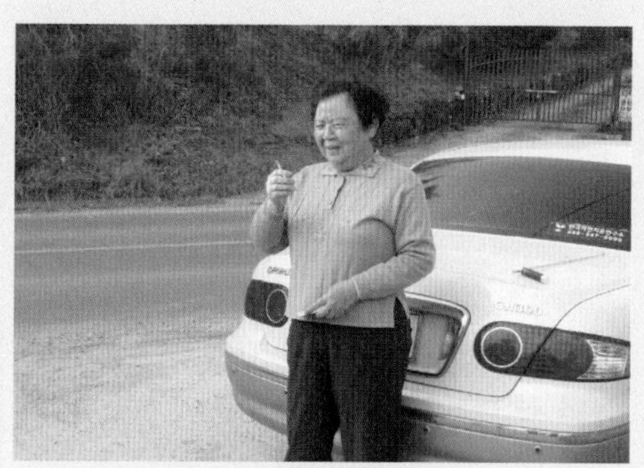
'우주생명의학적으로 금연치유 후 담배 맛이 떨어짐'을 확인하는 환자

본 연구소에서 금연치유를 받은 애연가는 즉석에 예전같은 담배 맛이 없어지고 담배 당기는 욕구가 점진적으로 줄어듬을 느낀다.

✚ 성장호르몬 치유 ✚

인체 내에는 병을 유발시키는 필요 없는 호르몬도 있지만, 인체 필요한 호르몬도 있다. 특히 성장기인 청소년에게는 외적으로 보인 신장(키)이 누구든지 스트레스가 된다.

너무 키가 큰 것도 문제지만 평균키에도 못 미치면 스스로 자격지심으로 열등감에 빠지게 된다.

키를 크게 해주는 비방의 약들이 많이 선전되고 있지만, 어떤 부작용이 있는지 임상적인 결과는 아직 불확실하다.

본 연구소에서 조사한 바 유전적인 요인도 있지만, 성장기에 뇌하수체에서 병적으로 성장호르몬이 결핍되거나 부족하면 성장이 멈추어 진다는 것을 연구하였다.

즉 시상하부와 뇌하수체를 우주생명의학적으로 치유하고 성장호르몬 4가지를 활성화 시켜줌으로써 어느 정도는 키가 클 수 있다는 것이다.

아무리 영양을 골고루 섭취하여도 성장이 안 되는 자녀는 우선 그 원인을 먼저 찾아내어 우주생명의학적인 치유부터 해야 한다.

어렵고 가난했던 시절 한 가정에서도 여러 형제들 중에 키 차이가 많이 나는 것이 성장호르몬 불균형에서 오기 때문이다.

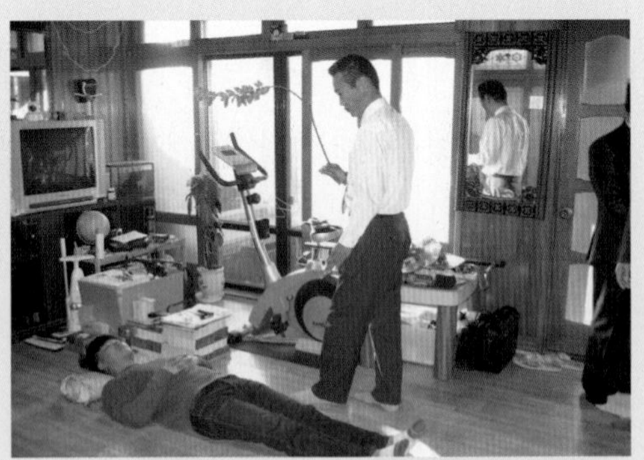

'우주생명의학적으로 성장호르몬 진단 및 치유' 하는 나상규연구원

7단계 | 풍수(風水) 처방

- **환자의 조상 산소 동기감응(同氣感應)과 환자의 집과 조상 산소 수맥(水脈)으로 오는 병 진단 및 치유**

인간이 병으로 고통 받는 원인도 여러 유형이 있겠지만, 풍수를 무시하고 살아 갈 수는 없다.

풍수라는 말이 막연히 어려운 학문이고 전문지식이 있어야만 된다고 하는 생각을 버려야 한다.

누구든지 마음만 먹으면 알 수 있는 영역이다.

말 못하는 미물들도 풍수를 이용해서 자신의 생명을 지키고 살아가는데 미련한 인간들은 무시하고 살아간다.

장례문화도 시대에 따라 변하고 있다.

요즘은 화장해서 소산(燒散)시키거나 유골분(遺骨粉)을 일정한 장소에 보관하는 형태로 진행되고 있다.

시신을 땅에 묻어 산소를 만들어 발생되는 단점을 보완했다고 볼 수 있다.

예전에는 문중 산이나 공동묘지에 시신을 묻어 처리해왔다.

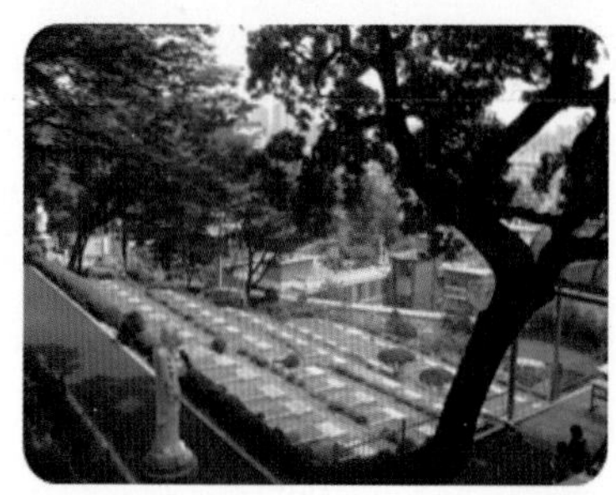

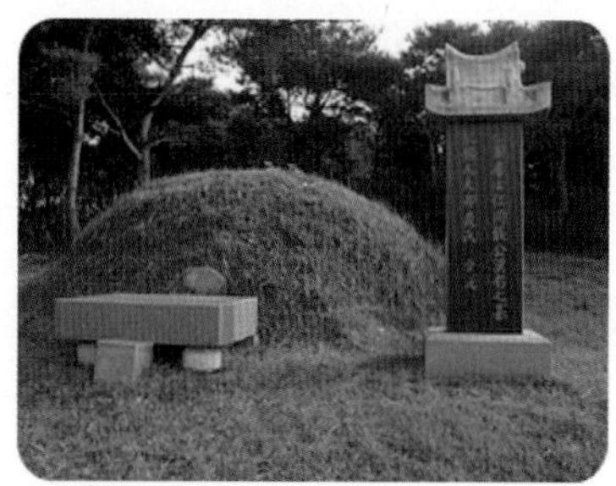

조상유골이 묻힌 묘

묘지를 만들다 보니 시신 중에 육은 일정한 시간이 지나 부패되어 없어졌지만, 우주생명의학 연구결과 유골영혼(遺骨神)이 1000년 가까이 분해되지 않고 존재하는 게 문제가 되는 것이다.
현대의학에서도 인정되고 증명이 가능한 것으로 조상의 유골이 후손의 뼈와 유전인자가 같다는 사실을 이미 밝혀진 것이다.

유전인자가 같다는 것은 조상의 유골과 후손의 몸이 같은 기운으로 통한다는 말로 해석이 된다.
조상의 묘지 안에 유골영혼이 편하지 못하면 후손의 몸도 건강하지 않다는 것이다.
왜 유골영혼이 편치 않을까?
본 연구소에서 우주생명의학 연구 결과 유골영혼의 특정부위에 전생으로 기인된 동물영혼이나 다른 영혼(뱀 영혼, 쥐 영혼, 파충류 영혼 등)이 붙어 있는 경우가 많이 있었다.

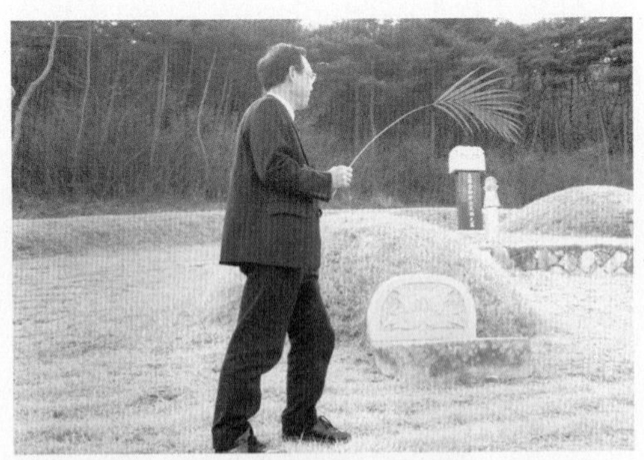
'우주생명의학적으로 환자의 조상 산소에 유골영혼이 편한지(同氣感應), 동물영혼 및 다른 영혼이 있는지' 를 체크하는 조만진연구원

조상의 유골영혼의 어떤 부위가 편치 못하면 후손에게 영향을 주어 후손의 몸도 건강하지 못함이 발견되었다. 이것이 동기감응이다.
환자 중에서 하루에 잠을 두 시간도 제대로 못자는 경우나, 머리에 특정 질환이 치유가 잘되지 않는 경우, 신체 일부분이 원인도 모르게 잘 낫지 않는 여러 경우가 발생 될 때 우주생명의학적으로 조상 산소와 관련되어 있는지 파악하여 처리 해주면 서서히 호전되는 경우가 많았다.

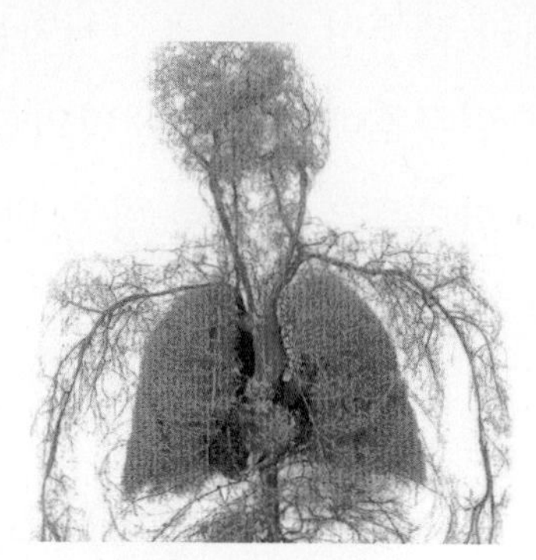
수맥과 혈관

인체에는 10만Km의 혈관이 거미줄 같이 엮여져 있어서 각 세포에 영양을 공급하고 기혈소통을 시키는 통로가 있듯이 눈에 보이지 않는 땅속에는 수많은 물줄기가 있다. 이것을 지하수라고 한다.

지하수를 끌어 올려서 식수나 공장, 농업용수로 유익하게 사용하고 있다. 지하수가 지나가는 땅 위에서 사람이 기거하고 있음을 인지 하지 못하고 있다. 우주생명의학적으로 진단해보면 사람이 살고 있는 집(양택)이나, 조상 산소(음택)에 가보면 크고 작은 수맥이 흐르고 있다.

잠을 자도 개운하지도 않고, 깊은 잠이 오지 않으며, 항상 머리가 무겁게 느껴지며 병변이 없는데 치유가 잘 되지 않는 경우 수맥에 대한 의심을 가져야 한다.

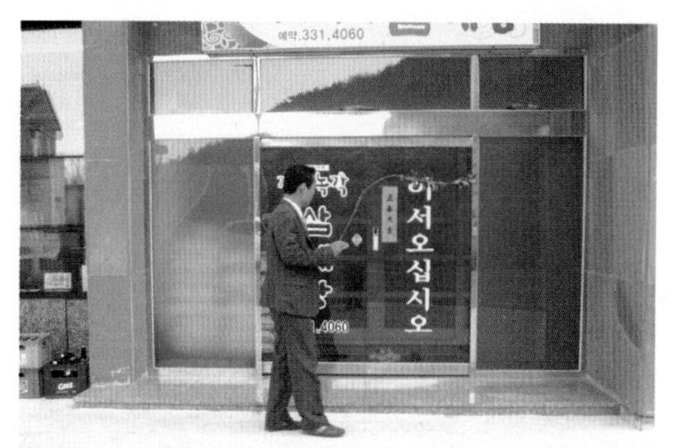

'우주생명의학적으로 환자의 가게에 수맥'을 체크하는 나상규연구원

어떤 환자 방에는 가로 세로, 경사 위사 온통 수맥의 파장에서 생활하는 분도 있었다. 물 한 방울이 세월이 지나 큰 바위에 구멍을 낼 수가 있듯이, 수맥파장을 장기간 노출되면 병이 생긴다. 수맥의 영향으로 회복이 잘되지 않는 환자는 수맥을

처리 해주면 병을 호전시키는데 결정적인 열쇠가 된다.

본 연구소에서 우주생명의학 7단계 치유까지 처리를 했는데도 힘들어 하는 환자들은 잠자는 방을 확인하여 수맥을 처리해 줌으로써 호전 되는 경우가 많았다.

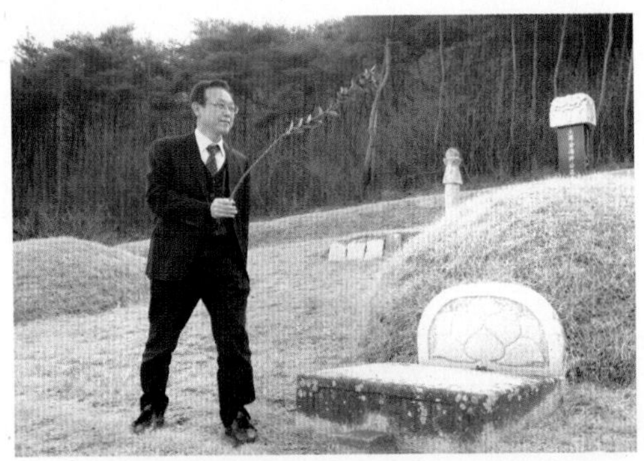

'우주생명의학적으로 환자의 조상 산소에 수맥'을 체크하는 조만진연구원

8단계 | 환자의 양택(집)과 음택(산소)에 좋은 기운 처방

(1) 환자 양택(陽宅)의 나쁜 기운으로 오는 병 진단 및 치유

인간의 생명이 무에서 유로 생성이 되었고, 죽을 때는 유에서 무로 돌아간다.

부동산을 아무리 많이 소유한다 한들 내 것이 아님을 깨우쳐야 한다. 어차피 죽을 때는 두고 가야 한다.

땅 주인이 따로 있다는 뜻이다.

인간들이 말하는 땅의 소유권이란 육으로 살아 있을 때 잠시 빌려 사용한다는 임대소유권이라 할 수 있다.

사람이 주거(양택)로 사용하는 곳에는 토지신(土地神), 산신(山神)들이 주인이라 보면 된다.

조상대대로 전통에 따라 선인들은 이사를 갈 때 솥이나 요강 단지를 이사 전날 이사 갈 집에 미리 놓아두고 이사 가는 날 떡을 해서 술한잔을 올리고 이웃과 나누어 먹었다.

이것이 진짜 땅 주인에게 잘 봐달라고 신고식 하는 행위이다.

이 행위를 미신으로 치부하여 행하지 않고 있다.

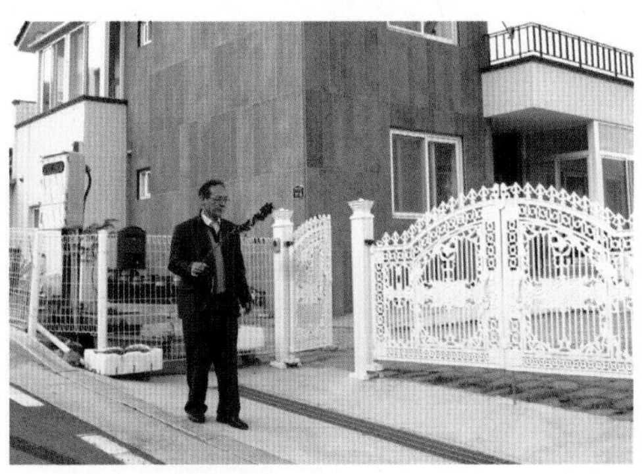

'우주생명의학적으로 환자의 집에 산신(神), 토지신(神) 등'을 체크하는 김영묵연구원

이런 신고식을 행하지 않음으로써 문제는 발생한다.

땅 주인인 토지신의 입장에서 보면

괘씸죄가 성립이 되는 것이다.

잠을 자고 나니 밤사이 숨을 거두는 돌연사, 멀쩡하게 잘 지내다가 가슴이 조여 들어 119에 실려 가다 숨을 거두는 사람, 젖먹이 아기가 밤에 잠도 자지 않고 보채고 울며 먹지도 않는 경우, 피 토하면서 2분 만에 숨을 거두는 사람, 경기(驚氣)로 갑자기 심장이 멎는 경우, 이런 현상을 과연 현대의학은 어떤 병명과 근본원인을 내놓을 것인지?

이렇게 당하고 살아가는 가족의 슬픔은 한이 되어 평생을 가슴에 묻고 살아간다.

갑자기 세상을 떠나는 경우 채권채무는 물론이고 유언한마디 남기지 못하고 가족과 이별을 한다.

양택의 산바람으로 고통을 호소하는 환자들은 무속인이나 특별한 사람을 찾지 말고, 우주생명의학적으로 집에서 간단히 성의껏 술잔만 올리면 좋아질 거라고 본 연구소는 일러 준다.

우주생명의학연구결과 신기하게도 결과는 분명하다. 언제 아팠냐는 식으로 화를 모면 할 수 있다.

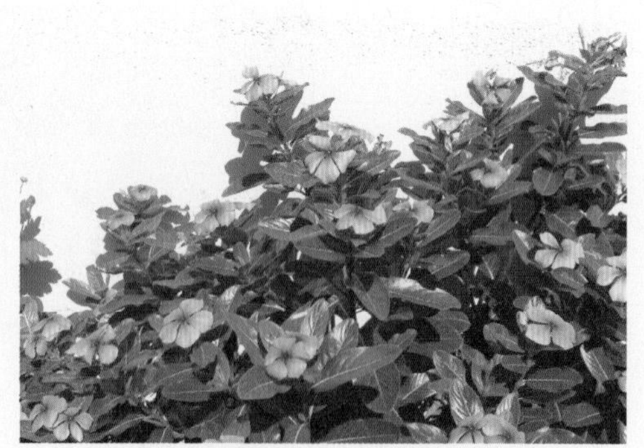

한국우주생명의학연구소에
양택 처방으로 잘 자라는 꽃

(2) 환자 조상 산소 음택(陰宅)의 나쁜 기운으로 오는 병 진단 및 치유

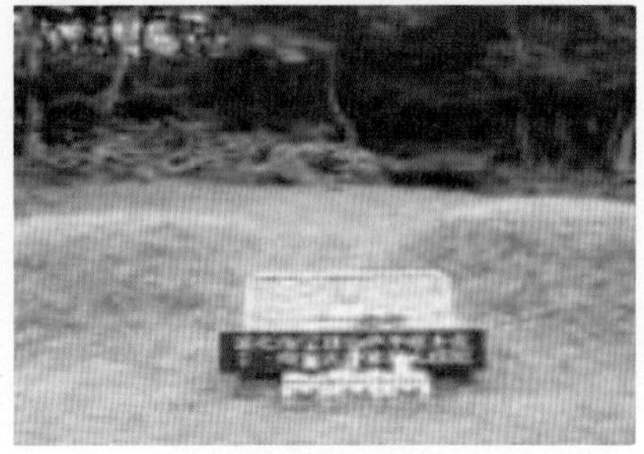
조상의 묘

산소가 자리 잡고 있는 조상묘는 자신의 생명을 잉태 해 주신 조상의 뼈가 묻혀 있는 곳이다.

요즘 우리 자녀들은 본인의 생명이 어디서 왔는지 가르쳐주는 어른이 없으니 당연히 모른다.

자신을 생명을 낳아준 부모님, 조상이 하느님이라는 사실을 모른다.

다들 하늘에서 떨어진 줄 착각한다.

한국전쟁으로 찌들고, 먹을거리 제대로 먹지 못하고, 못 배운 부모를 우습게 생각한다. 효(孝)에 대한 가치를 잊고 사는 것을 당연하게 여긴다.

부모 없는 자식이 없고, 조상 없는 후손은 없다.

우주생명의학 연구결과 산에 가면 산신과 토지신이 자신의 조상묘를 지키고 있다.

'우주생명의학적으로 환자의 조상 산소에 산신(神), 토지신(神) 등' 을 체크 및 진단하는 정영섭원장

이 사실을 누가 알겠는가?

산에는 왜 산신각이 있는지 알려고 애를 쓰지 않는다.

자신의 조상묘를 지키는데 후손이 정성껏 술잔 한 번 제대로 놓고 가

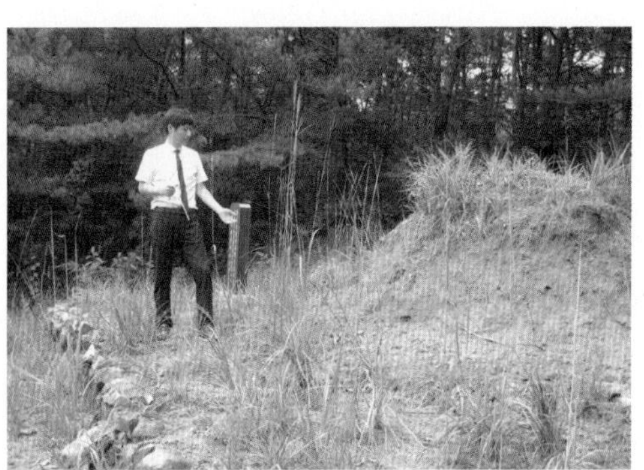
'우주생명의학적으로 환자의 조상 산소에 산신(神), 토지신(神) 등'을 진단하는 정영섭원장

는 경우가 별로 없다.

기껏 벌초 때 몇 가지 음식을 가지고 와서 2-3분 안에 술잔 놓고 자기들끼리 음복으로 해치운다.

신(神)들도 식사를 하는데 최소한 6시간 이상 기식을 하는데 산신의 입장에서 대단히 화가 날만도 하다.

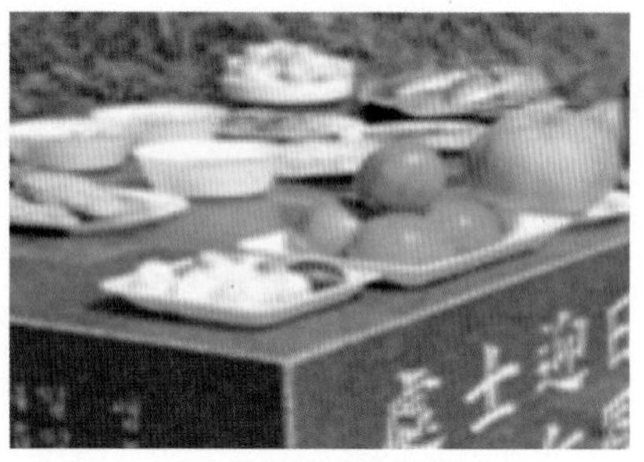

산소의 음식진열

산신에 대한 대우가 형식적이고 화가 치밀어 오르면 그들 후손들에게 공격이 가해진다. 그것이 산바람이다.

우주생명의학 연구결과 음택도 양택의 산바람과 마찬가지로 급 사망을 일으키거나 중병에 걸리게 한다는 것이다.

환자들 중에 산소와 관련되어 갑자기 아프거나 시름시름 장기간 병들어 가는 경우는 음택과 연관성 있으므로 집에서 술한잔 올리면 한 치의 오차가 없을 정도로 결과는 분명하다.

Chapter 05

영혼(靈魂) 병! 내 생명의 운과 재운을 막는 실체인가?

과연 인간의 수명은 얼마나 될까.
현대의학으로는 100년 정도라고 하는데 영혼 병만 없다면 인간의 수명은 천년을 살수 있다고 본다.
웃기는 소리라고 할지는 몰라도 영적으로 깨끗한 육으로 살아보면 알 수가 있다.
말 못하는 나무도 천년을 살아가는데 인간이 나무보다 못하다는 말인가.

만물의 영장이라고 큰소리치는 인간들이 불쌍하다.
태아 때부터 수백만의 다른 영혼에게 상처를 받으면서 태어나기에 100년도 건강하게 살수가 없는 것이다.
필자가 영혼 병이라고 정의를 내리기가 쉬운 것이 아님을 서두에 밝혀둔다.
어떤 책자에도 영혼 병의 정의를 납득하기 쉽게 표현되어 있는 부분이 없기 때문에 영혼에 대한 내용을 글로 표현한다는 것이 얼마나 어려운지 독자로 하여금 먼저 양해를 구하고자 한다.
필자의 견해로 영혼 병에 대해 정의를 내린다면, 인간은 누구나 자기만의 고유한 사람영혼이 몸에 존재한다.

자신의 영혼이 아닌 타인의 영혼이 몸에 들어와서 병을 유발시킴으로 기인되는 모든 병을 포함한다.
필자가 영혼에 대한 부분에서 기술하고자 하는 내용은 누구나 건강하게 살아야 할 생명의 권리가 있기에 쉽게 접근 할 수 없는 부분이기도 하지만 쉽게 이해가 되도록 서론, 본론, 결론으로 서술이 되어야함에 많은 신경을 써서 기술하였다.
너무나 어려운 영역이기에 학술적으로 설명하기가 쉽지가 않고, 국내에서도 문헌에 자세히 기술되어 있지 않아서 집필하기가 고통스러울 만큼 어려웠음을 독자로 하여금 이해를 구하고자한다.
앞으로 전개 되는 내용들은 필자가 직접 환자를 보면서 겪었던 일이었기에 추상적인 내용이 아니라, 현실에서 있었던 일이기에 누구에게도 자신있게 검증 할 수 있으며, 눈에 보이지도 않는 일이라고 부정하는 사람에게도 영혼의 존재와 입증을 시켜줄 수 있다는 사실을 밝혀둔다.
눈앞에 죽어가는 생명을 보고 있노라면, 필자가 힘이 드는 과정은 얼마든지 참아낼 수가 있다.
필자의 노력으로 수많은 생명이 살아난다면 그것보다 더 큰 보람이 어디 있겠는가.
필자는 국문학 전공도 아니고 소설을 쓰는 작가도 아니다.
단순히 환자의 생명만을 생각하는 사람으로, 집필함에 있어서 문구가 서로 맞지 않는 곳도 있을 것이고, 표현하고자 하는 문맥의 흐름이 매끄럽지 못한 곳이 있음을 잘 알고 있다.
아무도 인정해 주지도 않는 일을 하고 있는 자신이 외로운 투쟁이라도 하는 듯, 왜 자신이 이런 어려운 일을 혼자서 해야 하는지 회의를 가질 때가 한두 번이 아니다.

일요일도 없이 환자와 씨름하고 틈틈이 연구하면서 새로운 진리를 깨닫기 위해서 남아있는 인생이 너무 짧다는 생각이 많이 든다.

개인의 이익만을 위해서라면 이런 힘이 드는 일을 하지 않아도 살 수 있다.

하늘의 명이라 생각하면 어쩔 수 없는 일이 아닌가.

우주를 운행하시는 하나님의 뜻을 거역할 수도 없으며, 소우주 인간이기에...

인간은 누구든지 건강하게 장수하면서 살기를 원한다.

이 내용은 종교적으로 기독교든, 천주교든, 불교든....

어떤 특정한 종교에만 국한되는 것이 아니라는 생각이 들며, 지금도 창조주하느님의 참뜻을 이해하고 실천해야한다.

몸이 아파 병원에 가도 별 차도가 없고, 음식으로도 호전되는 기미가 보이지 않을 때, 한번쯤은 영혼 문제를 생각해야한다.

필자는 시한부 말기 환자와 일반 환자를 보면서 많은 의문점을 가졌고, 분명한 해답이 있을 것이라고 확신했다.

창조주 하느님의 피조물인 인간이 얼마나 나약하고, 어리석은 삶을 살고 있는지.

각자 스스로 신앙을 가지고 크든 작든 인생관을 가지고 살아가고 있지만 누구든지 장수 할 수 없고, 건강하게 살아가는 사람이 거의 없다는 것이다.

필자가 20년 넘게 환자를 치료해오면서 수명을 다 하지 못하고 죽어가는 사람을 보면서 죽음에 대한 의문점이 한두 가지가 아니었다.

수년간에도 시한부 환자(병원에서 얼마이상 살수 없다고 판정한 사람)를 보면서, 깨끗한 음식으로(식이요법) 병이 호전되는 사람이 있는 반면, 멀쩡하게도 살아날 수 있다고 생각했던 사람이 한순간에 세상을 떠났다.
자신의 주위에도 평소에는 전혀 병을 앓지도 않았던 사람이 갑자기 운명을 달리 했던 사람도 너무도 많이 보았다.
도대체 눈에 보이지 않는 생명의 운을 누가 막았다는 것인가.
재운으로 성공하는 사람은 성공하는 이유가 있고, 남들보다 유난히 노력해도 하는 것마다 실패하는 사람이 있는가 하면, 학창시절 공부 잘하고도 사회에 나가서 미천하게 살아가는 사람이 얼마나 많은가.
공부도 못하고 인물도 없고 키도 작고 남들 앞에 말도 잘 못하는 사람이 대기업 회사 경영을 하고 있는 사람이 우리 사회에 얼마나 많은가.
한때에는 돈을 잘 벌어 사업을 확장을 하다가도, 어느 시기가 되면 가사가 무너지고 사업장의 매출이 뚝 떨어지면서 직원들도 사기가 떨어지고 건강은 건강대로, 위기를 맞이하는 사업장도 종종 본다.
아무리 노력한다 해도 성공하지 못하는 사람이 있다는 것이다.
아무리 경기가 어렵더라도 돈을 잘 버는 사람은 분명 있다.
현재 지구상에는 경제공황으로 몸살을 앓고 있다.
각 나라마다 어디서 잘못이 되었는지 경제파국이 끝이 보이지 않는다.
뚜렷한 해법도 찾지 못한 체 그저 좋아지기만을 기다리고 있다.
국내적으로 경제의 한파는 아직도 계속되고 있다.
조선 오백년을 거슬러 현대사에 이르기까지 파란만장한 역사를 생각해야 한다.
선조들의 찬란한 업적을 계승할 것도 있고, 잘못된 역사는 후손들이 바로 잡아야 할 때가 아닌가싶다.

생명의 운을 막고 재운을 막는 실체가 무엇인가?

지금까지 우리가 알지 못했던 운명이 있었다는 사실이다.

눈에 보이지도 않는 운명의 손, 학문으로 알려지지도 않았고, 누군가 알려주는 사람도 없었다.

병이 나면 무조건 병원으로 의사, 한의사에게 생명을 맡겨야 한다는 잘못된 고정관념이 없어지지 않는 이상 근본적인 치료는 절대 기대 할 수가 없을 것이다.

물론 급한 경우, 교통사고나 급성질환은 현대의학에 의존해야 한다.

교통사고나 급성질환도 미연에 예방 할 수 있는 것들이 많이 있다.

세상만사가 원인 없는 결과가 어디 있겠는가.

핑계 없는 무덤이 어디 있겠는가.

인간이 제 수명을 다하지 못하고 세상을 떠날 땐 망자(죽은 사람)가 잠들고 있는 산소에 가보면 죽은 이유를 알 수 있다.

우주생명의학의 역학조사는 8단계 교육을 이수한 자는 누구든지 가능하다.

살아 있는 사람이 거짓말 하고 사기를 친다.

하지만, 죽은 자는 절대 거짓말 하지 않는다.

병이 들어 쉽게 호전 되는 방법도 있겠으나 오래가지 못하고, 육과 영혼이 점점 쇠퇴해지면서 노병이니 온갖 병명이 붙여진다.

필자에게 건강의 자문을 받는 사람도 다양하다.

의사, 한의사, 목사, 스님, 신부 등등 종교를 초월하고 직업도 가지각색이다.

필자는 영혼과 접신하는 무속인도 아니고, 하나님을 대적하는 사탄의 영혼도 아니다.

특정한 영혼을 모시고 사주를 받는 것도 아니다.
평범한 한 사람으로써 창조주하느님의 존재를 믿고 하나님의 참뜻을 바로 이해하고, 실천 하려고 노력하는 사람이다.
때로는 자신을 정신병 환자로 몰아세우는 사람이 있는가 하면, 이상한 종교에 빠져 귀신 병에 걸린 사람으로 인식하는 사람도 있다.
눈에 보이지 않는다고 부정 할 것인가?
과연 현대과학이 무엇인가.
눈에 보이는 3차원의 세계 즉 물질의 세계만 탐구하여 밝혀내지 않는가.
3차원 세계를 살아가는 인간들이 4차원이상의 초 과학적인 고차원세계를 당연히 알 수가 없다.
영혼의 세계는 현대과학의 장비로는 밝혀 낼 수 없는 4차원 이상의 세계이기에 밝혀 낼 수 없다고 무조건 부정하는 것이다.
영혼의 세계는 현대의학과 과학으로 밝힐 수 없다고 미신 취급만 하고 있지만. 분명한 것은 현대과학의 장비로는 도저히 밝힐 수 없는 초 과학 영역 우주과학이다.

즉 필자는 **우주생명의학이라고 명명한다.**
현대의학에서는 영혼의 병을 해리성 장애나 막연히 정신적 질환이나 스트레스 등 기타 변명을 늘어 놓는다.
필자가 접하는 환자질환에 따른 병명을 보면, 납득이 가지 않는 대목이 너무나 많이 있었다.
현대의학에서 한 가지 병이라도 근본적인 원인이 무엇인지 밝혀내는 경우를 보지 못했다.

예로써 아직 지구상에서 불치병이라 하는 파킨슨병에 왜 걸리는지 알아낸 경우도 없었고 변변한 치료약도 없지 않는가. 우주생명의학인 보이지 않는 세계를 볼 줄 모르니 알 리가 없다는 것이다.

필자가 우주생명의학적 관점에서 여러 파킨슨 환자를 조사해보니 건강한 사람의 머리에는 없는 여러 영혼이 뇌에 존재하고 있었다.

어리석은 자들아 자연계에 살면서 자연을 부정할 수는 없지 않는가.

우리가 살고 있는 지금도 눈에 보이지 않는 것이 얼마나 많은가?

휴대폰이나, 라디오, 영상매체 등 전파가 눈에 보이지 않지만, 음성으로 변환 시켜 들리게 되니깐 믿지 않는가?

공기가 눈에 보이지 않아도 바람이 불면 공기의 흐름을 인지한다.

음식을 매일 먹는 것도 기운을 얻어 손발이 움직이게 하는 기(氣)를 느끼게 하는 것이다.

짧은 인생을 살아 갈 수밖에 없는 인간들.

100년도 제대로 살지 못하면서 수 천 년이라도 살 것 같은 착각 속에서 매일 매일 무슨 생각으로 살고 있는지 묻고 싶다.

이 땅에 오기 전에 전생의 삶이 어떤 삶이었는지 알 수도 없었고, 육체 껍질에 인간영혼의 생명체 하나 가지고 이 땅에 살고 있는 자신의 존재는 무엇인고?

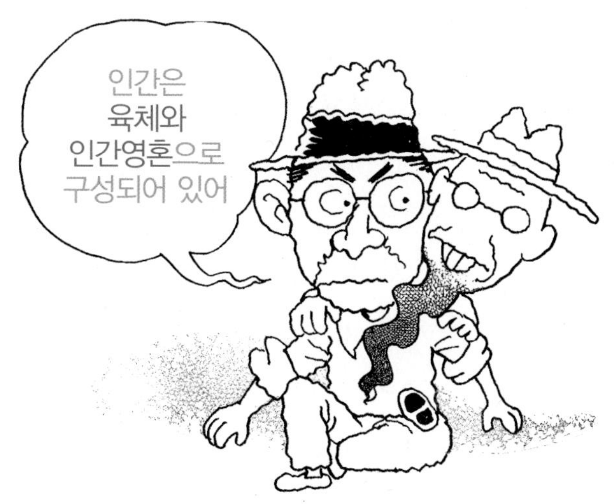

먹 거리가 없어 찌들게 가난하게 살던 시골의 산골이 그리울 때도 있다.
연료로 사용할 땔감이 없어 지게를 지고 눈 쌓인 산골짜기로, 산등선으로 오전에 나무 한 짐, 오후에 나무 한 짐의 대가로 마른 보리밥에 동 김치 한 그릇, 무슨 반찬이 있었던가.
그래도 그 시절이 고맙고 시골의 흙냄새 나는 고향을 생각하면 왠지 가슴이 설렌다. 배고픔을 알아야 음식에 고마움을 알 수 있다.
필자는 시련이 올 때마다 어린 시절에 어려웠던 그 시절을 생각하면, 지금이 너무 행복하다.
우리 자녀들은 배고픔을 잘 모른다. 먹 거리가 넘쳐나는 세상, 오염된 음식인 줄도 모르고 맛이 나는 음식점을 찾아다니는 식도락가들.
사람의 구미를 유혹하는 오염된 음식인줄 모르고 포만감으로 즐거워하는 사람들, 입이 즐거우면 몸이 괴롭다는 사실을 알 리가 없다.
자연이라는 테두리에 살면서도 감사 할 줄 모르고 살고 있는 속박한 세상.
육체가 병들어 있으니 영혼은 따라 갈 수밖에 없다.
유유상종이란 말이 생각난다.

오염된 몸에는 오염된 음식이 당기는 법인지라.
오염된 음식이 몸에 들어와도 이미 영혼이 오염이 되어 있으니 적군을 아군으로 받아들인다.
영혼이 깨끗한 사람은 오염된 음식을 몸에서 거부하게 되어있다.
영혼이 맑은 사람(자신의 몸에 타인의 영혼이 없는)은 판단의 가치도 영혼이 병이 든 사람하고는 분명한 차이를 나타낸다.
영혼이 병이 들면 자신의 주관이 분명하지 못하여 사기꾼에게 사기를 당하던지, 모든 일상생활이 피동적인 삶으로 원만한 가정생활과 사회생활이 힘들 때가 많다.

세상에는 눈에 보이는 것 보다 보이지 않는 것이 더 많다.

이승을 떠나 저승으로 가지 못하고 있는 인간영혼.

산소가 있어도 산소에도 가지 않는 인간영혼.

산소가 없어 가족이나 후손의 몸이 산소가 되어 생명을 위협하는 무서운 병을 유발 시킨다는 사실을 믿겠는가?

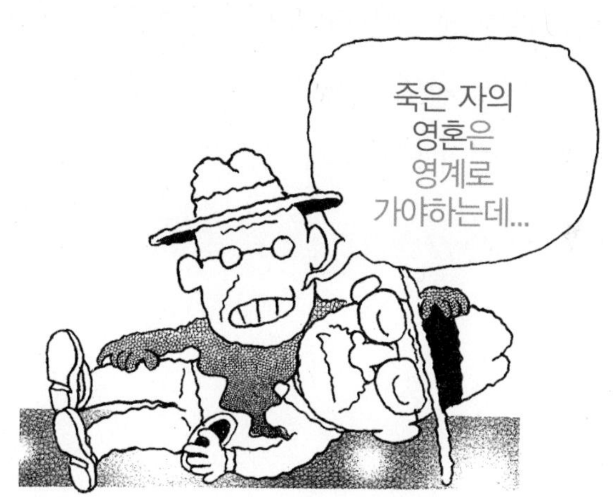

필자는 이런 영혼의 움직임을 파악하고, 우주생명의학 8단계 프로세스 치유 중 4단계로 하늘의 힘을 빌러 조상제로 살아있는 자의 몸에 있는 다른 영혼을 분리시켜는 일을 한다.

물론 다른 영혼을 분리 한다는 게 결코 쉬운 일이 아니다.

다른 영혼을 분리 해주다가 본인이 죽는 경우도 많다고 하지 않는가.

필자도 조상제를 하는 중에 갑자기 몰려든 다른 영혼들의 공격을 받아 하루 종일 아무 일도 못하는 경우도 많다.

심지어 다른 영혼의 영향으로 신음하거나 죽음이 무엇인지 무서울 만큼 고통을 감수해야 하는 경우가 많다.

국내에서도 천도를 해준다고 거액을 받아 사회적 물의를 일으키는 경우도 있다.

천도가 되지 않으면 비용을 받아서는 안 된다.

천도가 제대로 되었는지 여부도 의뢰자에게 확인을 시켜 주어야 할 것이다. 천도문제는 개인의 생명과 한 가정에 있어서 길흉화복과 직결되기에 천도라는 말을 할 때는 신중하게 대화를 나누어야 하며, 의뢰자의 마음가짐도 달라야한다.
무조건 맹신 하지 말고 스스로 확인하도록 해야만 서로가 신뢰할 수 있다.
영혼과 관련되어 생명을 다룬다는 게 쉽게 볼일이 아니니다.
다른 데서 천도를 했다는 많은 환자를 연구소에서 치유해온 결과 어떤 천도이든 하늘이 도와주지 않으면 절대 불가능한 일임을 본 연구소가 밝힌다.

우울증으로 삶을 포기하려했던 40대 중반의 수기

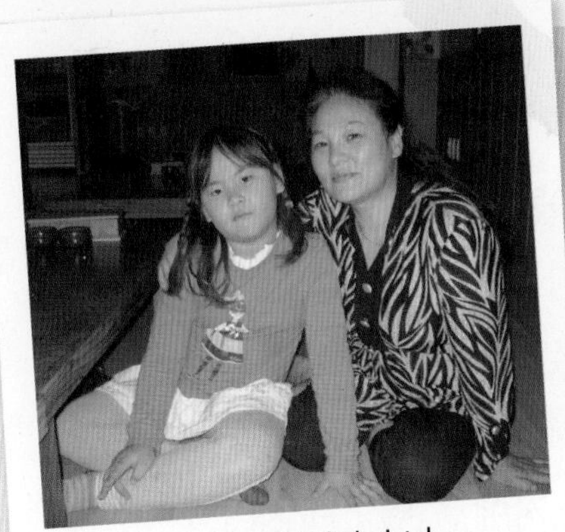
원미교 본인과 손녀

- 성명 | 원미교 • 나이 | 47세
- H.P | 010-9559-****
- 주소 | 경남 김해시 상동면 매리 374-2
- 병명 | 비만, 우울증(신들림), 골다공증, 만성피로, 만성여드름

제가 이글을 쓸 수 있게 된 동기는 연구소와 묘한 인연이 시작된 것 같습니다.

어느 분인가 읽어주실 독자 분은 이 글을 읽게 된 것을 영광으로 생각하셔야합니다.

새로운 인생길이 여기에 있기 때문입니다.

저는 경남 김해시 상동면에 있는 삼계탕전문점에서 서빙을 보는 47세 된 식당 종업원입니다.

어느 날인가 연구소 직원들이 가끔씩 식사를 하러 오시는데, 그 직원들이 묘한 분위기를 가지고 계시다는 것을 의식했고, 또 어느 날인가 한 직원이 저에게 던진 한 마디 "아줌마 거울 잘 보게 생겼네요".

하시는데 전 그땐 그것이 무슨 뜻인지 몰라서 대답을 하기를, 제가 거울은 잘 보죠, 얼굴에 뭐가 많이 났거든요, 했는데 나중에 생각해보니 그분이 던진 말에 심상찮은 느낌을 받았고, 그때부터 그분에 대한 탐색전에 들어갔지요.

제가 약간, 아니 심하다고도 할 수 있는 신기가 있거든요.

속된말로 하자면 무당 팔자라고도 하지요.
그런 제 눈에 그 분께선 범상치 않는 분위기가 감지되었고, 그때부터 인연이 되어 어느 날 부터인가 "라우솔트"라는 봉지 소금을 두 봉지씩 주고 가시면서 명품소금이라면서 먹으면 몸에 좋다고 하셨어요.
그 때만 해도 그것이 그렇게 귀하고 소중한 것인 줄 몰랐습니다.
전 호기심이 발동해 몇 차례 그 분에 대한 탐색전에 들어갔지요.
묘한 분위기에 엉뚱하기까지 한 말씀 모두가 저에겐 연구대상이었지요.
그리고 어느 날 부터인가 제가 그 소금을 호기심 반, 의심 반하면서 먹기 시작했는데, 한 30봉지 정도 먹었는데 갑자기 제 살이 빠지기 시작하고 그 왕성했던 식욕이 저하되는 것을 느꼈습니다.
참고로 하자면 저는 키가 155cm, 몸무게가 70kg라는 드럼 통 같은 몸이었답니다. 그 살이 빠지기 시작하면서 그 때가 여름이라 이마에 땀띠 같은 것이 송글송글 맺는 거예요,
날씨가 더운 여름이고 해서 땀띠인줄만 알고 짙은 화장을 했었는데, 그 분께서는 다른 영혼이 덮어 쓰여서 그렇다고 하시면서 일반병원 피부과에서는 쉽게 고치기가 어려운 것이라 하더군요.
다른 영혼들의 장난이라는 말에 제 상식으로 이해가 되는 것은 제가 신기가 있다 보니 느끼는 것은 저가 아닌 다른 영혼이 몇 명 정도는 있다는 느낌을 갖고는 있었지요.
그래서 그럴 수도 있겠구나 싶어서 연구소에 부탁해서 영혼진단을 받았더니, 자그마치 조상영혼만 24명이나 들어 있다나요.
순간 아찔해지면서 세상이 허망해지더군요.
그 동안 저는 겉만 사람이지 다른 영혼들이 몸에 잠식되어 그들의 장난에 놀았구나, 하는 생각에 멍해지면서 헛웃음이 나오더군요.

저가 신기가 있다 보니 영혼에 대한 조그마한 상식을 알고 있었죠.
지금 현 세상은 하늘 문이 열려 있어서 조상영혼들이 지상으로 내려와 후손의 몸을 들락날락한다는 거지요.
그리고 사람의 몸은 조상영혼들의 안식처이고 무덤이지요.
조상영혼들은 자손이 좋다고 찾아들 오지만, 자손의 몸에는 많은 변화가 일어나지요.
선한 영혼이 찾아오면 옛말에 "조상이 돕는다" 라고 부자도 만들어 주고 생명도 살려주지만, 원한영혼이 몸에 들어오면 자신이 알 수 없는 병에 모르는 고통에 시달리지요. 그것이 영혼 병이라고들 합니다.
영혼병이 들면 병명도 없고 현대의학으로는 치료가 안 되고 병원에 가봐야 병명이 안 나오고 알 수 없는 고통을 겪게 되지요.
제가 앞에 서술한 그 사례자입니다.
병명도 구체적으로 없이 아프고 피로하고 살이 찌고 식욕이 왕성해지고, 알 수 없는 고통의 시작이었지요.
가끔씩 식탐이 많아서 먹는데 욕심을 낼 때면 내 몸속에 죽은 귀신이 붙었나 하는 알 수 없는 말을 내 뱉으면서 중얼거렸고,
제 눈에 인간은 하찮은 존재였고 특히 남자는 더 하찮게 보일 정도였으니까요.
그것이 모두 제 몸에 영혼들이 많이 몸에 들어오면서 그랬다는 것을 연구소를 만나면서 깨달았지요.
그리고 제 딴에는 그 영혼들이 몸속에 있을 때 그 영혼들을 떼어내기 위해 굿도 해보고 조상천도제도 수도 없이 해왔었지요.
신 내림을 받지 않기 위해서, 즉 무당이 되기 싫어서, 4년 동안 하루도 거르지 않고 아침저녁 초를 켜고 매일 108배를 했지만, 결론적인 것은 그

신들은 하나도 안 없어지고 모두가 아니 더 많이 제 몸에 접신이 되어 있었지요.
모두가 헛 공사였구나 생각하니 세상이 허무해졌습니다.
그 동안에도 저는 세상 살아가는 것이 싫어서 하늘에서 나를 안 데러가나 하고 세상이 싫다 미련이 없다 하면서 우울증세도 생겼습니다.
그 모든 것이 몸에 접신된 영혼들의 장난이었고 영혼들의 분노가 얼굴에 표출이 되어 여드름처럼 땀띠처럼 열꽃이 나타나기 시작했던 것입니다.
4년 전에 주유소에서 얻은 기름독도 한몫했지요.
저는 그것을 숨기기 위해 짙은 화장으로 떡칠처럼 했고 다른 사람들은 6개월-1년 사용하는 콤팩트를 한 달에 한통씩 사용 할 정도로 짙은 화장으로 상처를 숨기기에 급급했지요.
그 화장으로 상처가 낫는 건 아니지만...
가고 싶은 영혼들이 얼굴에 돌출되어 나를 괴롭히다가 연구소의 진단을 받고 몸에 접신된 24명의 영혼들을 보내는 영혼병치료를(자연치유) 받았고, 그때부터 아니 ,그런데 소금을 먹기 시작한지 두 달 전부터 시작해서 지금까지 키 155cm에 몸무게 70kg나 되던 거구가 지금은 20kg나 감량되었으니, 보는 사람마다 놀라서 무슨 약을 먹느냐 물어보기도 하고, 살 빼서 뭐 할 거냐고 물어볼 정도로 전 몰라보게 달라졌고, 또 달라진 것은 얼굴이 땀띠 같기도 하고 여드름 같기도 하던 열꽃이 가라앉고 있다는 것과 피부가 살아나고 생각도 긍정적으로 바뀌고 세상이 싫다 누가 나를 안 데려가나 하면서 앓았던 우울증상도 없어지고, 내가 언제 그랬냐는 듯 세상이 달라 보이고 저는 새로 태어난 기분입니다.
저에겐 새 삶이 시작되었고 마음도 사춘기 소녀마냥 순수해지기까지 하답니다.

독자여러분!

여러분도 저와 같이 경험을 해보시면 아실 겁니다.

전에는 다른 영혼들이 너무나 많이 들어와 있다 보니까 어린애부터 70세 노인까지 다 제가 시늉을 한 것 같았어요.

사람들이 저보고 젊은 여자가 애늙은이 같다고 하는 소리도 많이 들었답니다.

그러나 지금은 저의 자아를 찾아가고 있으며, 얼굴에 상처도 점점 회복되어가고 화색이 도는 얼굴로 돌아가는 모습을 볼 때 전 정말 요즘은 살맛이 납니다.

지금은 매월 10만원 정도의 화장품비용이 전혀 들어가지 않고 생얼로 자신 있게 피부를 보여줄 수가 있지요.

독자여러분!

제가 서술한 내용이 다소는 부족한 점이 많지만, 이 모든 일들이 진실이며 지금 세상에 모든 이들이 알게 모르게 겪고 있을 병일 것입니다.

그리고 제가 신기가 심하다보니 부부관계가 원만하지 않아 항상 남편을 밀어내는 상황이었는데 제가 신병치료(자연치유)를 받고 순수소금을 먹으면서 알게 모르게 부부 관계가 원만해졌고, 남편도 요즘은 신혼 같다고도 합니다.

지금 저는 순수소금을 일 년 정도 먹고 영혼병치료를 받은 지 일 년도 되지 않았는데 저에겐 많은 변화가 생겼습니다.

증류수를 함께 복용하고 있습니다.

증류수를 마시면서, 소변을 볼 때 시원치 않았는데 그것도 많이 향상되었습니다.

저는 요즘 세상이 달라 보이고 생각이 긍정적으로 바뀌고 세상이 싫었던 우울증은 언제 그랬냐는 듯 아직도 세상은 살만 하구나 하는 생각이 들 정도로 바뀌었습니다.
부자가 되고 싶은 마음도 조금 더 잘 살아야겠다는 마음도 없던 제가 영혼병치료(자연치유)를 받고 난 뒤 제 인생은 부자도 되고 싶고, 지금보다는 더 잘 살아야겠다는 삶의 의욕이 생겼답니다.
마지막으로 독자 여러분!
제 체험수기를 읽으시고 느끼시는 점이 있으시면 지금도 늦지 않았으니 영혼병치료(자연치유)를 연구소에 받아보시면 저를 더욱더 잘 이해하실 겁니다.
저는 세상에서 제일 큰 행운은 연구소를 만난 것이고, 그로 인해 순수소금을 먹고 1분도 현미밥에다 증류수까지 마시면서 건강을 되찾은 것입니다.
끝으로 하나님께 감사드리고 연구소에 감사드리면서 연구소에서 하시는 일은 확실한 증거가 있는 일이며, 지금 세상에서 가장 필요한 자연치유법인 것을 알려 드립니다.
독자여러분!
당신들도 저 같은 인생의 제일 큰 행운을 잡아 보시길 바랍니다.
서툰 제 글을 끝까지 읽어주셔서 감사합니다.
가정에 행운이 깃들길 빌고 연구소의 생명 살리는 일이 번창하시길 기원해봅니다.

2010년 11월 늦가을의 길목에서 원미교 드림.

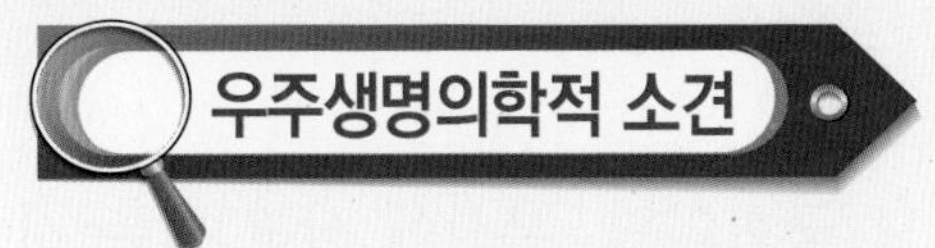

상기 환자와 대화를 해 보면 영혼의 영역을 어느 정도 알고 있는지, 필자가 생각하지도 않았던 일을 예측 할 수 있는 것이 남달랐고, 상대방의 생각을 읽어 낼 줄 아는 능력도 있었다.
우리사회에 이런 성향을 가진 사람이 많이 있다.
그렇다고 누구나 신 내림을 받아서 굿을 해야 하는 직업을 가져서는 안 된다.

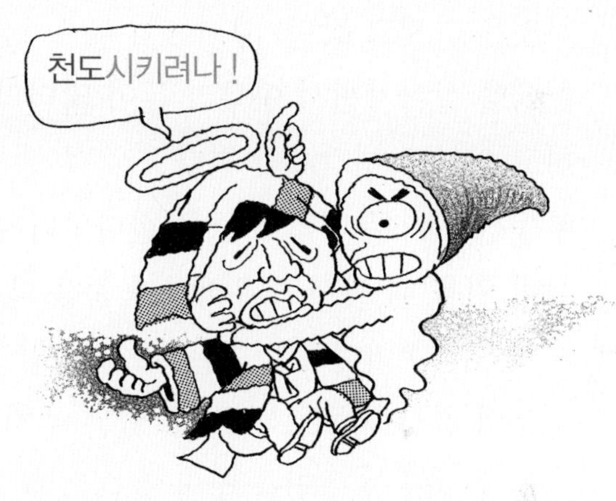

우주생명의학적 관점에서 영혼병임을 알아야 하며, 몸속에 있는 영혼을 분리하고 나면 정상적인 사람으로 돌아가는 경우가 많다.
필자가 영혼에 대한 이야기를 하면, 귀신 씨나락 까먹는 소리라면서 일축하는 사람이 있는가 하면, 자신이 인생을 살아오면서 평소에 누군가 이야기를 해 주는 사람도 없었고, 영혼에 대해 교육을 받은 사실이 없는 것이라, 무조건 부정을 위한 부정으로 막무가내 식으로 괴변을 늘어놓는 것이 당연히 이해가 된다.
하늘의 법칙에서 자연의 조화는 한 치의 오차 없이 역사는 흘러왔다.
우주의 역사를 생각 해 보면 인간이 잠시 머물다 떠나야 하는 시간이야말로 바람처럼 왔다가 바람처럼 사라져 가는 한 점에 불과한 시간이다.
인생의 목적을 어디에 두고 살고 있는지,
아둥바둥 살아 봐야 무엇을 남기고 세상을 떠나갈 건가?
한푼 두푼 모은 재산 내 것이 아니었음을 알 때가 멀지 않았는데도, 공수

래공수거(空手來空手去)라 했던가.

개개인을 따지고 보면 다들 불쌍한 삶을 살고 있는지 모른다.

명예와 부를 모두 간직 한 채 살아온 모 국회의원, 부산에 살고 있는 사람이면 그분 이름만 대면 대다수 안다.

그분의 개인 재산이 듣기로는 1조가 넘는다고 한다.

그분의 땅을 밟지 않으면 지나갈 수 없을 만큼 거부였다고 한다.

그분도 60초반이라는 짧은 생을 마감하고 심장은 멈추었다.

무엇을 가지고 갔던가?

현생을 살아가면서 아무리 돈이 많더라도 살아 있을 때 자신이 임시 보관하고 있다고 생각해야 한다.

부동산을 아무리 많이 보유 한다하더라도 내 것이 아니라는 것이다.

살아 있을 때 잠시 보유하다가 죽을 때는 모두 다 두고 가야한다.

수의에는 주머니가 없다는 사실 잘 알고 있지 않는가.

그분의 건강을 돌보아 줄 수 있는 주치의가 없었다는 말인가.

무엇이 그분의 생명을 앗아 갔다는 말인가?

아직도 사인이 무엇인지 밝혀지지 않고 있다.

심장마비란 병명이 아니다. 심장이 멈추었다는 것이다.

왜 심장을 멈추게 했을까?

눈에 보이지 않는 생명의 저승사자가 있었다는 말인가?

일반사람들이 잘 모르는 상식 밖에 이야기라, 인생 이야기를 할 때면 왠지 답답함을 느낀다.

나이에도 상관이 없다. 70이 넘은 사람도 앞만 보고 살아 왔지 태어나는 순간부터 생명을 다 할 때 까지 준비된 인생을 살아가는 사람을 찾아 볼 수가 없다.

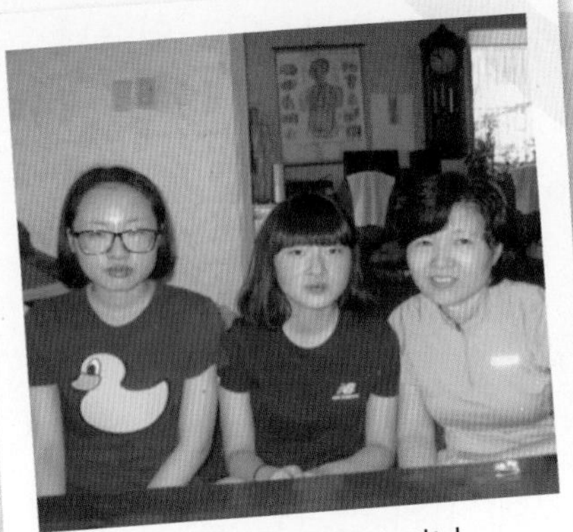
정영미 본인과 두 자녀

우울증, 불면증 졸업 수기 (우주생명의학적 진단-간암)

- 증상 | 신경불안, 몸떨림, 만성피로, 두통, 흉통
- 성명 | 정미영 (여) • 나이 | 53세
- H.P | 010-9325-****
- 주소 | 경남 김해시 동상동 롯데캐슬

8년전 사업에 실패한 후 심한 정신적 충격으로 우울증과 불면증으로 입원하게 되었고 그 이후 8년간 정신과 약을 먹고 자야했고, 1년 전 부터 고혈압 약을 복용하게 되어 아침저녁으로 늘 약을 먹었지만 늘 몸이 안 좋아 응급실에 자주 드나들었고(자다가 온 몸이 덜덜 떨렸고 장이 뒤틀렸고 심한불안증으로) 병원에 검사상은 특별한 이상이 없었지만(심한불면증과 불안증 고혈압외에는) 늘 건강이 안 좋아 고통 받던 중 제가 가르치는 학생의 부모님으로부터 연구소를 소개받고 연구소를 방문하였다.

평소에 자연치유와 자연건강식에 관심이 많았던 저는 아주 공감하게 되어 연구소와 면담 후 우주생명의학으로 영혼을 치료하게 되었고 순수소금과 증류수현미밥으로 육체를 건강하게 함으로써(3개월)지금은 체중도 5kg감량하였고 약도 치료받은 첫날부터 완전히 끊게 되어 평생소원이던 약 없이 살게 된 날이 벌써3개월이 훌쩍 지났습니다.

물론 호전반응이 나타났지만 그것은 오랫동안 먹어 오던 약과 잘못된 식생활(지금은 소식)의 후유증과 몸이 호전되어가는 과정이라 감수하고 있습니다.

피부는 화장품도 전혀 쓰지 않고(저희가족모두)피부는 맑아지고 있습니다.

그동안 건강식품 복용하느라 엄청난 돈을 쏟아부었지만 몸은 늘 좋지 않았습니다.

그러나 지금은 화장품, 건강식품 비용을 엄청나게 줄였음에도 불구하고 건강하고 피부는 맑아지고 있습니다.

연구소에서는 가족단위로 치료 해 주시기 때문에 저의 큰딸은 늘 피곤하고 숨이 차고 속이 안 좋았는데 지금은 너무 건강해져서 좋아하고 저의 친정어머니는 골다공증과 고혈압, 다리, 허리통증으로 고통 받았지만 지금은 건강하게 지내고 있습니다.

저의 작은딸은 여드름과 알레르기비염이 많이 좋아지고 있고 남편도 이제는 가족의 변화된 모습을 보고 연구소에 치료받기를 원하고 있습니다.

온가족을 건강하게 살 수 있는 길을 열어주신 연구소에 진심으로 감사드립니다.

소개해주신 나상규 선생님께도 감사드립니다.

세상에 고통 받는 많은 분들께 이소식이 많이 전달될 수 있도록 노력할 것입니다.

김해에서 정미영 드림.

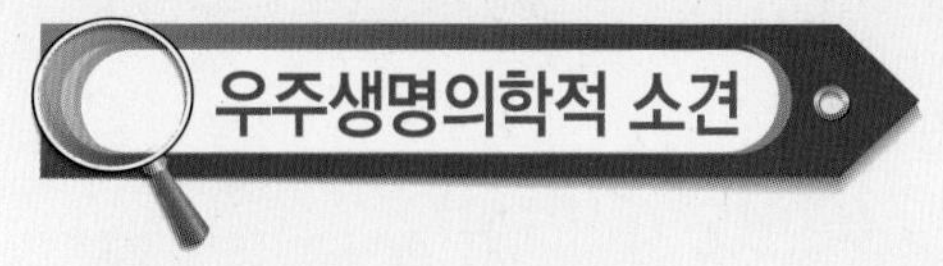

상기인도 시골에서 보리 고개를 경험하면서 찌들게 가난했던 시골태생이다.

시골에서 공부를 잘해 일개 군에서 수석으로 고등학교를 졸업하고 부산의 최고대학에 입학을 할 정도로 영특한 학생시절을 마치고 결혼과 사업 탄탄대로였다.

언제부터인가 머리가 맑지 못하면서 잘나가던 사업은 한 순간에 망했다.

세상만사 모든 결과에는 원인이 있다.

다만 어리석게도 인간들만 모르고 있을 뿐이다.

우주생명의학 진단결과 전생의 업으로 머리에 인간영혼이 자리 잡아 지혜를 막고 있었고, 간에는 간암이 진행되고 있었다.

두통, 불면증, 우울증을 약과 식품으로 해결해보려고 무척이나 노력했지만, 갈수록 몸은 만신창의가 됨을 알았다.

눈에 보이지도 않는 우주생명의학을 믿고 실천함으로써 삶과 죽음을 느끼게 하는 수기내용이다.

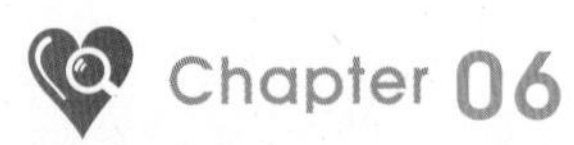

영혼(靈魂)이란 무엇인가?

과연 영혼이 존재하는 것인가, 아니면 허상에 불과한가.
결론부터 말하면 분명 존재한다는 것이다.
인간의 생명은 영혼으로 존재하면서 윤회를 해 왔고(전생), 부모님의 몸을 빌어 육과 영혼으로 살아가며(현생), 죽어서도 영혼으로 살아가야 하는 게(내생) 인생이 아닌가.
영혼이라는 이야기를 할 때면 생소하게만 느껴질 수가 있다.

우리사회에서는 영혼이라는 이름대신 신(神)이니, 귀신이니, 빙의니, 마귀니, 여러 가지 표현을 한다.
영혼의 존재에 대해서 부정할 이유가 없다.
여기서 어느 누구와도 존재여부를 놓고 시시비비를 가려 논쟁 하고 싶지 않기에, 부정하고 싶은 사람이 있다면 부정하면서 살면 그뿐이다.
부정하는 자에게 설득이라도 해서 존재여부를 논하고 싶지도 않다.
창조주하느님이 천상에 계시는데도 눈에 보이지도 않으니 믿지 않는다고 할 것인지.
지구상에 살고 있는 인간은 언제 부터인가 영혼에 대한 의문점을 가지고 살아 왔다.
세계 각국마다 영혼에 대한 인식이 조금씩 다를 뿐이지, 영혼이 있다는 것에는 별로 부정하지 않는다.
국내에서도 영혼을 다루고 있는 무속인만 하더라도 30만명이 넘는다고 할 정도로 인간의 삶과 영혼의 관계는 떼어놓고 살수 없는 것이 분명하다.
지구상에 있는 종교라고 하는 여러 단체가 있지만, 그 종교 속에 들어 가 보면 그들 속에서도 유일한 신(神)을 믿고 있다는 것이다.
다시 말해 신을 믿지 않는 종교가 어디 있겠는가.
이 정도만 설명하고 나면 그 누구도 신을 부정 할 수가 없을 것이다.
이상하게도 신을 믿고 있으면서 신에 대한 이야기를 들려주면, 이상한 반응을 보이거나, 묵묵부답으로 모르쇠로 일괄해버리는 경향을 많이 본다.
필자도 예전에 처음 교회에 다니면서 신을 부정하면서 살아왔다.
눈에 보이지도 않는 하나님을 믿어라 하면서 교회에 끌려 다녀야 했던 시절엔, 그저 주일교회에 밥이나 빵을 얻어먹기 위해서 갔던 우스운 일도 있었고, 목사님이 신방 오실 때면 왕짜증이 났지만, 주위 사람들의 눈치에 참아야 했던 기억이 난다.
하나님이 계신다면 북한동포를 굶주림에 죽도록 하는 자를 처단하지 않고 두는 이유가 무엇이며 부터, 온갖 시시비비를 따지면서 교회에 안가기 위한 구실을 찾아내곤 했다.
창조주하느님은 인간의 눈에 보일 수 있도록 육으로 만들어 진 것이 아니다.
인간의 눈으로 볼 수 없는 형상으로 만들어 있음을 알아야한다.
한분밖에 없는 유일한 창조주하느님의 신이 존재 하시기에 지구상에 70

억이 넘는 인간들이 존재하는 것이다.

국내 방송사에서 간간히 보여주는 엑소시스터를 보면서 국민들의 영혼에 대한 인식도 많이 달라지고 있어서 다행이라는 생각이 든다.

우리사회에서도 어릴 적부터 영혼에 대한 교육이 전혀 없다보니, 영혼에 대한 지식이라면 고작 귀신이 어떠하다는 전설 따라 삼천리에 관한 코믹한 이야기로, 단편적인 소재로 전해 오고 있다.

언제부터 우리민족이 영혼을 부정하고 영혼을 믿지 않는 민족으로 변천되어 왔는지 알아야한다.

서양의학이 이 땅에 들어 온지 100년도 되지 않는다.

그 동안 현대의학이 생명을 연장시킨 것은 분명하나, 이 시점에서 꼭 생각해야할 문제점이 한두 가지가 아니다.

항생제와 백신개발, 의술발달과 식생활이 생명을 연장시켰으나, 갈수록 만성질환은 늘어만 가는 이유를 밝혀내지 못하고 있다.

유신정권이래 한의사, 의사에게만 병을 고치도록 법을 제정했다.

수 천 년을 이어온 한민족의 민중의술은 모두 다 폐기처분되었다.

1950대부터 신문과 라디오, 교과서에는 약은 약사에게, 진료는 의사에게라는 교육을 60년 동안 세뇌를 시켜 온 결과 전 국민이 병원에 가면 무조건 병을 고쳐준다고 믿고 있는 것이다.

전 의료재판장을 역임한 황종국부장판사의 책을 인용하면 "현대의학에서 의사, 한의사들은 스스로 20%의 병 밖에 정도 밖에는 못 고친다고 시인하고 있는데, 나머지 80%는 누가 고쳐주어야 한다는 말인지"

우리 한민족은 천손의 자식이다.

천주교나 기독교 기타 외래종교가 이 땅에 들어 온지도 일이백년 정도밖에 되지 않지만, 우리민족은 수 천 년 넘게 하느님을 신앙했던 민족임을 알아야한다.

우리민족의 역사를 보면 외래 종교가 들어오기 전에 하느님만 신앙해 왔다는 근거는 여러 서적을 통해 확인되고 있다.

한일합방과 일제강점기에 우리언어와 문화가 말살되고 외세침략으로 서구문화를 개방하면서 우리민족의 신앙도 관습적인 명맥만 이어져 왔을 뿐, 근본적인 뿌리가 없는 주체성을 잃은 민족으로 변질되어왔다.

이제라도 하느님을 신앙하여 우리 고유한 신앙을 찾아야 한다.

대한민국 이 땅에 하느님의 심판이 있을 것임에 우리는 뿌리를 찾아야 한다.

영혼에 대해 제대로 알고 있는 자가 없다보니 즉 올바른 스승이 없는데 무슨 제자가 있겠는가.

필자는 영혼에 대한 명백한 증거가 있음을 만천하에 고하자 한다.

초 영역 순수과학, 즉 우주생명의학이 얼마나 정확하고 영혼의 영역이 인간에게 미치는 영향이 얼마나 큰가에 대해 눈으로 보여줌으로써, 인간들이 영혼에 대한 미지의 세계가 현실에서 어떤 작용을 하고 있고, 인간들이 영혼에 대해 무엇을 알아야 하고 배워야 하는지 밝히고자 한다.

인간들은 영혼의 세계를 모르면 인생을 논하지 말아야 한다.

짧은 인생을 살아가는 동안 영혼에 대해서 몰라도 된다는 생각을 할 수도 있다.

하지만 영혼에 대한 정보가 없으면 그 만큼 어두운 인생을 살아갈 수밖에 없다.

영혼에 대한 지식은 꼭 알아야하는 필수 사항이지 알아도 그만 몰라도 그만이라는 선택사항이 아님을 알아야한다.

영혼의 영역은 너무나도 방대해서 어디서 시작하여 끝을 맺어야 할지 엄두가 나질 않는다.

다시 말해서 창조주하느님이 만물을 주관하고 계심을 알아야하고, 인간이 알 수 없는 영역이 너무나 크다보니 한평생 노력한다고 해도, 만분의 일이라도 알 수 있을까 할 정도이니, 인간들은 조금만 알아도 많이 알고 있는 냥 잘난체하는 모습들이 하느님 앞에 부끄럽기만 하다.

영혼의 존재를 알 수 있다는 것은 인생을 알 수 있다는 것이다.

어떤 전생을 거쳐서 살아 왔고 현생이 어떤 삶으로 살아가야 되며, 사후세계는 어떻게 전개가 될 것인지 알아야한다.

사후 세계에 대해 알 수 없다는 것은, 현생이 얼마나 중요한지 다들 모르고 살고 있다는 것 아닌가.

인생에 있어서 무엇이 중요한지도 모르면서 하루하루를 아무런 생각도 없이 살아가는 모습들이 안타깝기 그지없다.

영혼의 영역은 현대의학에서는 무조건 무시하거나 인정조차도 하지 않는다.

필자는 여기서 현대의학이 부정하고 있는 영혼의 영역이 얼마나 위험한 발상인지 우주생명의학적 관점에서 한 가지씩 밝혀보고자 한다.

눈부시게 발전해온 현대의학은 분명 인정해야 되며 높이 평가 받아야 한다.

하지만 현대의학보다도 영혼의 영역은 신비의 과학이라 할 만큼, 어떤 의학이나 과학이 흉내를 낼 수 없을 만큼 무서울 정도로 그 자체가 신비함과 위대하다는 표현밖에는 없다.

눈에 보이지도 않는 영혼의 영역을 무시하고 살아온 지구상에 인간들이 받아야하는 재앙은 크기로 대별 할 수가 없다.
자연재해 앞에서 속수무책으로 당하고 살아가야하는 인간들이 창조주하느님의 큰 뜻을 깨우치지도 못한 채 자만에 빠져 살아가고 있는 인간들, 국가 간에는 자국의 이익을 위해 스스럼없이 침공을 일삼고, 개인적으로는 너 죽고 나 살자는 배타적인 이기심에 사로잡혀 살아가는 인간들의 종착역은 과연 어디가 되겠는가.
수십억만년 많은 윤회로 거듭 살아온 인간들의 전생이 고통의 짧은 생을 살아야함이 현생이 아닌가.
사후세계가 어떻게 전개되는 줄도 모르고 하루하루를 아무런 의미를 모르는 체 살고 있는 우리들의 삶이 불쌍하기 짝이 없다.
몸이 아파도 그저 병원에 가면 의사가 해결 해 준다는 막연한 기대 속에서 살아가고 있는 게 현실이다.

과연 병원에서 무슨 병을 제대로 고쳐 주던가.
한 가지 병이라도 원인을 제대로 밝혀낸 사실이 있었던가.
자연의 재해 앞에서 망연자실 하면서 절대자에게 원망하거나 아니면 영혼의 힘을 빌리면서 살아 온 것이 인간들의 나약한 모습을 드러내었던 것이 사실이다.
필자도 영혼의 세계를 알지 못했을 때는 누구나 정직하게 살고 노력만 하면 최선을 다하는 삶이라 믿고 살아 왔건만, 현실은 그게 아님을 알게 되었다.

아무리 현대의학이라는 의술에도 불구하고 운명을 달리해야 하는 사람이 있었다는 사실과 필사의 노력으로 환자의 생명을 구하려고 노력해도 뚜렷한 병명도 없이 죽어가는 사람을 볼 때마다 회한으로 가슴이 아파야 할 때가 한 두 번이 아니었다.

지금까지 원인 모르게 죽어간 사인들을 영혼의 영역인 우주생명의학에서 해답을 찾을 수가 있었다.

세상만사 모든 결과에는 분명한 원인이 있다는 것이다.

Chapter 07

다른 영혼은 살아 있는 나에게 해를 끼친다

지구상에 살아가고 있는 인간들은 누구나 영적으로 자유로울 수 없다.
좁은 지구에서 아직도 평화를 보장 받지 못하고 있지 않는가.
아직도 종교적인 이념과 자국의 이익을 위해서 무수히 많은 생명이 살상되고 있다.
언제까지 이렇게 살아야 한단 말인가.
국제적으로, 국내적으로 인간이 인간답게 살지 못하고 있는 이유가 무엇이 있기에 자연계에 사는 인간은 편치 못할까?

지금까지 조사를 해본결과 영적으로 맑은 사람이 거의 없다는 것이다.
미국의 유명한 연구기관지에서 앞으로 향후 300년 이내에 한국인은 멸종될 수밖에 없다는 근간의 뉴스를 들었다.
그냥 넘길 이야기는 절대 아니다.

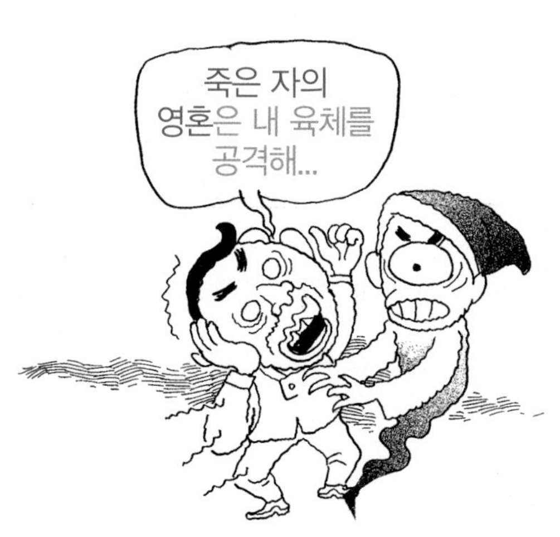

지구상에서 저 출산 국가로 1위에 올라 있다는 사실만 보더라도, 그렇게 될 가능성은 충분히 있다고 인정해야 될 것이며, 왜 이런 문제가 일어 날 수밖에 없는지 분명한 대안을 세워야 한다.
우리나라 국민전체에 관한 문제이기에 개인이 해결 할 문제는 아니다.
하나의 국가가 병들어 가면 소멸될 수밖에 없다.
내부적으로 자세히 들어다 보면 개인부터 가정, 사회, 국가가 병들어 있다.
썩어 있는 나무를 언제 잘라내야 하는지 시급한 일이다.
우주생명의학적인 관점에서 보면 사람의 영혼과 더불어 수많은 영혼이 살아있는 사람의 몸에 정착이 되는 순간, 육체적인 음식병과 혼합되어 수만 가지 병을 만들어 낸다.
때로는 영혼의 상처가 암 덩어리나, 종양처럼 나타나기도 한다.

영혼이 어느 장기나 조직에 있느냐에 따라 사람이 느끼는 증상은 다양하게 나타난다.
현대의학이 원인을 밝혀내지 못하고 있는 공포의 암.
어느 장기와 조직에 있느냐에 따라 암 종류의 병명이 붙여진다.
음식으로 인해서 암이 발생되는 요인도 있겠지만, 다른 영혼의 정착으로 암 덩어리를 만드는 경우는 현대의학으로 속수무책이 될 수밖에 없다.

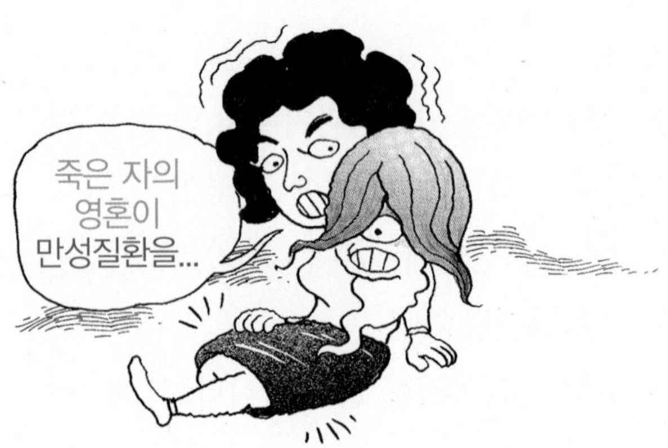

영혼 병은 영혼을 제거하고 치료를 해야 한다는 것이다.

다른 영혼이 머리에 있으면 두통이 오거나 치매, 당뇨, 중풍, 우울증상 등 현대의학에서 상상하지 못하는 병이 온다는 것이다.

종합병원이나, 특정병원에서 정신질환이라 판정한 환자를 별도로 격리해서 치료하는 현대의학의 현 실태를 볼 수 있다.

정신질환자의 행동의 위험성으로 항시 긴장의 끈을 놓을 수 없다는 것이다.

정신질환자의 치료약이 특별한 것이 없다.

신경안정제 몇 가지에 의존하는 치료방법으로 근본적인 치료가 되지 못하는 것이 현실이다.

정신병동에 가보면 나이와 남녀노소 상관없이 같은 병동에 수용되어 생활한다.

겉으로 몸은 멀쩡하게 보이는데, 왜 사람들이 창살이 있는 문에 도망 못 가게 자물쇠로 잠겨 진채 생활을 해야 한다는 것인지 도무지 이해가 되지 않았다.

원인을 알 수 없기에 지금까지도 대안이 없다는 것이다.

선천적인 뇌신경장애나 후천적인 사고로 뇌손상이 있을 수 있지만, 대부분 다른 영혼이 머리에 들어와 신경장애를 유발 시키는 경우가 대부분이다.

이런 경우는 영혼을 분리시키면 누구든 정상으로 돌아가거나 더 이상 나빠지지 않게 할 수가 있다.

아직도 현대의학에서는 이런 것이 있는지도 모르고, 있다하더라도 인정하지 않는 것이 더 큰 문제이다.

30대 중반의 김 모씨 자녀의 갑작스런 성격장애 사례

자식을 키우다보면 형제끼리 싸우면서 자라나는 모습을 종종 본다.
요즘 들어 어린자녀들이 잘 놀다가도 갑자기 죽일 듯이 화를 내거나, 급작스런 행동을 할 때, 타인의 영혼이 자녀 머리에 들어 온 경우가 많다.

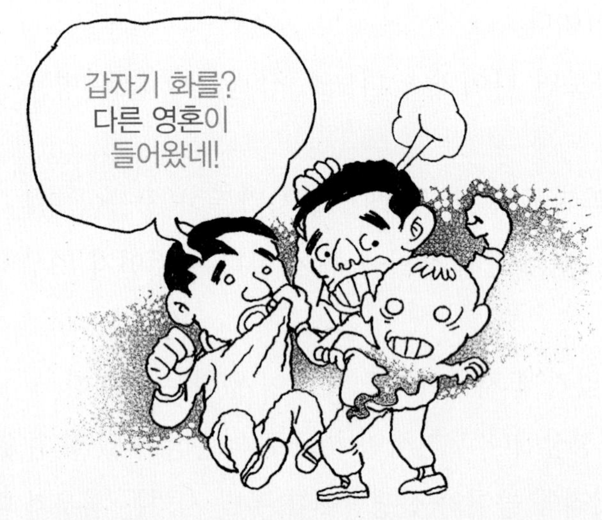

부모도 당황할 수밖에 없다. 자녀의 순간적인 행동이 극에 달하면 자살까지도 갈수 있기에 가볍게 볼일이 아니다.
어느 날 대전에서 필자에게 연락이 왔다. 자녀 몸을 봐 달라는 것이다.
이때 영혼을 분리시키면 정상적인 분위기로 돌아온다.
5분도 안되어 타인의 영혼을 분리 해 주니 성격장애가 사라졌다.
자녀가 진정되고 난 뒤에 필자와 전화로 상담을 해 보았다.

왜 동생을 죽일 듯이 그랬는가 하고 질문을 하니, 대답인즉 자신도 모르겠어요. 갑자기 기분이 이상했다고, 부모들도 성격이 더러워서라고 자녀에게 몰아세우는 일이 없도록 조심해야한다.
다른 영혼이 간에 있으면 체증이 오고 위장장애로 소화가 잘 되지 않는다.
많이 먹어도 체중이 늘어나지 않는 사람, 적게 먹어도 체중이 증가 되는 사람, 몸에 이상이 생긴 것이다.
일반사람들은 자신의 몸에 자신의 영혼이 존재 하는지도 모르고 살고 있다.
육체는 영혼이 살아가는데 도구에 불과하다.
다시 말해 인간이 태어나는 과정이 부모의 정자와 난자에 창조주하느님이 생명의 영혼을 잉태 해 주어서 태어난 것이다.
우리들 부모님이 생명을 직접 만든 것이 아니라, 부모님으로부터 몸을 빌어서 생명의 영혼을 주신 창조주하느님에 의해서만 생명이 탄생 될 수 있다.

내가 낳은 자식이라도 내 맘대로 해서는 안 된다.
영혼을 모르면 인생을 논하지 말라는 말이 수긍이 간다.

잠시 눈물겨운 환자 한 분의 이야기를 들어보면,

인공심장박동기에 의존한 채 시한부 인생을 살고 있는 임 모씨 수기

- 성명 | 임정택　　　　• 나이 | 48세
- H.P | 010-5509-****
- 주소 | 남 김해시 상동면 매리 1038-1
- 병명 | 심장비대증. 협심증(서맥, 판막이상)

인간은 누구든지 건강하게 장수하면서 살기를 원한다.

저는 3년 전 직장에서 열심히 근무하다 갑자기 가슴통증과 호흡곤란으로 인근병원을 찾아 가슴 사진을 찍어 본 결과 심장비대증이라며, 큰 병원에 빨리 가보라 하였습니다.

대학병원에 입원하여 정밀검사결과 협심증(서맥, 판막이상)이라며, 입원하여 왼쪽 가슴에 인공심장박동기 시술을 받았습니다.

저는 심장 약을 평생 먹어야 하고 장애자 3급을 받았습니다.

힘든 일은 조금만 하여도 숨이 차고, 건물 계단도 한층만 올라가면 숨이 차서 직장생활은 꿈도 꾸지 못한 채 삶의 뒷전에서 낙오자로 의욕 없이 하루하루를 살아가고 있습니다.

저와 같은 많은 환자들은 결국 시한부 삶을 살아가고 있음을 잘 알고 있었습니다.

언제 죽을 지를 예측할 수도 없이 하루하루가 시한부이지요.

이 나이에 몸이 아파 아무것도 할 수 없는 환자의 심정은 당해보지 않는 사람은 알 수가 없을 것입니다.

죽고 싶을 때가 한두 번이 아닙니다.
가족이 눈에 밟혀 죽을 수도 없었기에 누가 이 고통을 알겠습니까.
아픔의 서러움. 인간으로 대접받지 못하는 삶이 더욱더 살기를 포기하고 싶을 때가 어디 한두 번이겠습니까.
눈만 뜨면 살아있음에 감사 할 뿐이지요.
평소 제에게 많은 도움을 주시는 지인으로부터 급한 연락이 와서 연구소를 소개받았습니다.
연구소에서 저를 처음 보시면서 시체가 걸어 다닌다고 말씀하셨습니다.
그러시면서 영혼병치료에 대한 말씀을 하시면서 날을 잡았습니다.
저는 연구소의 말씀을 반신반의하여 우주생명의학연구소로 갔습니다.
현대의학의 발전에도 뚜렷한 치료대안이 없는데 무슨 효과가 있겠는가 하는 의구심도 있었습니다.
어차피 이렇게 살다가 죽을 바에는 혹시나 하는 마음도 있었습니다.
연구소의 지시대로 영혼병치료를 마치고 마지막으로 간단한 기 치유를 받고 있는데, 이때까지 답답하게 짓누르던 가슴이 시원해지면서, 몸이 가벼워지는 것을 느꼈습니다.
영혼병치료를 마치고 연구소에서 저녁을 먹자면서 근처 식당으로 갔습니다.
가는 도중에 저는 몸과 마음이 아주 좋음을 느껴 식당에 도착해보니, 마침 이층으로 올라가는 계단이 있어서 호기심으로 계단을 빨리 올라가 보았습니다.
신기하게도 숨이 차지 않고 힘들지도 않았습니다.
기적 같은 일이 내 눈에서 벌어진 것입니다.
저는 식사를 하면서 내내 믿기지 않았고, 너무 좋아 연구소에 거듭해서 감사의 말씀을 전하였습니다.

지금은 증류수와 순수소금, 1분도 현미잡곡으로 건강을 되찾아 가고 있습니다.

언제쯤 심장박동기를 제거하고 약도 먹지 않으며 정상적인 삶을 찾아 갈 날이 얼마 남지 않음을 기대하면서 하루하루를 즐겁게 살아가고 있답니다.

평소에 얼굴 모습이 거울을 보면 70대처럼 말랐는데, 이제는 살이 제법 붙고 생기가 돈다고 주위사람들이 말을 할 때, 살아날 수 있음을 확신합니다.

아직도 심장박동기로 살아가는 많은 환우들에게 이 정보를 전하고 싶습니다.

현대의학만 믿지 말고 자연치유가 무엇인지 하루라도 빨리 알아서 생명을 찾으시라는 당부를 드리고 싶습니다.

아직도 정보를 몰라서 죽어가고 있는 사람이 너무 많이 있다는 사실이지요.

연구소를 만나 삶의 희망을 가질 수 있는 인연을 맺으시길 바랍니다.

항상 하나님께 감사드리며, 연구소와 저를 소개 해주신 누님 그리고 저를 도와주신 모든 분께 감사드립니다.

임정택 씀

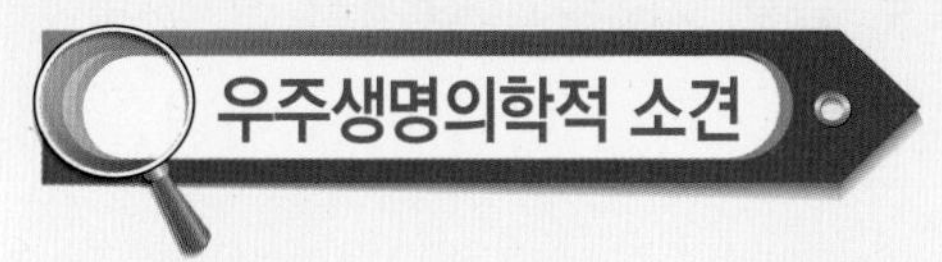

상기 환자와 같이 심장박동기에 의존해서 살아가는 환자가 수 만 명이 넘는다.

현대의학에서 심장박동기 기계를 개발하여 생명을 연장시키는 데는 지대한 공헌이라 할 수 있으나 박동기를 부착한 환자는 정상적인 삶을 살수가 없다,

심장에 문제가 일어나는 경우는 근본적으로 폐에 문제가 있음을 알아야 한다.

폐에 영혼이 정착이 되면 심장에 압박을 받아 심장마비로 급사하거나 혈압이 상승할 수 있다. 폐에 영혼을 분리시키면 답답한 가슴이 시원해지고 호흡하기가 편해짐을 영혼을 분리시킴과 동시에 느낄 수가 있다.

심장은 양쪽 폐 사이에 위치하며 폐와는 대동맥으로 연결되어 있기에 폐에 오는 질환을 세심하게 볼 줄 알아야 심장질환을 막을 수가 있다.

현대의학에서는 초음파나 C.T, MRI, 조직검사, 수 백 가지 검사로 진단해도 영혼 병과 육체적인 병을 구분 할 수도 없고, 인정하려고 하지도 않으며, 당연히 수술해야하거나 약물 등으로 치료 할 것이다.

현대의학에서 수많은 병이 어디서 왔는지, 한 가지 병명이라도 제대로 원인(뿌리)을 밝혀내고 있는가?

실제로 암이라는 진단은 하지만, 어디 암 고치는 약이 있던가?

고작 병 고치는 행위가 수술을 하거나, 항암제니, 방사선치료니, 독한 약물치료가 생명을 살려주었는지?

현대의학 아무리 발전 한다 해도, 희귀병과 불치병, 난치병 등, 날이 갈수록 환자는 늘어만 갈 것이다.

그간에 무슨 요양병원이 기하급수적으로 늘어 가는지, 집에서 요양이 힘들고 현대의학이 답을 주지 못하니, 환자와 가족이 이별 아닌 이별을 해야 하는 곳이 요양병원이 아닌가?

요양병원에서 환자의 생명이 끊어져야 가족에게 연락이 온다.

이승을 떠나는 전초기지가 요양병원이 되어서야 되겠는가?

우리 사회에 짧은 지식을 가지고 있는 자칭 유명한 풍수가나 지관들의 말 한마디에 하나의 가정이 패망해가는 집을 자주 보곤 한다.

필자가 풍수 일을 하는 여러 사람을 만나곤 한다.

하나같이 왜 풍수를 봐야하는지 제대로 알고 있는 사람을 보질 못했다.

병원에 가도 뚜렷한 병명도 없고, 마땅한 처방 약도 없이 병 고쳐 보려고 여기 저기 전국을 다니다 보니, 육체는 더 망가지고 경제적인 파탄은 날로 심화되어 가는 가정을 종종 만난다.

이미 죽음의 마지막에서 필자를 만나 생명을 부탁하는 경우에는 필자도 너무 힘이 든다.

시간을 지체하면 할수록 육체적인 병과 영혼 병이 깊을 수밖에 없다.

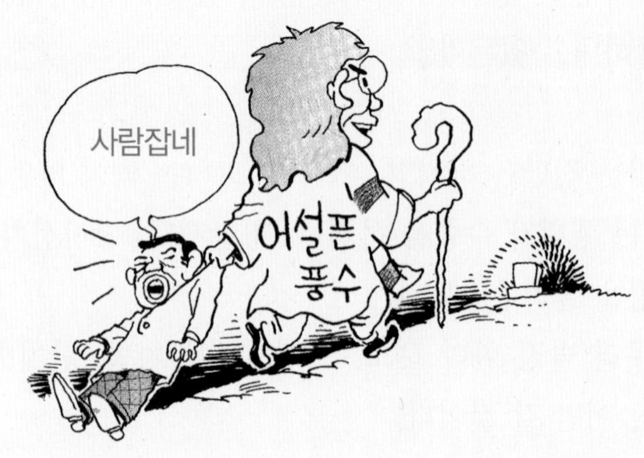

필자는 환자를 볼 때 세 가지로 분류한다.

첫째 육체의 병이다.
육신의 병은 음식과 잠자리만(기운과 수맥) 바꿔 주어도 하루가 다르게 호전된다.

둘째 영혼 병이다.
아무리 깨끗한 음식 가려먹어도 효과가 미진할 때는 영적으로 관심을 가져야한다.
영적으로 생명의 운을 막고 있는 다른 영혼만 분리 해 주어도 생명을 잃는 경우를 막을 수 있다.

셋째 육체의 병과 영혼의 병이다.
대부분의 사람들은 육체와 영혼에 병의 원인을 다 가지고 있다.
육체의 병은 음식으로 다루며, 영적인 병은 자신의 몸에 있는 다른 영혼을 분리 처리하고, 자신의 육체와 영혼을 자연의 이치대로만 하면 된다.

상기와 같은 것은 현대의학에서는 존재하는지 조차도 모르고 있다가 지금은 의학계에서도 많은 관심을 가지고 연구하는 의사들이 늘어가는 것이 세계적인 추세다.
현대의학에서 영적인 부분에 관심을 가지고 치료 한다면, 수술을 하지 않아도 치료되는 병이 어디 한두 가지가 있겠는가?
연간 잘못된 수술로 생명을 잃어야만 하는 환자가 지구상에서 얼마나 많은지 상상해 볼 수가 있다.

개인의 생명을 잃어야만 하는 비통함도 있지만, 국가적으로 개인적으로 경제적인 손실은 계산 할 수 없을 만큼 파탄을 가져온다는 것이다.
자연치유나 대체요법을 한다고 하는 사람들도 상상을 초월하는 이야기로 만화나 추리소설 공상영화에 나오는 이상한 괴변이라 여길 것이 분명 할 것이다.
이런 의문점이 생기고 그렇게 생각 하는 사람이 당연 할 것이다.
필자도 처음에는 그렇게 생각하면서 살아 왔으니깐.
상기 내용을 확인 하고 싶다면 언제든지 확인 시켜 줄 수가 있다.
혹, 필자의 개인적인 감정이나 상상력을 동원하지 않느냐는 의심을 가질 수 있다.
그동안 연구소를 찾아 온 많은 사람들이 그렇게 생각했지만 필자의 연구결과대로 치유를 한 결과 사실임을 몸으로 느끼고, 눈으로 확인 하는 순간부터는 자연의 위대함에 고개를 숙인다.
자연치유라는 말이 익숙한 단어이지만 우주생명의학적 자연치유의 영역은 인간의 상상력으로 가늠 할 수 없을 만큼 방대하고 우주생명의학적 자연치유의 효과는 즉석에서 결과가 나타난다.
일반사람들이 생각하는 자연치유의 의미를 대체의학이나 깨끗한 유기농 음식을 가려먹는 것으로 여길 수 있겠으나 필자가 연구해온 우주생명의학적 자연치유라고 하는 것은 육체와 영혼을 같이 치유하는 것으로 정의하고자 한다.
지구상에서 생명을 다루고 있는 대부분 사람들은 눈에 보이는 육체만 보기 때문에 만성질환과 불치의 병은 속수무책일수밖에 없는 게 현실이다.

Chapter 08

영혼(靈魂)의 종류

영혼이 존재한다면 영혼의 종류가 다양할 수밖에 없다.
인생을 알려면 영혼을 알아야 한다고 했으니 과연 영혼의 영역은 무엇이며, 영혼의 동태를 간략하게 살펴본다면, 일반사람들이 알고 있는 영혼의 종류란 사람 영혼 정도로 알고 있다.
아니면 귀신이 어떠하니 떠돌아다니는 정체불명의 에피소드가 많이 있다.
종교인이라고 하는 사람들도 자신이 믿는 유일신 외에는 신에 대한 지식이 전혀 없으며 종교의 교리만 외우고 그것이 전부인양 아집에 사로잡혀 종교를 위해서 한평생을 바치다가 병들어 죽을 때는 창조주하느님의 큰 뜻도 모르면서 신의 뜻이라 여기면서 스스로 위안을 삼는다.
얼마나 한심한 노릇인가.
일부교인들은 아무리 기도해도 병이 호전되지 않고 병원에 가도 차도가 없어 소개로 연구소에 찾아오면 필자가 육과 영혼을 자연치유로 해결해 주면 그때서야 고개를 숙이면서 고마워한다.
성인을 기준해서 한사람의 몸에 수백만의 다른 영혼이 온몸에 포진이 되어 있다는 연구 결과를 얘기하면 아무도 믿지 않을 것이다.
육체의 머리와 각 장기마다 조직기관 등 온몸에 퍼져있는 보이지 않는 다른 영혼이 병을 유발시키고 인간이 나무같이 수백 년 이상 살수 없게 만드는 원인이 된다고 주장하면 필자를 정신 나간 사람으로 치부 할 것이다.
이제는 고차원적인 영혼의 세계인 우주생명의학에 눈을 돌리고 공부를 하지 않는다면 지구상에 존재하는 인간들은 해가 거듭될수록 영혼의 상처로 난치병, 불치병, 해마다 새롭게 등장하는 희귀병으로 고통을 받을 것임을 명심해야 할 것이다.
지금까지 대부분 무속인 이나 전문적인 퇴마사들도 인간영혼의 범주에서 씨름을 하는 경우가 많다.
눈에 보이지도 않는 영혼의 영역을 다루고 있는 많은 사람들은 인간들이 원인 모르는 병으로 힘들어 할 때마다 본인이 살고 있는 각 지역에서 긴급한 생명을 다루어 왔고, 지금도 존경받지도 못한 채 묵묵히 열심히 영혼의 영역에서 고생하시는 분들을 우리 주위에 흔하게 볼 수 있다.
우리는 유신정권이래 60년 동안 그들에게 마냥 손가락 짓만 하고 살아오지 않았는지 반성을 해 봐야한다.

영혼에 대해 제대로 알아보지도 않고 남을 욕해서는 안 된다.

고려시대, 조선시대를 거슬러 보면 서양의학이 들어오기 전에는 영혼의 병을 다루는 무속인 이나 영혼 병을 다루는 신의(神醫)나 도인들이 만병을 다스렸던 것이었다. 수많은 사람들이 영혼을 다루는 사람들에게 의지하면서 살아왔기에 감사할 줄 알아야한다.
지금도 지식인이라고 하는 일부사람들은 병원에서 병을 못 고치면 지푸라기라도 잡는다는 심정으로 남몰래 무속인을 찾아가거나 그와 유사한 곳을 의지하여 효험을 많이 보곤 한다.

인간의 탄생은 영혼에 의해 태어났고, 병이 나는 과정도 영혼에 의해 죽음을 당한다는 사실을 알고 있는 사람이 거의 없다.
영혼은 기(氣)로 형성되어있다.
영혼의 세계는 시간과 공간을 초월하기에 인간의 힘으로 눈에 보여줄 수는 없다.
영혼의 세계는 아직까지 과학의 기술과 장비로 나타낼 수는 없지만, 인간은 소우주이기에 기(氣)의 흐름을 감지할 수는 있다.
영혼의 이치는 수천 가지의 종류 중 한가지인 기(氣)의 이치이며 부처님의 깨달음인 색즉시공 공즉시색(色卽是空 空卽是色)이라.
눈에 보이는 세계가 전부인줄 알고 살아가는 인간들은 보이지 않는 세계가 절대적이라는 사실을 알 리가 없다.
미래가 없는 인생은 없다.

현재의 삶은 죽음이후의 삶을 준비하는 과정이다.
미래의 삶도 영혼의 삶이기에 영혼을 모르면 인생을 알 수가 없다.
영혼을 부정하는 사람은 창조주하느님을 부정하는 행위이기에 얼마나 큰 죄를 범하는지 알아야한다.

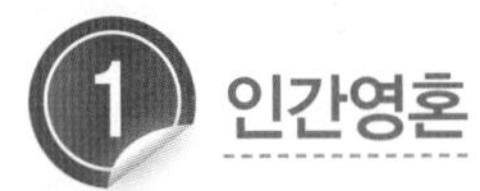

인간영혼

편의상 쉽게 분류하자면, 사람으로 태어나 사람으로 죽은 후에 인간의 육체에서 빠져나가는 것이 인간영혼이다. 육으로 살아 있을 적에는 만물의 영장이라고 큰소리치면서 살고 있지만 막상 죽고 나면 쥐새끼영혼보다도 더 나약하고 보잘 것 없는 인간영혼이 된다.

육으로 있을 때는 무기도 사용하고 인간들끼리 단합하여 적을 물리칠 수 있는 힘이 있지만, 영혼이 된 이상 갈 때도 없이 어리둥절하면서 방황을 한다.

누가 안내 해 주는 사람이 없으니 어디로 가야할지 막상 죽고 나니 사후세계가 어떻게 전개 된다는 이야기를 죽기 전에 알려주는 사람이 없었으니 스스로 놀라지 않을 수 없다.

죽고 나면 끝이라 생각했는데 웬걸, 죽고 나니깐 죽은 것이 아님을 스스로 인식하게 된 이후에는 정처 없이 떠돌아다니면서 사후에 펼쳐지는 동향을 살필 수밖에 없다.

특히 자살을 했을 경우에는 더더욱 놀란다.

죽으면 모든 것이 해결될 줄 알고 죽었다고 생각했는데, 이게 뭔지 살아 있지 않는가.

자살 시에는 육체는 바로 옆에 있는데 자신의 영혼은 시신의 옆에서 자신의 육체를 바라보면서 떨고 있다는 것이다.

자살을 했거나 병으로 사망했을 때 자신의 영혼이 어디에 있는지 누구든지 알 수 있다. 영혼이 된 이상 안전지대는 없다.

다른 동물영혼이나 하찮은 영혼에게 잡아먹히게 될까봐 끙끙되면서 도망쳐야만 영혼으로 살아갈 수가 있다.

한번 육이 죽은 이상 영혼은 죽은 육체에는 더 이상 들어 갈수가 없기에 갈 곳을 찾는 것이다. 시간이 지남에 따라 가족이나 친지들이 몰려와서 육체를 붙잡고 우는 장면을 곁에서 본다.

나는 죽지 않았는데 가족들이 통곡하는 모습을 보면서, 가족들에게 아무리 말을 걸어도 알아들을 수도 없고 말도 통하지 않는다.

영혼으로써 육을 가진 가족들과는 대화가 이루어지지 않는다.

대화가 이루어지려면 여기에서 무속인이 영혼과 접신을 해야만 대신 중계로 대화가 되는 것이다.

영혼의 모습은 육으로 살아있을 때와 동일한 모습으로 나타난다.

영혼으로 산다고 해도 수 만년 영원히 사는 것이 아니다.

다른 영혼에게 잡아먹히지 않는 조건이라면 길어야 영혼으로 살아야하는 세월이 천 년 안팍이다.

육으로써 살아도 100년도 살지 못하고 영혼으로 살아도 영원히 살지 못하는 영혼의 세계는 영혼도 생명을 다하면 영혼에서 하나님이 주신 생명의 씨앗인 영(靈)이 빠져 나온다.

영혼으로 존재 할 때는 미약하나마 힘이 있었는데, 영이 된 이상 아무런 힘도 없다. 민들레 홀씨처럼 떠돌아다니면서 정착하는 순간부터 윤회가 시작되는 것이다.

동물이나 물고기, 기타 식물로 태어날 수도 있다.

인간으로 태어나기가 얼마나 어렵다는 것을 죽고 나면 알 수 있다.

인간으로 살아 있음을 하느님께 감사 할 줄 모르는 인간들이 자신의 생명이 어떻게 만들어 졌는지 알아야한다.

인간으로 태어나기 위해서 수 십 억년 이상 기다리면서 윤회를 해 왔었다는 사실을 다들 모르고 살고 있다.

무슨 교에서 죽고 난 뒤에 천국이나 극락 간다는 이야기는 죽고 나면 잘 알 수 있다. 하늘에서 데려가주어야 가지, 죽고 난 뒤에 아무도 하늘에 인도해주는 사람이 없으면 스스로 갈수가 없는 곳이다.

필자는 우주생명의학적으로 죽은 사람영혼이 어디에 있는지 확인을 시켜준다.

대부분 믿지 않는 세상에 살고 있는 인간들에게 확인시켜주어야 겨우 믿기에 앞으로 전개되는 우주의 시대에는 사람 영혼으로써 윤회 할 수 있는 기회가 있다고 볼 수가 없다.

이 시대에는 윤회가 없어지고 소멸이 아니면 영생밖에는 없다고 여러 종교계에서도 입을 모으고 있다.

선택은 자신이 해야 한다.

소멸로 가는 인생을 살아 갈 것인지, 하느님 곁으로 영생 할 수 있는 길을 갈 것인지는 스스로 선택해서 노력해야 할 것이다.

(1) 조상(祖上)영혼

이 세상에 내가 태어날 때 육체를 빌어준 분이 부모님이다.

부모님과 더불어서 직계 조상 분들을 조상영혼으로 분류하며 직계 조상 분들의 형제분도 조상영혼으로 같이 분류한다.

태어나서 사망했거나 유산이 된 경우에도 포함한다.
자신의 부모님영혼이나 조상영혼이 어디에 가 계시는지 마음만 먹으면 누구든지 확인할 수가 있다.

조상영혼이 머물 수 있는 가장 좋은 공간은 후손의 몸이다.
지금은 가정마다 많이 사라졌지만, 지금도 일부 가정에서는 대대로 물려받아 행사를 하고 있는 집이 많이 있다. 구시대적인 발상이라고 우습게보아서는 안 된다. 그럴만한 분명한 이유가 있다.

이제부터라도 내가 모른다고 상대방을 비방하는 습성을 버려야한다.
모르면 배우려는 의식을 가져야지 배울 생각도 없고 무조건 배척하는 사고방식은 현대인들의 공통적인 배타심이 아닌가 생각이 든다.
옛날부터 신주단지를 모시고 사는 사람이 많았던 것이 이승을 떠나지 못한 조상을 모시는 그릇으로 매끼마다 밥상을 차려 놓고 나름대로 방법을 찾아 후손들의 생명을 지키려는 수단과 조상영혼에 대한 배려가 있었음을 알 수 있다.
조상영혼도 먹어야 살아가기에 음식을 공양했던 것이다.
조상영혼을 모시다 보면 영혼의 특성상 한 곳으로 모일 수밖에 없다.
영혼을 모시다가 모시지 않으면 한 가정에서 우환이 오는 경우가 많은 이유가 여러 조상영혼들이 후손의 몸에 들어가기에 병이 생기는 것이다.
여기서 유래되어 줄초상이 올수도 있고, 단명 하는 사람이 많은 경우가 생긴다.
어차피 이승을 떠나지 못하고 있으니,
현대의학에서 가족의 병력을 조사하는 이유도 유전인자로 볼 수 있으나 영혼의 영역에서는 영혼의 집단적인 이동이라 보면 된다.
몸에 들어와 병을 만드는 것보다는 몸 밖에서 계시는 것이 좋다.
특히 신주단지를 모시는 가정은 영혼의 이치를 잘 알고 처신을 해야 된다.
부모님이 살아생전에 신주단지를 모시던 분이 돌아가시면 엄청난 일이 가정에 생기는 것도 살아계신 분이 신주단지를 모시다가 모시지 않을 시에는 그 가족은 조상영혼으로 인해 병을 얻을 수 있기에 생각을 잘 해야 할 것이다.
신주단지의 개념을 알지 못하면 가족이나 후손은 당하면서 살수밖에 없다.
이유도 없이 몸이 아플 때는 이유가 없는 것이 아니라, 원인을 찾지 못하고 있는 것이다.
필자가 가정 마다 조사를 해보면 빈부와 명예, 권력에 상관없이 우환이 없는 집이 없다. 내 가정과 자신만이 불행하다고 생각지 말아야한다.

태어나는 순간부터 인간은 병이 들게 되어있다.
누가 건강하다란 말인가.
자신이 건강하다 라고 자신 있게 말하는 사람은 영혼의 세계도 모르고 건강에 관한 지식과 가치기준이 부족하기 때문이다.
그것이 영혼의 영역이기 때문에 원인을 찾지 못 할뿐이다.
결혼을 한 부부의 몸에는 남편의 몸에 처갓집 조상영혼이 들어 올수도 있고, 반대로 부인의 몸에는 시가집 조상영혼이 들어 올수가 있음을 알아야 한다.
영혼의 세계는 예측을 할 수 없을 만큼 복잡하고 다양하다.
우스운 이야기로 생각할 수 있지만 어떤 일 잘 되면 자신의 탓이고, 잘못

되면 조상 탓이라는 말을 많이 한다.
사실은 잘되나 못되나 조상 탓이라 보아도 무리는 아니다.
조상영혼들이 내 몸에 있으면 아무리 열심히 살아도 병이 들어서 아무 일도 못하게 만드니 조상 탓이 아니고 누구의 탓으로 돌리겠나.

건강을 잃으면 전부를 잃는 것이기에 생명보다 귀한 것이 어디 있는가.
장수한 사람의 몸에 조상영혼을 체크해보면 5명 이하로 정착되어 있는 경우에는 음식과 운동과 환경조건과 상관이 없음을 알 수가 있다.
술과 담배를 즐기는 사람 중에 장수한 사람들도 많다는 것을 알아야한다.

(2) 형제(兄弟)영혼

본인을 기준으로 해서 자신의 형제영혼으로 부모님으로부터 태어나서 사망했거나 유산이 된 경우를 말하며 질병이나 기타 원인에 의해서 정상적인 삶을 살지 못하고 사망한 경우를 말한다.
어릴 적에 제대로 먹지도 못했던 시절, 무슨 결핵이다, 홍역이다, 치료도 제대로 받지 못하고, 먹고 사는데 모든 운명이 걸려 있었던 시절엔 의약품과 병원이 제대로 없었다.
형제 중에 한사람이 세상을 떠나면 부모님은 슬퍼했지만, 무슨 영문인도 모르는 체 지켜봐야만 했던 기억이 날것이다.
시신은 장례절차도 필요 없이 얇은 이불에 싸여져 뒷산이나 야산, 공동묘지에 묻혀야 했던 것이 형제들의 운명이었다.
어린형제들의 육체는 땅속에 묻혔지만, 형제분들의 영혼은 어디에 갔다는 말인가.

여러 형제들 중에서 자신만이 유독 태어날 때부터 약골로 삶을 살아가는 경우는 형제영혼이 어머니뱃속에서 접신이 되었거나 출산 후에 접신이 됨으로써 한평생을 힘들게 살아간다.
형제영혼은 부모가 살아 있는 경우에는 부모님 몸으로 들어가는 경우가 많으며, 부모님이 돌아가시고 나면 부모님영혼과 같이 형제들의 몸으로 접신이 된다.
그래서 부모님이 돌아가시고 유난히 몸이 안 좋아지는 사람들이 많은 이유가 이런 경우로 보면 된다.
형제영혼이 머리에 정착되어 결혼생활을 하다보면 부부사이가 좋지 않아 이혼하는 경우가 많이 생기거나, 나이가 들어도 결혼을 못하는 경우도 많다.
자주 짜증을 잘 내면 사업이 번창 하다가도 한 순간에 망하는 일도 많다.
형제영혼이 머리에 있는 경우는 도움이 되는 경우보다 해가 되는 경우가 많다.
제대로 살아보지도 못한 한이 좋은 결과를 가져다 줄 수가 없다는 것이다.

(3) 자녀(子女)영혼

배우자와 결혼을 한 이후 출생 후나 전에 사망한 자녀영혼을 말하며, 혼전에 유산이 된 경우도 포함이 된다.
이 세상에 한번 태어나지도 못해보고 사망한 영을 태아영이라 하여 한이 많이 맺힌 사연으로 살아가는 가족이 많다.
나름대로 양심이 있다고 하는 사람들의 경우에 무속인이나 도인을 찾아 자녀영혼을 좋은 곳으로 천도한다고 많은 돈을 들여가면서 시도해보지만, 어디 마음대로 되는 경우는 거의 없다.

이런 분을 만나보면 자녀영혼은 한명도 가족의 몸에서 떠나 있는 경우가 없었다는 것을 확인했다.

하늘이 도와주지 않으면 할 수 없는 일이다.

특히 여성들은 본인이 몇 번이나 유산을 했는지도 모르고 살아가는 사람이 많다.

자궁 외 임신이 되었을 경우에는 생리가 몇 달 없었다가 다시 생리가 시작될 수도 있는데 이때는 자연유산이 되었을 가능성이 있다는 것이다.

본인이 알게 모르게 유산이 된 피 덩어리 자녀영혼들이 어디 갈 때가 있겠는가. 자녀영혼이라고 가볍게 볼 수가 없다.

결혼한 사람이 자식을 두기 전에 유산이 된 경우에는 자녀영혼은 형제의 몸으로 접신이 되는 경우가 많으며, 임신 중에 형제영혼이 태아의 형제 몸으로 접신이 되면 건강한 태아가 태어날 수가 없으며 태어난다 해도 약골로 살아가는 경우가 많다.

요즘 여성들이 자궁에 병(자궁근종, 물혹, 자궁암, 난소암, 자궁상피암 등)이 많은 것도 자궁에 여러 영혼들이 포진되어 있음을 확인할 수가 있다.

남녀가 혼전에 쉽게 유산을 시킨 경우도 평생을 두고 따라 다니게 되어 원인모를 병으로 시름시름 앓게 되는, 현대의학에서 검진해도 미병[1]으로 남는 경우가 많다.

자녀를 두고 난 뒤에 유산한 경우는 태아영혼은 부모님 몸으로 접신이 되는 경우가 많으며, 부모님 몸에 있으면서도 형제의 몸으로 갈수가 있다.

이처럼 자녀영혼은 한 가족이기 때문에 누구에게나 접신이 된다는 사실

1 미병(未病)은 현대의학에서는 병이 아니라 보지만 우주생명의학에서는 다가올 병이라는 의미이다.

을 알아야한다.
유산을 시키고 난 이후에 자녀를 낳아 키우다보면 말 못하는 아기가 경기를 하거나 밤낮으로 잠을 제대로 자지 않고 울어대는 경우에는 유산시킨 자녀영혼이 아기의 머리에 정착되는 경우가 많고 자녀영혼이 간에 정착이 되면 아토피나 만성피로, 소화기 장애를 일으키며 성장장애를 나타내면서 한평생 약골로 살아가는 사람이 많다.
또한 머리에 접신이 되는 경우 자폐나 지적장애가 올 수 있다.
자녀가 성장하면서 부모를 무시하거나 폭력이나 폭언으로 인간이하의 행동장애를 나타내는 경우를 단순히 사춘기라고 이해하려고 하는 경우도 있겠으나 자녀영혼이 머리에 정착이 되는 경우에 성격장애를 유발시키는 경우도 있다.
성장하다보면 좋아지겠지 하지만 어른이 되어서도 문제가 해결되지 않아서 가정파탄을 일으키며 사회생활에 적응하지 못한다.

물질(物質)영혼 – 목(木)영혼

옛날부터 가장 많이 들어왔던 이야기이다.

나무로 만들어진 모든 물체를 총칭해서 말하며, 살아 있는 나무나 죽어있는 나무에도 영혼이 존재 한다는 것이다.

우리조상들이 목영혼에 의해 생명을 잃은 경우가 다반사였다.

가마솥을 제외하고 나면 사람이 사용했던 모든 물건은 나무의 재질로 만든 제품이었다.

입고 있는 의복도 무명옷이나 삼베옷으로써 목영혼에 속한다.

말 못한다고 무시하면서 살수는 있어도, 목영혼이라고 하면 잠자다가도 눈이 떼일 정도로 무서워했다.

유신정권 시절 서울과 부산을 잇는 경부고속도로가 생각이 난다.

우리나라 경제 도약을 발판으로 만들 수 있었던 유일한 국책사업이었고, 오늘날 경제대국으로 성장할 수 있는 원동력이라 할 수 있다.

대한민국 사람이라면 이 고속도로를 모르는 사람이 없다.

지금까지 표면적으로 잘 알려지지는 않았지만 경부고속도로와 연관되어 희생된 사람이 얼마나 많았겠는가.

그분들에게 머리 숙여 축원을 해 드려야한다.

죽음의 원인도 모른 체 운명을 달리했기에 그 죽음은 안타까울 수밖에 없다.

그 사인의 원인에는 공사 중에 안전사고도 있었지만, 눈에 보이지도 않는 목영혼으로 인한 죽음이다.

고속도로이니 길은 반듯하게 직선으로 낼 수밖에 없는 것이다.

고속도로를 꼬불꼬불하게 낼 수는 없지 않겠는가.
길을 만들다보면 수령이 500년 이상 된 나무가 한 마을을 지키고 있다 해도 그 나무를 잘라내야 하는 경우가 많았었다.
그 나무를 자르는 순간 그 동네에 살고 있는 젊은 사람들이 몇 달 사이에 몇 명씩 죽어갔다는 이야기는 전설 속에 묻혀 있을 따름이지만, 목영혼에 의해 죽어간 생명이 어디 한두 명이겠는가.
이것이 사실이다. 누구든지 낫으로 굵은 나뭇가지 몇 개만 잘라보면 알 수 있다. 신경이 예민한 사람은 나무를 자르고 나면 왠지 몸이 피곤하든지 이상한 느낌이 든다.
말 없는 나무라고 무시하면서 살아가는 인간들은 그야말로 착각 속에서 살고 있다. 일반 가정에 가면 옷이나 이불을 넣어두는 커다란 장롱이 몇 개씩 있다.
나무로 만들어져 있으며 죽은 나무라고 생각할 수가 있다.
천만의 말씀이다.
커다란 옷장이 가족 중에 한사람을 공격하고 있다는 사실을 믿지 않겠지만 필자는 확인을 시켜줄 수가 있다.
목영혼이 폐를 공격하면 그 기(氣)의 파장이 심장을 압박하여 심하면 죽을 수가 있다.
빈번하게 들리는 소식이 현대의학적으로 원인도 없이 갑자기 쓰러져 사망했다면, 영혼의 덫에 걸린 것이다.
특히 심장마비 증상이 간헐적으로 오는 사람은 언젠가는 쓰러질 가능성이 있기에 현대의학적인 소견으로 심전도 검진이 정상이라고 안심해서는 안 된다. 심전도 검사결과 이상 없는 정상인이 어느 날 갑자기 심장이 멎는 경우가 많이 있다.

이런 경우는 영혼을 처리해야만 목숨을 잃지 않는다.

속된 말로 급주당이란 속어를 연세가 지긋한 분은 잘 알고 있다.

목영혼의 힘에 따라 급사할 수도 있고, 오랜 세월동안 고통으로 살아갈 수도 있다.

현대의학에서 첨단의료장비로 아무리 검사해도 뚜렷한 병명도 없이 고통을 호소하는 경우라면 우주생명의학적으로 영혼의 영역에서 조사를 해보면 알 수가 있다.

3 합성(合成)영혼

목영혼을 제외한 모든 물질영혼을 총칭해서 분류를 한 것이다.

목영혼 이상으로 무서운 존재로써 알고 나면 인간이 얼마나 나약한 존재인지를 알 수가 있다. 영혼의 공격을 피할 수가 없다.

사람이 살아가면서 물질을 사용하지 않을 수가 없다.

과학의 발전으로 더 많은 물질과 합성물질이 개발되어 왔고 그에 따른 물질영혼도 다양하게 만들어져 왔다.

컴퓨터영혼, 가전제품영혼, 자동차영혼, 의복영혼, 금속영혼, 그릇영혼, 로봇영혼 등.

특히 로봇영혼은 지구촌에 살고 있는 인간들이 태초부터 지구에 살았던 것이 아니라 지구촌보다 수 만년 문명이 앞선 다른 우주 행성에서 살면서 첨단의 로봇을 각 가정마다 사용하였기에 혹사시킨 결과로 지구촌 인간들의 현생에 영향을 주는 것이다.

눈에 보이는 모든 물질이 각각의 영혼을 가지고 인간들에게 수많은 공격을 한다.

여기서 의문점이 생길 수밖에 없다.

왜 인간들은 각종 영혼으로부터 공격을 받으면서 살아야 하는가.

해답은 간단하다.

창세기로 거슬러 올라가면 알 수가 있다. 바로 원죄 때문이다.

원죄란 창조주하느님께 대적한 죄가 원죄인 것이다.

태천시대로 거슬러 올라가면 하느님이 수많은 성신을 만들어서 하느님이 성신들에게 수많은 우주를 운행하고 엄청난 권능을 하사함으로써 성신들이 하나님을 대신해서 우주를 운행하도록 하였다.
수많은 성신들은 하느님이 주신 권능이 마치 자신들의 능력인양 착각하면서 성신들의 연합으로 창조주하느님을 대적함으로써 인간들은 대적의 영혼으로부터 지배를 받아왔고, 오늘날까지 악마의 영혼인 대적의 영혼의 계열에서 수많은 윤회를 거듭하면서 살고 있는 모든 인간들이 지구상에 남아있는 것이다.
인간이 육을 가지고 죽을 때까지 고통의 연속으로 살고 있는 것이 바로 원죄 때문이다.

이제 창조주하느님은 심판을 하신다는 것이다.
악마의 영혼의 계열에서 윤회를 해 온 모든 영혼에게 악마의 영혼에서 벗어나기를 바라며 창조주하느님의 뜻으로 영생 할 수 있는 기회를 주고자 하는 것이다.
하나밖에 없는 창조주하느님의 뜻을 바로 알아야 하며 이 기회를 놓치는 자는 영원히 소멸 할 것이라는 것이다.
지구 곳곳에서 악마의 영혼의 공격이 하느님과의 연결을 막으려고 안간힘을 쓰고 있으며 하느님께 대적했던 죄를 벗어날 수가 없기에, 마지막 남은 인간들에게 무차별 공격을 하고 있는 것이다.
예로써 컴퓨터영혼이 폐를 공격하면 가슴이 답답함을 호소한다.
하루 종일 컴퓨터 앞에서 업무를 봐야하는 현대인들이 두통현상을 호소하는 것이 단순히 스트레스라고 하겠지만 우주생명의학적 영혼의 영역에서는 각종 컴퓨터영혼이 머리에 있음을 확인할 수가 있다.

쉬운 예로 태양이 들끓는 들판에서 하루 종일 밭에서 일을 하는 농부는 두통 현상을 모르고 매일 일을 한다. 한 가지 일에 집중한다고 스트레스로 두통이 온다는 것은 과장된 일 일수도 있다.
병원에 가도 별다른 진단명을 받지도 못한 체 그저 스트레스다, 기타 등등.

TV영혼이나 다른 물질영혼이 신장(콩팥)을 공격하면 허리가 아프다.
물리치료를 받아도 그때뿐이다. 병원에서는 자세를 교정하라, 디스크의 초기증상이다 여러 가지 원인을 찾으려고 해도 쉽지 않으며 근본적인 치료방법도 없고 약도 없다는 것을 알아야한다.
신장 사구체를 공격하는 물질영혼을 제거하면 허리통증은 시간이 지남에 따라 완화될 수가 있다.
필자도 예전에 허리가 아파 1시간 운전을 하지 못한 적이 있었다.
허리를 고치기 위해 노력을 아무리 해도 해답이 없었다.
지금은 하루 종일 운전해도 허리 아픈 줄을 모른다.
신장에 영혼이 정착이 되어 있는 줄도 모르고 현대의학이나 대체의학을 믿어 왔다.
결과는 신경을 풀어주어 일시적인 호전으로 좋아질 수는 있었지만, 시간이 지나면 원점으로 돌아갔다.
아직도 근본적인 원인을 모르는 채 병 고친다고 호들갑스럽게 잘난 체하는 사람이 얼마나 많은지 이번 기회에 우주생명의학적인 자연의 이치를 깨달을 수 있는 기회가 되었으면 좋겠다.
우리들의 생명은 하느님이 주신 생명이다.
지금이라도 늦지 않았다. 하느님께 용서를 구하고 대적의 영혼으로부터 벗어나야만 할 것이며, 악마의 영혼들과 싸워 이겨야만 한다.

매일 필자는 환자들에게 공격하는 모든 물질영혼과 싸움을 하며, 환자들의 고통을 없애기 위해서 혼신의 노력을 하고 있다.

동물(動物)영혼, 어족(魚族)영혼

과연 인간이 만물의 영장이라 할 수 있을까?

사람은 태어나는 순간부터 먹어야 살아가기 때문에 육고기나 생선을 먹지 않을 수가 없다. 눈에 보이지도 않는 수많은 영(靈)이 윤회를 거듭하는 동안에 살아 있는 동식물에 의지 하지 않을 수가 없다.

오직 인간으로 태어나는 것만이 하느님 곁으로 갈수 있는 유일한 길이기 때문이다.

장기와 조직에 물질영혼이나 인간영혼이 들어오면 짧은 기간 내에 생명에 위협이 되지는 않게 보일 수 있으나 개체수가 늘어가고 시간이 갈수록 치명적일 수가 있다.

살생을 함부로 하지 말라는 말이 의미가 있는 것이다.

풀 한포기도 영혼을 가지고 있다.

인간은 원죄로 인하여 모든 물질로부터 영혼의 공격을 받고 있다.

누구든지 영혼으로부터 자유로울 수가 없다.

모 병원 원장 육체적인 병과 영혼 병을 동시에…

모 병원 원장은 지인의 소개로 연구소와 인연이 되었다.

2008년 7월 중순 밤 11시 전화.

모 병원의 지인으로부터 얘기 들었다며, 밤늦게 전화로 내일 당장 만나자는 제의가 왔다.

우리나라 의사라는 직업이 보통직업이 아니다.

생명을 다루는 일이라 직업에 대한 존엄성이 각별할 수밖에 없다.

의사가 되기 위해 오랜 세월동안 남달리 공부를 한다.

의사의 자존심은 인정해 주어야한다.

자신이 병으로 고통을 받고 있으니 도움을 받을 수 있느냐는 부탁을 받고 해결 해준 사례다.

양심이 살아 있는 의사를 만나기가 쉽지는 않다.

이분도 칠순을 바라보고 있는 나이에 본인이 20년 전부터 중풍이 왔고, 지금까지 중풍의 후유증으로 근본적인 대안을 찾지 못하면서도 많은 환자를 보아왔다.

언제부터인가 기억력이 떨어지면서 재진 환자를 잘 알아보지 못할 만큼 건강이 날로 쇠약해 갔고 병원을 찾는 환자의 숫자는 감소되고 있었다.

일요일도 없이 파동학, 풍수학, 대체의학 등.

명의가 되기 위해서 피나는 노력으로 공부하면서 살아오신 분이다.

한평생 인명을 중요시 하고 환자를 보아오신 분이라 신문, TV를 보지 않는 현시대에 보기 드문 의사로 보여 진다.
이름만 대면 유능한 의사로 알려져 있는 분이다.
한의학에서 침술치료도 신 침에 가까울 만큼 능통하고 한방의 처방도 한의학에서 빼어난 실력을 가지고 계신 분이다.
부산에서 이 원장님께 치료를 받아 효험을 본 사람도 많다.
단지, 원장님은 영적인 부분은 쉽게 배울 수 있는 학문이 아니기에, 접근할 수가 없었다.
원장님의 가정에도 영혼의 문제로 집안이 패망해 가고 있었다.
20년 동안 한 번도 똑바로 누워서 편안하게 잠을 자본 적도 없었다고 한다.
사람이 잠자리가 편해야 한다.
매일 새우잠을 자야하는 심정을 누가 알려나.
우주생명의학적 진단을 하고 영혼의 분리에 들어갔다. 그리고 음식을 바꾸었다.
연구소에서 분명히 이야기 했다.
오늘 밤부터 20년 동안 편치 못한 잠자리가 달라 질 것이라고.
우주생명의학적 치유 이후 그날 밤부터 답답한 심장이 후련 해지고, 편하게 바로 누워 잘 수가 있었고, 전에는 공부를 하면 기억이 잘 되지 않았는데 머리가 맑아지면서 이제는 조금씩 기억이 되살아나고 책을 봐도 공부가 잘

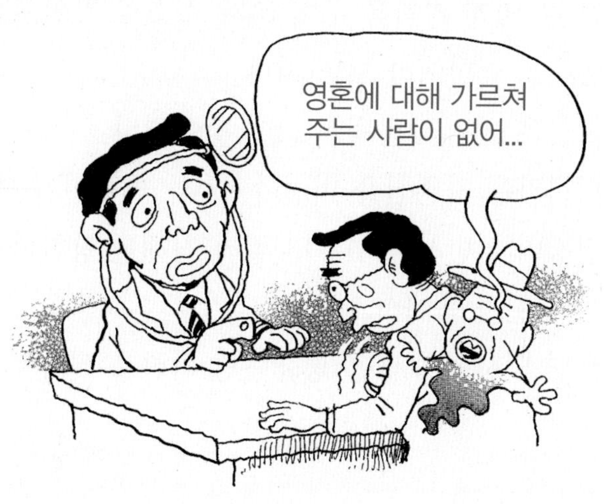

된다고 한다.

모 원장님의 머리에는 조상영혼이, 우측 폐에는 유산시킨 태아영혼이 이승을 떠나지 못하고 산소가 되어 있기에, 아무리 노력해도 건강이 돌아오지 않았던 것이다.

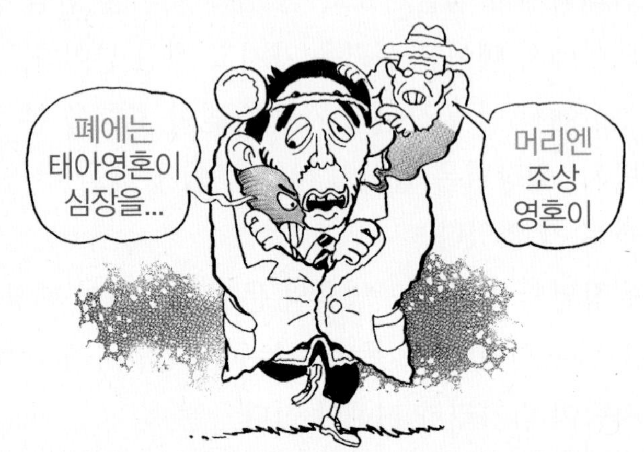

처음 만날 때는 커피 한잔 제대로 마시지 못했는데, 이제는 커피도 한잔씩 하신다.

병 못 고치는 의사를 탓하지 말아야 한다.

의사가 무슨 신이라도 되는 양, 의사는 무조건 병을 잘 고쳐야 된다는 논리는 맞지 않는다.

의사라는 직업도 환자가 필요시 응급조치를 해 주고 건강한 삶으로 살아갈 수 있게 지침을 주어 환자 스스로 자연치유로 병을 고칠 수 있도록 도와주는 역할이라 보면 된다.

지금은 병원의 문턱이 많이 낮아졌다.

의사라는 자존심을 버려야 한다. 의사이기 때문에 많은 환자를 보다보면 건강이 일반사람보다 더 빨리 침해를 당한다는 사실을 알아야 한다.

여러 환자 몸에서 나오는 탁기를 받다보면 스스로 각별히 신경을 쓰지 않으면 의사의 수명은 평균수명 이하로 된다는 사실을 명심해야 한다.

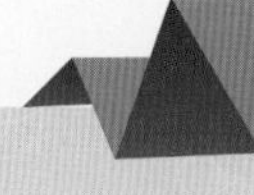

영혼을 부정하던 회사원 두 분의 체험수기 I

• 성명 | 김수현(30세), 김경나(35세) • H.P | 010-3902-****
• 주소 | 서울 송파구 가락동 150-4번지

제가 처음 영적인 존재로 인해 육체의 병이 올수 있다는 것을 안 것은 작년 10월입니다.

일주일째 가벼운 체한 증세로 소화가 되지 않았는데, 일주일 되는 날부터는 체한 증세가 심해지면서 속이 답답하고 머리가 어지럽기 시작하더군요.

평소 알고 지내던 연구소에서 제 증상을 전해 듣고는 영적인 존재로 인해 아픈 것이라고 하시더군요.

아마 잘 모르는 사람이 저에게 이런 말을 했다면 이상한 사람이나 사기꾼이라고 생각했을 겁니다.

저는 하느님을 믿는 사람입니다.

그러나 연구소에서 처방해준 증류수와 소금요법으로 사계절 달고 사던 감기를 잊고 사는 저로서는 그냥 무시할 수는 없었죠.

연구소의 처방을 받고 조금 뒤 배에서 꾸르륵~소리가 나면서 속이 시원해지면서 두통도 없어지더군요.

근데 그때까지도 영적인 존재로 인해 몸이 아플 수 있다는 얘기를 100%로 믿진 못했습니다.

그런 일이 있은 후 며칠 뒤 또 다시 체기와 두통과 어지러움증에 시달리기 시작했고, 약을 먹어도 낫지 않아 연구소에 또 연락을 드렸습니다.

아프고 괜찮아지고를 두 달 동안 반복하였습니다.
하루 종일 두통과 어지러움증에 고통 받아 보지 않은 사람들은 모릅니다.
신체적으로 어떤 질병으로 이미 면역력이 떨어진 사람은 계속해서 다른 질병이 걸리기 쉬운 것처럼 영적인문제로 아팠던 사람은 그렇지 않은 사람보다 또다시 쉽게 영적인존재의 영향을 받는다고 하시더군요.
거의 두 달 동안을 지독하게 아프고 나서 새삼 건강의 중요성을 깨닫게 되었고, 현재는 건강하게 생활하는 현재의 삶이 너무 감사합니다.
혹시 만성두통에 어지러움증, 자주 체하시지는 않으세요?
병원에 가도, 약을 먹어도 차도가 없으신가요?
그렇다고 몇 백, 몇 천 만원씩 들여가며 무당에게 굿을 하실건가요?
근본적인 해결 방법을 찾으세요.
단순히 신체적으로 문제가 생겨 몸이 아픈것인지, 아님 영적인 문제로 인해 몸이 아픈 것인지…
그 원인을 제대로 파악하고 해결하십시오.

서울 김 수현 씀

평소에 상식적으로 할 수 없는 일을 하는 사람, 자신의 의지와 상관없는 행동을 하는 사람들을 보면서 '귀신들려서 그런다, 귀신이 장난친다'란 말을 하는데. 그것 이외에도 원인 없이 아픈 사람들도 영가의 영향이란 말을 듣고 합니다.

그러나 자신이 직접 경험하기 전에는 절대 믿기 힘든 일이었죠~~

여동생이 영적으로 치료를 받았다고 이야기해도 믿는 마음 사이에 '에~ 설마 정말 그렇겠어?' 하는 의심을 하고 있었던 쯤의 일입니다.

마음이 아프지 않고 건강하게 살아간다는 것이 얼마나 중요한지 깨닫는 경험을 했습니다.

2008년 10월 말경 만성피로와 같은 증상으로 힘든 시간을 보내고 있었습니다. 딱히 힘든 일을 하지 않고 일찍 자고 피곤을 없애기 위해 많은 노력을 했지만 증상이 나아지지 않았습니다.

머리는 한 번씩 이마에 주름이 잡힐 만큼의 고통을 주면서 아프고, 눈은 잠이 오는 듯한 묵직함, 그리고 이물질이 있는 듯한 빽빽함, 귀에 문제가 있는지. 주위 소음이 너무 크게 느껴져 짜증으로 살기를 느끼는 시간을 보름쯤 보내고 있었답니다.

식당에서 밥을 먹는데 옆자리의 아저씨들이 대화를 하고 있는데, 그 소리가 너무 크고 거슬려서 가서 때려주고 싶다고 여동생한테 말했더니, 일반적인 소음에 언니가 이상하게 반응을 한다며 연구소와 통화를 하더군요. 제 증상을 들으시고 전화상으로 연구소에서 치료를 해주시겠다고 말씀하실 때도 설마 하고 있었는데...
연구소의 전화 목소리를 듣는 순간 머리 정수리에서부터 발끝으로 폭포물이 떨어지듯이 찌릿한 느낌이 있더니..
절 힘들게 하는 증상들이 물에 씻긴 듯 없어져버렸답니다.
영가라는 것이 사람 몸을 들락 날락하면서 왔다는 표시로 고통을 주는데...
심한 원한을 가진 영가들은 그 사람을 죽음에 이르게 할 만큼 괴롭힌다는 것도 알게 되었답니다.
평소에 느끼지 않던 자살충동(버스중앙차로에서 횡단보도에 서 있는데...
쌩쌩 지나가는 버스를 보면 뛰어들고 싶다.
뛰어들면 바로 갈수 있겠는걸~ 이런 생각을 하는 찰라 아~ 내가 왜 이런 생각을 할까 하고 정신을 차리고 하는 경험) 을 느끼고, 평소에 없던 우울증에 시달리고,
운전을 하는데 속도 감각이 없어지면서 아~ 이러다 죽겠군!!
하는 생각을 여러 번 느꼈습니다. 영가의 존재는 알고 있었지만, 영가가 사람에게 이런 해를 준다는 것을 직접 경험하고 나서야 이제껏 그냥 몸이 아픈 걸로 인식하고 살아왔던 모든 병에 대해 다시 생각해보는 시간을 가졌답니다.
이 수기를 쓰면서 그때 일을 되새기는 것만으로도 힘든 경험이었답니다.
만성적으로 아프거나. 약을 먹어도 치료되지 않거나, 평소에 하지 않은 행동이나 생각을 한다거나 평소의 자신과 다른 모습을 발견한다면 병원에서 치료하려고만 하지 말고 영적인 치료를 받아보는 것이 좋습니다.

서울 김경나 씀

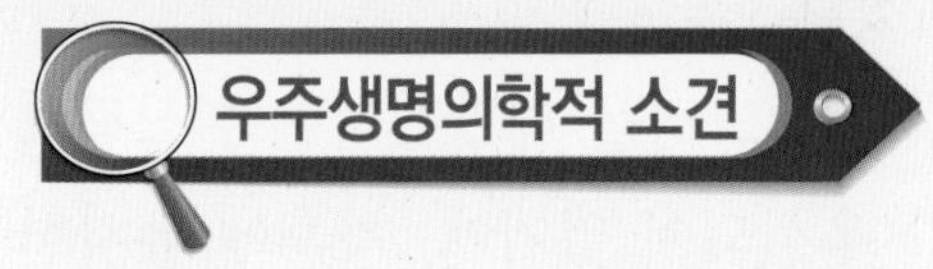

상기인 두 분도 현대의학의 맹신자임에 틀림이 없다.

나름대로 이름 있는 대학을 나왔고 자부심도 대단한 사람이다.

영적인 부분에서는 늘 미신취급하기 일쑤였고, 하느님만 믿으면 해결이 안 되는 것이 없다고 믿고 살아왔다.

본인들이 그런 고통을 당하고서야 영적인 부분이 무엇인지 조금씩 깨우쳐 가는 것이다.

긴급 시에 주로 발생하는 것으로 환자는 서울에 있고 필자는 경남 김해 연구소에서 이루어지는 일이므로, 전화로 영적인 문제를 해결 한 것뿐이다.

영혼의 세계는 시간과 공간을 초월하며, 환자가 어느 나라에 있더라도 영적인 치료가 가능하다.

눈에 보이지 않는 것이 죽음을 불러 온다는 사실을 믿지 않는 세상에 필자가 많은 사람에게 이해시키고 설득 한다는 것이 얼마나 어렵겠는가.

자신이 모른다고 미신 취급 해놓고, 급하면 필자를 찾을 때는 필자도 인간인지라, 야속한 마음이 들 때도 있다.

여기서 잠깐 미신이라는 어원을 살펴보기로 한다.

미신(迷信)!

미(迷)자는 어원은 미래에 밝혀진다는 뜻을 가진 아직 밝혀지지 않은 미자로서 부정적인 내용이 아니라 미신이라는 어원은 앞으로 밝혀질 믿음이라는 뜻으로 긍정적인 내용이라는 것을 알아야한다.

제발 자연의 이치를 깨닫고 배우는 마음이 있어야 하겠다.

필자도 우주생명의학을 연구하기 전에는 현대의학의 맹신자였기에 의사,

한의사가 생명을 구해주는 신이라고 여겼다.
그동안 현대의학이 병의 원인규명에도 많은 노력을 해왔겠지만 현실적으로 볼 때 발병된 병을 치료하는 행위가 우선되어 있기에, 차후에 유사한 병이 걸리지 않도록 하는 예방의학이 선행되질 못하므로, 불치병, 난치병이 판을 치고 있는 실정이다.
예로 당뇨병 환자에게 평생 당뇨 약을 먹으면서 살아야 한다든지, 고혈압 환자가 평생을 두고 약을 복용해야 하는 치료 행위가 병을 고쳤다고 볼 수 있겠는가.
생명을 다루는 의사도 답답할 것이다.
약은 임시로 생명을 부지하기 위한 수단이지 근본적인 치료가 아님을 의사도 잘 알고 있다.
당뇨나 고혈압 등 수많은 병들이 다들 원인이 분명히 있다.
우주생명의학 연구결과 병이 오게 된 원인을 제거하면 누구든지 약을 사용하지 않고, 자연치유로 스스로 병을 고칠 수가 있는데, 현대의학이 우주생명의학의 장점을 활용하지 못하고 있는 실정이다.

의사들도 약을 계속 복용하면 수십 가지의 부작용이 무엇인지 잘 알고 있다.
약이란 응급 시에는 생명을 살릴 수 있지만, 장기간 복용 시 인간의 힘으로 해결할 수 없는 무서운 합병증이 유발된다는 과오도 현대의학에서는 인정하는 부분이다.
참고서적 미국의 어느 의사가 고백한 '나는 현대의학을 믿지 않는다'[1], '여자들이 의사에게 어떻게 속고 있나'[2] 생명에 관심이 있는 분은 의사가 고

1 저자는 前 미국 시카고 마이클 리세 병원 원장이자 의학박사 로버트 S. 멘델존이다.
2 저자는 前 미국 시카고 마이클 리세 병원 원장이자 의학박사 로버트 S. 멘델존이다.

백한 책을 꼭 읽기 바란다.
수술이나 항암제도 마찬가지이다.

일본에서 베스트셀러 '항암제로 살해당하다'[3]는 암환자의 80%는 항암제로 살해되고 있다는 내용으로 암 전문의 271명중 270명은 자신이 암에 걸리면 항암제 치료 단호히 거부한다 로 되어있다.
결론적으로 자연치유로 가라는 메시지다.
몇 권의 책을 소개한 이유는 의학에 대한 전문 상식이 없는 일반사람도 이런 책을 읽고 나면 자신의 생명을 어떻게 지켜야 하는지 많은 도움이 될 것이기 때문이다.
필자는 환자를 만나면 불의의 교통사고나 응급시를 제외하고는 집에서 스스로 자연치유로 병을 고치라고 일깨워준다. 자연의 힘을 믿고 실천하는 사람은 고혈압이나 갑상선 등 약을 즉석에서 끊는 경우도 많고 늦어도 1년 이내에는 약복용을 중단하는 경우를 많이 본다.
하지만 자연치유에 대한 지식이 있어야 실천하지 않겠는가.
의사 스스로도 의식전환이 필요하다.
의사라는 본인의 생명도 특별히 하느님으로부터 보장받은 생명이 아니기에 일반사람들과 다를 것이 하나도 없다.
의사이기 때문에 본인의 생명을 철저히 소중하게 생각하고 관리해야만, 생명을 잃어가는 많은 환자를 볼 수가 있다는 것이다.

이 지구상에 병 잘 고치는 명의가 많아야한다.
이익을 창출하는 의사가 아니라, 생명을 다루는 덕(德)도 있고 신의(信

3 저자는 후나세 슌스케이다.

義)가 있는 의사가 아쉽다. 그런 의사에게는 국가가 의식주는 보장 해주어야 한다.

이 사회에 양심이 살아 있는 의사가 많이 있을 때 고통 받는 환자는 점점 줄어 들 것이 분명하다.

현대의학이
우주생명의학
자연치유와 영혼의
실체를 안다면...

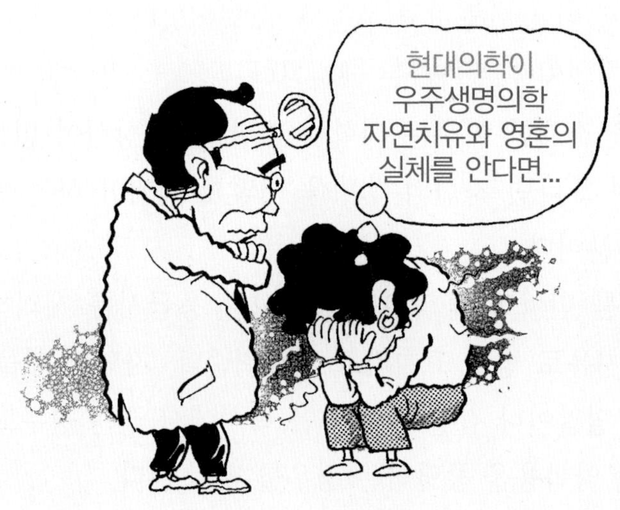

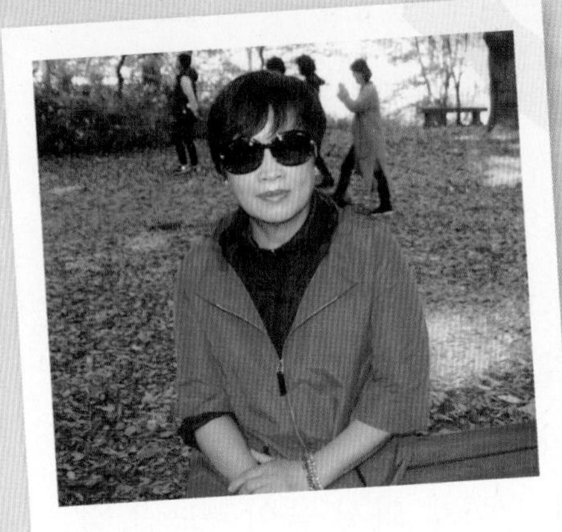

건강하다고 착각 속에서 살아온 60대 종합병원 수기

-호전반응의 진수를 보여주다

- 성명 | 이강순 • 나이 | 60세
- H.P | 010-4591-****
- 주소 | 울산광역시 동구 전하3동 681-2

- 병명 | 심장수술. 고혈압. 불면증. 비만. 변비. 소화불량. 만성피로. 기억상실

세상에 이런 일이란, 바로 이런 것을 두고 하는 말인가 싶습니다.

감히 언급하기도 두려울 만큼 설명도 이해도 할 수 없는 현대판 사건, 과학적으로나, 논리적으로는 21세기를 살고 있는 저로써는 상상할 수도 없는 일을 경험함으로써 막연하게 지나치기에는 너무나 큰일이기에 저와 같은 어리석은 삶을 살지 않기를 바라며, 좀 더 나은 내일의 풍요로운 삶을 영위할 수 있도록 하고자 이글을 씁니다.

수많은 사람들은 만남과 헤어짐을 반복하며 살고 있습니다.

그 인연의 만남 중에 아는 지인으로부터 무속인도 아니고 점쟁이도 아닌 하늘이 내려준 우주생명의학연구소를 소개받아 새로운 영적인 세계라는 이야기를 들으면서, 무엇인가 뒤통수를 얻어맞은 기분과 반신반의하는 심정으로 집에 돌아와 그 날 밤은 잠을 제대로 이루지 못할 만큼 세상을 이해 한다는 것이 혼란스러웠습니다.

어떻게 증명할 수도 없는 것을 믿어야하나 현기증과 어지러움에 식욕까지 떨어지는 복잡한 심정으로 놀라운 사실을 알게 되었습니다.

앞에서도 언급한바 있지만 이것은 과학적인 논리로 설명할 수도 없는 영적인 치료효과에 대해 자신이 경험하지 않고는 이해가 안 되는 부분이었습니다.

연구소와 충분히 상담이 이루어지고 난후에 연구소의 도움을 받아 조상제 의식을 지내면서 눈에는 보이지는 않았지만, 어릴 적에 기억으로 아버지와 무엇인가 이야기를 나누고 있음을 직감할 수 있었습니다.

어릴 때 저의 아버지께서 몸으로 부딪치며 싸움까지 하시는 모습을 보면서 우리아버지 미친것 아니냐고 생각했던 것이 이제 와서 돌아다보면 영혼의 노림수의 조화가 아닌가 생각을 하게 됩니다.

좀 더 연구소를 일찍 만났더라면 아버지가 그렇게 젊은 나이에 돌아가시지 않아도 될 것을 이제 와서 당신 아버지의 술잔에 술 한 잔을 올리니 손끝이 떨리고 가슴이 저려옵니다.

저는 평상시 감기한번 걸리지 않는다고 자만에 빠져 시건방을 떨며, 당신이 뭔데 하면서 연구소에 대적하던 제가 얼마나 어리석은 오기를 부렸는지 부끄럽고 죄송하단 말씀부터 전하고 싶습니다.

연구소를 만나기 전에는 자신은 항상 건강하다 라고 생각했고, 남의 질병과 고통을 비웃으며 잘난 체 했던 사람 중에 한 사람이었습니다.

제가 상상도 하기 싫은 심혈관질환 밤새 안녕 할 수도 있는 끔직한 심장협심증을 앓고 있음에도 불구하고 말입니다. 어설픈 자신만의 처방으로 음식을 폭식하면서 자칭의사인양 진단을 내리며 청심환을 먹곤 했습니다. 이상하다 느끼면서도 설마 나는 아니겠지 부정하며 생활하던 중 가까이 지내던 이웃에 사시는 분이 폐암으로 수술과 항암치료를 받는 것을 보며 혹시나 하는 심정으로 울산 동강병원에 종합검사를 받던 중 심장혈관이 좁아지는 놀라운 사실을 알고 어떻게 이런 일이 내게도 올수 있는지 단 한 번도 의심 해 본적 없는데 넋 나간 사람인양 의자에 주저앉아 혈압이 집안의 유전이라 여기며 대수롭지 않게 평생 약을 먹어야 함에도 심각하게 생각지 않았고, 드디어 2009년 3월 심장확장 수술 스텐드와 풍선으로 두 번에 걸쳐 수술을 하였으며 혈압약과 심장약을 복용해 오면서 연구소를 만난이후에는 전혀 약을 먹지 않아도 될 만큼 건강이 좋아졌습니다.
조상제를 지낸 그날 밤(2009년 9월 2일),
세상천지를 모른 체 죽은 사람처럼 잠을 잘 수가 있었습니다.

30년 세월동안 하루에 보통 2-3시간밖에 잠을 자지 못했습니다.
잠을 적게 자도 일상생활에 지장이 없으니 정상이라 생각했습니다.
머리에 귀신이 들어와서 잠을 오래 자지 못하게 하는 줄도 모르고, 미련하게 식탱이처럼 먹을거리를 주체하지 못할 만큼 음식에 탐욕을 부리며, 배가 터지도록 먹을거리를 찾아 먹었습니다.
지금은 진수성찬에도 그림의 떡인 양 눈으로만 감지하며 먹을거리를 거부합니다.
예전에는 생선을 좋아했는데, 생선 비린내가 역겨워 생선한번 구워 상에 올릴 수 없는 상태가 되었습니다.
순수한 현미밥과 증류수, 순수소금이 들어간 반찬으로 식사를 대신하며 살고 있습니다. 전혀 운동을 하지 않았는데, 뚱땡이 아줌마가 벌써 6kg이 감량되었습니다.
자연식과 영혼의 처방을 받은 지 한 달, 내 몸이 변하고 있음을 알 수 있었고, 그 동안 심한 변비에 시달리던 고통도 원활하게 소통되고, 무슨 독소가 빠지는지 소변에서는 심한 악취가 났습니다.

특히 놀라운 일은 부정할 수도 숨길수도 없는, 여성으로서의 생식 기능도 놀라운 변화를 가져왔습니다.

나이 들어가면서 여성이라면 누구나 한번쯤은 피해갈수 없는 갱년기라는 상실감에 시달려 우울증과 자살까지도 유발시키는 무서운 병이지요.

어쩌면 쉽게 완치 가능한 것도 모른 체 여성들은 질병이라 하여 근종과 물혹으로부터 자궁마저 절제하여 살아가고 있지요.

이런 이유로 여성들은 상실감을 안고 살았던 문제점도 간단하게 치유할 수 있음을 아무도 알지 못하고 있습니다.

저는 연구소를 만나 영혼의 처방과 자연식을 접하면서 여성의 호르몬의 변화가 생기는 것을 몸으로 체험했습니다.

힘이 없던 자궁벽이 예전의 젊음으로 돌아갈 수 있음을 경험했고, 여성의 호르몬의 부족에서 생기는 여성성을 잃는 고통에서 벗어 날 수 있음을 알 수 있었습니다.

자궁의 호르몬분비가 정상으로 되고 유두의 빛깔마저 선홍색으로 변하는 것도 놀라운 사실이며, 젊음을 찾아준다는 사실을 확인했습니다.

고개 숙인 남성분들도 성기능의 자존심이 향상된다는 사실을 체험하신 분들을 통해 알 수가 있었습니다.

또한 임신 7개월이 된 며느리는 뜻하지 않는 소식에 아들내외는 사색이 되어 어쩌면 좋을 것인지 울먹이는 소리에 왜 그러냐고 물어보니, 임신당뇨라는 진단을 받았다는 것이었습니다.

임산 모에 무슨 일이 예전에는 상상도 못할 일들이 있어야 하는지 무슨 대안도 없어서 연구소에 의논을 했더니 며느리 몸을 체크 해보겠다는 것이었습니다.

임신당뇨의 원인은 며느리 몸과 태아에 다른 영혼이 정착이 되었다는 것이었다.
이 이야기를 듣는 순간 너무나 가슴이 아파 소리 없이 눈물만 흘렸습니다. 어찌하여 세상밖에 나오지도 않는 어머니뱃속 태아에게 하나님이 주신 소중한 생명이 태어나기도 전에 가련하게도 고통을 주시나, 마음이 너무 괴로웠습니다.
하지만 연구소는 이런 일들이 앞으로 엄청나게 지속적으로 일어날 수 있는 일인데, 걱정하지 말라는 말씀과 영혼병처리를 했다는 메시지를 받았습니다.
다음날 걱정이 되는지 아들내외는 병원에 가서 뜻밖의 말을 듣고, 세상에 어떻게 이런 일들이 있을 수 있는지, 어제 의사가 진단한 당뇨는 온데간데없고, 아무 이상이 없다는 말만 하더라는 것을 이 글을 읽으실 분들이 과연 얼마나 이해를 하실 런지요. 현대의학에서는 원인도 모르고 검사만 하는 것이 현대의학의 한계를 드러내는 것임을 알 수가 있었습니다.
이 모든 것이 영혼의 정착으로 몸속의 장기에 상처가 나므로 병이 된다는 사실을 알지도 못한 체 말입니다. 50년 넘는 세월을 살아오면서도 건강하다고 자부하던 제가 뜻밖의 일들을 겪게 됨으로써, 어릴 적에 내 가족으로부터 본 것들이 영적인 영혼의 존재라는 것을 연구소를 만나 그 영혼의 세계를 믿을 수 있는 확신을 가졌고, 평소에 알지 못한 경험을 하게 되었습니다.
지식도 상식도 부족한 제가 몸소 겪고 체험한 것들을 솔직담백하게 말씀드리고자 합니다.
평소에 저의 건강상태는 소화불량, 불면증, 변비, 기억 상실, 등으로 잠을 잘 수 없어 늘 피곤해 지쳐 가는 것도 알지 못한 체 살다가 연구소를 만나 전혀 다른 삶을 살며, 현대의학에서 전혀 검증되지도 않는 증류수와 순수소금, 현미밥으로 죽어가는 불치병 환자들이 살아난다는 사실을 여러 독자 분들은 알 수 없을 겁니다.
저는 이 가능성을 몸소 제 몸을 통해 체험하고 이젠 질병이라는 불치병에서 벗어나 하루하루를 즐겁고 행복하게 살아가고 있습니다.
또 한 가지 50년 넘게 살아오면서 술도 음식인데 소주 한잔 먹어보는 것이 소원이었습니다. 소주한잔만 마시면 밤새도록 고생해야 하기에 죽을 때까지 술과 담을 쌓아야 했던 자신이 이제는 소주 두병정도 거뜬히 맥주에 탁주에 짬뽕해도 거뜬히 해독할 수 있는 애주가가 되어 인생사는 맛이 절로 납니다.
정말 술맛이 이렇게 좋은 줄은 미처 몰랐습니다.
이 천국 같은 삶을 저 혼자서가 아닌 모든 이들과 함께 공유하면서 살고 싶은 게 솔직한 심정입니다.
어느 날 연구소에서 문자한통이 왔습니다.
육에 대한 신병처리를 해두었으니 호전반응이 올거라는 내용이었지요.
그 정도야 견디어내야지 하는 맘으로 고맙다는 답변을 보내고 다음날 말기환자가 죽음을 직전에 두고 고통받는 기분이랄까 내 생애에 이렇게 고통스럽게 아파본적이 없었기에 차라기 죽었으면 좋겠다는 나약한 마음이 들정도로 견디기 힘들었다.
식구들은 병원에 왜 않 가냐며 남편, 며느리, 사위, 아들, 딸 난리가 났습니다.
호전반응이라는 것을 알고 있었기에 병원에 간들 무슨 약이 있느냐며 가족들과 언쟁이 오고가고 너무 고통스러운 모습을 가족이 지켜보는 가운데 내가 죽어도 여한이 없으니 유언장을 작성해 두었습니다.
눈물 콧물에 숨차고 기침 가래 두통 어지럼증 불면증 안 아픈 곳이 없었습니다.
호전반응과 사투한지 두 달 하루도 누워있지 못하는 성격인데 일어나지 못하는 송장같이 지내던 시간에 병원에 가지도 않고 약도 먹지 않고 살아났습니다.
이제 밥도 좀 먹고 맛있는 술도 한잔하면서 기운을 차렸습니다.
이것도 잠시 며칠 뒤 연구소에서 또 문자 한통이 왔습니다.
이번에는 **머리에 대한 신병처리**를 했으니 각오하라는 것입니다.
이제는 겁이 났습니다.
두달동안 악몽속에서 겨우 일어났는데 혹시나 했는데 역시나였습니다.
또 힘없이 방구석으로 처박혀 꼼짝 달삭 못하게 되었습니다.
무슨 기구한운명인가 호전반응으로 또 사투가 시작됩니다.
이번은 지난번 고통을 많이 치루었으니 며칠만 잘 참으면 되겠지 착각이었습니다. 증상은 지난 두달과 비슷했습니다.
가족들은 내가 지금까지 살아오면서 단 하루도 누워있는 모습을 본적이 없는데 다들 죽는다고 생각 했는지 포기하는 눈빛을 읽을 수가 있었습니다.
고통의 신음소리가 밤낮으로 이어지고 폐암말기환자의 숨소리와 동일했습니다.
기약도 없는 고통의 끝이 어딘지 미치고 환장할 노릇이었습니다.
기막히게 두 달이 되었습니다.
거짓말처럼 병원 한번 안가고 또 살아났습니다.
너무 기분이 좋아 두 달 만에 연구소에 연구원들이 보고 싶어 나들이가 가능했고 같이 식사하면서 소주한잔에 다들 살아와줘서 고맙다고 축배를 올리면서 많은 위로를 받았습니다.
그날 집으로 돌아와 다음날 또 문자 한통 몸 전체 **영혼치유**를 했으니 준비하라는 것이죠.
이제는 올 것이 다 왔는데 또 반응이 있겠냐며 혼자서 위로를 했습니다.
또 이게 뭔지 다음날부터 따운 되었습니다.
4개월 동안 송장으로 보냈는데 이번 치유는 비교가 안될 정도로 숨이 꼴까닥 넘어갈 정도로 고통은 더 심했습니다.
왜 이런 고통이 내게만 있는 건지 알 수가 없었습니다.
그동안 살아오면서 얼마나 몸이 병들었는지는 스스로 잘 알고 있었기에 누구의 탓도 아님에 밤낮으로 이어지는 고통이 기약도 없이 또 한 달이 지났습니다. 두 달째가 되면서 조금씩 살아나기 시작하고 호전반응의 6개월 생각도 하기 싫은데 다음날 또 문자 한통 뇌질환 치유를 했으니 호전반응이 또 올 것이라 했습니다. 거짓말이기를 원했지만, 경험이 있는지라 또 드러눕게 되었습니다. 이제는 살아야하나 죽어야하나 인내심이 한계를 드러내기 시작했습니다. 밤낮으로 온 몸이 만신창이가 되고 급기야 죽는게 낫겠다는 무서운 공포가 엄습해왔습니다.
9개월째 호전반응으로 드러누워 남편 아침상 한번 차려주지 못하고 중환자 신세로 인간구실 못하면서 2015년 한해는 죽음과 삶을 반복하면서 연구소의 도움으로 살아났습니다.
그 동안 살아온 삶을 돌아보면서 겸손하지 못하고 살았던 자신을 알게 해준 혹독한 호전반응의 시련을 되새겨봅니다.
21세기를 살고 있는 현대인들은 지친 악몽에서 살고 있으며, 병마와 사투를 벌리면서 내일이 없는 삶을 살고 계시지 않습니까.
누구든지 말로는 믿기 어려운 것을 직접 경험해 보시고 어제보다 나은 내일의 인생이 달라지는 삶을 사셨으면 하는 바램입니다.
우리 인간들은 침묵의 인생을 살고 있습니다.

어느 날 갑자기 예고 없이 닥쳐오는 죽음이라는 것을 접하게 됩니다. 동시에 심장마비라는 흔한 말로 종지부를 찍으면서 말입니다.
의학적으로 해결할 수 없는 이 신비의 영적인 세계에 대해 우리는 대수롭지 않게 비웃으며 미친개 소리로만 무시하곤 하지만, 좀 더 깊이 들어가 생각해보면 그 영혼의 세계는 무서움과 두려움을 동반한 자살이라는 끔찍한 소식을 들을 때마다 좀 더 일찍 연구소를 만났더라면, 불우한 운명을 막을 수가 있을 텐데 하는 아쉬움 뿐 입니다.
눈에 보이지 않는 본질의 관점을 그리고 고정관념을 버리시고 영혼이라는 신을 무조건 외면 하지만 않는다면, 분명 새로운 제2의 인생의 삶을 상상을 초월할 만큼 행복을 누리며 살 수 있을 겁니다.
또한 간단한 식이요법으로 실천하셔서 건강한 모습을 되찾아 남은 생을 즐겁게 사시기를 저와 독자여러분 ,연구소와 함께 하실 것을 바라옵니다.
이 책을 보시는 모든 분들 늘 건강하시고 행복하시길 빌며, 한국우주생명의학연구소에 진심으로 감사 드립니다.
저의 모든 것 다 표현하지 못한 점 죄송하게 생각하며 이만 줄입니다.

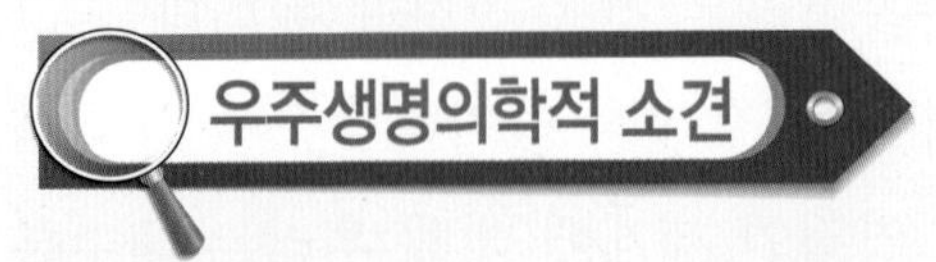

상기 환자를 만나면서 느낀 점은 자신이 건강한 몸인지, 환자인지를 스스로 판단하지도 못한 채 살아가고 있다는 것이다.

수십 년 동안 감기 한번 걸리지 않았다면서 마치 감기에 걸리지 않으면 건강하다라는 잘못된 고정관념을 가지고 있으면서 심장수술을 두 번이나 하고 혈압약과 심장약을 복용하면서 함부로 말을 내뱉는다.

감기란 수많은 바이러스 중에 특정한 바이러스가 몸에 들어 왔을 때 바이러스에 대한 면역이 없으면 감기를 하게 되어 있다.

바이러스가 몸에 침투되었는데도 감지를 못하는 사람이 많이 있다.

감기는 한해에도 여러 번 한다거나 오랫동안 하면 건강에 각별히 신경을 써야 하지만 가볍게 감기증상을 느낀다면 자율신경이 정상적으로 작동이 되어 자연치유가 제대로 된다는 것을 알아야 한다.

이처럼 대부분 사람들은 건강에 대한 지식이 전무한 상태이니, 사전에 건강에 대비해 무슨 준비를 하겠는가.

세상에 생명만큼 중요한 것이 없는데도, 인생의 가치관은 물욕에 눈이 어두워 어리석은 삶을 살아가고 있다는 사실을 알아야 한다.

결론적으로 이해가 잘 되지 않을 것이다.

특히 하느님을 믿고 열심히 신앙생활을 하고 있는 사람은 더 납득이 가질 않을 것이다.

하느님을 믿고 교회에 충실히 나가 기도만 열심히 하면 죽고 난 후에도 자신의 영혼은 하느님이 천국에 보내주신다는 맹신, 하느님이 다 들어주신다고 믿고 있기에 자신을 이단이라 여길 수도 있다는 것이다.

우주생명의학 연구결과 일계 가정마다 직계 20대까지 조상을 초혼(招魂)해 보면 한두 명 제외하고는 이승을 떠나지 못한 조상영혼이 다 모인다.

이승을 떠나지 못한 인간영혼을 하느님의 힘으로 처리 하는 것이 필자의 임무이다.

두 달 전에 모태신앙으로 하느님께 기도하고 신앙생활이 남다른 한 가정에 말기 암 판정으로 시한부 삶을 살면서 생명이 다해가는 긴박한 사정에 놓인 가족을 만난 적이 있다.

그 가족에게 우주생명의학적인 영혼과 생명에 대한 얘기를 하고 육과 영적인 진단으로 처방을 해준 것이다.

처음에는 믿으려고 하지도 않다가 지푸라기라도 잡는다는 기분이 들었는지 방법을 찾아달라는 것이다.

음식처방과 영적인 문제를 처방 하고 난 이후에는 하루가 다르게 밥을 못 먹던 사람이 밥을 먹고 호전 되어 감을 알고서야 무언가 있구나 하고 반신반의 하는 것이다.

가족 중에 한 사람이라도 병마로 장기간 고통을 당할 때 병원에 가도 치료가 되지 않고, 대체의학이나 민간요법도 통하지 않을 때, 어떻게 하겠는가?

교회에서 믿음이 있다 라고 하는 사람도 무속인을 찾아가는 일을 종종 본다.

본인은 말할 것도 없지만, 바라만 보고 있는 가족은 어떠하랴.

수단과 방법을 가릴 것도 없이 기도의 힘으로 병이 치유가 되지 않을시 하느님을 원망하겠는가?

가정마다 우환이 없는 집이 어디 있겠는가.

돈이 없어 굶어 죽는 것이 아니라 원인 모를 병으로 가정마다 침묵의 죽음이 오고 있음을 인지하지 못할 따름이지 누구나 영적으로 자유로울 수 없다.

인간이 병이 나서 단명하며 가정이 편치 못할 때는 분명한 이유가 있는 것인데, 그 이유는 멀리 있는 것이 아니고 내 가정에 모든 문제가 있는 것이다.
내 가정에 문제는 내가 해결해야 하는 것이지, 무슨 종교를 열심히 신앙한다고 해결 해 주지 않는다는 것이다.
어떤 교인이 이런 말을 입버릇처럼 하고 있다.
아픔이란 고통을 주는 것도 하나님의 뜻이고 제 수명을 다하지 못하고 죽음을 당하는 것도 하나님의 뜻이라고 어처구니없는 말에 병 고치려고 병원에는 왜 가는지 앞뒤가 맞지 않는 언행에 말문이 막힌다.
생명을 주신 분이 창조주하느님이신데 시험 삼아 고통을 준다는 것은 말이 되지도 않는다. 내 자식을 힘들게 하고자하는 부모가 어디 있겠는가.
어리석은 인간들은 내 가정의 업보를 가정에서 해결 하려고 하지 않고, 가정 밖에서 답을 구하려는 생각을 없애야 한다.
허나 가정에서 해결하는 방법을 알아야 하지, 아무도 가르쳐 주는 사람이 없으니.
성경이나, 불경에도 없는 가정의 길흉화복을 어떻게 알 수 있겠는가.
하느님 나라로 가기가 쉬운 것은 절대 아니다.
교회에 가서 열심히 기도만 한다고 갈 수 있는 것도 아니다.
절에서 부처님 믿고 수천 번씩 절을 한다고 극락 가는 것도 아니다.
창조주하느님의 존재를 분명히 인정하고, 하느님의 진실 된 참뜻을 깨닫고 끊임없이 실천하는 길만이 하느님의 나라로 갈 수가 있는 방법이다.
우리사회에서는 병을 잘 고친다고 하는 사람들도 많다.
병은 단 한가지인데 약은 수 백 가지가 넘는다.
병을 고치는 방법도 혼란스러울 정도로 종류가 너무 많다.
자연의 이치는 복잡하고 어려울 것이 별로 없다.
내 몸에 병이 나게 했던 분명한 이유가 있기에 그 원인만 제거하면 자연치유로 치유가 된다는 것이다.

어떤 환자 중 40대 중반 여성이 3개월이 넘게 기침으로 잠을 제대로 이루지도 못해 현대의학으로 해결되지 않아서 몸 상태를 확인하고 영적인 문제가 원인이 되었음을 판단 영적인 치료로 불과 12시간 내에 기침이 거짓말 같이 멈춰지는 것이다.

기침으로 고통을 당하고 있는 사람이 의외로 많다.

병원에 가면 기관지 천식이니, 감기증상이니, 면역기능이 약해서 장기간 기침을 한다니 약을 먹어도 효험도 못 보는 사람이 많다.

어느 날 서울로 열차를 타고 가다가 마른기침을 심하게 하는 사람이 있어서 가래침도 없는 것 같고, 본인의 고통은 물론 옆에 손님보기에도 민망스럽고 약으로 대안을 찾지 못한다고 하길래, 제가 도와 드릴까요 하니, 방법이 있냐고 좀 도와 달라는 것이다.

노력 해 볼께요, 하고 답을 주었다.

5분만 시간을 주세요.

폐기관지 점막에 다른 영혼이 접신되어 있음을 확인하고, 기도로 분리시켜 주었다.

거짓말처럼 기침이 나지 않았다. 고맙다는 인사로 대신 받았지만, 물론 천식으로 기침이 날수가 있다. 육체적인 병은 현대의학의 약물이나 음식으로 쉽게 치유 할 수 있다.

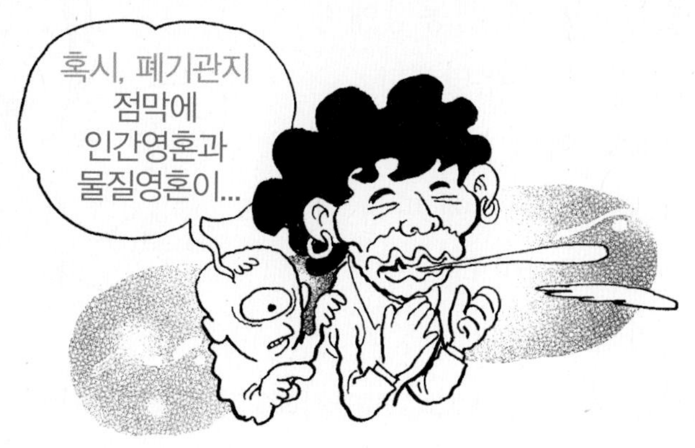

우울증과 음주에 시달리는 한의사 부인인 이 모씨 사례

서울에 살고 있는 40대 초반인 부인은 매주 한번정도는 폭주로 집을 나가야 되고, 남편과 인연을 끊어야 할 정도로 말다툼을 해야 하는 정신적인 불안감, 어린 두 아들을 두고 세상을 떠나야겠다는 자살 하고 싶은 충동 등, 한의사 남편은 더 이상 같이 못살겠다고, 이혼을 생각하고 있을시 친정어머니의 간곡한 부탁을 받았다.

한의사 부인의 몸에 영적인 문제가 발견되었다.

머리에는 조상영혼이 있어서 본인의 의지로 술을 마시는 것이 아니라, 조상영혼에 의해 행동장애가 일어난 것이 분명했다.

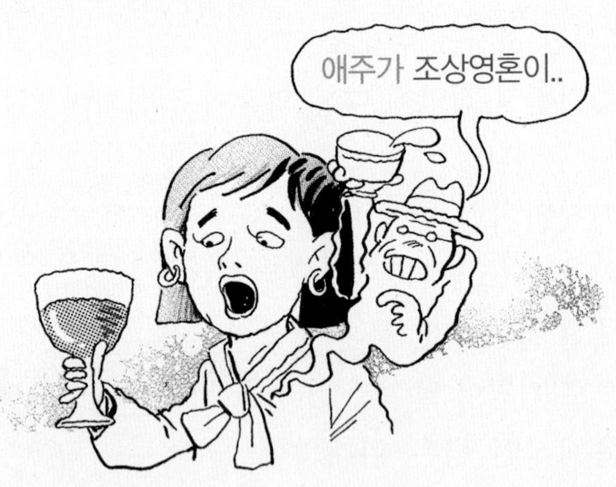

뇌에도 어느 부위에 접신이 되어 있느냐에 따라 나타나는 증상이 다양하다.

머리에 있는 그 조상의 영혼은 살아생전에도 애주가로 인생을 사셨던 분이라 조상 중에 누구누구입니다 라고 하니 처음에는 믿지 않는 것이다.

본인의 몸이 거짓말같이 좋아지니깐, 나름대로 알아보더니 사실이라고 했다.

7대 조상영혼까지 처리 해주었다.
더 이상 술이 당기지도 않고, 마음의 안정을 찾게 된 사연.
누가 이 사실을 믿겠는가.
자살 할 때는 자살하는 분명한 이유가 있다는 것이다.
영적인 부분이 얼마나 무섭고 한 사람의 인생을 끝장내는 일이라 생각해 보라.
이 병이 병원에서 의사의 진단이 필요한 병인지.
내가 모른다고 무시하고 그냥 살아갈 것인가.
고통을 받아보지 않는 사람은 우습게 보일수도 있을 것이다.
누구든지 인생을 살면서 직접 경험을 한 일이 있을 것이다.
병원에서 말기라고 판정받은 시한부 환자들이여.
절대 희망을 버려서는 안 된다.
의외로 살아날 수 있는 사람이 얼마나 많은지 알아야 한다.
사람의 생명은 쉽게 잃을 수도 있지만, 함부로 포기해서도 안 된다.
필자를 만난 환자 중에서 병원에서 손도 쓸 수 없다고 판정받은 환자들이 정상적으로 살아가는 사람도 있다는 것이다.
현대의학의 진단 소견도 문제가 전혀 없는 것도 아니다.
일부 장기가 기능을 전혀 못할 만큼 정밀검사에 포착이 되었다고 하지만,

영혼이 접신이 되어 있는 경우 오진 아닌 오진으로 판명될 수 있다.
예로써 폐암말기 환자가 폐 기능을 전혀 못할 정도로 검사상 나타났지만, 멀쩡하게 살아가는 사람이 많다는 것이다.
이것은 폐에 영혼이 접신이 되는 순간 검사 상으로 말기상태로 나타날 뿐이다.

이런 현상을 과학적으로 증명되는 날이 오리라 본다.
육체가 없이 홀로 존재하는 영혼의 특성상 강한 음의 기운을 가지고 존재하는 것이라,
장기에 접신되는 순간 장기주위에서 음기의 파장을 발산함으로, 그 장소에는 다른 영혼의 접근을 막고, 검사하고자 하는 파장에도 영향을 줄 수 밖에 없다는 것이다.
근간에 국민의 사랑을 듬뿍 받아오면서 거액을 광고료를 받으면서, 어린 자녀를 두고 나름대로 남들의 존경에 대상으로 명성을 자랑했던 유명 탤런트의 자살이 단순히 현대의학에서 병명을 붙인다는 것이 우울증이다, 스트레스다 등등.
정신적인 장애로 치부해버린다.
부부사이가 좋지 않는 사람들은 머리에 있는 다른 영혼을 분리하면 금술이 좋아지는 경우를 많이 본다.
본인의 맑은 영혼으로 이런 끔찍한 일을 할 수가 없다는 것이다.
자신의 육체에 타인의 영혼이 접신 되는 순간 상상 할 수 없는 일들이 일어난다는 것이다.
우리사회에 주로 남자들이 퇴근만 하면 곧 바로 집으로 가지 못하고, 술집으로 퇴근하는 경우가 많다.
이런 환자를 우스개 소리로 주신(酒神) 들었다고 한다.
필자와 대화를 해보면 술을 억제 하고 싶어도 제어가 되지 않고, 몸은 날이 갈수록 쇠퇴해지고 경제적인 손실은 말 할 것 없고 주신으로 이혼을 하는 가정이 얼마나 많은가.
가정에서는 불화만 가중되는 알코올 중독 환자는 약이 없다.
제발 술이 당기지 않게 해달라고 부탁을 받고 본인의 몸속에 있는 본인의

영혼 외에 타인에 영혼의 짓이라 판정하고 영혼의 분리를 시작한 결과 다음날부터 술 먹고 싶은 마음이 사라졌다고 한다.
이 같은 사례는 본인의 의지와 상관없이 타인의 영혼이 술을 달라고 하는 것이다.

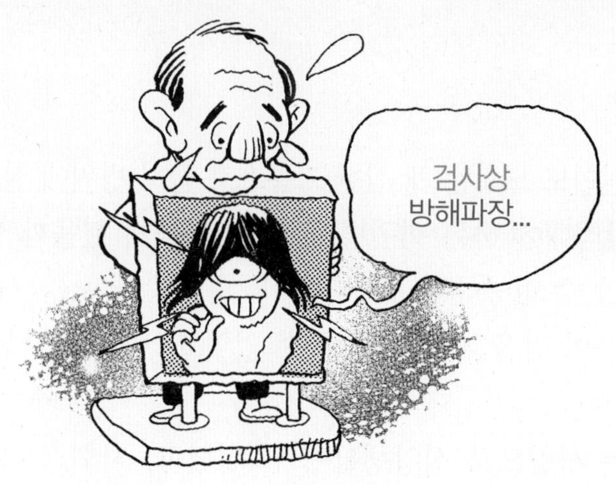

천주교 신자인 50대 조 모씨 사례

• H.P | 011-534-****
• 주소 | 대구광역시 달서구 본리동 76-1, 성당레미안 e-편한세상 212동 1706호

무슨 병인지 원인도 모르는 채 심한 고통으로 급히 병원에 실려 간 것이다. 십이지장을 잘라내야 하는 희귀병, 무엇이 병들게 했을까 병원에서 아무리 분석해도 알 수 없었다는 것이다.

심장은 조여 들어 잠을 제대로 이룰 수 없었고, 밤이면 가위 눌림 현상이 빈번했다.

하나님을 믿는 사람으로 신앙생활이 남 달랐고, 사회적으로 봉사활동도 많이 했다.

본인 스스로 자신의 몸에 무언가 있다고 여겼다.

낮에는 먹지 말아야 하는 과자를 후회하면서도 매일 먹어야 했다.

밤에는 잠자면서도 가장 싫어하는 오징어를 먹어야 했다.

자신의 의지와도 전혀 상관없는 행동을 하고, 스스로 마인드 컨트롤이 되지 않는 자신억제 불능현상이다.

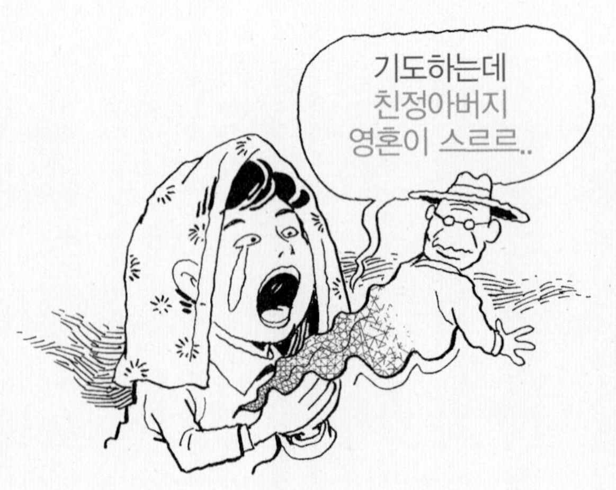

식이를 바꾸어 주고 영적치료를 하고 난 이후는 정상적인 리듬을 찾아 거짓말 같이 생활의 변화가 일어난 것이다.
필자와 만나기전에는 수시로 약을 복용하면서 살아 왔다고 한다.
6개월이 지난 시점에 필자와 저녁식사를 같이 했다.
몸이 너무 좋아졌다고 자랑을 한다.
이제는 약봉지가 눈에서 멀어졌다고, 남편은 남편대로 좋아졌다. 소주 2-3병은 기본이었고 술만 마시면 얼굴이 붉어지고 아침이면 해독이 잘되지 않았는데, 요즘은 1병만 마셔도 몸이 더 이상 못 먹게 한다는 것이다.
시어머니를 모시고 사는데, 어머니의 몸도 너무 좋아져서 너무 오래 사시면 어떡하지 하고 걱정을 한다.
건강하게 부모님이 장수하는 것이 자식으로서는 자랑을 해야 한다.
병이 들어 자식에게 짐이 되는 경우에는 오래 살 이유가 없다하지만, 우리들의 부모님이 건강하게 100수를 넘게 살아만 주신다면 얼마나 행복한 일인가.
이처럼 영적치료는 개인에게만 국한되는 문제가 아니며, 식이처방으로 온 가족이 같은 음식을 먹게 됨으로 가족 모두가 건강하게 살 수 있음을 보여주는 사례이다.
인간들은 먹는 재미가 없으면 삶의 의미를 모를 만큼 식탐의 즐거움은 누구에게나 필연적으로 있다.
오랜 세월동안 체기로 고생하는 사람이 너무나도 많다.
나이와 성별에 상관없이 급체하면 사망에 이를 수도 있다.
초기에는 음식을 잘못 먹어서 그런가 하고 약을 먹거나 침이나 따주기 등으로 해결한다.
음식을 많이 먹거나 스트레스라고 의사들은 진단 할 수도 있다.
물론 음식이나 환경적인 요인으로 체기가 올수도 있지만, 장기간 체기가 올 시에 어떤 방법을 쓴다고 해도 해결이 되지 않는 그런 환자를 조사해 보면, 간에 영혼이 침착되어 있는 경우가 대부분이다.

이런 환자에게 영혼을 분리시키면 거짓말같이 체기가 없어진다.

체기로 고생 해보지 않은 사람은 체기의 고통을 알 수 없다.

간에 영혼이 침착되면, 간은 1000가지 효소를 만들어 위장으로 들어오는 음식을 소화시켜야 하는데, 영혼이 간 속에서 모든 세포와 신경 조직을 교란시킴으로 위장장애를 유발시킨다.

위장병이라고 오인하고, 아무리 위장을 쳐다보고 검사하고 약을 먹어도 별 효험을 보지 못할 때가 많다.

병의 뿌리를 찾아야 하는 것이다.

장기간 방치하면 간암이나 간경화, 위암 등 합병증이 동반되고 난치병인 크론병처럼 유사한 질환이 올수도 있다.

이런 환자는 음식과 영혼의 분리로 호전되는 경우가 많다.

어느 날 최면술학회에서 세미나가 있어 저녁식사 모임에 갔다.

30대 모 아가씨 두 명이 식사도 못하고 술도 한잔 마시지 못 하기에, 왜 그러냐고 하니 체기로 며칠 동안 식사를 제대로 못하고 있다나, 안타까운 마음에 간에 있는 영혼을 분리시켜 주었다.

5분도 안되어 식사를 하게 되는 장면을 본 주위 사람들이 무슨 이런 경우가 있냐고 어리둥절했다.

필자는 당연하게 해결 해 주었는데, 이해가 되지 않을 것이다.

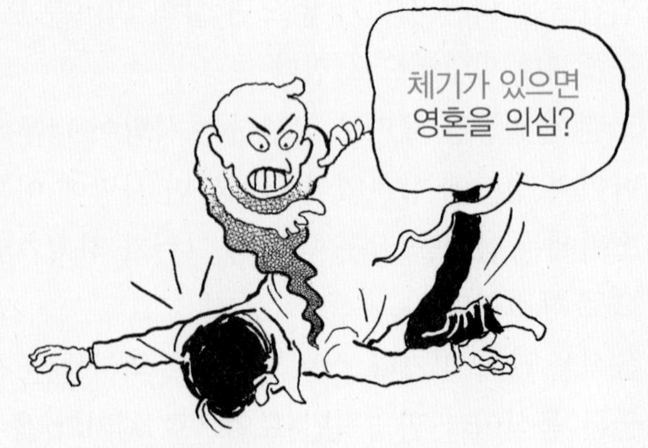

무릎 수술 않고 우주생명의학 치유로 극복한 70대 박 모씨 사례.

2008년 6월30일에 무릎에 연골이 전부 마모가 되었다고 병원에서 인공관절 수술을 예약해 둔 것이다. 필자는 당연히 수술을 못하게 했다.
한 달이라도 방법을 찾아보고 난 뒤에 효과가 없으면 수술을 해도 되지 않느냐고 설득했다.
만약 연골이 나이70에 없어진다면 120넘게 장수 하는 사람이 한두 사람이 아니며, 마모가 다되었으면 뼈와 뼈가 부딪혀 거동이 되지 않을 것이다. 고통을 호소하는 무릎에 타인의 영혼이 있음을 발견, 수술을 보류하고 집에서 요양하면서 음식과 영혼의 분리에 들어갔다.
날이 갈수록 무릎이 회복되어 수술을 하지 않고도 7년 6개월이 지난 지금, 많이 호전되어 병원에 갈 일이 없다.
무릎에 영혼이 있는 상태에서는 현대의학으로 사진을 찍으면 연골이 없는 것처럼 보일 때가 많다는 것이다.
물론 사고로 무릎 수술을 해야 할 때도 있을 것이다.
연간 국내에서도 무릎질환으로 수술을 받고 있는 환자 중에, 사고가 아닌 경우라면 대부분 환자들은 수술이 필요 없는 병으로 집에서 얼마든지 자연치유가 가능하다.
육에 대한 음식을 다루고 영혼에 대한 처리만 한다면, 간단한 물리치료만 받아도 호전되는 환자가 대다수라 보면 된다.
우리는 너무 현대의학이라는 테두리 속에서 모든 인생이 있는 냥 착각 속에 살아가고 있다.
이 땅에 현대의학이 들어온 지가 불과 50년밖에 되지 않는데, 현대의학이 무엇인지를 제대로 알지 못하기에, 귀한 생명을 눈에 보이는 것에만 맹신하다보니 눈 뜬 장님처럼 살아가고 있다.

종교의 개념도 모르면서 교회나 사찰에 다니는 사람이 얼마나 많은가.

영혼에 대한 개념을 알고 나면 현대의학이 무엇인지, 종교가 무엇인지 알 수가 있다.

영혼이 몸에 접신이 되어서 통증이 나타나거나 증상은 없다 하더라도, 검사소견상 전혀 다른 결과가 나타날 수 있다는 것이다.

예로써 무릎이 특별히 다친 것도 아닌데 통증이 있거나 거동하기가 불편하다면 한번쯤 영적인 문제가 있는지 체크 할 필요가 있다.

무릎에 있는
다른 영혼을
제거하니
연골이 살아나...

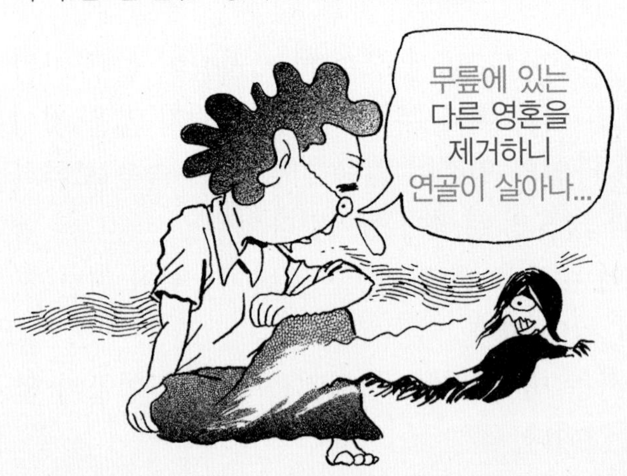

현대의학에서는 영혼의 문제를 아예 인정도 하지 않지만, 만일 환자가 담당 의사에게 영혼이야기를 하면 집에서 해결하지 무엇 하러 병원에 왔냐고 핀잔을 줄 수도 있을 것이다.

그래도 양심 있는 의사는 병원치료가 되지 않는 환자와 농담으로 굿이라도 해 보세요 라고 현대의학의 한계를 인정하는 경우도 있다.

우리 몸은 병소부위가 있으면 스스로 치유 할 수 있는 능력을 가지고 있다.

하지만 타인의 영혼이 접신되어 있을 시에는 자연치유능력이 떨어진다는 것이다.

요즘은 20대 젊은이들도 무릎통증을 호소하는 경우가 많다.

이런 경우도 타인의 영혼이 접신되어 있을 경우나 물질영혼을 분리만 시켜주면, 거짓말 같이 통증이 사라지는 사례가 많다.

발목, 어깨통증 한순간에

30대 초반 나이에 부산에 살고 있는 김 모씨 사례는 발목과 어깨에 통증으로 침을 맞아도 일시적으로 호전되다가 시간이 지나면 통증이 재발되는 현상이 6개월 이상 반복된다는 것이다.

깨끗한 증류수와 순수소금 등 음식을 가려먹고 나름대로 건강관리를 한다고 했는데도 몇 년 동안 치료가 잘 되지 않는다는 것이다.

우연히 필자연구소에 찾아온 것이 그분에게는 행운이었는지 5분만 기다려 달라고 제안을 했다.

우주생명의학적 진단을 해 본 결과 그분은 어깨와 발목에 영혼이 한명씩 접신되어 있음을 발견 영혼의 분리를 시작했다.

믿기지 않는 듯 통증은 사라지고 무슨 일이 이런 일이 있냐고 의아하게 생각했다.

그동안 몸이 아프면 병원에 가서 의사에게만 매달리면서 병이 낫기를 바라면서 시간과 치료비가 소모되었음에도 불구하고 병이든 뿌리를 찾지 못했는데, 몸에 손도 사용하지 않고 환자를 치료 할 수 있다는 게 정말 신기 하다고 했다.

병을 치료 하는 것도 4차원적인 세계로 시야를 넓혀야 한다.

사람을 보지 않고도 병을 치료 할 수 있는 우주생명의학 자연치유가 무엇인지 알아야 하고 많은 환자들에게 혜택이 갈수 있는 시점이 곧 오리라 확신한다.

수술과 약 없이
병 고치는
시대가 다가왔다
초고속시대

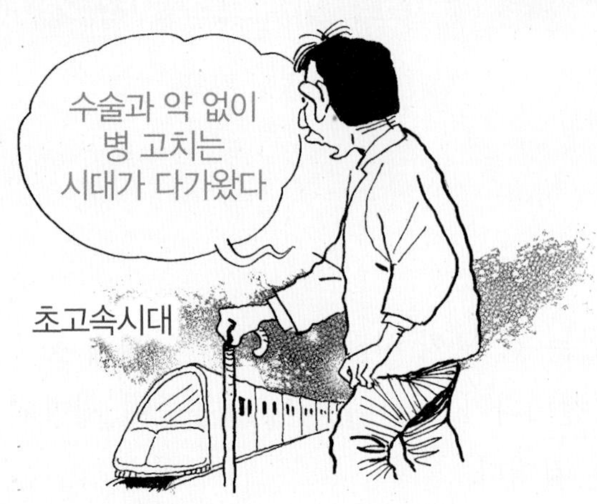

시간과 공간을 초월하여, 미국에 있는 환자도 직접 만나지도 않고 병을 낫게 하는 시대이다.

현대의학의 첨단장비의 진단과 발전 속에서도 치료가 불가능한 불치병, 난치병도 가정에서 쉽게 자연치유로 가능한 시대로 가야한다.

현대의학의 맹점이 수술을 해야 하거야, 항암제나 약물로 치료해야 할 때 몸에서 일어나는 부작용임을 생각을 해야 한다.

벼룩 잡으려다 초가집 태운다는 속담처럼 한 가지를 치료하다보면 다른 장기의 손상으로 생명을 잃는 경우가 허다히 많다는 것도 이미 밝혀져 있는 게 사실이다. 위급 할 때에는 현대의학에 의존할 수도 있지만, 창조주 하느님의 힘은 사람들이 상상 할 수 없을 만큼 위대하다.

생명을 만든 주인은 인간이 아니라 눈에 보이지 않는 창조주하느님이시다.

인간이란 것은 창조주하느님이 주신 생명이 주체가 되어 육체는 도구로서 역할을 할 뿐이다.

병원에서 약도 듣지 않고, 소화불량으로 마음 놓고 음식을 먹지 못하고, 식후에도 속이 편하지 못하다든지, 정신적으로 불안하고 짜증을 잘 내며 나이에 비해서 주름이 많이 진다든지, 잠을 아무리 많이 자도 피곤이 가시지 않는다든지, 평상시에 머리가 무겁고 간헐적으로 두통에 시달리면서 불면증을 호소하는 환자들은 육체적인 병으로만 매달리지 말고 영적인 문제도 있을 수 있음을 알아야한다.

국내에서 일부 스님이나 능통한 몇 분이 빙의(영혼)를 퇴마하고 천도한다고 한다.

제대로 천도가 되었는지, 의뢰자와 같이 확인해야 한다.

천도인지 퇴마(귀신을 몸에서 떼어내는 것)인지...

천도는 하늘이 도와주지 않으면 절대로 천도 할 수가 없는 법이기에, 이승을 떠나지 못한 영혼을 하늘나라로 보낸다는 것이 개인의 능력으로 쉽게 할 수가 없다는 것이다.

조상이나 가족 신의 천도여부는 한 가정의 길흉화복을 가늠하는 기준이 되기에, 어설피 천도를 해 준다고 말을 함부로 해서도 안 되며, 천도가 되었는지 안 되었는지 여부도 의뢰자에게 확인 할 수 있는 방법을 분명히 제시 하여야 할 것이다.

시행자만 의뢰자의 영혼을 천도 했다고 사례비를 받고 믿으라고 하는 방식은 의뢰자에게 신뢰를 저버릴 수 있으며, 제대로 천도가 되지 않았는데도 일정한 비용을 받는다는 것은 창조주하느님께 죄를 짓는 것이라 생각된다.

개인이 검증할 수 있는 방법은 인간영혼이나 물질영혼 등을 제대로만 처리하고 음식을 다루면 건강이 좋아지게 되어있다. 이것이 우주생명의학 자연치유이다.

영혼의 분리가 제대로 되지 않으면 건강이 좋아지지 않는다.

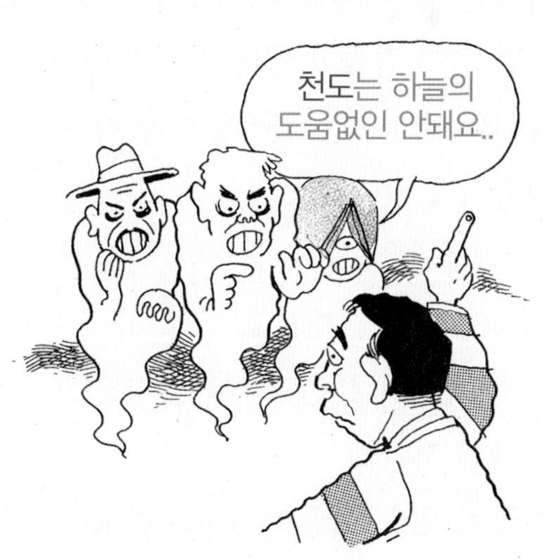

Chapter 09

다른 영혼이 내 몸에 들어왔을 때 증상

현대의학에서 침묵의 장기라는 말이 있다.

특히 심장이나 간을 두고 하는 말이 아닌가 생각이 든다.

평소에는 증상은 없으면서 갑자기 세상을 떠나는 경우, 고인은 내가 죽은 줄도 모르고 자연계를 떠나야 하고 유족의 마음은 뜻밖의 죽음에 할 말을 잊는다.

여기서 우리들은 두 가지를 생각 할 수 있다.

다른 영혼이 자신의 몸에 들어 왔을 때 본인이 감지하지 못하는 증상도 있지만, 조금만 관심을 가지면 미리 예방할 수 있는 것이 대부분이다.

수만 명이 잠들고 있다는 공원묘지에 가 보라.

고인의 비석에는 출생일시와 사망일시가 있다.

제 수명을 다하지 못한 사람들의 죽음을 생각해보라.

그런 죽음이 본인과 상관없다고 생각할 것인가.

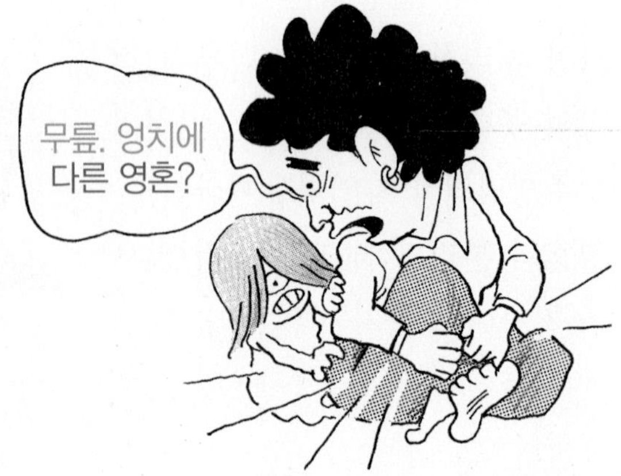

시작이 있으면 끝이 있고, 출생

이 있으면 사망이 있는데, 문제는 건강하게 장수하지 못하고 비통하게 세상을 떠나야하는 것이 억울하지 않는가.

인간이라는 생명의 존엄성을 가지고 자연계에 왔으면 재미있게 살다가 가야지.

원인모를 사연에 생명을 잃고 자신의 영혼은 영계(하늘나라)로 가지도 못하고 있다는 사실을 알고 있는 자가 얼마나 될까.

타인의 영혼이 몸에 접신이 되면 자각증상에 따라 크게 두 가지로 분류할 수 있다.

❖ 첫째 | 활동성이다.

사람의 몸에는 양의학적으로 보아서 혈이 돌아가는 길인 혈맥이 있고, 한의학적으로 보아서 기운이 돌아가는 길인 기맥이 있다고 하지 않는가.

그러면 영혼이 가는 길은 영맥이라 할 수 있다.

현대인들은 현대의학이 주장하는 혈맥과 기맥은 가히 들어서 대부분 잘 알고 있으나, 영혼이 접신되는 영맥에 대해서는 들어보거나 가르쳐 주는 사람이 없다보니 전혀 무지할 수밖에 없다.

모르는 것이 자랑이 아니다.

무식하면 용감하다는 논리는 생명을 두고 함부로 해서는 안 된다.

사람의 생명이 죽고 사는 문제인데, 몰라도 그만이라는 무책임한 말을 하는 사람이 너무도 많다는 것이 안타깝다.

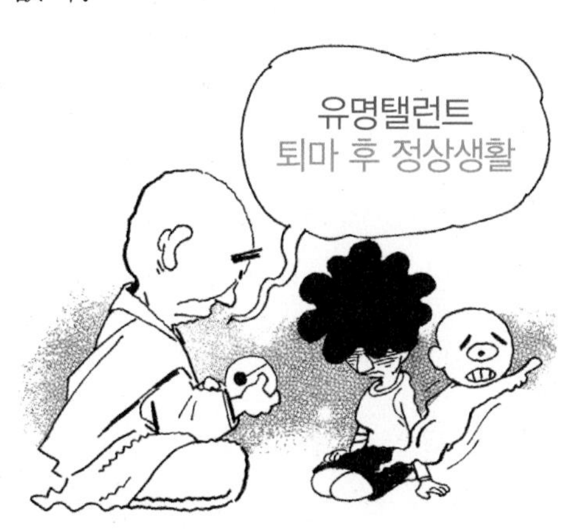

선천적으로 영맥이 잘 발달되어 있는 사람이 있다.

이런 사람은 접신되는 순간부터 몸에 이상 신호가 있음을 감지한다는 것이다.

예로써 드라마 전원일기에 나오는 탤런트 모씨가 접신이 되어 인생을 포기 할 정도로 힘들게 하루하루를 보내다 서울에 모 스님으로부터 영혼을 퇴마시킴으로써 정상적인 생활로 돌아 갈수 있었던 케이스다.

이런 사람을 활동성으로 본다.

영혼이 어느 장기나 조직에 접신이 되느냐에 따라 본인이 느끼는 증상과 고통은 차이가 있다.

영혼이 접신되었는지의 증상을 잘 감지를 하느냐 못하느냐의 일장일단은 있겠으나, 증상을 바로 느끼는 사람의 장점은 그때마다 본인이 영혼의 위험성에 대해 고통을 벗어나기 위해서 무속인이나, 스님, 능통한 사람을 만나 영혼을 달래며 퇴마를 시도 하거나, 여러 가지 방법으로 해결하려고 할 것이다.

가족들은 영혼에 대한 지식이 없다보니, 그저 귀신 병에 들었다고만 생각할 정도이며 무조건 정신만 바짝 차리라고 강요하는 경우가 많다.

아니면 정신이 나약해서 몹쓸 병에 걸렸다느니 한다.

영혼에 접신이 되어 고통을 당해보지 않는 사람은 영혼이 얼마나 무서운 것인지 전혀 이해를 하지 못한다.

내가 경험해보지 않았고, 자신이 영혼에 대한 지식이 없다고 영혼의 존재 자체를 부정하는 사고방식을 버려야 한다.

평소에 영혼을 부정하며 현대의학에만 의존해서 살아온 한 분의 수기를 보면,

영혼을 부정했던 40대 중반 수기

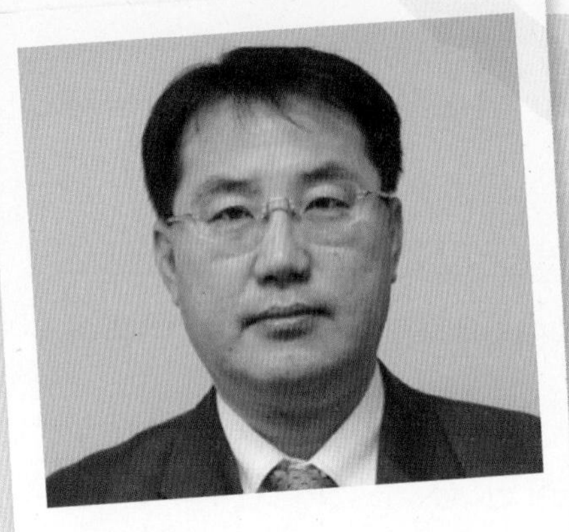

- 성명 | 김중기
- 나이 | 45세
- H.P | 011-9531-****
- 주소 | 부산 동구 초량동

저는 B형간염으로 건강이 좋지 않아 매사 피로를 많이 느꼈고, 아침에 일어날 때마다 몸이 천근만근처럼 느껴졌습니다.
그리고 식사량이 그리 많지 않고 군것질도 잘 안하는데 왠지 배가 더부룩하고, 가스가 찬 것처럼 소화가 잘 안되었습니다.
또한 변이 잘 나오지 않고 하루 수차례 변을 봐야 했고, 변 색깔도 좋지 않았습니다. 그렇다보니 치질증세가 나타나기도 했습니다.
평소 업무상 음주를 하면 다음 날 술 해독이 잘 안되어 고생을 많이 하는 편이었고, 식사하면서 반주를 자주하였습니다.
그러던 중 회사에서 건강검진을 했는데 B형간염보균으로 나타났고 GPT, GOT 수치가 정상수치에 비해 3배 이상 높았습니다.
검사결과를 보면서 순간 놀랐습니다.
지금까지 건강진단을 여러 차례 했지만 전혀 이상이 없었으니까요.
그래서 B형간염에 대해 알아보니까 B형간염보균자 70%이상이 간경화, 간암으로 발전한다는 통계와 특별한 치료방법이나 치료약이 없다는 것을 보고 마음이 싸늘해지는 느낌이었습니다.

"나도 그렇게 될 확률이 70%구나"

그래서 급히 부산 백병원에 가서 검사를 하고 간염치료약을 복용하면서 1년 정도 치료를 하였습니다.

예로부터 간에는 특별한 처방약이 없다는 것을 알았고 현대의학으로도 치료를 보장하기 어렵다는 간 전문의사로부터 얘기를 들으면서 뾰족한 방법이 없음을 알았습니다.

그렇게 의사가 처방해준 간염치료약을 복용하던 중 우연히 연구소를 만나게 되어 깨끗한 음식(증류수, 순수소금, 현미)으로 자연치유로 간염을 극복할 수 있다는 얘기를 듣고 깨끗한 음식으로 바꾸었습니다.

초기에는 4일간 장 클리닉으로 살이 6kg이 빠지면서 몸이 상당히 가벼움을 느꼈고 아침에 일어나도 기분이 상쾌하여 예전과 많이 다름을 느꼈습니다.

그 후 증류수, 순수소금, 현미를 꾸준히 먹으면서 몸이 좋아짐을 느꼈는데 9개월이 지나면서는 살이 다시 찌면서 속이 더부룩하면서 다소 불편했고, 대변색깔이 검은 색이 나왔습니다.

처음 경험하는 것이라 깜짝 놀라서 연구소와 상담했더니, 내 몸에 타인의 영혼이 들어와서 그 영혼이 건강을 해친다는 것을 자세히 설명을 듣게 되었습니다.

믿기 어려운 것이라 사기 치는 것이 아닐까 하는 생각이 강하게 들었습니다.

저 역시 과학문명 속에서 교육을 받아왔고, 인간의 모든 질병은 현대의학으로 모두 치료된다는 생각이 지배적이었습니다.

그러나 현대의학으로도 간염은 특별한 치료방법과 치료약이 없기에, 민간요법으로 그 비용이 얼마정도 들어갈지 가늠하기 어렵고 향후 지금보다 더 큰 비용이 들어 갈 수도 있다는 계산 하에 믿고 해보자는 생각으로 내 몸에서 영혼을 분리하는 영적치료(머리, 간)를 받게 되었습니다.
그러다가 1주일이 지나면서 몸이 불편해짐을 느꼈는데 산소에 있어야 하는 조상영혼이 내 몸에 들어왔다는 연구소의 말씀을 듣고, 연구소에 가서 조상제를 약 4시간정도 했는데, 희안하게 속이 편안해지면서 허리둘레가 줄어들고 컨디션이 좋아짐을 느꼈습니다.
그 결과 소화가 잘 되고 변 색깔은 황금색으로 변했습니다.
운동을 전혀 하지 않았는데 복부 살이 빠지면서, 허리둘레가 2인치나 줄어 양복바지를 모두 수선해야 했습니다.
그리고 밤에 잠자리가 예전에 비해 편한 느낌이었고 머리가 맑다는 느낌이었습니다. 그러면서 평소 컨디션이 참 좋다, 몸이 가볍다는 몸의 변화를 알게 되었습니다. 참 신기했습니다.
그러던 중 이런 체험을 하게 되었습니다.
새벽에 갑자기 배가 아프면서 식은땀이 나고 구토를 하는 경험을 했는데, 예전처럼 체했는가, 아니면 저녁음식이 문제가 있나 생각했지만 그 이유는 분명 아닌 것 같은데 이상하다는 생각이 들었습니다.
그러면서 배가 빵빵하면서 허리둘레가 늘어나는 것이었습니다.
이런 증세를 연구소와 상담하면서 내 몸에서 분리했던 영혼이 아닌 다른 영혼이 들어왔기에 그런 증세가 나타난다는 얘기를 듣고 믿기지 않았습니다.
그렇지만 내 몸의 변화는 내가 잘 알기에 연구소로부터 재차 영혼을 떼내는 치료를 받았는데 다시 허리둘레가 줄면서 속이 편안해지면서 컨디션이 좋아짐을 경험하게 되었습니다.
이런 경험은 사무실에서 일하면서도 수차례 경험했고, 배에 가스가 차거나 속이 더부룩하면서 허리둘레가 늘어나는 경험을 할 때면 그때마다 영혼을 떼는 치료를 받고 있습니다.

참으로 과학적으로, 논리적으로 어떻게 설명하기 어려운 초과학적인 경험이라 이렇게나마 글로 표현합니다.

이 글을 쓰는 오늘 오전에도 사무실에서 일하고 있는데 갑자기 위장 쪽이 많이 아프면서 식은땀이 나고 구토를 했습니다.

아침 식사도 하지 않았고 어제 저녁식사도 평소처럼 적당히 했고 반찬도 별 문제가 없었는데 말입니다.

내 몸에 다른영혼이 들어왔구나 싶어 연구소에 긴급히 연락했는데 제 부친의 여동생 영혼이 들어왔기에 영혼을 분리 하겠다고 하셨습니다.

약10여분 정도 지나면서 속이 편해지면서 아무렇지도 않은 듯 컨디션이 좋아졌습니다.

아마도 연구소를 만나지 않았더라면 지금처럼 건강을 찾지 못했으리라 생각이 들며, 이렇게 인연이 된 것이 얼마나 다행한 일인지 모릅니다.

저는 지금까지 40대중반을 살아오면서 사주니, 영혼이니 믿지 않았고, 흔히 말하는 점집에도 가 본적이 없었고, 제 종교가 불교인데도 천도제를 믿지 않았습니다.

아마 그때는 젊고 건강한 시기였기에 그런 것 같습니다.

위에서 얘기한 것처럼 영적치료 후 사람들을 만날 때마다 저의 경험을 얘기하지만 아무도 믿지 않더군요.

그리고 그들은 자신의 건강에 대해 너무 자만하고 있었습니다.

충분히 이해는 갑니다. 저도 얼마 전까지 그들과 같았기 때문입니다.

저는 평소 일을 하면서, 인간관계를 맺어가면서 눈에 보이는 현상보다 보이지 않는 본질을 보는 관점이 중요하다는 가치관이 있었기에 위와 같은 경험을 하게 된 것 같습니다.

현대의학이 인류의 건강에 지대한 공헌을 하였다고 생각합니다만 관점과 생각의 변화로 나의 건강과 생명의 소중함을 이번 경험으로 많이 깨닫게 되었습니다.
내 주위, 다른 모든 사람들도 고정관념에서 벗어나 영혼문제를 무조건 미신으로 치부하기보단 꼭 경험해보면서 어제보단 다른 오늘, 오늘보단 다른 내일을 보내는 삶이었으면 하는 바람으로 이 글을 적어봅니다.
그리고 건강에 대해, 삶에 대해 진지하게 생각해보도록 길을 알려주신 연구소에 진심으로 감사드립니다. 또한 영혼의 공부를 할 수 있는 많은 기회를 주신 것에도 감사드립니다. 영혼을 알고 인생이 무엇인지 깨닫게 해주신 것도 저에게는 너무나도 큰 선물이었기에 여러 사람들에게 홍보 할 수 있도록 노력할 것입니다.

2009. 1. 16 초량에서

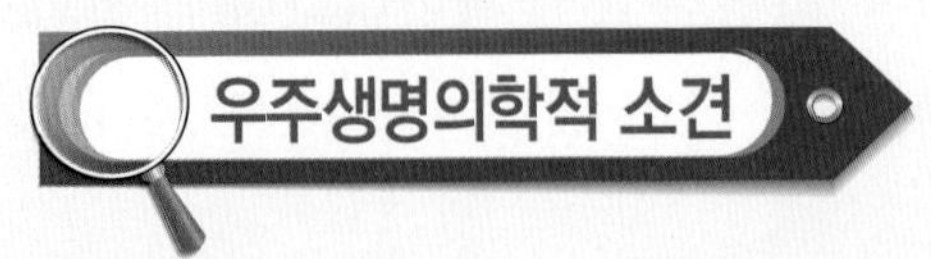

상기환자의 수기 내용 중에 복부에 가스가 찬다는 이야기가 나온다. 우습게 넘길 이야기가 아니다.

현대 의학적으로 원인규명을 어떻게 진단하겠는가.

기껏 해봐야 대장내시경을 해봐야 한다거나 담낭이나 위장 쪽을 의심하겠지만, 여러 환자들의 몸을 체크해보면 소장에서 문제가 된다는 사실이다.

소장에 인간영혼이나 동물영혼이 접신되면 배가 아프거나 식후에 하복부가 편치 않다.

시간이 지속되거나 심하면 소장을 절제하는 수술이 필요한 경우가 생긴다.

급성으로 배가 아파서 맹장염으로 착각하여 병원을 찾았다가 소장이나 십이지장이 괴사되는 외과 수술을 받는 사례가 많다.

과식을 하지 않고 소식을 하며 평소에 잘 먹는 음식을 청결하게 섭취했는데도 식후에 불편함을 호소하는 경우는 소장을 의심하면 된다.

상기 환자도 간염으로 생명을 위협을 느낄 만큼 무서운 병임에는 틀림이 없다.

간염이 발단이 되어 간경화, 간암 등으로 생명을 잃는 경우가 다반사다.

간염이 시한부 인생이라 할 정도로 현대의학에서는 무서운 질환으로 보고 있다.

과연 간염에 감염이 된다는 것이 문제이다.

간염이라는 바이러스 종류가 여러 가지가 있지만 간이 건강한 사람에게는 걸리지 않는다. 간염에 걸리는 사람은 간에 여러 종류의 영혼이 포진되어 간 기능을 떨어뜨리면 바이러스에 노출되어 침입을 당하고 만다.

발단은 영혼이 원인이 된다는 것이다.

간염바이러스는 2차적인 감염으로 생각해야 하며 치료수단이 확실하지 않기에 의학계에서도 많은 부분에 어려움을 호소하고 있다.
문제는 우리사회에 알려지지 않는 가운데 수많은 사람들이 영적인 문제를 해결하려고 팔방으로 능통한 사람을 찾아다니고 있다는 사실이다.
인터넷이 발달되어 있는 현시대에 검색란에 빙의(영혼)라는 단어만 쳐보면 잘 알 수 있을 것이다.
영적인 문제를 처리하는데 비용이 문제이다.
그저 몸에 붙어 있는 껌을 떼는 정도의 간단한 문제가 아니기에, 비용도 천차만별일 수밖에 없다.
영혼을 퇴마하는 것도 쉬운 것이 아니지만, 퇴마한다고 다시는 몸에 접신이 되지 않는 다는 보장도 없다.
자연계를 떠나지 못한 영혼을 퇴마해서 천도까지 해결 해 주어야, 그 영혼은 다시는 오지 않는다.
이것이 말처럼 쉬운 일이 아니기에 의뢰자나 시행자가 충분한 대화가 필요하며 같이 노력해야 할 부분도 많다는 것이다.

죽은 동서영혼이 내 몸에 들어와 고통 해소 사례

대전에 살고 있는 30대 중반의 김 모씨 사례를 보면
머리가 남달리 명석하고 학창시절에는 수재라고 칭찬을 들을 정도로, 지방에서는 최고학부에서 빼어난 실력과 다양한 능력의 소유자로써, 사회활동도 나이보다 몇 십 년 앞서 갈 수 있는 지혜를 가진 사람이라는 생각이 든다.
필자가 처음 만날 때는 영어학원 원장을 맡아 인재양성으로 교육에 관해서도 타의 추종이 될 만큼 대단하다는 표현밖에 없다.
부러울 것이 없는데 건강만큼은 마음대로 안 된다는 것이다.
어려서부터 병원에는 내 집같이 들락 그렸고, 누가 생각하면 이해가 되지 않겠지만 간호학을 전공하여 종합병원 중환자실에서 환자와 시름 하면서 자신의 건강도 제대로 돌보지 못하면서 환자를 보아왔다.
육체적인 병도 문제이지만 영적인 문제가 더 심각하다는 것이다.
육체적인 병으로는 음식만 먹으면 화장실로 가야하고, 한 여름에도 수족냉증 등으로 시달려야 했다.
우주생명의학 진단결과 영적인 증상으로 머리가 맑지 못하며 정신적인 질환이 한두 가지가 아니었다.
어려서부터 현대의학에 의존해서 병을 고쳐 보려고 아무리 노력해도, 근본적인 대안이 없음을 알고서 병 잘 고친다는 사람을 찾아 나섰다.
스님, 무속인, 점술가 등등.

양방, 한방으로 소문난 병원은 거의 다 가보았다.
이런 저런 사람을 만나 조금씩 좋아졌다가 나빠지고, 사사로 들어간 비용이 일 이백만원이 아니라고 한다.
결혼을 빨리 하면 좋아진다는 말에 서둘러 했지만, 결혼 후 두 아이의 엄마가 되었는데도 차도가 별로 없었다.
결혼을 해서 살다보니 하나밖에 없는 동서가 어린 아들을 두고 20대에 자살을 했다.
엎친대 덮친 꼴인가.
동서가 죽고 난 뒤 몸은 더 망가지는 것 같았다고 한다.

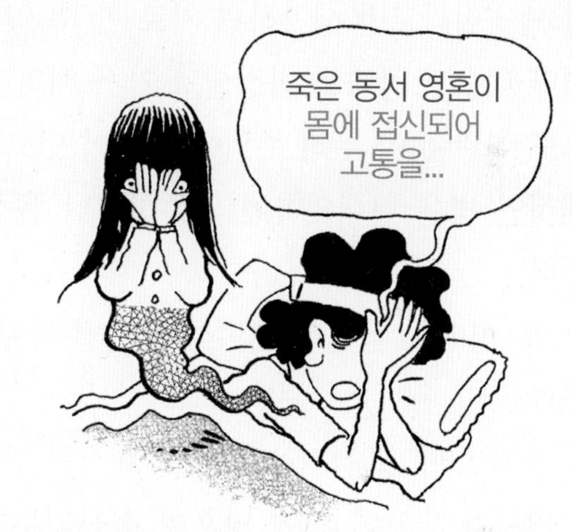

불쌍한 마음에 정성을 다해 스님께 의뢰해서 몇 번이고 천도를 해주고, 좋은 곳으로 가라고 돈 아끼지 않고 여러 번 제를 지내 주었다고 한다.
이게 무슨 일인가.
갈수록 몸은 해결될 기미가 보이질 않았다.
용하다는 무속인을 찾아 가서 물어보면 죽은 동서 문제가 나온다.
동서의 영혼이 자연계를 떠나지 못하고 본인의 몸에 접신이 되어 고통을 주고 있다는 것이다.
영혼의 굿판이 벌어진다. 조상영혼, 동서영혼 등등, 비용은 부르는 것이 값인지라.
건강만 돌아온다면 아깝지 않게 지불해야 했다.

그동안 스님, 무속인등을 찾아다니면서 지불했던 비용이 일 이천만원이 아니라면 누가 믿겠는가?
얼마나 영혼에 시달렸으면 본인이 반 무속인이 되어있었다.
처음 필자를 만났을 때 여름 날씨였는데도, 사무실에는 난로불이 켜져 있었다.
손발이 차가워 견딜 수가 없다는 것이다.
그냥 냉병이라고만 생각하면 치료 할 수 있는 방법이 별로 없다.
음식만 먹으면 곧바로 화장실로 가서 배변을 해야 한다.
아마도 이런 분이 우리 주위에도 많이 있으리라 생각된다.
육체적인 병은 현대의학에 의존하거나 음식만 깨끗하게 가려 먹어도 좋아진다.
이 분도 영맥이 남달리 예민하여 어릴 때부터 영혼에 시달리면서 살아온 분이다.
음식을 먹으면 그 음식은 간에서 효소를 만들어 에너지로 전환 시켜야만, 신진대사가 되는데 간에 영혼이 접신되는 순간부터 간의 기능이 제대로 될 수가 없다.
먹는 음식의 종류마다 소화 효소가 다르기에 다양한 효소를 음식의 종류에 맞추어 간은 알아서 처리를 해주어야 한다.
위장병을 호소하는 사람들은 혹시나 간에 영혼의 문제가 아닌가 의심해야 한다.
현대의학에서 위암, 위절제술, 위궤양, 위염 등 위장과 관련된 병명을 여러 형태로 나타내고 있지만, 위장에 특별한 약이 있던가.
임시방편으로 위급 시 수술이나 약을 쓸 수는 있지만, 장기간 약으로 살아가도록 창조주하느님은 인간의 몸을 허술하게 만들지 않았다는 것이다.

필자와 만나는 대부분 사람들은 위장병이라고 본인은 알고 치료를 해 오고 있다.

평생 동안 시달려 온 위장병의 근본 원인은 간을 생각해야한다.
육체적으로 시달려온 간이 영적으로 접신이 될 경우에는, 약을 쓰도 효험을 크게 보지 못하는 경우가 많이 있다.
지금까지 제약회사에서 만들어낸 위장약이 어디 한 두 가지인가, 예로써 암포젤엠부터 겔포스 등 다양한 약이 있었지만 위장질환은 늘어만 가는 양상이다.
우리나라가 위장병 환자가 세계에서 1위가 아닌가. 부끄러운 일이다.
대전에 김 모씨도 이와 같은 경우이다.
우주생명의학적 진단과 치유로 본인의 몸에 접신이 되어 있는 동서영혼와 형제영혼, 조상영혼, 유산된 태아영혼을 분리 해 줌으로써, 35년 동안 고통 속에서 시달려온 본인의 영혼과 육체가 정상적인 삶으로 살 수 있게 되었음을 늘 하느님께 감사하게 생각한다.
그 동안 영적인 문제를 해결하기 위해서 지불했던 비용이 집을 한 채 살 수 있는 수 천 만원이 넘는다고 한다.
모든 것들을 값비싼 수업료로 지불하면서 인생 공부 제대로 한 것 같다고 스스로 위안을 했다.
전국에서 이름난 유명한사람을 찾아다니며 영혼의 문제를 거론하다보니, 영적인 부분에 현명한 지식을 가진 영(靈)의 박사가 되어있었다.
영혼이 활동성으로 나타날 경우는 갑자기 사망하는 경우가 많다.
병원에서는 사인을 현대의학에서 보는 시각으로 결론이 내려지겠지만, 그 병명은 직접적인 사인의 원인이 될 수 없는 경우가 대부분이다.

우주생명의학 연구결과 머리에 어떤 영혼이 어느 부위에 접신이 되느냐에 따라, 병명과 증상은 다르게 나타날 수 있다.

우리 사회에서 흔히 볼 수 있는 것들이 너무 많다.

죽은 사람을 두고 욕을 해서는 안 된다.

죽은 사람이 죽고 싶어서 죽은 사람은 한명도 없다고 보면 된다.

하나밖에 없는 고귀한 생명을 끊는 것은 본인의 의사와 아무 상관이 없다.

본인의 영혼은 정상이지만, 타인의 영혼이 내 몸을 지배하는 경우에는 생명이 내 맘대로 되지 않는다는 것이다.

높은 고층 아파트에서 이유도 없이 뛰어 내려 자살하는 경우, 끈으로 목을 매어 스스로 죽음을 선택하는 경우, 근간에 이름 있는 유명 탤런트의 연이은 자살, 일개 가정에서의 농약음독이나 생활비관 자살, 인터넷의 자살사이트 모임자살, 어린 자녀들의 학습과 가정불화 자살 등.

이해가 안 되는 자살의 형태가 우리 사회에 밝혀지지 않는 것들이 너무 많다.

개인적으로 생명을 잃어야하는 비통함과 평생 동안 겪어야 하는 유가족들의 한이 또 다른 한으로 변해 죽은 영혼이 살아 있는 가족에게 접신으로 이어지는 악순환의 연결 고리는 우리사회를 구렁텅이에 빠뜨리고 있음을 알아야 한다.

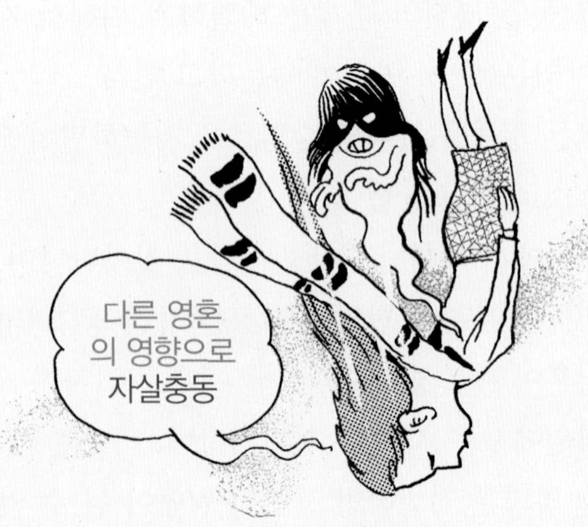

필자는 이런 유형의 가족을 만나보면 남의 문제가

아니다 라고 생각한다.

후손들이 이 나라에서 제대로 살아 갈 수 있도록 만들어 주고 가야한다는 소명의식이 앞서 잠이 오지 않을 때도 있다.

눈에 보이는 걱정거리만 해도 우리 자식들의 앞날이 걱정이 되는데, 눈에 보이지 않는 문제가 더 큰 일이기에...

필자 혼자서 해결 할 일도 아니다.

너무나도 방대한 문제라 국가적인 대책이 마련되지 않고는 개인의 힘으로는 한계가 있다.

20대 아가씨가 다른 영혼으로 인한 고통이 치유됨을 몸으로 느껴

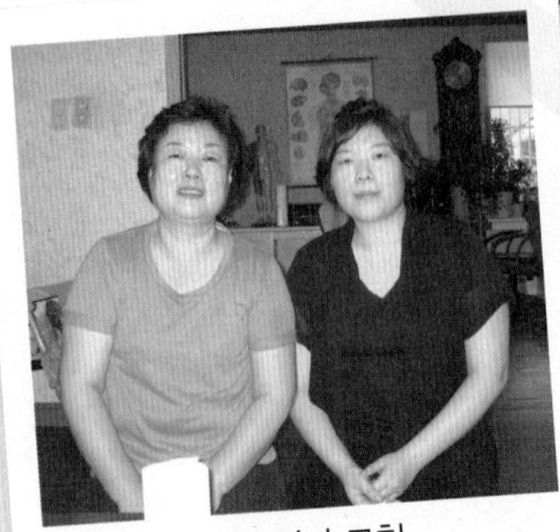
강효경과 모친

• 성명 | 강효경 • 나이 | 29세
• H.P | 010-2086-****
• 주소 | 부산시 사하구 다대동 성원아파트 103동 2504호
• 병명 | 생리통, 견비통, 흉통

저는 평소 현대의학을 맹신하지 않고, 대체의학에 관심을 가지고 있었습니다.
하지만 몸이 아프면 딱히 방법이 없이 병원과 한의원을 다니며 치료를 받았었습니다.
그러다 자연치유에 대한 정보를 들었습니다.
물, 소금, 현미밥. 그리고 영혼에 대한 정보.
처음에는 그냥 신기하고, 그런 일이 있을까 싶었습니다.
그리고 책을 읽으면서 저는 영적인 치유에 공감이 먼저 되었습니다.
평소 영혼을 부정하지 않고, 영혼이 있는 것을 당연시 여겨서 그런지 저는 그 사실이 그대로 받아들여졌습니다.
영혼을 종교적 영역에서 보고 있는 일부 사람들은 이해할 수 없겠지만, 역사적으로도 영혼은 조상과 함께 하여 왔고, 그 영역을 함부로 무시할 수 없다는 것은 알고 있었습니다.
그 영혼들이 내 몸에 들어와 있다는 것은 처음에는 느끼지 못했습니다.
당연히 좋은 곳 가셨을 줄 알고, 사람에게 들어오는 경우는 특별한 경우라 생각했는데, 나도 예외는 아니라니... 이런 영혼 치료가 특이한 것이 아니라 당연한 거라는 생각이 들었습니다.

그렇게 호기심 반 기대 반으로 치료를 받았습니다.

저는 그동안 가슴이 답답하여 숨을 크게 쉬지 못했는데, 어릴 때부터 그랬던 거라 참고 지내고 있었습니다.

또한 생리통으로 꼭 진통제를 먹어야 할 정도로 매달이 힘들었습니다.

현대인이라면 누구나 가지고 있는 어깨 통증은 그 정도가 심해 침을 맞고 약을 먹어도 컴퓨터를 하거나 하면 어깨 쪽이 결리고 아파서 키보드를 치기 힘들었습니다.

그랬었는데 치료를 받고나자 바로 숨이 크게 들이 쉬어 졌습니다.

그러면서 먹는 것도 조금씩 바뀌었습니다.

현미밥, 소금, 물, 먹은 지 2년.

그동안 저는 제 몸이 그렇게 예민한지 몰랐습니다.

수술을 한 것도 아니고 약을 먹은 것도 아닌데, 가슴이 시원해진 것이 느껴졌습니다. 어깨 통증도 사라졌습니다.

그리고 **생리통이 해결되었습니다.**

겪어본 사람은 그 고통을 알 것 입니다.

어쩔 수 없다. 유전이다. 이런 거 다 거짓말입니다.

전 정말 아무렇지 않아졌습니다.

치료 이후 몸이 맑은 상태여서 그런지 외부의 침입을 금방 느낄 수 있었습니다. 두통, 몸살감기, 치통, 소화불량, 피로 이런 거는 병도 아니더라구요.

그런데 어느 날 머리가 터질 것 같이 아프고, 고개를 숙이면 압이 높아져서 눈이 빠질 것 같이 아픈 날이 있었습니다.

아픈 정도가 일반 두통이 아니라 머리속으로 '아 머리가 이렇게 부풀다가 터지면 뇌출혈인가' 할 정도로 이상하게 아팠습니다.
연구소에 연락을 하지 않고 견뎌보려 독하다는 두통약도 몇 번을 먹었습니다. 이틀을 못 넘기겠더라구요.
정말 안 되겠어서 전화 드렸더니 해결 방법을 알려 주셨습니다.
모든 아픈 것의 원인은 영혼이고, 정말 신기하게도 그것이 바로 해결되었습니다.
약도 아니고, 병원도 아닌데 말이죠.
저는 아직 만성질병을 앓아 약을 먹은 적은 없습니다.
그렇지만 평생 약을 먹어야 하는 것은 소름이 끼치도록 싫습니다.
병원 가서 검사받고 수술하는 것도 싫습니다.
그렇기 때문에 병원만 맹신하는 분들을 보면 안타깝습니다.
조금만 생각을 유연하게 하면, 그동안 몰랐던 정보를 받아들인다고 생각하면 참 좋을 텐데.
아프고 급할 때마다 저희 가족의 몸을 봐주시는 연구소에 늘 감사하오며 어쨌든 저는 평생 큰 보험을 들었습니다.

다대포에서 강효경드림

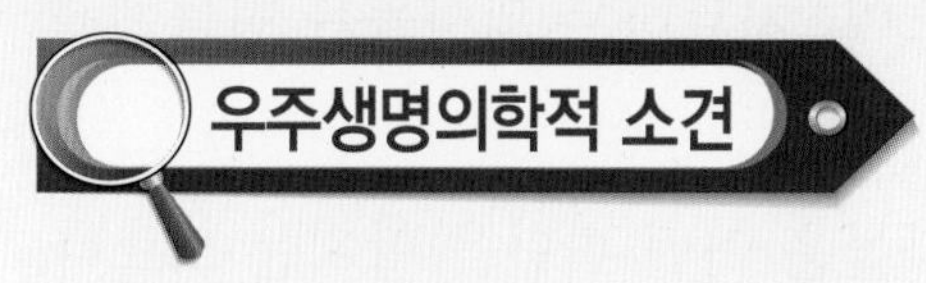

상기 환자는 연구소를 찾는 사람 중에 가장 영맥이 잘 드러나는 사례이다.
자신이 신체 중에 트러블이 일어나면 어김없이 영혼이 몸에 들어옴을 직감한다.
어느 장기에 들어 왔는지 알고 연구소에 문자로 처리 요청을 한다.
20대의 젊은 세대가 영혼을 인정하고 영혼을 다루는 사람이 별로 없다.
우주생명의학 연구결과 활동성으로 나타나는 영혼의 문제는 뇌에 접신이 되는 경우 정신적인 신경장애로 머리에 오는 모든 병을 유발 시키고 가중 시킨다.
현대의학에서 규명하지 못하는 병이 어디 한 두 가지인가.
뇌질환 중에 파킨슨, 치매, 중풍, 크론병, 뇌종양 등등.
육체적인 병으로 보고 치료 해봐도 호전되지 않는 경우가 많다.
다른 영혼의 상처가 깊을수록 치료방법은 더 어려울 수밖에 없다.
다른 영혼이 뇌에 접신이 되면 조직과 장기에 상처를 낸다는 것이다.
신경조직을 마비시키고 혈관 벽을 약화시키거나 혈류장애를 일으켜 오장육부로 연결되어 있는 신경다발에 손상이 일어난다.

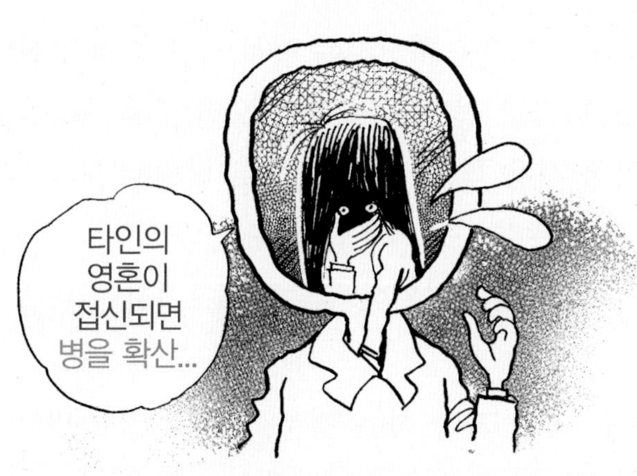

불치병이나 난치병이라는 치료가 불가능하게 하는 요인이 되며, 개인은 평생 불구로 살아야 한다.
가계 경제는 의료비로

파탄되고 올바른 가정이 구성될 수 없으며, 치료하는 의사들을 힘들게 할 수 밖에는 없다.
필자가 영혼의 문제를 이야기 하면 독자들은 어떤 판단을 할지는 모르나, 사람에 따라 보는 시각도 다양할 것이다.
본인이 경험이 없거나 배우지 못했다고 부정하는 사람들이 의외로 많다.
부정만 하지 말고 검증할 수 있는 방법을 알려달라는 것이 현명한 대안이 아니겠는가.

필자는 알려고 하는 사람에게는 확실한 검증을 보여줄 것이다.
인간들이 짧은 인생동안 얼마나 배우고 깨우치면서 살 수 있을까.
세상의 이치를 조금 알려고 하면 남아 있는 인생이 얼마 없다.
내가 모르니, 죽음을 두고 말도 많고 변명도 가지가지.
모든 죽음이 인명재천이라...
생명이 하늘에 달렸다면 죽고 난 뒤에 하늘에 가야지, 뭐한다고 영계(하늘나라)로 가지 못하고 가족의 몸에 접신이 되어 심각한 병을 유발한다는 말인가.
영혼에 대해 의심을 가진 사람이 검증을 하고서는 아무 말을 하지 못한다.
이외에도 영혼이 활동성으로 나타날 경우, 무릎에 있으면 무릎 통증을 호소하며, 손목에 있으면 손목을 사용 할 수 없을 정도로 다친 것도 아닌데 아픈 경우, 어깨에 있으면 오십견이라고 착각 할 때도 있다.
신장(콩팥)에 있으면 허리가 아프다고 병원에서는 디스크라고 진단을 내릴 수도 있다.
당장 고통을 호소하여 병원을 찾아 가야 하는 경우, 육체적으로 병이 올 수도 있지만, 영혼의 활동성으로 오는 경우를 배제해서는 안 된다.

양의학으로 약을 써도 일시적으로 좋아졌다가 나빠지고, 한의학으로 침술이나 약제를 쓰고도 기대 이상의 차도가 없다면, 우주생명의학적으로 영혼을 분리시키고 치료 한다면, 치료효과의 결과는 분명 달라질 것이다. 기대도 하지 않았는데 멀쩡하게 호전되는 환자 분이 있다.

퇴행성관절 한순간에 사라진 60대 수기

• 성명 | 여두자(여) • 나이 | 61세
• H.P | 011-569-****
• 주소 | 부산 사하구 괴정

저는 61세 주부입니다.
운동을 좋아하여 열심히 하는 편이라 건강을 자부하였는데, 2년 전부터 다리가 아팠습니다. 침도 맞고 나름대로 치료를 하였으나 낫지 않아, 무릎 사진을 찍어보니 '퇴행성 관절'이라고 의사선생님이 말씀하셨습니다.
정형외과의 약을 먹으면서 치료를 계속했지만 계속 아팠습니다.
그러다 연구소를 만났고 병원에서 '퇴행성 관절'이라고 진단했다고 하니 '그 나이에 퇴행성이면 우리나라 할머니들 어떻게 걸어 다니시겠냐' 며 영적인 문제가 없는지 조사하기 시작했습니다.
원인을 찾았다면서 영혼의 분리에 들어갔습니다. 처음에는 믿기지 않았는데, 몇 분이 지난 후 그 순간부터 다리가 편해졌습니다.
그동안 계단을 오르내릴 때 한 계단, 한 계단 내려서곤 했는데, 이제는 뛰어서 오르내릴 수 있게 되었습니다.
교사인 우리 둘째 딸도 3-4년 전부터 자주 머리가 아프고, 발목도 이유없이 끊어질 듯 아팠다고 했는데, 그 날 같이 치료를 받았는데, 신기하게도 지금은 머리도 발목도 아프지 않다고 합니다.
사실 쉽게 믿어지지 않을 수 있습니다.
저도 실제로 치료받기 전에는 '설마 몇 년 동안 치료해도 안 낫던 병이 영적인 치료로 금방 나을 수 있을까' 하며 반신반의하였지만, 직접 치료를 받고 그 순간에 아픔이 거짓말처럼 사라지는 경험을 하고 나서야 병에는 영적인 것과 신체적인 것이 있다는 사실을 느낄 수 있었습니다.

병원에서 치료 받고도 낫지 않는 병으로 고통 받고 있다면, 연구소를 한 번 만나보라고 꼭 말씀드리고 싶습니다.

괴정에서 여두자 씀

❖ 둘째 | 비활동성이다.

활동성과는 반대로 타인의 영혼이 내 몸에 접신이 되었는데도, 처음에는 아무증상이 없는 듯이 공존하면서 살아간다.

침묵의 장기도 무서운 말인데.

침묵의 장기에 영혼의 침착이 되어 있는지 여부가 증상적으로 나타나지 않으면서 타인의 영혼과 한평생을 살아야 한다는 끔찍한 현실이 누구에게나 있다는 것이다.

눈부신 현대의학의 발전으로 지구상에 인간들은 많은 혜택을 보고 살아가고 있는 것도 부인 할 수가 없다.

우선 현대의학의 발전으로 수명이 연장되었다는 것이 눈에 두드려지게 나타났다. 수십 년 전에 비해서 수명이 10년 이상 늘어났다고, 현대의학만 맹신하고 살아갈 수는 없지 않는가.

수명을 연장시키는 데는 지대한 공헌이라 호평을 받고, 목적달성이라 말할 수 있다.

인간의 수명이 천수를 하게 하느님께서 프로그램을 만들어 두었는데 고작 몇 십년 연장시켰다고 호들갑 떨게 아니지 않는가.

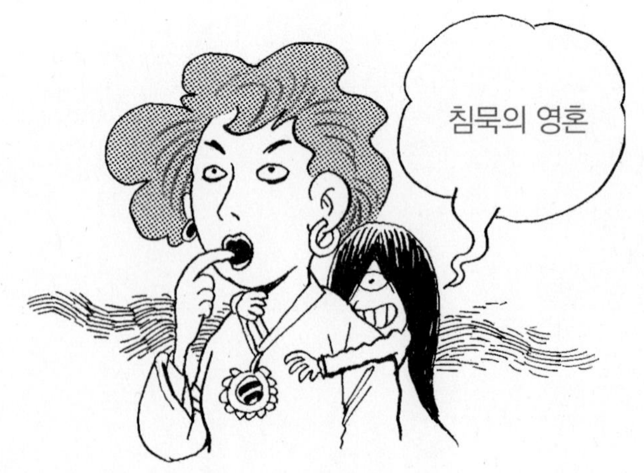

여기서 필자의 의견은 현대의학의 발전에 힘입어 생명연장이 되었다면, 생명의 연장만큼이나 삶의 질은 어떤가 하

고 생각해 보았으면 좋겠다는 것이다.

현대의학이 내적으로나, 외적으로 두 마리 토끼를 다 잡았으면 하는 것이 솔직한 바램이다.

지금은 당장 어렵겠지만, 내실이 있는 의학의 발전이 절실하다고 본다.

엄청난 의료비를 지출에 맞는 의학의 발전이 병행되어야 한다.

필자의 백부님도 한창 일하실 나이 40대 초반에 중풍으로 15년 동안 방안에서 인간구실도 하지 못한 채 눈물로 수명 연장에 일조를 하신 분이다.

필자의 부친도 70초반에 멀쩡하게 사시다가 3분도 안되어 고인이 되었다.

채권, 채무, 아무런 임종도 없이 순식간에 심장이 멈추었다.

과연 현대의학에서는 죽음의 원인을 밝혀내지를 못한다.

그저 심장마비 정도로 진단서를 낼 것이다.

병으로 고통 받는 본인과 환자는 얼마나 답답했겠는가. 상상해보라.

어떤 분은 고혈압 약을 평생 동안 복용하고 살아가고 있다.

한 가지 병으로 평생 약으로 살아야한다면 생명을 유지한다는 차원에서는 말이 될 수도 있지만, 약을 복용하지 않고 살아가게 할 수는 없는지.

약이란 한 가지 목적으로 임상검증을 거쳐 개발하였기에, 분명 효과를 보는 사람이 있다고 봐야한다.

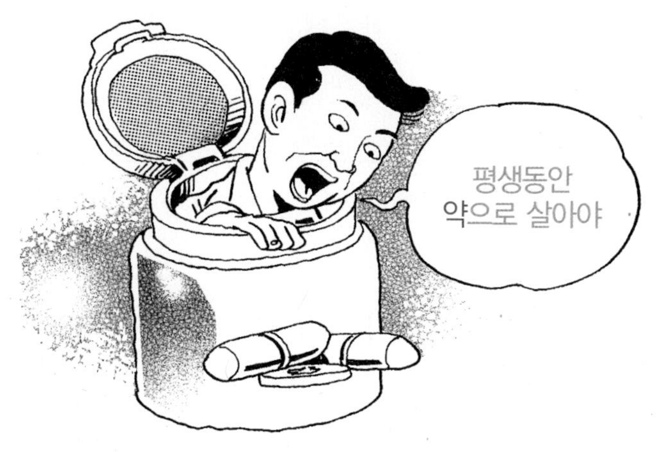

여기서 간과해서는 안 되는 것이 어떤 약이든 부작용이 있게 마련이

고, 그 약으로 부작용이 발생되어 다른 합병증으로 다른 병이 생기게 될 경우는 치료가 쉽지가 않다는 것이다.

약을 복용하는 사람들은 정상적인 사람하고는 건강상태가 분명 다르다.

현대의학에서 검사하는 방법도 문제가 없는 것이 아니다.

검진 상에 이상이 발견되지 않으면 건강하다 라는 결론을 쉽게 낸다는 것이다.

예로써 심장마비로 갑자기 고인이 된 분의 건강검진내용을 보면 고인이 되기 전에 병원에서 심전도 검사가 정상이 나오는 경우가 많다는 것이다.

대부분 사람들은 육체적으로 병이 들면 약으로 연명하며, 깨끗한 음식으로 약을 끊고 자연치유로 병 고칠 생각은 없으며, 여러 종류의 영혼들이 장기나 조직에 접신이 되어 병을 더욱 가중시키는지 알지 못하면서 살아가고 있는 것이 현실이다.

병원에서 환자에게 평생 동안 약으로 살아야 합니다하면, 그런가 하고 시키면 시키는 대로 하는 것이 대부분이다.

얼마나 어리석고 순박한 것인지.

필자에게 찾아오는 환자에게는 우주생명의학적으로 약을 복용하지 않고 스스로 건강하게 장수 할 수 있는 방법을 가르쳐준다.

본인과 필자의 노력에 따라 빠르면 1개월 늦어도 1년 내에 약에 의존하지 않고, 우주생명의학 자연치유로 건강이 회복될 수 있도록 하고 도와주고 있다.

병의 뿌리가 무엇인지 알아야한다.

고혈압이 왜 오는지, 당뇨병이 어디서 오는지, 평생 먹어야 하는 약을 먹지 않고 살수는 없는지.

본인의 몸은 본인이 고치려고 하지 않고, 타인에게 의존해서 고쳐야 한다는 잘못된 의식은 없어져야 한다.

유치원 때부터 교육이 잘못되어 성인이 되어도 고정관념을 버리지 못하여, 불행하게 약으로 살아가면서 사람구실 하지 못하는 이가 병을 못 고치면 의사를 탓하고, 마치 의사를 병을 고치는 신이라도 되는 양 힘들게 공부한 의사를 나쁜 쪽으로 비화시키는 현실이 오고 있다.

응급을 요하는 불의의 사고나 환자를 수술을 해서라도 생명을 살리고, 자연치유로 건강하게 살도록 도와주는 역할이 의사의 본연의 임무라고 생각해야한다.

약이나 수술을 하지 않고 환자의 병이 치유 되는 길이 있다면, 의사도 유익한 방향으로 선택해야 할 것이다.

의사 자신들도 환자들의 생명을 소중하게 생각하기에 최선을 다해 환자를 봐 준다고 믿어야한다.

영혼이 장기나 조직에 오랜 세월 동안 접신이 되어 증상적으로 나타나지 않겠지만, 침묵 속에 침묵으로 자리 잡는다.

현대의학으로 손을 쓸 수 없게 만드는 것이 이런 경우다.

만병의 원인이 영혼이라는 사실을 모르고 있으니 한 가지 병이라도 원인을 밝혀내지 못하고 있지 않는가.

서울에서 김 모씨가 필자를 찾아왔다.

평소에는 아주 건강하게 병원 한번 가지 않고 자신이 건강하다고 큰 소리치면서 살아온 사람이다.

김씨는 한평생 서울에서 시내버스를 운전 하면서 가족의 생계를 꾸려왔다.

어느 날 갑자기 감기 증상으로 병원에 갔다가 간암말기로 손을 쓸 수가 없네요, 집에서 맛있는 음식이나 먹고 준비 하라는 담당의사의 말을 듣는 환자가 얼마나 많은지 알아야한다.
과연 무엇 때문에 자각 증상도 없이 현대의학에서 손을 쓸 수가 없다는 말인지.
겉으로 보기에는 멀쩡하게 보이는데 진단이 나오니 믿지 않을 수 없지 않는가.
깨끗한 음식을 바꾸어 먹어도 조금의 차도는 있었지만, 영혼 문제로 침묵의 장기가 육체적인 병과 맞물려 영혼의 분리가 되지 않는 상태가 너무 오래 지속이 되면서, 6개월도 버티지 못하고 60이라는 나이에 가족을 떠나야했다.
죽은 자는 말이 없고 한이 맺힐 일이다.
제 수명을 다 하지 못한 영혼 문제는 어떻게 할 것인가.
어디로 가란 말인가.
갈 곳이 없는지라, 산소가 있으면 뭐해, 가족의 몸이 산소가 될 수밖에 없고, 남아 있는 가족도 그때부터 먼저 고인이 된 영혼으로부터 침묵의 영혼이든, 활동성이든 영혼의 장애를 받으면서 살아간다.
고인이 된 가족의 영혼이 살아 있는 가족의 몸으로 접신되는 그날부터 제 수명대로 살아가는 사람이 별로 없다보니 현대의학의 힘을 빌려 약으로, 수술로, 병력 아닌 가족병력을 갖고 살아간다.

영혼으로 인한 가족병력을 가진 한 가정

경남 거제에 살고 있는 환자 한분을 만나는 기회가 있어 집을 방문하게 되었다.

김 모씨는 불과 6개월 전에 50세도 안된 부인을 잃었다.

병원에서 간암말기로 판정 받은 이후 몇 개월 살지 못하고 항암제 등 병원 치료도 제대로 받지도 못한 체 고인이 되었다고 했다.

필자가 조사를 해 보니 부인의 사인도 침묵의 장기라는 간에 친정어머니의 영혼이 문제가 되었음을 알았다.

김씨의 말은 부인의 친정어머니도 간암으로 일찍 세상을 떠나셨다고 했다.

부인도 어린 남매를 두고 자연계를 떠났는데, 어디로 갔을까 하고 우주생명의학적으로 진단 해보았다.

남편에게 부인이 어디 있습니까하니 산소에 있다고 했다.

산소에는 부인의 영혼이 없었다.

어디에 있다는 말인가.

제 수명을 살지도 못한 영혼이 하늘로 쉽게 갈수가 없다.

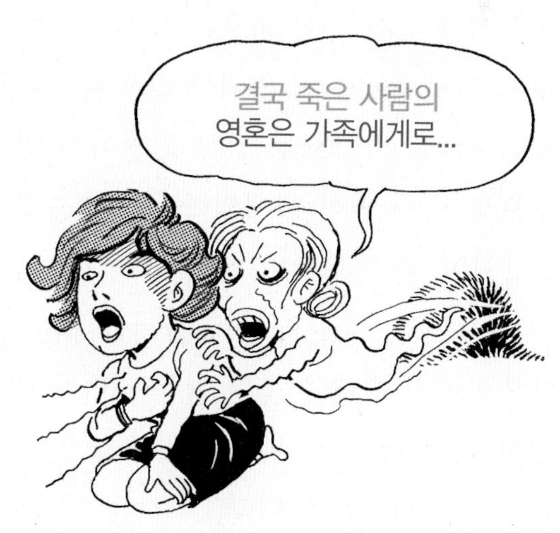

멀리 갈수가 없는지라 **남편의 간이 영혼의 집이 되어** 있었고, 부인의 친정어머니의 영혼은 남편의 머리에 있음을 발견했다.
이 같은 사실을 남편에게 일러 주었고 처리문제는 남편이 알아서 판단하여, 사실을 인정한다면 도와드리겠다고 했지만, 본인은 하나님을 믿는 사람으로 부인도 교회에 다녔기 때문에 천국에 갔다고 믿는다는 것이었다.
문제는 여기서 시작 된다.
남편의 몸에는 간 기능이 떨어지면서 나타나는 아토피 증상과 얼굴과 몸에 간이 해독이 되지 않아서 나타나는 검은빛의 피부 트러블이 여러 군데 감지되고 있었다.
죽음의 신호가 오고 있다는 것이다.
이 분도 술 담배는 전혀 하지 않으며 신앙생활을 하면서 건강이 나빠질 이유가 없다.
믿는 자와 믿지 않는 자의 차이는 죽고 사는 문제로 생사 희비가 판가름 되는 일이기에, 영혼의 존재와 가치를 인정하지 않으면, 먼저 간 고인의 전철을 밟고 똑같은 병으로 단명할 수 있는 가능성이 높다는 것이다.
줄초상이란 말이 새삼 떠오른다.
이 가정에서 줄초상의 의미를 찾을 수가 있다.
친정어머니가 간암으로 일찍 고인이 되었다는 말은 그 분도 간에 영혼의 정착으로 병을 얻어 현대의학으로 답을 찾지 못하면서 생명이 끝이 났지만, 고인이 된 친정어머니영혼과 몸에 있었던 여러 명의 영혼이 같이 갈 때가 없는지라, 부인의 몸에 들어갔다는 것이다.
현대의학에서 병력을 묻는 이유는 바로 이런 경우가 너무나 많기에, 참고 자료로 삼는 것이지, 부모가 일찍 고인이 되었음을 알았다고 치료방법이 달라진다는 의미는 아니다.

부인도 친정어머니가 돌아가시고 언젠 부터인지 건강이 나빠짐을 알았고, 영적인 병에 시달려 왔기에 특별한 약도 없이 친정어머니영혼이 딸의 간에 정착됨으로써 똑같은 간암을 앓아야 했던 것이다.

이것이 영혼의 병력이지 유전병이 아님을 알아야한다.

영혼병은 약이 없다. 아무리 현대의학에서 치료방법을 개발한다고 해도 속수무책이다.

장기이식도 한계가 있다. 일반사람들은 장기라도 이식받으면 정상적인 생활을 할 수 있다고 생각하는데 절대 그렇지가 않다.

타인의 장기가 자신의 몸에 부착되는 순간에 문제가 발생하게 되어 있다.

어떤 장기라도 거부반응이 있기 마련이다.

그래서 평생을 두고 몇 가지 약을 복용하면서 생명을 이어오고 있는 것이다.

주위에 장기이식을 받아 약을 복용하면서 살아가는 사람들 대다수가 말못하는 고통 속에서 살아가고 있음을 알아야한다.

건강의 기준은 창조주하느님이 주신 온전한 장기만이 제 기능을 할 수가 있다.

돈이 많은 사람이 건강하게 장수하는지를 보라.

아무리 영양식을 하고 병원에서 정기검진을 받는다고 해도, 영혼의 영역을 알지 못하면 형식적인 치료에 그칠 수밖에 없다.

부인을 잃은 김 모씨도 종교라는 아집에서 벗어나지 못하고, 원죄의 의미도 알지 못하면서 기도만 열심히 하면 병도 낫고 천국 간다는 생각을 버리지 못하면 부인의 전철을 밟을 수밖에 없다.

종교가 만들어낸 의식행위가 인간들에게 얼마나 큰 고통을 안겨주는지 알아야하며 종교라는 테두리 속에서 세뇌되어 때를 놓쳐 생명을 잃게 하는 죄를 어떻게 감당하려는지 불쌍하고도 안타깝다.
확인도 하지 않고, 천국 간다니, 극락 간다니 하는 말을 함부로 하지 않았으면 좋겠다.
이 땅에 종교가 있다면 종교의 힘으로 병도 고치지도 못하면서, 죽어도 종교의 명이고, 아파도 종교의 명이라는 억지를 부리는 사람이 너무나도 많기에 진실된 창조주하느님의 뜻을 깨우쳐 무엇이 잘못된 종교의식인지 판단할 수 있는 기회를 만들었으면 한다.
간간히 연구소의 얘기를 듣고 교회 목사라면서 전화 상담을 해오곤 한다.
목사 자신도 퇴마를 10여년 해 왔는데 자신의 몸이 너무 아파서 지금은 못하겠다고 도움을 요청 받곤 한다.

영혼을 다룬다는 것이 결코 쉬운 일이 아님을 알아야한다.
타인의 몸에 있는 영혼을 처리 하다보면 자신이 공격을 받는 경우가 많고 생명을 잃는 경우도 발생될 수 있기에 항상 위험에 노출되어 있음을 경계해야한다.
침묵의 영적인 병은 평소에는 뚜렷한 병이라 할 만큼 환자 자신도 모르면서 살아가고, 병원에서 정기검진에도 영적인 문제는 검사소견상 이상 징후를 찾아내기가 하늘에 별 따기라고 할 만큼 나타나지가 않는다.
아프다고 고통을 호소 할 때가 말기가 될 수 있다는 말이다.

현대의학으로 영혼을 체크 할 수 있는 검사 장비가 전혀 없다.
오히려 영혼 이야기 하면 의사들은 화를 내면서 집으로 가서 고치라고 환자에게 무안을 주는 경우도 있다.
그럴 수밖에 없지 않는가.

현대의학을 공부해온 의사로써는 자연치유나 영적인 면보다는 약이나 수술, 항암제 등으로 배우고 가르쳐 왔기에 영혼을 부정 할 수밖에 없다.
일부 젊은 의사들 중에는 영적인 부분을 수긍하는 의사도 일부 있다.
생명을 다루고 있는 일부 의과대학에서 영적인 연구가 필요 하다고 하는 목소리도 세계 각처에서 서서히 움직임이 감지되고 있는 것이 사실이다.
하나님을 믿는 교회나 성당, 부처님을 믿는 사찰에 가면 누구에게나 영혼이 존재 합니까 라고 질문하면 대부분 존재한다고 인정한다.
그런데 당신의 몸에 타인의 영혼이 있다고 생각하느냐고 질문하면, 50대 50이다.
인간이 죽으면 영혼의 문제는 어떻게 되는 지 들어 본적이 있는가에 대해서는 대답이 천차별이다.
천국에 간다는 사람. 극락에 간다는 사람. 기타 등등.
자세히 모른다는 대답이 주를 이룬다.
자신의 몸에 다른 영혼을 가지고 살면서도 영혼에 대한 지식이 전혀 없다고 보면 된다.
예로써 당뇨병이 췌장이라는 장기에서 올수도 있지만, 장기간 뇌와 간에 침묵의 영혼이 접신되는 경우 신경조절기능을 교란시킴으로써 호르몬의 장애로 오는 경우도 배제할 수 없다.
장기간 당뇨로 고생하는 사람들은 스스로가 당뇨에 대해서는 박사수준이다.

현대의학에서도
우주생명의학
진단법이 개발돼야

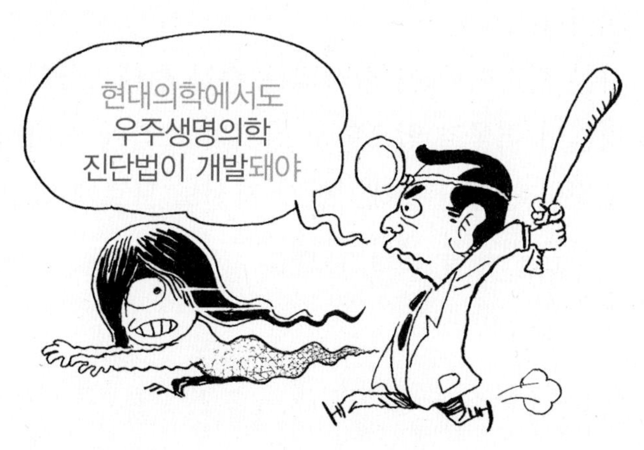

인터넷과 정보화 시대로 당뇨에 좋다는 비방을 의사보다도 더 많이 알고 있는 환자도 많다.
그렇게 많은 지식과 비방에도 불구하고 근본적인 치료가 되지 않고 있다. 침묵의 영혼병의 문제를 다루지 않고 눈에 보이는 치료에만 의존하려고 하니, 한계를 벗어 날수가 없다.
침묵의 장기, 침묵의 영혼의 영향에도 비활동성이 무서운 이유가 된다. 우리 몸의 장기는 90%가 망가져도 검사 상으로 정상이 나오거나 일상생활에 지장을 주지 않는 경우가 많이 있다.

영혼이 접신된다고 해도 당장 병이 드러나지 않는 경우가 90%이상이 된다는 것이다.
평소에 술 잘 먹고 음식 섭취 잘 하던 사람이 몸이 좋지 않아 병원을 찾는 경우 말기판정으로 병원에서 손을 쓸 수 없을 만큼 생을 마감하는 경우가 대부분이다.
우리 사회에는 평소에 술 담배하지 않고 각별히 건강에 신경을 썼던 사람들도 속수무책으로 단명하는 이유가 비활동적인 영혼의 영역에서 기인된 것이다.
다른 영혼이 몸에 정착되는 순간 현대의학의 장비로 찾아낼 수가 없으며 영혼이 머물고 있으면서 장기나 조직에 서서히 상처를 내기 때문에 신경조직이 감각이 둔해지면서 자신도 모르게 만성질환이나 희귀병으로 진행된다는 사실을 알아야한다.

Chapter 10

질환별 영적증상과 자가진단

뇌(Brain)질환의 영적증상과 자가진단

머리에서 발생되는 중풍, 치매, 뇌종양, 뇌암, 구안와사, 파킨슨, 뇌경색, 루게릭,자폐증, 두통, 불면증, 안면마비, 난청, 자살, 근무력증, 정신질환 등을 포함해서 포괄적으로 뇌질환으로 본다.

현대의학에서 상기에 나열한 질환을 호르몬의 변화나 화학적인 물질검사 아니면 CT, MRI, 뇌파검사 등으로 진단을 하겠지만, 초기에는 증상이 있다 하더라도 현대의학으로 소견이 없는 것이 대부분이며, 증상이 거듭되고 영혼의 상처가 깊어짐에 따라 현대의학적인 검사에 노출되는 경우가 다반사다.

영혼의 상처는 초기에 알아낼 수가 없으며 환자 스스로도 자가 진단하기가 어렵다.

현대의학에서 그 병이 왜 왔는지에 대해 추정만 있을 뿐, 한 가지 병이라도 뿌리가 무엇인지, 밝혀낸 사실을 들어 본 적이 있는지 생각해 봐야한다.

무조건 현대의학만 맹신하고 현대의학의 문제점이 무엇인지 알려고 노력은 왜 하지 않는지 모르겠다.

어리석음의 극치는 곧 죽음을 의미한다.

자연의 이치를 부정하고 창조주하느님의 뜻을 알려고 하지 않는 의식의 결과는 참혹하리만큼 결과가 죽음으로 가고 있다는 사실을 눈이 있고 귀가 있으면 보고 들어야한다.

뇌는 컴퓨터로 비유하면 하드웨어라고 하는 주기억장치에 해당되는 것으로 인체 중에 특수임무를 가지고 있는 가장 큰 장기라고 볼 수 있다.
갑자기 쓰러져서 사고가 난 경우에는, 뇌의 신경장애나 혈류장애가 발생하여 정신을 잃고 긴급히 병원에서 수술을 받아야 하는 환자가 많다.
현대의학의 눈부신 발전에 힘입어서 육체적인 장애는 수술이나 약물로 생명을 잃지 않고 살아날 수가 있다.
하지만 다른 영혼이 접신되어 일어난 병은 수술이나 약물을 사용한다 하더라도 치유가 잘 되지 않으며, 심장은 살아 있지만 의식이 돌아오지 않아서, 식물인간으로 중환자실에서 고생하는 환자가 많다.
의식이 깨어나지 않으면 환자의 치료비를 부담해야하는 가족은 한 순간에 거지신세가 되는 경우가 많다.
오죽하면 법을 적용해서라도 안락사를 인정해달라는 호소를 하겠는가.
혈류장애를 일으키고 신경을 교란시키는 주범이 음식이나 습관, 술, 담배가 주범이라고 보기에는 이해가 되지 않는 경우도

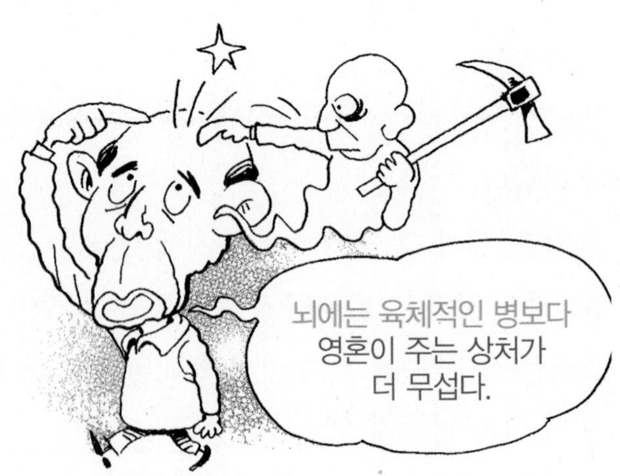

많다.

우주생명의학 연구결과 직접적인 원인은 영혼이 주범이 될 것이고, 영혼의 상처에 오염된 음식 등이 간접적으로 부가하여 질환을 가중시킴으로써 현대의학적으로 많은 병명이 붙여진다는 것이다.

현대의학에서는 뇌에 발생되는 여러 종류의 질환을 예방하기도 어렵고, 발병되고 난 뒤에도 치료하는데 어려움을 겪고 있는 실정이다.

발병되는 원인도 추정하거나 유추해석 하는 정도이다.

자폐성 장애(아스퍼거)의 사례

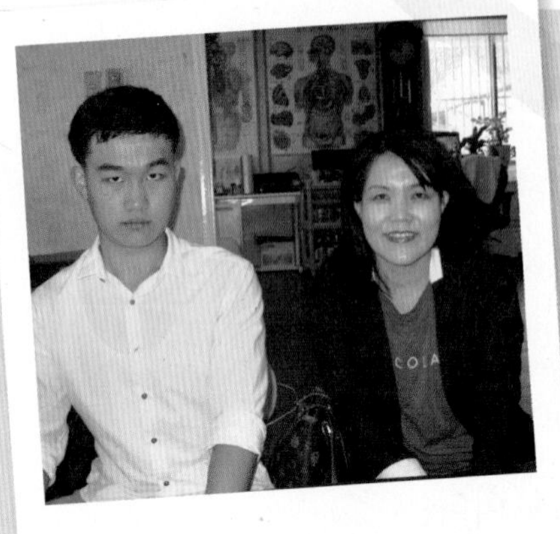

- 성명 | 김정식(가명) • 나이 | 22세
- H.P | 010-2269-****
- 주소 | 부산시 북구 화명동
- 병명 | 선천성 자폐
- 연구소 방문일자 | 2015년 9월

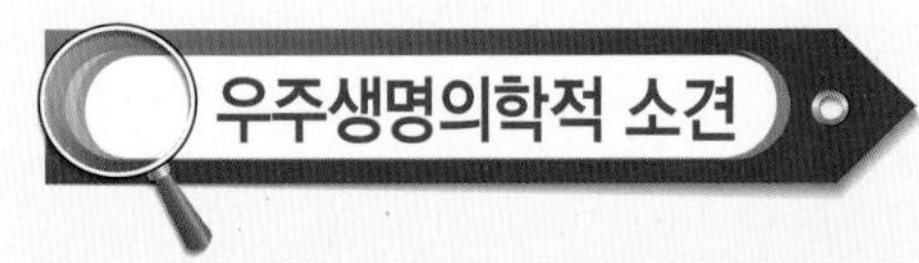

태어나면서 자폐라는 지적장애를 가지고 태어나는 본인과 가족의 애끊는 사연을 어찌 말로 다 할 수 있겠는가.

건강하게 살아도 얼마 못 살다가는 게 인생인데 이것이 남의 일이 아니다. 이런 환자를 두고 있는 가정마다 눈물겨운 사연들은 한권의 책으로 만들어도 부족할 만큼 밖으로 표출하지 못하고 음성적으로 가슴에 묻고 살아간다.

현대의학은 원인조차 파악하지 못하고 있고 변변한 약도 없는 실태이다. 증상적으로 죽을 때까지 홀로 떼어 놓을 수 없는 행동장애가 가족을 더욱 힘들게 한다.

감정조절이 되지 않고 흥분을 잘하며 심지어 폭력을 스스럼없이 일삼으며 불면증에 반복적인 행동과 인간의 힘으로 통제가 불가능할 정도로 불안 초조함에 정상인들도 병간호하기가 힘든 불치병이다.

본 연구소에 처음 방문할 때 모습이 눈동자의 초점이 분명히 정상인과는 달라있었다.

대화를 해보면 비정상적인 톤으로 이야기를 한다.
모습만 인간이지 부끄러운 것이 뭔지 상대방이 어떻게 생각할까 상대방을 전혀 배려하는 것도 모르고 본인이 하고 싶어 하는 이야기만 늘어놓는다.
과연 자폐 장애라는 병은 머리에 무엇이 잘못되어서 오는 건지 하나씩 우주생명의학적으로 진단해 보았다.

진단 결과 자폐 장애의 원인이 전생(前生)의 업(業)과 현생(現生)의 업(業)이 복합적으로 드러났다.
다시 말해 우주생명의학적으로 전생의 업으로는 간뇌 뇌하수체에 로봇영혼2개와 인간영혼2분, 목(木)영혼 1개, 시상하부에 동물영혼2개, 소뇌에 현생의 업인 형제영혼 1분이 인간구실을 못하게 한 주범으로 나타났다.

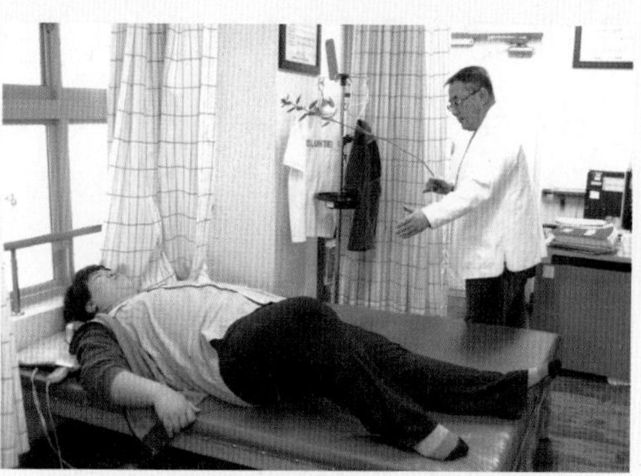

'우주생명의학적으로 자폐 환자의 악성유전자 원인'을 진단하는 박남철원장

다행하게도 환자 부모는 수 십 년 동안 현대의학적으로 해답을 찾지 못하면서 전국에 소문난 명의가 있는지 안 가본 곳이 없는지라 연구소의 책을 읽고 흔쾌히 그럴 수도 있다라면서 아들 병이 좋아지겠는지에 대한 단답을 원했다.
하느님이 주신 생명에 대해 100% 장담을 할 수 없지만 당연히 좋아질 수 있을 것이라 했다.
연구소의 일은 개인이 하는 것이 아니라 하늘의 도움으로 진행되는 것이니 하늘을 믿고 판단을 해주기를 바란다고 했다.
영혼분리와 더불어 수 십 가지의 우주생명의학적 치유가 이루어지고 일주일 뒤 환자는 너무나도 변해갔다.

부모도 놀랄 정도로 변화되어 가는 모습이 한두 가지가 아님을 알면서부터 너무 신기하다는 표현밖에는 없다면서 너무나 기뻐했다.

수 십 년 동안 뇌하수체와 시상하부, 소뇌, 대뇌에 수많은 영혼의 상처가 있을 것이니 깨끗한 음식으로 다스리다보면 신경세포가 살아나고 뇌하수체의 호르몬이 정상화되는 시점이 돌아올 것이라는 기대에 하나님께 감사 기도로 하루하루를 보낸다고 했다.

지금까지 본 연구소를 방문한 환자 중에 머리에 오는 정신질환, 지적장애, 간질, 파킨슨 등 어떤 병이라도 우주생명의학적으로 치유한 결과 수십 년 된 난치병, 불치병도 빠른 기간 내에 호전되어가는 결과를 보여줌으로서 의료무역의 앞날이 한층 밝아졌음에 연구원들은 힘을 얻고 있다.

수 십 년 이상 진행되어온 어떤 질환이라도 포기 하지 말고 우주생명의학적인 원인만 제거하면 누구나 희망이 있음을 알려 주고 싶다.

영혼이 뇌의 어느 부분에 접신 되느냐에 여러 질환이 나올 수 있다.

현대인들에게 없어서는 안 되는 컴퓨터가 바이러스에 감염되면 부팅이 안 되거나 기능마비가 오는 것처럼, 바이러스가 눈에 보이지는 않지만 무서운 것이라는 것을 알고 있다. 영혼이 눈에 보이지 않는다고 무시하고 인정하지

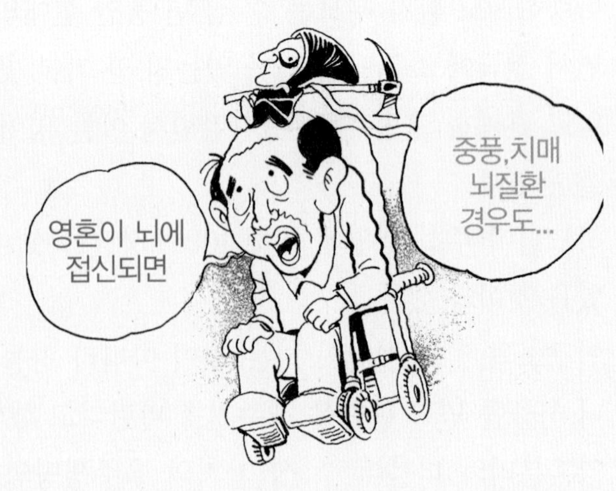

않겠지만, 분명하게 환자를 만나 뇌에 있는 다른 영혼을 분리하면 영맥이 발달된 사람은 분리 즉시 느낌을 받는다.
이미 치매 증상으로 고생하는 사람도 더 심해지지 않으며 시간이 감에 따라 자연치유로 호전되는 사람을 많이 본다.
평소에 머리가 간헐적으로 아프다든지, 전에 보다 기억이 떨어짐을 자각한다든지, 머리가 맑지 못함을 느낄 때 영혼의 접신을 생각해야 한다.
기억이 떨어진다고 노환이라고 치부하는 것도 어폐가 있다.
머리에 영혼이 접신이 되어 활동적으로 나타나면 누구나 증상을 호소하겠지만,
비활동적으로 뚜렷한 증상이 없으면서 장기간 시간이 흘러 뇌손상을 주는 경우에는 자신의 얼굴을 보면 어딘가 모르게 얼굴상이 변해가는 모습을 감지할 수도 있고 성격이 예민해지는 경우도 있다.
뇌에서 얼굴에 연결되어 있는 신경이 정상이 아닐 때는 앞면 얼굴상이 젊을 때 자신의 모습이 아님을 알 수 있다.
나이에 비해서 유난히 얼굴에 주름이 많은 경우에는 머리에 여러 종류의 영혼이 신경을 마비시키고 있음을 알아야한다.
영혼을 분리하고 섭생을 바꾸면 얼굴이 탱탱하게 주름이 펴지는 환자를 많이 본다.
매사에 부정적이거나 사회에 대한 비판이 많고 세상을 비관적으로 생각하면서 자신이 삶에 대한 가치를 상실하는 경우에도 의심해야한다.
도심지에서 폐지나 재활용품을 수거하기 위해서 수레를 끌고 가는 노인을 자주 볼 수 있다. 차가 지나가도 잘 비켜주지 않는다.
비켜달라고 하면 오히려 화를 내면서 정신이 나간 행동을 한다.
길거리에서 남이 봐서 정상이 아님을 한눈에 알 수 있는 행동장애자들이

많다.
이런 사람도 처음부터 이런 장애를 가지고 살지 않았다.
언제부터인가 본인의 이성을 잃고 타인의 영혼이 자신의 육체를 지배하는 경우 행동장애는 누구든지 온다고 생각해야한다.
이것이 치매라고 하는 현대인들이 골치를 앓고 있는 영적인 병이다.

자신이 영혼에 접신이 되어 있는 줄도 모르고, 누군가 치매로 고생하는 장면을 보고 흉을 보는 사람들도 있다.
자폐 환자를 가진 가족들은 집안에 우환이 부끄럽다는 생각으로 남에게 말도 못하고 가슴앓이만 하면서 살아가는 가정이 많다.
현대의학에서도 뚜렷한 대안을 찾지 못하고 있는 실정이다.
자폐증은 태어나면서부터 나타나는 경우가 많다.
선천적으로 산모가 영적으로 영혼이 접신이 된 상태에서 임신이 되는 경우에는 태아의 뇌가 정상적으로 발육이 되지 않을 수도 있다.
겉으로는 멀쩡하게 보이지만, 정상적인 사람과 잘 어울리지도 못한다.
산모에 있는 다른 영혼이 태아에게 이동될 때는 후천적으로 평생 장애를 가지고 가야 되는 경우도 있다.

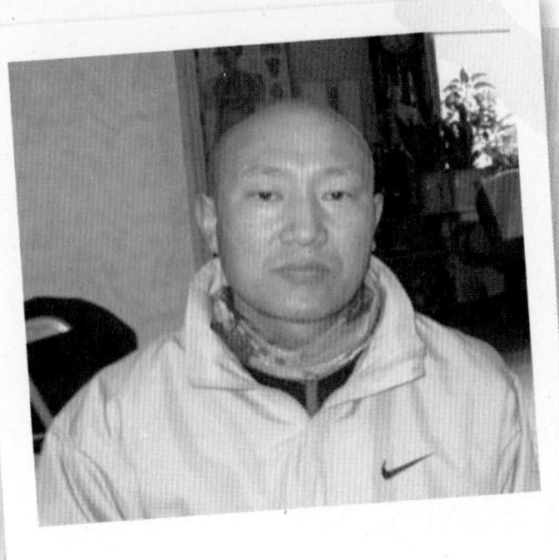

간질(뇌전증) 극복 수기

• 성명 | 박ㅇㅇ(남) • 나이 | 55세
• H.P | 010-9523-****
• 주소 | 경북 안동시 안기동
• 증상 | 발작, 불안, 초조

안녕하세요.
경북 안동시 안기동에 사는 박OO라는 사람입니다.
저는 1993년도에 일을 마치고 밤 10시경 집에 도착해서 방에 들어와서 쓰러졌습니다.
병원에서 뇌전증(간질) 판증을 받고 죽을 것 같았습니다.
지금까지 하던 모든 일을 할 수 없었고 미래도 다 포기해야 했습니다.
병원에서는 완치가 어려우니 약을 먹어라고 했습니다.
그래서 20여년간 약을 먹었습니다.
약을 복용할 때도 가끔 스러졌습니다.
하고 싶은 일, 하고 싶은 여행 등 거의 조심하지 않으면 않되기에 늘 조심해야 했습니다.
2014년 2월 인천에 사는 누나가 같이 할 수 있는 일이 있다기에 인천에 갔다가 연구소를 소개 받았습니다.
그래서 알아보고 상담을 했습니다.
일반치료가 아니라 자연치유다 보니 먹는 물도 순수물을 사용해야 했고,

소금도 순수소금으로 바꾸어 먹고 있습니다.
우주생명의학연구소에서 치유 받고 집에 와서 지금까지 연구소의 도움을 받아 스스로 치료에 최적의 몸을 만들고 있습니다.
우주생명의학연구소에서 치료 받기 전에는 늘상 생활이 불안하고 가족들도 갑자기 쓰러지지나 않을까 걱정했습니다.
성격도 급해지고, 초조해지고, 불안해하고, 머리에 충격을 받으니 어려서 기억력이 좋았으나 지금은 잘 기억이 나지 않았습니다.
남들이 다하는 것 거의 할 수 없었습니다.
우주생명의학연구소에서 치료 받은 후에는 연구소의 도움을 받아 불치의 병이지만 치료될 수 있다는 확신이 서고 또 스스로 치료될 수 있는 몸을 만들 수 있습니다.
외상을 제외하고 병원에 갈 필요도 없고 불편한 증상을 휴대폰 문자로 보내면 연구소에서 멀리서 원격으로 치유해 주십니다.
2014년 8월 현재도 우주생명의학연구소의 도움을 받아 순수물과 순수소금을 먹고 있습니다.
전에도 체중이 많이 나가지 않아 몸이 가볍게 느껴졌지만 현재 5개월이 되었는데도 몸이 더 가벼워지고 군살이 다빠지고 체질과 피부까지 바뀐 것 같습니다.
걸어다니는데도 너무나 기분이 좋습니다.
물론 약도 끊었습니다.
아무 음식이나 먹지 않고 항상 집에서 먹거나 밖에서 먹을 때도 오염된 음식은 먹지 않고 좋은 음식을 찾아서 먹습니다.
늘 우주생명의학연구소에 감사 드립니다.
하나님께도 항상 감사하고 있습니다.

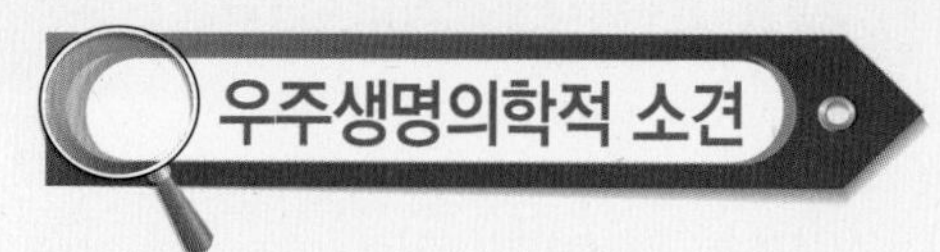

상기 환자는 18년이란 세월 동안 가장 역할도 못했다.

뚜렷한 명약이라도 구하려고 백방으로 알아보았고, 교편생활도 접고 영어학원도 문을 닫아야만 했다.

이 분의 병의 원인은 우주생명의학 진단결과 머리에는 이미 고인이 된 형제영혼과 조상영혼이 6명이나 접신되어 고통을 주고 있었다.

우주생명의학적으로 보면 전생의 업으로 간암도 있었지만, 위급한 것이 머리질환이기에 약물에만 의존 한 채 20년 가까이 지나도 별 차도가 없었고, 점점 병은 깊어만 갔다.

조상영혼에 대한 제사를 잘 지내고 못 지내고 상관없다.

죽고 난 뒤 오갈 때 없는 조상영혼, 가족이나 후손의 몸으로 들어가서 병을 유발시킨다면 누가 믿어 주겠는가.

믿고 싶지 않지만 사실이다. 조상제로 영혼을 분리시키면 거짓말처럼 몸 상태가 달라짐을 스스로 느낄 수밖에 없다.

아무리 논쟁을 해봐도 경험한자만 인정한다.

체험보다 더 진실한 게 없다.

상기와 같은 환자들이 겪고 있는 본인의 고통이야 말할 것 없지만, 가장의 역할을 할 수 없으니 가족들의 삶이 얼마나 고달파야 하는가.

평생 동안 이런 우환을 가지고 살아가는 가정에 국가는 무슨 도움을 줄 수가 있는가. 컴퓨터로 보면 머리가 하드이고 오장육부는 소프트다.

머리에 오는 병이 정신병부터 치매, 중풍, 루게릭, 루프스, 파킨슨, 모야모야, 의처 · 부증, 뇌암, 뇌경색 등 한가지병도 현대의학에서 원인을 규명하지 못하는 이유가 눈에 보이지 않는 현상을 연구도 하지 못하고, 믿으려고 하지도 않기 때문이다.

정신질환 체험수기

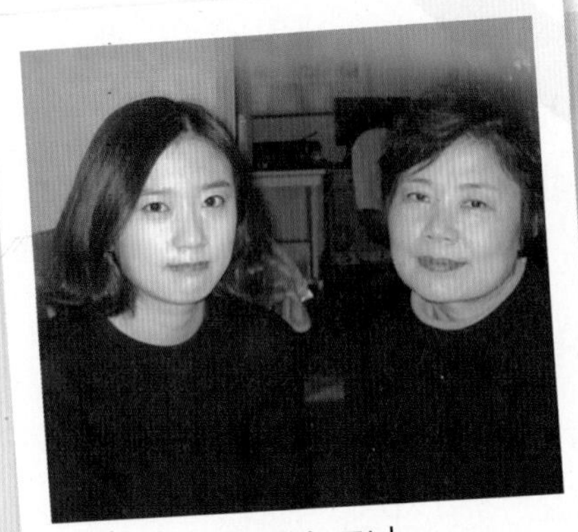
김영순 모녀

- 성명 | 김영순, 박영아(모녀)
- 나이 | 52/25세
- H.P | 010-8572-****
- 주소 | 대구 수성구 상동 모아파트
- 증상 | 우울증 정신질환(자살충동), 두통, 환청, 불면증

대구에 사는 50대 초반 가정주부입니다.
언제부터 기가 약해서 그런지 머리가 항상 아팠고 우울한 감정도 들었습니다.
저희 딸아이가 우울증 증세로 정신질환 약을 18년 동안 복용하였고 양방, 한방 용하다는 곳은 수소문으로 다녀보았지만, 별 효험도 보지 못하고 거액을 날려야만 했습니다.
눈은 잠이 오는 듯한 묵직함이 느껴졌었고, 가끔은 환청이 들리기도 했습니다.
너무 고통스럽게 살아왔습니다.
그래서 전 절에 가서 천도제도 지내고 퇴마사한테 퇴마도 받아보았지만 크게 효과를 보지 못했습니다.
그러던 중 친한 친구의 권유로 나의 딱한 사정을 잘 알고 있는지라 연구소를 알게 되었습니다.
2013년 12월 7일 연구소 방문.

처음에는 약간 의심도 가지고 연구소에 방문하여 치유를 시작하게 되었습니다.
저와 아이의 몸에 여러 영혼들이 여기저기 붙어있다고 말씀하셨지만, 처음에는 정말 그럴까?
의심을 가졌습니다.
사실 정말 이해하기 힘들었습니다.
하지만 그것도 한 순간 조상제를 지내고 나니 몸에서 반응이 왔습니다.
머리가 맑아지고 눈도 맑아지고 몸도 가볍고 신기했습니다. 이것은 자신이 직접 경험하지 않으면 믿기 힘든 일입니다.
하지만 전 연구소에서 여러 영혼을 떼어주셔서 지금은 정상적이고 행복한 삶을 살고 있습니다.
항상 연구소가 뒤에 있다는 생각을 하니 든든한 마음이 듭니다.
지금도 전 몸이 좋지 않거나, 호전반응으로 좀 이상하다는 생각이 들면, 연구소에 전화를 해서 제 증상을 이야기 합니다.
그러고 나면 감쪽같이 치유가 된답니다.
전에는 이러한 증상들 때문에 마음이 불안하고 우울했는데 지금은 깨끗한 소금과 증류수를 먹으면서 이러한 증상들이 없어졌답니다.
물론 연구소에 다녀온 뒤로 모든 약을 끊게 되었습니다.
항상 연구소에 감사한 마음으로 살고 있으며, 이 은혜를 어떻게 갚아야 할지 모르겠습니다.

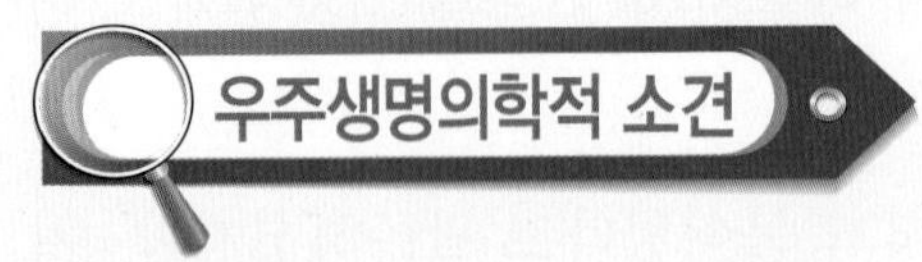

상기 가정에서 일어나고 있는 자녀들의 정신질환문제가 우리사회에서 심각한 문제를 낳고 있다. 군에서 관심사병으로 연간 4000명이나 조기전역을 해야 하고 사회에서는 성범죄와 흉악범 등.

근본적인 치료가 전혀 되지 않고 있는 실정이다.

가정에서 해결하지 못하는 문제는 사회나 국가도 해결할 수가 없다.

우주생명의학 교육을 알려주는 곳이 없으니 일반인들이 어떻게 알 수도 없고 믿음이 가지 않는 게 당연하다.

현대의학에서 원인규명이 안 되고 있다.

마땅히 치료약도 없는 것이다.

수기의 자녀는 모 대학 졸업생으로써 부모가 알게 모르게 혼전과 후에 어떤 이유에선가 유산시킨 영아영혼이 6명이나 머리에 존재함으로 정신질환을 유발시켰던 사례이다.

밤이면 영혼들과 전쟁을 치르느라 깊은 잠 제대로 잘 수가 없다.

영맥이 예민하여 어떤 영혼인지 빙의 되어 영혼이 하는 말을 알아듣고 전달도 해준다. 이런 세월을 젊은 청춘에 겪으면서 살아야 했으니 당해보지 않으면 고통을 이해할 수가 없다.

누구든지 육이 죽으면 그만이라는 발상을 없애지 않는 이상 지구가 멸망할 때까지 영원히 해결 방법이 없다.

그리고 우리 사회에 영혼을 격리시키며 우주생명의학을 연구하고 처리해주는 조력자가 없다는 게 더 큰 일이다.

난청과 만성질환을 해결한 주부 사례

- 성명 | 김선희
- 나이 | 37세
- H.P | 010-9518-****
- 주소 | 부산광역시 동구 수정1동
- 병명 | 난청, 만성변비, 빈혈(숨은 당뇨), 요통, 두통, 소화장애, 유아성 목소리, 우울증

저는 20대부터 변비가 있었습니다,
약국에서 변비약을 먹고도 해결되지 않았고, 월경을 시작하기 전부터 머리가 아프기 시작하는데 어지럽고 빈혈증상에 앞이 반짝반짝 현기증이 났습니다.
약국에서 빈혈 약을 사 먹으면 붓고 살이 쪘습니다.
커피를 마시면 속이 따갑고 매운 김치나 찜 같은 종류를 먹으면 몇 시간 후 설사를 하게 되고 라면을 먹으면 몇 시간째 트림을 하고 세 끼 밥을 안 먹으면 배고파 허덕이고 얼음물 같은 찬 음식을 먹으면 바로 닭살이 돋고 추위를 많이 타서 따뜻한 음식을 좋아 했습니다.
결혼하고 아이 둘 출산 후 배만 볼록해 "임신 했니"하고 물어 볼 때도 가끔 있었습니다.
배가 나오니 허리도 안 좋고 저녁만 되면 배 속에서 요동을 치는데 소화는 안 되고 화장실 다녀와도 안 되고 2~3일이 되어야 힘들게 단단한 변을 보았습니다.(냄새나는 방귀 윽~)
여름엔 남들은 더운데 저는 몸이 추워서 닭살이 돋아 에어컨 아래는 필요도 없을 정도로 내 몸이 이상하고 머리는 멍하고 잊어버리고 우울증까지

오게 되었습니다. 잠을 자고 일어나면 붓고 눈만 뜨고 몸은 일어나기 힘들어 스스로 잠이 많고 게으르다 느꼈습니다.
나이는 40이 되어 가는데 목소리가 애기영혼이 있는지 어른 목소리가 아니라고 만나는 사람마다 핀잔을 많이 받았다.
조상제를 올리고 치료를 받은 지 2달이 넘어가는데 깨끗한 "라우소금과 증류수"를 따뜻하게 마시고는 속이 편하고 변도 시원하게 보며, 뱃속을 비우니 뱃살도 5kg이나 줄었고 몸이 가벼워졌습니다.
아침에 일어나서 소금 차 한 잔으로 하루를 시작하고 있고 깨끗하고 좋은 소금은 몸을 건강하게 오래 살게 할 수 있다는 걸 알게 되었어요.
부작용 또한 없다는 것도요. 현재는 머리도 맑아지고 몸도 가볍고 허리도 가볍고 현미밥 먹고 배고픔도 줄었습니다.
우울증인지 뭔지 살기 싫다는 생각과 남편과 잦은 말다툼도 많이 개선이 되었고, 얼굴 피부도 거울을 쳐다보면 왠지 즐겁다는 생각이 들 정도로 깨끗하며 하루생활이 언제 가는지 모를 만큼 세상사는 맛이 납니다.
기 치료를 받고 있는 중인데 등 척추들을 누르면 정말 아팠습니다.
지금은 S라인 몸짱에 얼짱이라 인생이 달라졌음을 실감합니다.
최근 알게 되었는데 변비가 있다는 건 뱃속의 장기(폐, 콩팥, 간 등...)모두 다 썩고 있다는 증거였습니다.
차츰 건강해져 오는 나를 느끼며 몇 년 몇 십 년을 밝고 건강하게 미래를 살 수 있는 희망이 생겼습니다. 현재도 고통스럽게 살고 있는 분들을 위해 연구소와 인연을 맺어 건강한 미래 삶을 선택해 살아갔으면 합니다.
도움주신 이진숙님 오명련님 모두 감사합니다.

김선희 씀

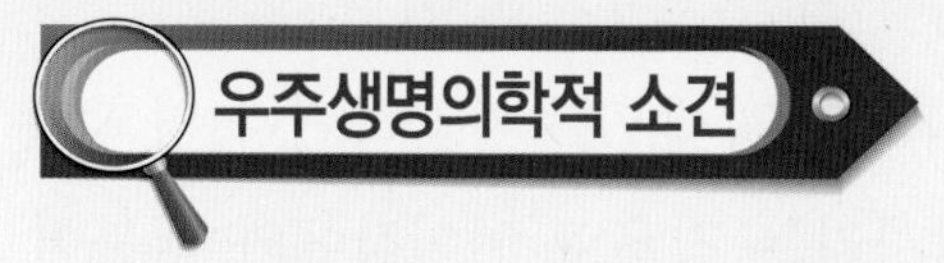

상기 환자에서 불치병이라 여겨지는 난청병, 귀가 잘 들리지 않으면 장애인 대접을 받는다. 수 십 년 전부터 귀에 농이 비치고 서서히 귀가 잘 들리지 않았다고 한다.

현대의학으로 수술이나 보청기사용 별다른 치료약이 없다.

신장기능이 나쁘면 귀에 문제가 생긴다 하지만, 막연한 이론에 불과 할 수도 있다. 노환도 아닌 것이 젊은 나이에 이런 고통으로 평생을 살아야 한다면 끔찍한 일이다. 필자가 상기 환자와 상담을 하면서 우주생명의학적으로 달팽이관에 원인물질이 있을 거라는 추정을 하고 영혼의 영역을 찾아가보니 어족(魚族)영혼이 신경을 교란시키고 있음을 발견했고 어족영혼을 처리하여 난청문제를 해결한 사례이다.

연구소를 찾는 여러 환자들 중에 의외로 난청환자가 많다.

다른 영혼처리를 하다보면 자연스럽게 난청도 동시에 해결되곤 한다.

영혼의 영역을 알고 나면 간단히 해결 할 수 있는 만성질환이 너무나도 많다.

(1) 치매, 중풍의 영적인 증상과 자가진단

인간영혼이나 물질영혼, 동물영혼이 뇌의 신경세포를 자극하거나 영혼의 파장으로 신경세포를 억제하거나 마비시키는 경우로 언어장애와 더불어 신체를 마음대로 움직일 수 없게 만들어 버린다.

현대의학에서 치매 원인을 여러 가지로 대별하고 있으나 어느 한 가지도 분명한 답이 되지 못하고 있는 실정이다.

나이가 들면 당연히 오는 병으로만 알고 있지만 사실 그렇지 않다.

장수하는 사람을 보면 나이가 들어도 치매, 중풍과는 아무 상관이 없다.

100살을 건강하게 살아가는 사람이 드물다는 이야기는 장수하는 사람의 머리에 영혼의 공격이 적게 영향이 미치기 때문이며, 가족 중에서 같은 부부끼리도 영혼의 공격을 심하게 받으면 단명할 수밖에 없다.

치매 6개월만에 졸업하다

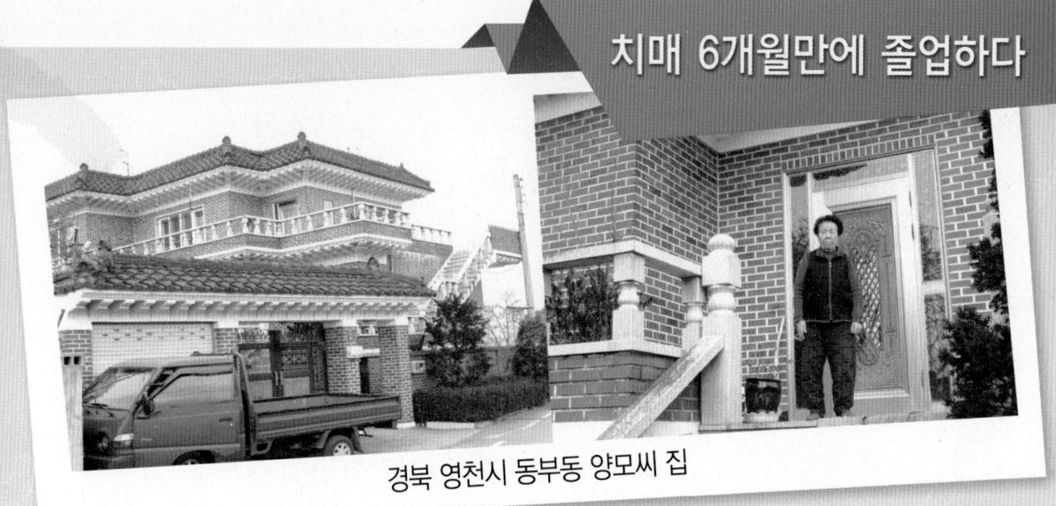

경북 영천시 동부동 양모씨 집

1997년 자식들이 힘을 모아 부모님께 멋진 주택을 만들어 주었건만 2008년 양모씨는 치매라는 무서운 병에 시달려야했다.

맨발로 집을 나섰고 집을 찾아오지 못하는 행동장애에다 예전에 살아왔던 기억을 하지 못한다.

본 연구소에서 6개월 동안 집중관리에 들어갔다.

머리에 존재하는 영혼을 분리하고 추가로 들어오는 어떤 영혼도 들어오지 못하게 한 결과 병원에서 복용하는 약도 끊고 정상적인 생활로 돌아온 사례이다.

현대의학에서는 뚜렷한 대안이 없다.

원인이 밝혀지지 않고 있는 가운데 가족의 품을 떠나 요양병원으로 내 몰리고 있는 실정이다.

치매나 중풍에 걸린 부모를 가정에서 간호하기란 쉬운 일이 아님을 이해를 하지만 인간대접 받지 못하고 죽을 때까지 가족과 이별해야 한다.

치매에 올 수 있는 환자의 전조증상으로 공통사항이 있다.

머리가 간헐적으로 아프고 맑지 않다.
깊은 잠에 들지 못하고 불면증에 시달리고 꿈을 많이 꾼다.
사소한 일을 해 놓고도 금방 잊어버린다.
가스 불을 켜 둔 채로 집밖을 나가거나 음식 요리 시 자주 태운다.
팔다리에 힘이 떨어지고 정신이 혼미해진다.
중심이동에 문제가 발생하거나 어지럼증을 호소한다.

치매는 우주생명학적으로 조기에 발견하여 처치하면 90%이상 정상으로 돌아오는 병이다.

시기를 놓치면 뇌손상이 깊어지므로 회복되는 시점도 길어진다.
치매나 중풍도 뇌하수체나 시상하부, 소뇌, 대뇌에 영혼을 분리하고 악성 호르몬을 제거하면 좋은 결과로 호전이 된다.
어떤 민간요법에는 중풍, 치매를 막아주는 식이처방이 있다면서 평생 한 번만 먹고 나면 걱정 없이 살수 있다는 처방은 영혼의 영역을 모르는 이야기이며 그런 사실을 믿고 민간요법을 시도한 사람들도 여러 명 보았지만, 하나같이 중풍, 치매를 피해 갈수가 없었다는 사실을 알게 되었다.

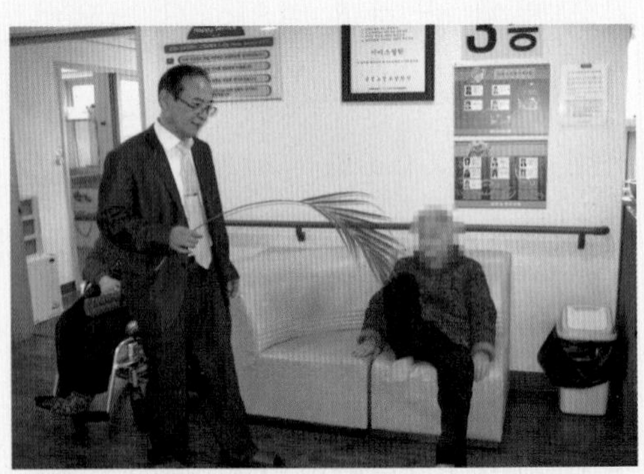
'우주생명의학적으로 유전적 치매원인'을 체크하는 김영묵연구원

요양병원이 급증하는 요인이 무엇인지에 대해서 한번이라도 생각 해 본적이 있는지 묻고 싶다.
요양병원이 급증하는 요인을 알고 보면 간단하다.
현대의학으로 치료가 잘 되지 않는 환자가 대부분 요양병원으로 몰리고 있다.

죽음의 마지막 정거장이라면 과대한 표현이라 하겠지만, 사실이다.
수십 년 전만해도 치매나 중풍환자는 가정에서 가족들의 보살핌 속에서 죽을 때까지 간호를 받으면서 동고동락을 같이 했기에 다행이라는 생각이 들지는 모르나 시대의 변화로 가정에서 간호하기 어려워 요양병원으로 자리를 이동시키는 의료로 바뀐 것이지 특별히 병을 잘 고치는 의학이라고 보기에는 알맹이 없는 찐빵처럼 보여 진다.
현대의학이라면 약물로 생명을 연장시키는 데는 공헌을 했음을 인정하나 정작 환자 본인의 삶은 어떠한가.
죽지 못해서 살아가는 사람, 더 이상 차도가 없이 약으로 살아가는 고통 속에서 합병증으로 사람구실을 제대로 할 수가 없고, 우울증으로 자살하고 싶다는 환자가 얼마나 많은가.
자살율도 세계에서 1위를 달리고 있으니 부끄러운 일이다.
그저 심장만 살아 있으니 살아있다고 봐서는 안 된다.
영혼의 공격으로 손을 쓸 수 없는 환자가 현대의학이라는 의술로는 대안이 없음을 보여주는 예가 아닌가.
몇 년 사이에 전국적으로 요양병원이 돈 벌이가 된다하여 발 빠르게 생명사업에 열을 올리는 모습을 보여주는 실태가 아닌가 싶다.
요양병원의 의료행위도 종합병원의 수준에서 크게 벗어나는 것이 없지 않는가.
양방과 한방도 모자라서 대체요법을 총 동원한다해도 영혼의 영역에서 오는 모든 병을 다스리는 데는 속수무책이라는 표현이 적절하다.
대부분 요양병원에서 영혼의 상처를 임시변통으로 약물이나 자연요법을 시행하며, 병원마다 식탁에 신경을 쓰는 병원도 늘어나고 있는 실정이다.

치매나 중풍의 원인도 인간영혼이 머리에 산소가(접신) 되어있고, 각 가정에서 사용하는 물질영혼들이 머리를 공격할 때는 시간과 상처의 깊이에 따라 일찍 오고 늦게 오는 차이에 불과하다.

평상시에 느낌이 있음에도 그 느낌이 무엇인지 모르고 지나치는 경우가 대부분이다.

평소에도 두통이 경미하게 간헐적으로 오는 경우나, 책을 봐도 기억이 잘 나지 않아 돌아서면 잊어버리는 경우, 머리가 무겁다고 느끼는 경우, 머리에 미열이 자주 나면서 갱년기라고 스스로 판정할 만큼 신경질을 자주 부리면서 마음에 안정을 찾지 못하는 경우는 의심을 해야 한다.

(2) 뇌종양, 뇌암, 뇌경색, 뇌출혈의 영적증상과 자가진단

우주생명의학 연구결과 성인 한사람 몸속에는 작게는 200만에서 300만의 영혼이 몸에 존재한다.

인간영혼, 동물영혼, 해산물(어족)영혼, 물질영혼, 목영혼 등등.

현대의학에서 초기증상에는 발견되지 않는 병이다.

영혼의 형태는 기(氣)로 형성되어 있기 때문에 눈에 보이지는 않지만 몸에 들어오면 육체에서는 인간영혼이나 물질영혼의 파장을 스스로 감지할 수가 있다.

인간의 육체는 미세한 신경이 거미줄 같이 엮어져 있기에 관심을 가지고 세밀하게 관찰만 한다면 누구나 인지 할 수가 있다.

인간들은 눈에 보이는 부분만 인정한다.

눈에 보이는 물질도 화학적으로 최소단위로 쪼개다 보면 마지막으로 전자로 형성되어 있고 전자의 힘도 기로 형성되어 있음을 현대과학도 부정하지는 않는다.

인간을 소우주라고 하는 이유가 바로 영혼의 영역을 알 수 있는 인지능력이 있다는 것이다.

뇌의 혈관에 영향을 주거나 뇌의 조직과 세포에 문제를 일으키는 경우는 인간영혼의 정착도 많지만, 물질영혼의 공격이 더 많다.

아직도 현대의학에서 원인을 제대로 못 찾고 있다.

술이나 담배, 밥상의 음식에서 원인물질을 찾고 있으나 명쾌한 답이 되질 못하고 있다. 특히 백해무익이라고 담배를 많이 피우면 뇌혈관장애가 오거나 뇌질환이 올 가능성이 높다고 하지만, 그것도 직접적인 이유가 되질 못한다.

필자의 외조부도 80년 동안 눈만 뜨면 담배를 입에 달고 사셨지만, 100살까지 병원신세 한번지지 않았다.

영혼의 병으로 병소가 생겼다면 흡연이나 음식으로 인해서 더 깊어질 수는 있으나 금주나, 금연, 식생활 개선이 병의 뿌리를 제거하는 근본적이 대안이 될 수 없음을 알게 되었다.

실제로 술, 담배를 전혀 하지 않는 여성이 간암이나 폐암을 진단받는 경우가 얼마나 많은지 알아야 한다.

뇌혈관 장애나 뇌종양은 병이 깊어진 이후에 발견이 되어 치료시기를 놓치는 경우가 많고 생명을 잃어야 하는 경우가 많다.

평소에 여러 가지 증상이 나타날 수 있음을 알아야 대비를 할 수가 있다.

머리가 무겁고 머리 중심이 한쪽으로 솔리거나, 간헐적으로 두통이 있으면서 열을 동반하는 경우, 한기를 자주 느끼는 경우도 의심을 해야 한다.

특히 남자들 중에 술을 마시고 필름이 끊어진 경우, 술만 마시면 시비를 걸어 분위기를 망치는 경우, 운전 중에 잦은 사고를 내는 경우, 머리에 여러 영혼이 포진되면 본인의 의사와 무관하게 행동장애를 일으킨다.

말 못하는 어린아이가 배고픈 것도 아닌데 울음을 그치지 않는다면 경기라고 하지만, 영혼을 분리시키면 금세 조용해지는 경우가 다반사다.

뇌경색 수기

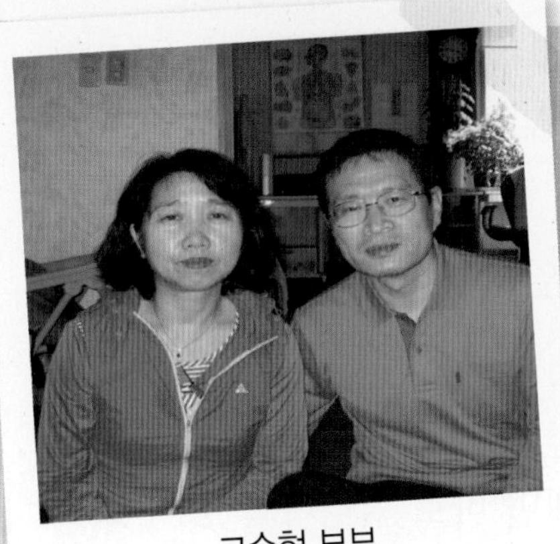
고승현 부부

- 성명 | 고승현 (남) • 나이 | 55세
- H.P | 010-7623-****
- 주소 | 부산시 서구 서대신동 3가 360-9
- 증상 | 두통, 이명, 다리 떨림

5년쯤 근무를 하였을 때 IMF가 오게 되고, 직원이 줄어들면서 3교대를 시작하게 되었습니다.

그리고 10년이 흐르고, 나이도 오십이 넘게 되고, 정년까지 다닌다고 생각 하였던 회사를 떠나게 되어, 다시 신항만 쪽으로 시험을 보게 되었고, 다시 취직을 하게 되었습니다.

정말 감사 하였지만 그곳에선 나이가 가장 많았습니다.

추운 겨울날 한파가 심할 때 배에도 나가서 일을 보아야 하였고, 3교대여서 무리가 심하게 되었나 봅니다.

또한 영어가 좀 힘들어서 일처리도 신경이 많이 쓰게 되어 힘들었나봅니다.

그리고 매일 새벽 5시 반이면 공원에 가서 수련 지도를 한 후 추운 몸으로 바빠서 식사도 못하고 출근을 하게 되는 날도 많았습니다. 10년이 넘은 수련지도여서 그만 두지 못하고 .....

열심히 하며 살았습니다.

그런 어느 날 갑자기 오른쪽 얼굴에 마비가 오고, 나아가는 줄 알았는데

6개월쯤 후 뇌경색으로 말이 좀 어눌하게 되었습니다.
결국 병원에 입원하여 종합검진을 받고 약물로 기약 없는 시간을 보내고 있었습니다.
지인을 통해 우주생명의학연구소를 소개로 알게 되어 처리를 하게 되었습니다.
그러면서 마음이 많이 가벼워 졌습니다.
급하고 갑자기 아프거나 할 때도 문자를 보내면 바로 처리하고 답이 왔습니다.
만약 우주생명의학연구소를 만나지 못하였으면, 그냥 계속 병원에서 주사와 독한약물에 전전긍긍 하였을 텐데...
지금은 일일 일식을 하고 순수 소금물차를 마시며, 독소가 빠져 나가게 하여 자연치유를 하고 있습니다.
식탐이 있어서 78키로 나가던 몸이 이제 70킬로로 빠지게 되었으며, 소식하면서 치유를 하고 있습니다.
또한 저도 출퇴근 시간이 밤늦은 시간이어서 식사가 제때 되지 않아 속이 항상 더 부룩 하고 힘들었는데...
조금씩 식사를 줄이고 적당한 운동과 명상을 하며 소금차를 마시면서 건강을 지켜가고 있습니다.
급할 때 약으로도 빨리 치유되지 않는 것을 연구소에 문자를 보내어 점검을 받으면 회복이 빠른 것을 느낍니다.
정말 급할 때 처리를 해주시는 연구소에 정말 감사합니다.
아직도 명현반응이 여러 차례 옵니다.
긴 세월 동안 축적 되었던 것을 하루아침에 없게 하는 건 너무 큰 욕심이기에 호전반응을 경험하면서 진득하게 고쳐나가면서 항상 범사에 감사하는 마음으로 나눠가면서 살아가려고 합니다.

감사 합니다.

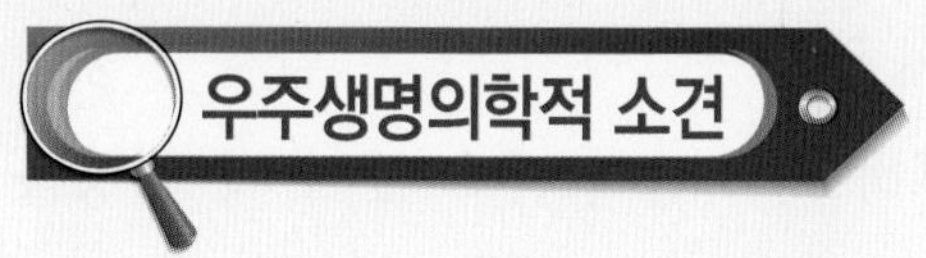

처음 연구소를 방문 했을 때 고승현 환자는 눈의 초점이 흐리고 걸음이 디뚱거리면서 한발씩 내딛었다.

말은 언어장애로 발음이 또렷하지 못했고, 키에 비해서 독소가 가득 찬 비만체형이었다.

병원에서 뇌경색으로 판명 받았지만, 우주생명의학적으로 보면 전생의 업으로 온 뇌암이 심각하게 진행되고 있음이 분명했다.

대부분 이런 환자는 병원 중환자실에서 집중처치를 받아야 하며 의료비 지출이 고액일 뿐 아니라 치유기간도 예측할 수가 없다.

가사탕진을 하고 난 뒤에 운명을 달리 해야 하는 무서운 질환이다.

머리에 오는 병들은 가벼운 것이 한 가지도 없다.

뇌세포가 파괴되는 공통점이 있기에 발병 후에 철저한 음식 관리가 따라야 한다.

폐암, 심장질환의 영적증상과 자가진단

침묵의 장기, 침묵의 살인자라 할 정도로, 손쓸 시간도 주지 않는 장기가 심장이 아닌가.

필자가 요란한 소리를 내면서 긴급하게 앰브란스에 실려 온 환자가 응급실에서 전기적인 심폐소생술에도 불구하고, 아무소리도 없이 이 세상을 떠나 가버리는 모습을 보면서, 남에 일이라 생각이 들지 않는다.

자신도 언제 어떻게 될지 아무도 모르는 일이기에, 갑자기 죽은 사람은 본인이 왜 죽는 줄도 모른다는 사실이다.

임종 한 마디 없이, 채권채무에 대한 아무것도 정리 못한 채 말이다.

현대의학에서도 심장마비로 갑자기 병원으로 가도 별다른 처방을 쓸 수가 없고, 심장마비가 왜 오는지 원인규명도 명확하지 않다.

영적인 병중에서 가장 무서운 것이 치료 해볼 수 있는 시간적인 여유를 주지 않는 병이 심장에 다른 영혼이 접신되는 경우이다.

아무리 심전도 검사를 해도 발견할 수가 없으며, 심장마비로 급 사망 하는 사람의 원인에 대한 분석유형도 통계가 불분명하다.

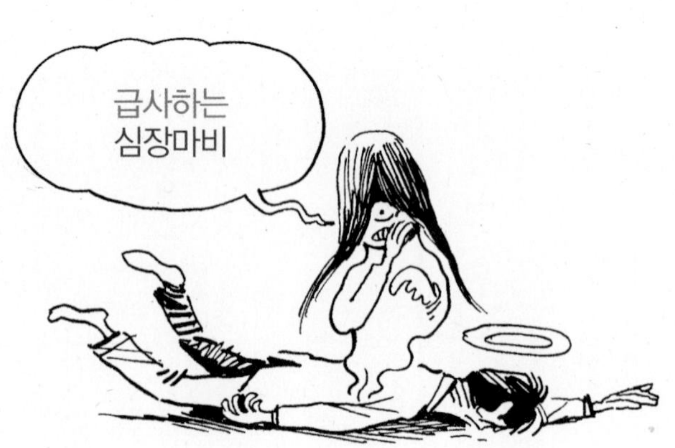

관상동맥이 막혀 심장의 제대로 기능을 못하기에 혈류장애로 대부분 사망한다고 하지만, 관상동맥에

혈류장애를 일으킨 주범이 무엇이냐가 밝혀져야만, 예방과 치료방법이 나올 수 있을 것이 아닌가.

본인이 심장에 이상신호가 무엇인지 평소에 세밀히 관찰 하는 것만이 예방할 수 있는 최선의 방법이 될 수 있다.

심장에 다른 영혼이 있는 사람은 아무 일을 할 수 없을 만큼 심장에 답답함을 호소하거나 호흡곤란까지 동반하는 경우가 많다.

영혼의 영향이 비활동성으로 느끼는 증상이 미진할 때가 위험하다는 것이다.

자가진단으로 평소에 잠을 잘 때 똑바로 누워 자기가 불편한 경우에는 의심을 해야 한다.

호흡을 할 때 폐 쪽에 무언가 부딪친다는 느낌이 있다면, 폐질환도 의심이 되지만, 폐에 영혼을 의심해야한다.

얼굴에 한 번씩 화끈거린다거나 머리 쪽으로 상열이 있는 경우나 자주 어지러움을 호소하는 경우도 의심의 대상이다.

필자의 조부도 40초반의 나이에 영혼의 문제로 갑자기 운명을 하셨다.

조모는 그 시절 재혼이라는 것도 없는 시절이라 혼자서 5남매를 양육하느라 웃으면서 얼굴 편한 모습을 보지 못했다.

잠잘 때 똑바로 누워 자기가 불편한 경우
숨 쉴 때 폐 쪽에 뭔가 부닥친다는 느낌
폐나 심장에 다른 영혼의 접신을
의심해봐야...

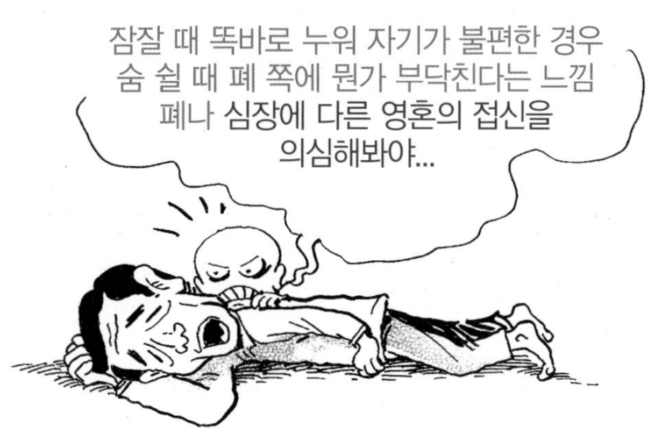

가장이 일찍 운명하고 나면 남아있는 부인은 자식 뒷바라지 하느라, 세월

가는 줄 모르고 고생을 낙으로 살아간다.

우리나라는 6.25라는 슬픈 비극을 가지고 있기에 나라의 부름을 받고 전쟁에서 전사로, 젊은 가장의 목숨을 많이 잃은 나라다.

아직도 전쟁은 끝나지 않았다. 휴전상태임을 알아야한다.

미망인들의 삶이 얼마나 고달프고 인생이 허망하겠는가.

국가에서 그분들에게 충분한 보상을 해준다고 해도 불행한 삶을 살고 있을 것인데, 제대로 해주지 못하는 가난한 민족이 아닌가.

1초라도 쉬지 않고 일을 하고 있는 심장의 고마움을 알고 사는가.

조국을 위해 목숨을 바친 선배 전사자의 영혼에 감사 할 줄 아는지.

60년이라는 짧은 세월이 흘러갔건만, 누구를 위해서 총칼을 들고 전쟁을 했고 그 결과 무엇이 남아 있는가.

한이 맺힌 젊은 영혼들은 다들 어디에 있는 것일까.

6.25참전 용사들의 묘지에 있다고 생각하는가.

다들 하늘나라로 가지 못하고 가족의 몸에 있다는 사실을 누가 알까.

한 맺힌 영혼은 또 다른 한을 불러 온다는 것이다. 지금도 밝혀지지 않고 있는 심장마비 환자들이 하루에도 몇 명인지 알고 있는지, 전국적으로 영업용 택시기사가 손님을 기다리면서 앉아서 운명을 달리 하는 사람이 일이십 명

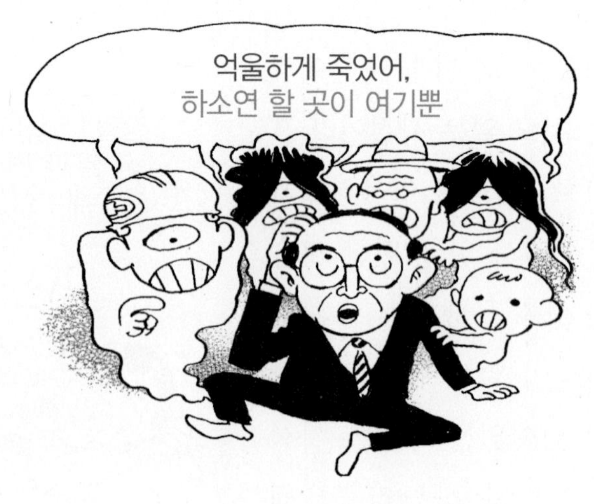

이 아니라고 한다.

수년전에 공무원 정년퇴직을 하고 60세가 되지 않는 환자를 보고 있었다.

돈은 달라하는 대로 다 줄 것이니 목숨을 구해달라고 한다.

살고 싶은 마음이 얼마나 애절한가.

가족을 위해 열심히 살아온 죄밖에 없는데 이게 무슨 일인가.

타인의 영혼은 심장에서 환자가 죽는 줄도 모르고 접신되어 있는지라.

심장이 멈춰가는 장면을 가족과 같이 보면서 너무나 허탈하고, 인간이 나약함을 새삼 확인하는 계기가 되었다.

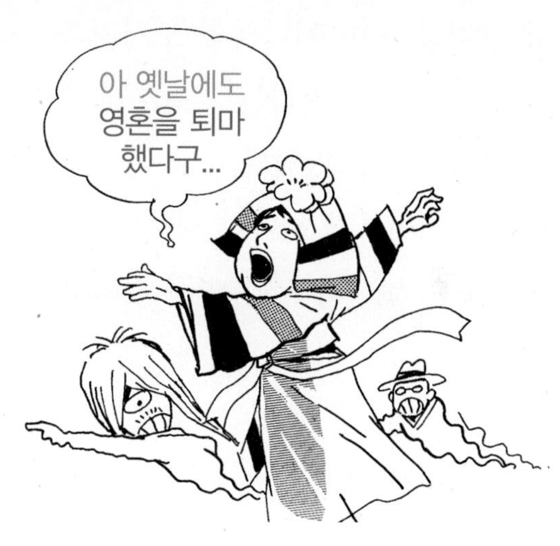

아무리 현대의학과 과학이 발전 한다 해도 영혼 문제를 해결 할 수 있는 시점이 언제 올 것인지 답답한 심정이다.

현시점에서도 영혼문제는 속수무책이 아닌가.

40년 전후에도 시골마다 무슨 병원이 있었겠는가.

영혼에 접신이 되어 단명 하는 사람이 많았다.

그때마다 우리 어머니들은 지혜가 있었는지 귀신 병이라는 것을 잘 알고 대처하는 경우도 많았다. 비속어로 주당이라는 말을 하기도 한다.

지금은 현대의학에 밀려 무조건 미신취급하고 인정받지 못한다.

시골 골짜기 어디엔가 점쟁이나 무속인이 있으면 응급 치료를 잘 해주는 의사로 소문이 나 있다.

영혼의 접신은 이분들이 도맡아 놓고 해결사 노릇을 했었다.

물론 천도가 아닌 퇴마(귀신을 쫓아 내는 일) 정도였겠지만, 필자의 부친도 영혼에 많이 시달려서 살아오신 분임을 어려서부터 늘 보아왔다. 한여름에도 겨울 이불을 덮어쓰고 추워서 벌벌 떨고 있으면, 어머니는 걸음아 날 살려라 하며 퇴마사를 모시려 몇 시간씩 걸어서 산으로 가서 모시고 온다. 그분이 왔다가는 순간부터 민망스러울 정도로 멀쩡한 아버지 모습이 이해가 되질 않았다.

필자도 어머니가 해마다 몇 번씩 무속인을 불러 영혼 굿 잔치를 하면, 동네 소문이 날까봐 제발 이런 것 하지 말라고 싸움을 해야 했다.

그런 어머니가 이제는 이해가 된다.

귀신병은 귀신을 떼야 치료가 된다는 사실을 몰랐고, 현대의학의 맹신자였기에 내가 알고 있는 지식이 전부라고 큰소리 쳤던 지난 세월이 너무나도 부끄럽다.

하느님은 무속인 제도라는 것을 분명히 만들어 주신 것인데, 미신이라고 인간 대접도 하지 않고 무조건 반대를 했던 것이었다.

전생의 업장소멸을 시켜주기 위한 대가로 하느님이 벌을 주신 것이 무속인 제도인데, 우리 사회에서 잘못 인식이 되어있다.

우리 역사를 거슬러 올라가면 **조선시대에도 무속인은 왕실에서** 동등한 위치에서 동거동락을 하면서 임금의 영적인 문제를 해결하거나, 나라와 백성의 태평을 기원하며 나라가 위태롭거나 백성의 애환을 달래주는 없어서는 안 되는 중요한 일을 해 왔다고 한다.

무속인은 그 당시 먹고 사는 문제는 걱정 없이 살았다.

무속인을 바라보는 시각이 달라져야 하는데 아직도 우리사회에서는 무속인을 사람대접하지 않는 잘못된 의식구조는 누가 만들었는가.

그것은 우리사회가 만든 것이기에 그 분들 중에는 참된 삶을 제시해주는 진실한 무속인이 많이 있음을 알아야한다.

현대사에서 들어와 종교개방과 더불어 현대의학에 밀리면서 먹고사는 문제가 힘이 들자 무속인은 본연의 임무를 잃어 갈 수밖에 없다.

무속인은 돈벌이하고는 무관한 직업이다.

수 만구가 안장되어 있는 공원묘지에 가서 보면 출생일과 사망일을 보면 단명했던 사람들을 한눈에 알 수 있다.

시신이 묻혀있는 묘지에서 죽은 자들이 살아있을 때를 생각 해 보면, 저 분들도 나는 죽지 않겠지 하고 죽음에 대한 준비도 없이 가신 분이 대다수가 아닐까 생각한다.

자식들은 부모가 살아 있을 때는 효를 잊고 산다.

돌아가신 뒤에는 후회하면서 보고 싶어도 볼 수 없을 때, 살아만 주신다면 얼마나 좋을까 한다.

이미 돌아올 수 없는 길로 가신 뒤다.

누구나 영혼의 위험성을 인식해야한다.

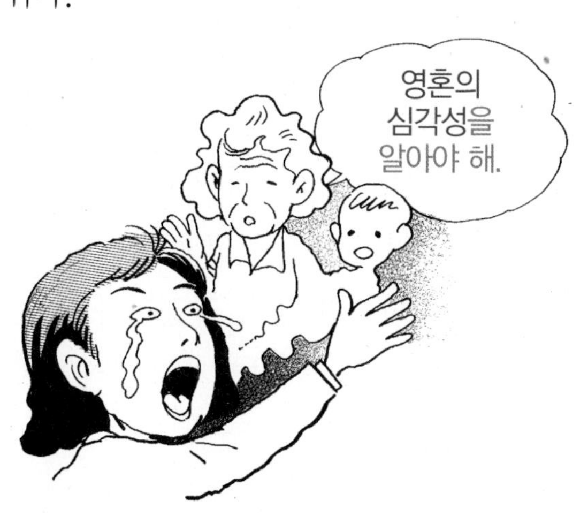

오늘 밤을 지내고 아침에 눈을 뜨면, 하느님께 살아있게 해 주신 것에 대한 감사하는 마음이 있어야 한다.

조그만 일에 감사 할 줄 모르고 바쁘게 살고 있는 현대인이라, 자신이 죽고 있음을 자각하지도 못한 채 물질에만 눈이 멀어 인간의 존엄성이 상실되어간다.

필자가 아무리 이야기 해 주어도 본인의 인생과 무관한 것처럼 생각하는 사람이 많다. 자연계에서 멋지게 살려고 왔다면, 한숨 돌릴 여유를 가지고 한번쯤 세상 돌아가는 모습에 관심을 가지면서 자신의 인생이 무엇인지, 자신의 생명이 얼마나 소중한지, 진정 자신의 생명을 아끼고 사랑하고 있는지 반성해야한다.

자신의 몸도 사랑하지 않는데 무슨 사회에 남을 위해 일을 한다고 하는지 세상에서 자신의 몸을 소중하게 아끼는 사람만이 남을 배려하고, 타인의 생명과 인격을 존중할 것이 아닌가.

술 마시고 TV를 보거나 인터넷 게임할 시간은 있어도, 1년 내내 책 한권 읽지 않는 사람이 있는가 하면, 일주일에 몇 권씩 독서하는 사람들도 많다.

자신의 생명은 자신만이 지킬 수 있고, 각자의 노력에 따라 거기에 맞는 그릇을 만들어 가는 것이 자신의 몫이라 생각해야한다.

노력하지 않고 얻으려고 하지 말아야한다.

자신이 모른다고 남을 무시하고, 알려고 하거나 배울 마음이 전혀 없이 마음에 문을 닫아 버리는 좋지 못한 의식은 지양되어야한다.

내가 알고 있는 지식은 자연계속에 들어가 보면 아는 것이 별로 없다.

짧은 인생동안 아무리 알고 싶어도 무엇을 알고 떠나가는가.

자신의 몸뚱아리가 병이 걸렸는지도 모르면서 다들 살고 있는데, TV에서 어떤 사람이 나와 양파가 건강에 좋습니다하면, 시중에 양파가 잘 팔린다.

양파만 몸에 좋은가 자연계에 존재하는 음식이 사람에 따라 약이 되기도 하고 독이 되기도 한다.
확고한 자신의 주관도 없고, 자연의 이치를 알려고 하지도 않는다.
심장은 마음이라고 하지 않는가.
자신의 마음이 어떤지 관찰하듯이 심장을 공격하는 타인의 영혼이 있는지 본인만이 경계할 수밖에 없다.
폐에 관련된 질환 중 폐암이나 폐 섬유종은 치사율이 높은 질환이기에, 조기에 발견해서 대응하지 않으면 위험에 노출될 수가 있고, 심장질환과 밀접한 관계를 갖고 있음을 영혼의 영역에서 분명히 알 수가 있다.
현대의학에서는 병의 원인을 정확히 규명되지도 않고 있으며, 치료방법도 항암제나 수술 약물요법으로 치료하고 있지만, 근본적인 처치가 되지 못하고 있다.
심장질환에서도 심장박동수가 떨어지는 환자의 경우에는 보조기구인 심장박동기를 부착하거나 약물을 병행하는 치료를 한다.
심장질환 중 관상동맥이 막히면 탁월한 현대의술로 막힌 혈관을 뚫어주거나 확장시키며 수술요법으로 혈류장애를 없애주는 방법이 시행되고 있다.
과연 지구상에서 현대의학자들이 폐질환이나 심장질환 환자가 무엇 때문에 병이 오는지 밝히고 있는지와 병이 왔을 때 근본적인 치료를 어떻게 하는지, 그 병이 다시는 오지 않도록 예방과 치료를 동시에 할 수 있는 방법이 없지 않는가.
우주생명의학 연구결과 폐질환이나 심장질환을 가지고 있는 환자를 조사해보면 인간영혼이나 물질영혼, 동물영혼의 접신으로 병을 유발시킴을 확인 할 수가 있었다.
심장박동기를 부착하고 있는 환자 대다수는 오르막이나 계단을 쉽게 올라 갈수도 없고 무거운 짐을 들 수가 없으며 평상시 가슴이 답답함을 호소는 경우가 많으며, 심한 환자는 자신도 모르게 의식을 잃고 넘어지며 생명의 위험을 당하는 사례가 많다.

심장박동기를 부착한 사람은 정상적인 삶을 살수가 없으며, 시한부 삶을 살아야한다.

언제 심장이 멈추어질지 아무도 예측할 수가 없다는 것이다.

심장박동기를 부착한 환자는 장애 2, 3급의 판정을 받을 만큼 중병임에 틀림이 없다.

우페와 좌페에 영혼이 정착되는 순간 심장은 영혼의 파장에 의해 심장이 살아나기 위해서 심장비대증이 오거나, 심장박동수가 현격히 떨어지는 현상이 나타난다.

이런 환자는 폐에 정착되어 있는 영혼을 분리하거나 소멸시키면, 순식간에 심장에 영향을 주어 고통을 수반하는 증상이 조금씩 사라진다.

심장의 기능은 시간이 지날수록 떨어지면 심장박동기의 보조기구도 별 소용이 없으며 생명을 잃는 경우가 많다.

심장의 멈춤은 죽음을 의미한다.

심장이 멈춤과 동시에 사람심장에 있는 사람영혼도 동시에 새로운 영혼의 삶을 살아가기 위해서 몸 밖으로 빠져나가게 된다.

몸 밖으로 빠져나간 사람영혼은 오도 갈 때가 없는지라, 가족이나 후손의 몸속으로 들어가서 고육지책으로 새로운 영혼의 자리를 마련해서 육을 가진 사람의 몸에서 기(氣)식 하면서 살아간다.

폐에 정착되어 있는 영혼의 영향이 심장에는 직접적인 영향을 주지 않는 경우라 해도 폐의 세포에 암이나 종양을 만드는 경우가 대부분이다.

현대의학이 영혼의 영역을 알지 못하므로, 병의 원인을 눈에 보이는 물질이나 환경에서 찾아보려고 하지만, 아직도 근본 뿌리는 알아내지 못하고 있는 실정이다.

모든 병은 병을 일으킨 근본원인만 알아내면 병 고치는 일은 아무 일도 아니다.

몇 년 전 전 세계적으로 신종플루가 생명의 공포가 된 적이 있으며, 하루에서 수많은 생명을 잃어가고 있다,

병의 원인과 대안이 없기에 그저 백신에 의존하지만, 앞으로 현대의학적으로 병을 막아내는 일이 큰 숙제이며, 지구에 엄청난 재앙이 온다는 것을 미리 예견하는 것이라 보여 진다.

분명 이런 무서운 병은 우주생명의학적으로 영혼의 영역에서 보면 영혼의 공격으로 보여지며, 이것보다 더 무서운 공포의 질병이 온다는 사실을 알아야한다.

2009년 11월 환자의 가족 중에 9개월 손자가 고혈에 기침으로 약을 복용해도 별차도가 없다하여 몸을 봐 달라고 긴급연락이 왔다.

급한 환자일수록 필자도 마음이 조급해진다.

몸을 체크한 결과 머리에 인간영혼이 접신되어 있고 머리와 폐, 간에 물질영혼에 공격을 받고 있었다. 인간영혼과 물질영혼을 처리한 이튿날 상태가 호전되어간다고 회신이 온 것이다.

나이에 상관없이 특히 폐에 인간영혼이나 물질영혼의 공격을 심하게 받으면, 기침이나 가래침으로 버티는 경우도 있지만, 약해진 폐혈관을 통해 박테리아나 바이러스가 침투하면 패혈증이라는 무서운 상황으로 갈수 있

기에 긴장해야 하는 것이다.

패혈증은 약을 쓸 시간도 주지 않기에 사망률이 높은 질환임을 알아야한다.

평소에 깨끗한 음식을 먹지 아니하고 오염된 음식으로 살아가고 있는 현대인들은 조그마한 영혼의 공격에도 생명을 잃을 수가 있음을 말해준다.

이것이 예전의 신종플루라 보면 된다.

신종플루와 같은 유사한 증상이 있을 때는 영혼을 제거하고 깨끗한 음식으로 몸을 관리하면 스스로 몸에서 자연치유로 살아날 가능성은 높다.

지구상에서 인간들이 밝혀낸 병중에 영혼의 영역과 관련되지 않는 것이 없다.

신종플루는 분명히 영혼의 공격임을 세상 사람들은 모르고 있다.

아직도 지구상에서는 희귀한 병이 올 때마다 신종플루인지, 단순한 감기인지, 신종바이러스인지, 유행성독감인지, 신종내성박테리아인지, 속 시원하게 원인을 알아낸 경우가 별로 없다.

앞으로 시간이 지날수록 인간이 손도 쓸 수 없는 재앙이 온다는 사실을 알아야하며 대비할 시간도 얼마 남지 않았음을, 지구 여러 곳에서 증거되고 있다.

폐와 심장질환에 다른 영혼이 정착되어 있는지 자가 증상을 보면, 감기가 자주오거나 오래 지속되는 경우 감기에는 약이 없다는 말을 공공연하게 하는 이유가 감기의 원인은 폐에 영혼이 정착되어 염증을 일으키기 때문이다.

조금만 운동을 해도 숨이 차는 경우, 가슴이 쪼여 들거나 답답함을 호소하는 경우, 양손에 힘이 없어 무거운 것을 잘 들지 못 하는 경우, 목소리가 맑지 못하며 노래방에서 예전에 잘 불렀던 노래가 고음처리가 잘 되지 않는 경우 가슴에 가끔씩 바늘로 찌르는 듯 느낌을 받는 경우 등 가벼운 증상에도 관심을 가져야 한다.

시간이 지나면 괜찮아 지겠지 하면서 미루다보면 폐에 물이 차거나, 손을 쓸 수 없는 상태로 갈 수 있기에 자신의 생명에 세심한 관심이 있어야한다.

몇 년 전에 자살이라는 충격적인 뉴스가 마음을 아프게 한 일이 있었다.

KBS 아침마당에 간간히 자주 출연해서 웃음의 전도사라는 별칭으로 수십 권의 책도 내고 대기업에서 가장 많은 강의를 할 정도로 유명한 최 모씨 남편과의 동반자살은 60초반으로 생을 마감했으니 우리 사회에 충격을 주고 있다.

그분이 남긴 유서를 보면 무슨 병으로 자살을 선택 할 수밖에 없는 사연을 알 수 있다.

근본적인 원인은 폐에 여러 영혼이 포진되면서 복수가 찬 것이다.

폐에 복수가 차면 심장을 압박하고 호흡곤란으로 어떠한 진통제를 사용해도 고통을 잠재울 수가 없다.

유서내용으로 최씨는 고통을 견디다 못해 죽는 것이 낫다는 결단을 하게 된 것이다. 이와 같은 환자가 얼마나 많은가.

또 우리사회에 무소유라는 정신적인 지주로 국민들의 가슴속에 기억이 생생히 남게 해 주었던 유명한 스님이 70중반의 나이에 폐암으로 TV에 생방송으로 장례식현장이 방영된 적이 있다.

술, 담배를 전혀 하지 않았고 공기 좋고 경치 좋은 산에서 평생을 수행하신 분으로 일반사람들보다 지극정성으로 절제한 생활을 하신 분이다.

현대의학적으로 이해가 되지 않는다. 그 스님도 폐암수술하고 1년 만에 생을 마감할 수밖에 없었다. 얼마나 아까운 죽음이었는가.

스님 스스로 영혼에 대한 위험성을 알지 못했기에 원인모를 죽음을 당하고만 것이다. 병원에서 기관지 확장증이나, 천식, 고혈압이라는 진단을 받은 경우는 각별히 조심해야한다.

필자의 외조부는 80년 동안 독한 담배를 피우고도 병원신세 한번 지지 않고 100살을 사셨다. 폐질환이 담배라고 꼬집어 원인이 된다고 할 수 없는 일이다.

물론 폐질환이 있는 사람이 담배를 피운다면 폐암이 올수가 있다고 보는 것이 필자의 견해이다. 폐기능이 좋지 않는 사람은 담배를 끊어야 한다.

현대의학에서는 담배가 폐질환의 직접적인 원인이 된다고 하나 담배를 피우지 않는 사람이 폐암에 걸렸다면 유전이니, 음식이니, 스트레스니 온갖 변명이 이어진다.

본 연구소에서 우주생명의학 진단으로 폐암 환자를 조사 해보니 폐에 여러 종류의 영혼이 정착이 되어 있음을 확실히 알 수가 있었다.

잦은 기침이나 가래침에 혈액이 섞여 나오면 폐동맥의 출혈로 생명을 잃는 경우도 있다. 피토하면서 기도를 막아 몇 분 안에 심장이 멎는 경우가 폐혈관에 영혼이 상처를 낸 경우라 보면 된다.

정기검진에서 폐 사진을 찍어 이상이 없다고 절대로 안심해서는 안 된다.

영혼의 병은 X-ray상에는 전혀 나타나지 않는다.

병이 악화되어 증상이 나타날 때는 이미 폐암이나 폐섬유종 등 합병증으로 생명을 잃을 만큼 병원에서도 처치가 어렵다는 이야기를 듣게 된다.

감기는 만병의 근원이라 할 만큼 대부분이 감기에 걸리곤 한다.

현대의학에서는 감기를 면역이 떨어져 바이러스가 원인이라 하지만, 우주생명의학 연구결과 바이러스가 직접적인 원인이 될 수 없고 폐에 영혼이 포진되면서 호흡기로 따라 들어간 바이러스나 세균이 2차 감염으로 감기가 오는 것이며 심하면 기침을 동반하면서 가래침(백혈구 시체)이 밖으로 나오는 것이다.

다시 말해서 감기가 들었다 하면 폐에 영혼이 들어 왔거나 악성호르몬이 존재하는 경우라 보면 된다.

감기 증상을 보면 호흡곤란이 오거나 목이 따가운 경우, 코가 막히는 경우, 음식 맛을 잃거나 수면장애를 받을 정도로 몇 주에서 한 달 이상 지속되는 경우가 많다.

이런 경우에 영혼을 분리시키면 증상이 완화되면서 수월하게 감기를 이겨낼 수가 있다. 본 연구소 연구원들은 감기를 모르고 생활한다.

스님의 '폐암' 치유 사례

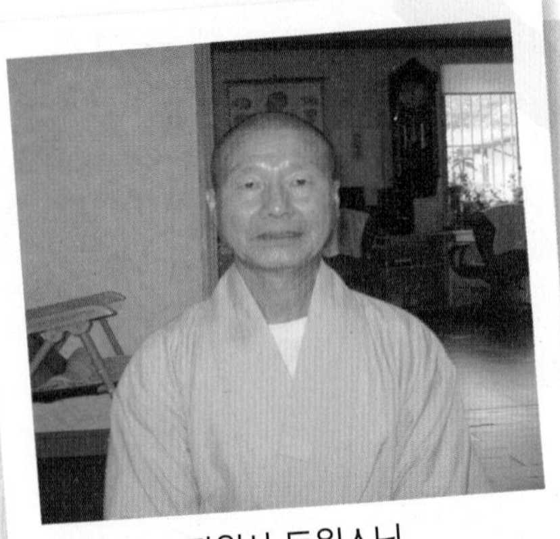
곽원사 동원스님

- 성명 | 동원스님
- 나이 | 62세
- H.P | 010-6290-****
- 주소 | 충남 천안시 동안구
- 증상 | 폐암, 다한증, 기침, 요통, 만성피로 등

상기 환자는 폐암 발병 후에 항암제를 1차 3번 받고서 기력이 급격하게 떨어지면서 생명의 위협을 느끼기 시작했다.

서울에 거주하는 도반스님의 소개로 본 연구소와 인연이 되었다.

연구소의 우주생명의학 자연치유의 개념을 이해하게 되었고, 출가하여 수행을 열심히 한 탓인지 긍정적인 마인드를 가졌다.

수년이 지났지만, 이미 고인이 된 무소유의 법정스님의 애기를 잠시 전해 드렸다.

왜 법정스님은 폐암에 걸려 수술 후 1년 반 만에 70초반에 운명을 달리했던가?

담배를 피운 것도 아니고 공기 좋은 깊은 산골짜기에서 소식으로 수 십 권의 책을 집필하여 판매된 이익금으로 불우이웃 돕기도 하면서 우리사회의 정신적인 지주로 명성이 자자한 분이시다.

담배를 전혀 피우지 않는 분이 폐암으로 사망하고, 술을 전혀 마시지 않는 분이 간암으로 생명을 잃은 여러 명의 여성 환자를 본적이 있다.

과연 현대의학은 뭐라 변명을 할 것인지.

반대로 아무리 술을 많이 마시고, 담배를 피워도 암과는 거리가 먼 사람들도 많다.
현대 과학과 의학으로 인과 관계를 밝힐 수 없는 이유가 있다.
우주의 시간을 보면 인간이 육으로 잠시 왔다가는 시간이야 먼지 티끌도 안 된다.
그런데도 고개 숙이고 겸손 할 줄도 모르고 미천한 지식으로 그렇게 잘난 척하면서 살아간다.
자신을 부끄러워 할 줄도 모른다.
죽을 때 까지 배워도 구름 한 조각도 되지 않음을 모른다.
생로병사(生老病死)인지 생병사(生病死)인지 생로병사는 자연사이지만, 생병사는 태어나서 제 수명대로 살지 못하고 병들어 죽는다는 것이다.

인간은 육으로 천 년을 살 수 있고 죽어서 영혼으로 천 년을 살아간다.
현대인들은 자연사가 없다.
동원스님도 먼저 가신 법정스님의 전철을 밟지 않기 위해서 현명한 선택을 하신 분이다.
자연의 이치대로 병을 고쳐야 함을 알게 된 것이다.
전생의 업으로 폐암이 오게 되었음을 일러주었다.
암 자체가 무서운 병이 아니다.
암을 퇴치하기 위해서 행하는 항암제나 방사선 약물이 더 무서운 것이다.
일반사람들은 생명에 대한 지식이 없으니 병원에서 일러 주는 대로 따라 갈수밖에 없다.
인생이란
전생과 현생, 사후세계로 연결되어 있다.

현생만이 인생이라 착각하면서 다들 살고 있다.
동원스님은 부인과 자식 두 분을 두고 출가하였다.
출가한지 10여년이 지나면서 뇌졸중으로 부인을 잃었다.
보통 사찰에서는 천도제를 시행한다.
부인이 어디에 있는지 질문을 하니 "좋은데 가 있겠지요" 라고 대답을 한다.
"스님의 간에 부인이 계십니다" 라고 전해주었다.
우주생명의학 진단결과 부인과 수 십 명의 조상영혼을 분리하고 몸에 존재 하는 나쁜 영혼을 처리했다.
반인반수로 축생 같은 기질도 없애고 영적으로 깨끗하게 기치유를 진행했다.
한 달이 지나면서 체중이 5Kg이 빠지면서 몸에 있는 독소가 배출되는 것이다.
몸 밖으로 빠져 나가는 독소 때문에 입 냄새가 난다.
모든 약물을 멀리하고 깨끗한 음식으로 섭생하면서 만성피로도 줄어들고 피부가 맑아지면서 평소에 힘들었던 기침, 비염, 요통 등이 많이 완화된 사례다.
이제 스님도 남아있는 인생을 사후세계에 대비하여 현생을 어떻게 살아가야 하는지 알려주었다.

폐와 뇌하수체의 불균형으로 복용하든 혈압 약을 단번에 끊은 사연을 보면,

5년 동안 복용한 '고혈압 약을 한순간에 끊어'

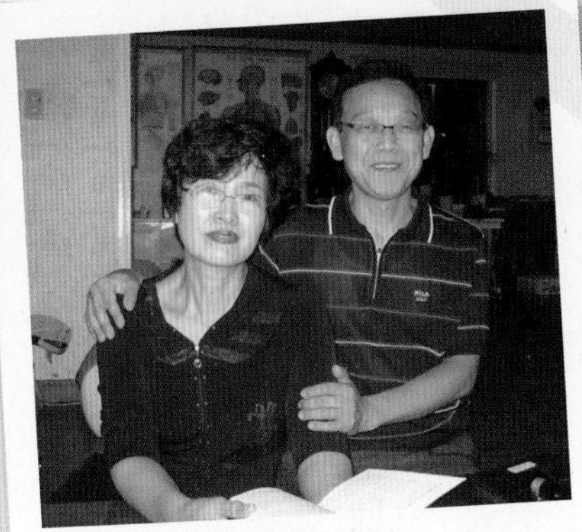

문덕교 부부

- 성명 | 문덕교 (남) • 나이 | 57세
- H.P | 010-3552-****
- 주소 | 경남 산청
- 증상 | 고혈압(문덕교)
  허리, 다리 등 통증(문덕교 아내)

평소에 자연치유에 관하여 많은 관심을 가지고 있었던 차에 우연히 한국우주생명의학연구소를 알게 되었다. 좀 더 자세한 것을 알아보기 위해 바로 자연치유 연구소로 전화를 했고 연구소에 방문하기로 약속을 잡고 찾아뵙게 되었다.

연구소를 방문하여 상담을 한 결과 지금까지 내가 알고 있던 일반 자연치유와는 다르게 증류수와 순수소금과 현미를 먹는다고 하기에 신기했다. 현미는 평소에도 즐겨먹고 있었든 터라 생소하지는 않았지만 특히 증류수와 순수소금이라는 말에 반신반의가 되어지면서도 호기심이 가고 그럴 수도 있겠구나! 하는 생각이 들어졌다.

더욱 놀라운 것은 주로 영혼에 관한 것이었는데 상담할수록 반신반의가 되기도 했지만 평소에 영혼에 대하여서도 관심을 가지고 있었기에 더욱 더 관심이 가고 영혼에 대하여 확신이 들어졌다.

현재 몸에 다른 특별한 증상이 있는 것은 아니었지만 평소에 혈압이 높아 혈압약을 약 5년 전부터 복용하고 있다고 말씀드리니 연구소에서는 혈압은 병도 아니라면서 제 몸을 체크하기 시작하였다.

체크를 하는 동안 '나는 평소에 나름대로 건강관리를 잘 하고 있으니 설마 나에게 특별한 증상이 있겠나?' 하는 생각으로 당당하게 생각하고 있었다. 그런데 체크의 결과는 의외여서 깜짝 놀랐다. 지금 내 몸에는 많은 영혼들이 내 장기에 골고루 자리잡고 있고 장기가 전체적으로 아주 좋지 않다는 결과가 나왔다. 특히 더욱 놀라운 사실은 8년 전에 돌아가신 아버님의 영혼이 내 머리에 있다는 것이다. 그러고 보니 평소에 머리가 많이 무거웠고 가끔씩 머리가 터질 것 같은 증상과 운전을 할 때 한 번씩 어지럽기도 했는데 나는 이 모든 것이 내가 혈압이 높아서 그런 줄만 알고 있었다.

연구소의 설명을 듣고 나니 난감하기도 하지만 한편으로는 지금이라도 치유가 가능하다고 하니 다행이라는 생각이 들어지면서 갈등이 생겼다.

마침 그날 연구소를 방문한 자연치유 경험을 한 이옥화님으로부터 당신의 경험담을 자세히 들을 수 있었고 내가 궁금한 것을 자세히 알아볼 수 있어 궁금증이 많이 해소가 되면서 더욱 믿음이 갔다. 그래도 아직 확실한 믿음은 가지 않았지만 나도 이 프로그램대로 치유를 받고 이 프로그램대로 실천을 하면 평생을 건강하게 살아갈 수 있겠다는 생각은 들었다.

며칠 후 아내와 어머님을 모시고 다시 우주생명의학연구소를 찾았다.

그 자리에서 나와 어머님과 아내는 몸에 있는 영혼을 분리하는 절차를 치루고 몸의 치료도 받았다. 영혼을 분리하고 나니 신기하게도 평소에 그렇게 무거웠던 머리가 거짓말 같이 가벼워 졌고 몸도 가볍게 느껴졌다.

내가 혈압을 걱정하니 연구소에서는 내 경우는 지금 당장 혈압약을 먹지 않아도 괜찮을 것이라고 하였다. 그래서 그 다음날부터 혈압약을 먹지 않았다.

혈압약은 혈압을 치료하는 것이 아니라 일시적으로 혈압을 낮추어주는 역할만 하는 것이고 또 한 번 먹으면 평생 먹어야하는 하는 것이기에 평소에 혈압약을 평생 복용해야 하는 부담감과 혈압약에 대한 부작용들에 대한 걱정을 많이 하고 있었든 터라 당장 혈압약을 먹지않는 것 만으로도 날아갈 것 같이 마음이 가벼웠다.

그 후 매일 수시로 혈압을 체크해보면 혈압이 많이 떨어지고 있음이 확인되고 지금은 체크할 때마다 대부분 거의 정상으로 나온다.

또한 평소에 대변을 시원하게 누지 못하고 여러 번 나누어 누어도 속이 시원하지 않았는데 지금은 신기하게도 아침에 일어나면 아주 시원하게 한 번에 대변을 볼 수 있고 하루 하루 몸과 마음이 매우 가볍고 내 몸이 텅 빈 투명인간 같다는 느낌이 든다.

2011년 조상제를 지낸 후 꾸준히 증류수와 순수소금과 현미밥을 먹으면서 몸을 관리하면서 많은 부분에서 좋아진 느낌이었다. 혈압약을 먹지 않아도 되었으며 배변도 개운하게 잘 되었다. 아내의 허리 아픈 것도 거의 좋아진 것이라 참 좋았다.

그러다 2014년 5월 연구소에 방문을 하게 되었다. 그 때 내가 요즈음 눈이 침침하고 좋지 않다고 하였다. 고혈압만 나으면 다른 곳은 아무래도 괜찮다며 견디던 나였다. 그때 연구소에서 보면서 눈에 있는 영혼을 분리를 해주는 것이었다. 그 이후로 눈이 시원하고 맑아지면서 개운하였다. 더 이상 눈이 불편하거나 나빠지지 않을거라는 말이 그대로 사실이 되었다.

조상제를 지낸 이후에 건강에 특별한 이상이 없어 연구소와 조금 뜸 하였던 것을 반성하게 되었다.

연구소에서 아무런 조건없이 다시 내 몸을 체크하고 영혼을 분리해 주는 그 정성에 감동했고 그동안 자주 찾아뵙지 못한 것에 대하여 많이 뉘우쳤다. 그래서 바로 그 주부터 주말에 다시 연구소를 찾게 되었다.

"문회장님 육과 영혼의 머리에 영혼의 흔적이 많이 있네요. 치유 받아보실래요?"
하는 제의에 흔쾌히 응했다. 내 몸에만 영혼이 있는 줄 알았는데 영혼에도 신병이 있다니 참 신기하기도 하고 반신반의로 묘~한 느낌이 들기는 했다. 특히 아내는 근래에 오십견인가 하면서 어깨가 아프고 허리도 아프고 눈도 떨리고 손도 떨린다며 매일 아프다고 투정을 부리고 있었다. 그래서 아내도 함께 연구소를 찾아 영혼에 신병을 처리하기로 하고 날을 잡았다.
영혼에 신병처리를 하고나면 호전반응으로 가래 기침 콧물등으로 오랜시간 많이 힘들 것이라고 하였다. 정말로 며칠 있으니 호전반응으로 맑은 콧물이 줄줄줄 쏟아지기 시작하였다.
보통은 콧물약 한알만 먹으면 뚝딱 멈추는 내 몸인데 소용이 없었다. 약이 듣지 않을거라고 하더니 정말 그랬다. 대책이 안 설 정도였다. 사람마다 호전반응에 차이가 있다고 했는데 나는 기침 콧물 가래등이 너무 심하여 화장지를 손에 달고 있어야 했다.
이런 나를 보고 초등교사인 아내도 같이 김해로 놀러가는 마음으로 따라나섰다. 가벼운 마음으로 누워 쉬는데 연구소에서 마사지 하듯이 조금 손대며 신병처리를 해주었다. 아내는 평소에도 건강관리를 하지 않아 한의원이나 활법연구소 등에서 종합병원이라고 진단을 받곤했다. 한의를 공부하는 아들도 어머니는 안 아픈 곳이 없다고 할 정도였다. 다행히 신병치료로 허리가 나아서 즐겁게 잘 지내고 있었지만 눈 주위 근육에 경련이 자주 일어나고 편두통에다 오십견까지 심했던 것이다. 나이가 들어 갱년기라 그러니 연구소에서는 이런 거 까지 낫게 해 주지 못할거라 생각했는데 치료를 받고 돌아오는 차안에서 아내는 그대로 뻗어버렸다.

집에 와서도 계속 잠을 자면서 아침에 출근도 겨우 했다. 콧물이 쏟아져서 보건실에 가서 약을 먹어도 소용이 없었다고 했다. 당시에 전국이 메르스열풍에 긴장해있었기에 수시로 열을 재어보았지만 열은 전혀 없었다. 콧물에다 기침까지 점점 많이 하게 되어서 학교에서 하루 병가를 내고 토일요일까지 기침을 밤낮으로 쏟아내었다. 그전에 기관지 천식이 자주 있어 기침을 할 때와는 많이 다르다고 했다. 기침을 하면서도 머리도 맑고 가슴이 시원해지는 기분이라며 좋아라고 했다. 목소리가 맑아졌다며 노래도 잘 불렀다. 직장에서는 메르스의심환자라고 불리며 쉬라고 해줘서 대접받으며 쉴 수 있었다.

약 5일정도 그러고 나더니 아내는 그동안 그렇게 매일같이 아프다고 하던 어깨 허리 눈 손떨림등이 거짓말 같이 아무데도 아프지 않다고 신기해하였다. 몸과 마음이 참 홀가분해졌다며 좋아하였다.

주사를 놓은 것도 아니고 침을 맞은 것도 아니고 약을 먹은 것도 아닌데 어떻게 이렇게 호전반응을 보일수 있다는 것인지 믿음이 간다고 했다. 눈에 보이지 않는 것이지만 정말 겪어보면 겪어볼수록 신기했다.

그동안 오년동안 체험하며 지켜보면서 그래도 백프로 확신을 하지 못하고 의심을 해왔던 자연의학의 신병처리에 대하여 이번 영혼의 신병 처리로 나도 아내도 백프로 확신을 하게되는 계기가 되었다.

그래서 우리 어머님 몸도 좀 봐달라고 부탁을 드렸다. 처음에는 저녁에 연구소에 저의 어머님께서 요즈음 여기저기 몸이 불편해하신다고 어머님 몸도 좀 봐주실수 있느냐고 문자를 보냈다. 평소에도 원격으로 치유를 해주었던 터라 부탁을 드렸다. 조금후 연구소에서 원격으로 어머님 몸과 머리의 신병 처리를 해놓았다고 문자로 답장을 받았다. 어머니께는 아무 말도 안 한터였다.

다음날 점심시간에 여느 때와 마찬가지로 어머님집에 점심 먹으러 갔다. 어머님께서는 나를 보자말자 '어제 저녁부터 갑자기 턱이 떨리고 밤에는 몸이 이상하고 아침에는 너무 피곤해서 오늘은 몇 십년 동안 하루도 빠지지 않고 다니던 아침운동도 못갔다.'라고 하셨다. 이야기를 듣고 보니 어제 저녁에 연구소에서 원격으로 몸과 머리의 신병처리를 한 그 시간부터 턱이 떨리고 몸이 이상하여지기 시작한 것이었다. 어머님께서는 어제 저녁에 당신 몸을 원격으로 처리한 것을 모르고 계셨던 것이다. 그래서 내가 자초지정을 말씀 드리니 어머님께서도 신기해하셨고 나도 정말 다시 한 번 신기해서 바로 연구소에 문자를 보냈다. 호전반응은 심하지 않았지만 몸에 부기가 빠지면서 얼굴이 작아지고 몸이 가볍다고 하셨다. 그전부터 언덕을 오를 때마다 숨이 차서 몇 번을 쉬곤 했는데 이제 그게 없어졌다고 엄청 좋아하셨다. 연구소를 절대적으로 믿어주셨다.

그래서 이번에 작은 아들의 아토피를 낫게 해달라고 부탁을 드렸다. 아들의 아토피 때문에 아내는 평생 신경을 곤두세우고 있다가 한의를 공부하니 스스로 알아서 치료하라고 내버려 두고 있었다. 그래도 특별히 낫지를 않아 특별보습제를 구해서 보내주곤 했다. 한의대 다니니까 자기 몸의 아토피 정도는 당연히 알아서 치료하겠지 라고 기대했는데 아직도 그대로다. 연구소에서 작은 아들 아토피를 낫게 해줄테니 연구소에 데려오라고 하였지만 아들은 자신이 한의대다니니 자존심도 있고 설득을 시키는게 쉽지않아 지금까지 미루어왔다. 부모 마음으로서는 정말 안타까웠지만 아들 눈치만 보고만 있었다. 그러다 얼마전 집에 다니러 왔을 때 마침 그때 내가 연구소에 갈 일이 있어 아들을 설득시켜 자의반 타의반으로 함께 연구소에 들리게 되었다.

연구소는 작은아들이 아토피뿐만 아니라 간에도 영혼이 정착하고 있고 머리에도 영혼이 정착하고 있어 평소에도 두통이 심했을거라고 원격으로 체크하여 이미 알고 있는 상태였다.

내가 봐도 우리 아들은 아토피 뿐만 아니라 얼굴이 시커멓고 푸석하여 전체적으로 건강이 좋지않아 보였다. 자신이 한의대에 다니지만 자기몸 하나 제대로 진단하고 치유하지 못하고 있는 것을 보면서 마음 속으로 정말 안타까웠다.

연구소를 방문한 아들은 영혼 처리를 받았다. 너무 간단해서 아들은 아무 느낌도 없었다고 한다. 연구소에서는 몸의 독소와 영혼처리를 했으니 이제 순수 소금으로 독소 제거를 하면 아토피 뿐만 아니라 몸 전체가 좋아질 것이라고 하셨다. 물론 아들은 반신반의 하였다. 두 달이 지난 지금 아들 모습은 아토피 뿐만 아니라 시커멓던 얼굴이 윤기가 나며 정말 짧은 기간에 몰라볼 정도로 좋아지고 있다. 아들이 신병치유를 하고나서 아버지로서 죽어가는 자식을 살렸다는 고마운 마음에 태어나서 처음으로 자식 때문에 눈물을 흘리며 울었다.

끝으로 정말 한 가족의 가장으로서 우연히 우주생명의학연구소를 만나 나는 5년동안 복용해왔던 고혈압 약을 바로 끊었고, 여기저기 안 아픈 데가 없을 정도로 종합병원이었던 아내는 지금은 아픈 데가 없어졌다며 좋아하고, 한의대생이지만 아토피에 간까지 좋지 않아 시커멓던 얼굴이 몰라보게 좋아지고 있는 작은 아들, 팔십 노인에 역시 종합병원인 어머니까지 아픈 데가 없어지고, 우리 가족 모두가 건강을 되찾아 건강하게 살아가고 있으니 이 보다도 더 큰 은혜가 어디 있는지 그저 연구소에 고맙고 또 고마웠다.

솔직히 저와 아내도 한국우주생명의학연구소의 신병처리를 처음에는 경험하고도 확신하지 못하여 지금까지 5년동안 꾸준히 직접 경험하면서 다른 사람들도 지켜보면서 검정해왔다. 그런 결과 이제는 그동안 궁금하고 의문을 가져왔던 모든 것들이 나와 나의 가족이 직접 체험으로서 의문이 해소되었고 오히려 더 확신을 가지게 되는 계기가 되었다.
순간의 선택이 평생 나와 나의 가족의 건강을 좌우하게 된 계기가 되게 해 준 한국자연치유 연구소와 대자연의 진리 전에 감사의 큰 절을 올리고 있다.

산청에서 문덕교 부부 배상

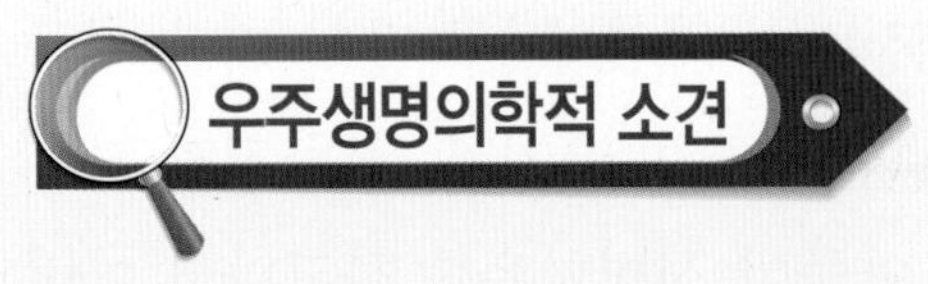

상기 환자와 같이 고혈압 한 가지 병만 하더라도 무서운 병이다.
현대의학에서는 혈압의 원인을 유전이나, 식음식병, 스트레스, 과로, 정신적인 여러 가지 요인으로 확실한 원인을 제시하지 못하고 있다.
영혼의 영역에서 보면 폐에 영혼이 정착이 됨으로써 심장에 압박을 준다. 심장이 잘못된 것이 아니라 폐에 문제가 있었음을 알 수 있다.
폐에 있는 영혼을 제거하면 호흡이 편해져 가슴이 시원함을 느끼며 어깨 아픈 증상도 없어진다. 이처럼 병소의 뿌리를 제거해야만 근본적인 병을 고칠 수가 있다.
어깨가 아프다고 오십견이니 하지만 폐의 경락이 어깨로 흘러 손으로 연결되기 때문에 손이 저리는 현상도 일어날 수가 있다.
한의사 국시를 본 아들은 선천성 아토피 질환으로 26년 동안 현대의학으로 고치지 못한 것을 연구소에서는 큰 병으로 보질 않는다.

기독교 장로님과 권사님 병마 사례

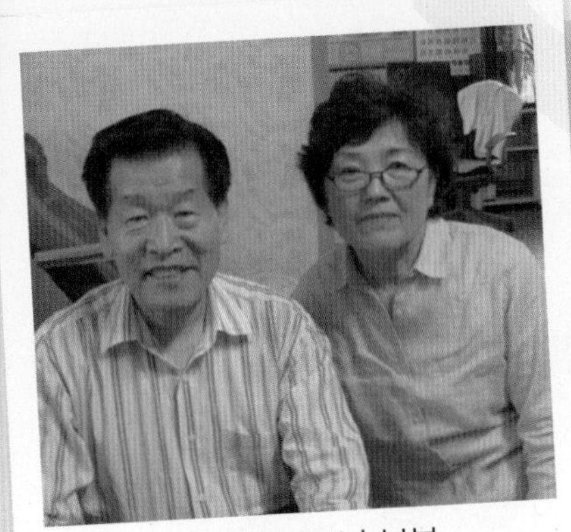
유재현 장로님 부부

- 성명 | 유재현 장로(65세), 이순자 권사(66세)
- H.P | 010-9480-****
- 주소 | 서울 성동구 성수1가
- 증상 | 고혈압, 당뇨, 기침, 부종, 흉통, 소변분리 등

서울에 살고 있는 유재현 장로님과 이순자 권사님이 우연히 연구소와 인연이 되었다.

장로님은 현대의학과 대체의학에 대해서 박식하게 두루 많이 알고 계셨다. 그럴만한 이유가 본인이 병으로 고통을 모면 해 보려고 온갖 비방을 사용해 보았지만 별 효험이 없이 **당뇨, 고혈압 10년 이상 약을 복용하고 연속되는 기침, 흉통, 부종에** 시달렸다고 한다.

종교적으로 병을 이겨내기가 쉬운 것이 아니었다.

그래도 힘들고 고통스러울 때는 교회에서 기도가 도움이 되었다고 한다.

장로님은 우주생명의학 진단결과 **폐암, 간암, 신장암**을 가지고 계셨다.

전생의 업으로 병이 온 줄도 모르고 병마와 처절한 싸움을 해 온 것이다.

건강할 때나 병의 증상을 느끼지 못할 때는 자칫 건강의 소중함을 잊고 살아간다.

이 땅에 육으로 한번 올 수 있다는 것이 얼마나 소중한지 모른다.

육으로 살아가는 것만이 영생할 수 있는 유일한 길이다.

죽고 나면 인간으로 다시 태어날 수 있는 확률은 수 억 년이 지나도 어려운 일인데 우리나라가 자살률이 1위다.
장로님은 머리도 맑지 않다.
고인이 된 형제 한 분과 조상 두 분이 머리에 있기 때문이다.
우측 폐에는 부친, 좌측 폐에는 모친이 있었다.
부모, 형제영혼을 포함하여 조상영혼까지 48명이 이승을 떠나지 못하고 장로님 몸에서 동거동락 하는데 어찌 건강하게 살아 갈수가 있겠는가.
일반사람이나 기독교인은 쉽게 이 사실이 믿기지 않는 이야기 이지만, 누구나 죽어보면 알게 될 것이다.
죽고 나면 육에서 빠져나간 영혼들이 어디로 가는지 마땅히 갈 때가 없으니 배우자나 가족의 몸으로 은신처를 마련해서 살아간다.
그래도 장로님 내외분은 그런 사실을 믿어주었다.
믿는 자에게는 복을 얻게 되고 믿지 않는 자에게 천벌이 내릴 것이 분명하다.
생명을 주신 분이 하느님이시라 분명한 심판이 있으리라.
조상제를 통해서 두 번 다시 여러 영혼들이 몸에 들어가지 못하게 했다.
그 결과는 몸이 말해준다.
무슨 논쟁이 필요 하겠는가.
머리가 맑아지고 깊은 호흡이 되며 심하게 하던 기침이 가라앉게 되고 쪼여드는 흉통이 없어지고 심하게 부풀어 오르는 부종도 조금씩 좋아진다고 감사의 인사를 해 왔다.
물론 권사님의 건강도 전보다 많이 좋아졌다고 고마워했다.
눈에 보이는 것만 믿는 어리석은 인간들이다.
예수님이 눈에 보이지 않아도 영혼으로 살아 계심을 인정하듯이 죽으면 땡이라는 말을 함부로 해서는 안 된다.

성경말씀도 인간들이 성경의 진리를 잘못 해석하여 수 천 년 전해 내려오다 보니 진실이 아닌 부분을 왜곡하여 성직자들의 입으로 기록되어 전해져 왔다.

일례로 성경의 원어에는 제사 지내지 말라는 문구가 없다.

그런데도 무슨 구실로 제사의 의미를 일축해버리고 추모제로 간단히 취급해버렸다.

죽어보면 영혼도 배가 고프다는 사실을 알게 된다.

육을 가진 인간들은 눈만 뜨면 먹거리를 찾는다.

육이 없다고 영혼은 먹지 않아도 된다는 논리는 맞지 않는다.

영혼으로 살아가려면 최소한의 에너지가 필요하다.

육을 가진 인간들은 음식을 직접 먹지만, 영혼들은 기식으로 식사를 한다고 보면 된다.

성경원어를 연구하고 있는 모 목사님 말씀이다.

잘못된 종교의식이 인간들에게 병을 키운다고 한다.

하늘의 이치를 깨닫지 못하면서 얄팍한 지식으로 성경말씀을 해석하여 많은 인간들이 혼란에 빠뜨리게 한다고 했다.

위장질환의 영적증상과 자가진단

죽은 자의 신이 살아있는 사람에게 접신이 되었을 경우 조금만 관심을 가지면 쉽게 알아낼 수가 있다.

세계에서 가장 흔한 병이 위장병이라고 하지만, 그 말 속에는 위장이 가장 중요 할 수도 있다는 것이다.

위장과 관련된 십이지장과 소장, 대장까지 생각해서 해석해야한다.

십이지장과 연결된 간, 담낭, 췌장 어느 장기라도 위장과 상호관계가 있다.

제일 먼저 음식을 먹으면 음식이 모이는 곳이 위장이다.

아무리 음식을 가려먹어도 몸에서 이상신호를 보내 줄때는 영혼의 문제를 생각해야한다.

음식을 먹고 난 뒤에 과식을 하거나 변질된 음식을 섭취하지 않는 이상, 정상적인 소화가 진행되어야 한다.

소화되는 느낌이 우선 복부가 편안하고 가스가 차는 느낌이 없어야 하는데, 제대로 음식을 먹었는데도 가스가 차면서 배가 아픈 경우가 있다.

배가 아픈 것도 식중독처럼 세균감염과는 다르게 나타난다.

설사를 하거나 고열이 발생하는 경우는 드물다.

간에 영혼이 접신이 되면 침묵의 장기인 간에서는 증상을 보이지 않으며, 위장에서 증상이 일어나는데 바늘로 찌르듯이 아프거나, **체기가** 있는 느낌이 들 때도 있다.

일정한 시간이 지나면 가스가 차면서 방귀가 나올 때도 있다.

소화가 되고 배가 고플 때가 되었는데도 고프지 않고, 음식에 대한 욕구가 없을 때도 의심을 해야 한다.

복부에 복수가 찬 느낌을 받거나, 복부가 편치 못함을 느낄 때, 방귀가 평소보다 유난히 많이 나올 때, 간이라는 장기와 위장이라는 장기가 별개라고 생각해서는 안 된다.

위장에서 병기가 있으면 간에서 무슨 일이 일어났다는 신호로 알아야한다.

현대의학에서는 위장만 쳐다보고 진단을 내린다.

본 연구소는 위장에 오는 병은 병 취급도 하지 않는다.

위장의 병은 간만 잘 다스리면 호전되는 경우가 많다.

위장에는 위산이 존재한다. 위산을 중화시키는 것도 간 기능이 정상적일 때는 속이 쓰림이 없다. 위장의 병이 간에서 출발한다는 사실을 알아야 한다.

간에 인간영혼이나 동물영혼, 물질영혼이 정착이 되면 평소에도 피곤함을 자주 느끼고, 소화 장애가 발생하며 잠을 자고 난 뒤에도 늘 피곤함을 호소한다.

위산을 중화처리가 되지 못하다보니, 약국에서 시판되는 중화제인 약을 복용하게 되는 것이다.

위벽을 보호하는 약도 한계가 있다.

시중에 시판되고 있는 알칼리 이온수라는 물이 위산과다로 고생하는 사람에게는 알카리 이온수가 특효약이라 할 만큼 일시적인 효과를 볼 수는 있다.

위장에서 오는 근본적인 병을 현대의학에서 약으로 다스리다보니, 물을 전기분해한 알카리 이온수가 천혜의 만병통치 물인 양 선전되고 있는 사실을 보노라면 왠지 마음이 편치가 않다.

병의 뿌리가 간에서 영혼의 상처로 간의 역할이 되지 못해서 오는 게 위장병인데도 위장병에 시달리는 사람들은 평생 동안 위장약 약봉지를 갖고 다닌다.
세계에서 위장병 1위 국가가 우리나라이다.
엄청난 외화를 낭비하면서 언제까지 위장약을 수입해야 한다는 말인가.
연구소와 인연이 된 사람들은 위장병을 모르고 살아간다.
평생 동안 위장의 병으로 병원에서 해결하지 못하고 살아가고 있는 50대 초반의 모여인의 경우는 침묵의 간에 영혼이 접신된 줄도 모르고, 태어날 때부터 약한 몸이라고만 생각하면서 살아왔다.

평생위장병
자주 체기가
있으면 영혼병
의심하시라니까

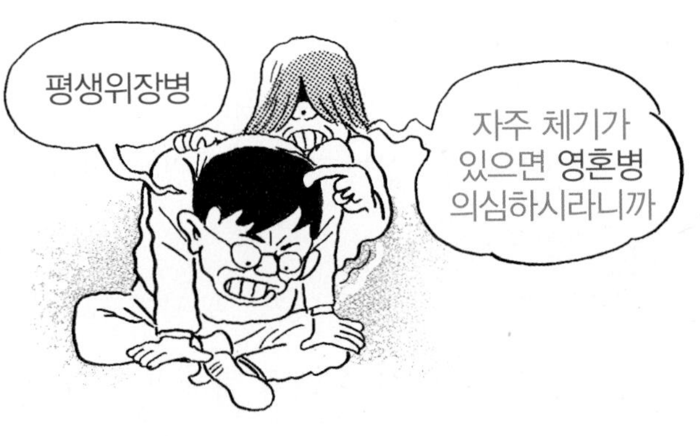

조금만 많이 먹으면 체기가 오고, 적게 먹는 날에도 체기가 와서 홍역을 치르곤 한다.
대체로 체기가 오면 약국에서 간단히 소화제나 드링크로 쉽게 해결하곤 한다. 그래도 안 되면 체기를 전문적으로 내려주는 사람을 찾아가는 경우도 있다. 어떤 방법이든 해결 할 수만 있다면 다행스러운 것이지만, 평소에 잘 알고 있는 지인의 경우는 평생을 체기와 같이 살아 왔기에, 체기의 고통을 남들이 이해를 못할 정도로 아픔을 갖고 살지만, 누군가 해결 해주는 사람이 없다는 것이다.
이 분의 체기증상은 30대의 체기는 다행히도 병원, 약국, 민간요법 등으로 다니면서 고비를 잘 넘겼는데, 40대에 들어서면서는 체기는 죽음으로 갈 정도로 위험에 빠지게 되는 빈도가 자주 일어났다.
한번 체기가 오면 7일 이상 아니면 15일 동안 아무것도 먹지 못하고, 방에서 혼자 뒹굴면서 온몸에는 기혈소통이 되지 않아 통증이 수반되면서 어떤 방법을 동원해도 해결되지 않는 체기와의 전쟁.
아마 경험 해보신 분은 무슨 말인지 이해가 된다.

영혼이 간의 어느 부위에 정착이 되느냐에 따라 체기증상과 강도가 달라진다.
이런 분은 영혼이 간에서 이동될 때 체기에서 벗어날 수도 있다.
간에 있는 영혼이 누구란 말인가.
이 분은 얼굴도 모른다고 한다.
시집가서 얻어온 병이라고 해야 할까.
시아버지의 영혼이 며느리의 간을 산소로 삼고 오랜 세월 동안 체류 하면서, 죄 없는 며느리에게 평생 동안 고통을 주어 건강하게 살지 못하게 된 이유가 되었고 죽은 자가 원망스러운 것이다.
여기서 의문점이 생긴다.
부모 영혼이 자식의 몸에 있으면 병이 된다는 사실을 안다면 왜 거기에 있을까.
영혼은 장기나 조직에 숨어 있으면서 자연계를 떠나지 못한 죄인지, 저승사자에게 잡히지 않기 위해선지, 분명한 것은 조상영혼은 스스로가 후손몸에 접신 되어 있다는 것으로 병을 일으키는지를 모르고 있다는 것이다.
만약 알고 있다면 사랑하는 자식을 도와 줄 것이지 해를 주지는 않는다는 것이다.
급체하는 경우 죽는 사람도 많다.
체기의 내면에는 간 기능이 소진을 다했다고 보면 된다.
이 분은 살 운명인지 연구소를 만나 영혼을 분리 하고 난 뒤에는 얼굴의 모습이 달라지고 평소에는 몸이 개운치 않다보니 짜증과 불만으로 세상을 살아 왔는데, 요즘은 웃는 일이 많아졌다고 하느님께 감사하는 마음이 저절로 나온다고 한다.
마음이 즐거우니 몸도 즐거워 남들은 10년 젊게 봐준다나.
병원에서 단순히 위장병으로 위장 속을 쳐다보고 암이니 궤양이니 등으로 수술이나 항암제 약물로 치료해야 하는지에 대해서 육체적인 병과 영적인 병을 잘 판단해서 환자에게 가장 유익한 방향으로 접근해야 한다는 것이다.
과연 위장에 오는 모든 병을 수술이나 약으로 해결하는 것이 바람직한 치료방법인지 재고를 해 봐야한다.
위장 암 절제수술을 받은 많은 환자들이 수술 후에 후유증으로 먹고 싶은 것도 마음대로 먹지 못하고 몸의 기능이 나빠져, 야윈 모습으로 살아가는 것이 안타깝다.
위장에 오는 병의 뿌리를 제거하지 않았기에, 위장의 병을 계속 안고 살아야 한다.

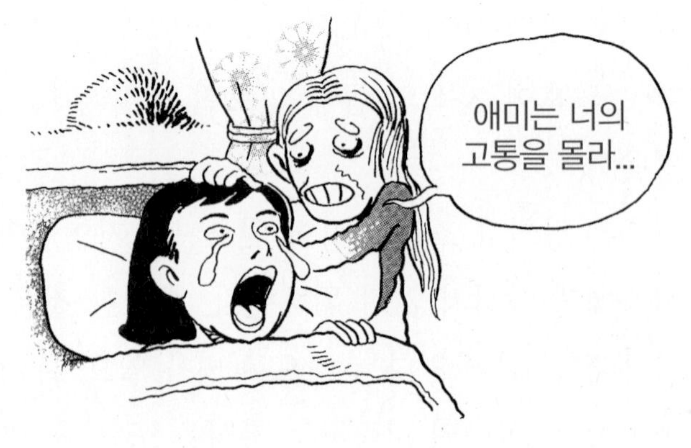

평생 동안 위장병으로 시달려 온 사람도 간에 영혼을 처리하고 나면 얼마 가지 않아 위장병을 졸업할 수가 있다.

필자도 30대에 위장병으로 시달려 왔다.

약으로도 안 되고 민간요법도 일시적으로 좋아졌다가 그만이었다.

위장이나 간에 영혼의 존재여부를 알 수 없었을 때인지라, 3년 동안 억대가 넘는 비용을 들여가면서 건강기능식품으로 몸의 기운을 겨우 맞추어 가는 것도 한계가 있었다.

기능식품을 먹지 않아서 병이 들었다는 말인가? 영혼을 모르다보니, 뿌리는 건들지도 못하고 영혼의 상처를 치유하는데 막대한 수업료를 지불해야했다.

국내에서 네트워크라고 하면서 거금을 벌 수 있고 신비의 식품이라고 구전광고 되고 있는 기능식품들이 어디 한 두 개가 아니다.

기능식품이 해가 되는 것은 없다. 효과가 있기 때문에 팔리는 것이다.

홍수처럼 밀려드는 수백 개가 넘는 기능식품회사들.

기능식품의 실체를 보면 어느 정도 먹다보면 항상성 유지의 한계라, 더 이상 좋아지지 않고 있음을 알 수 있다.

영혼의 분리가 되지 않는 상태에서는 어떠한 명약도 한계가 있다.

우주생명의학 연구결과 어느 누구도 영혼으로부터 자유로운 사람이 없다고 보는 것이 정확한 답이다.

어느 가정이나 직계조상 20대까지 초혼해 보면 한두 명 외에 거의 다 온다. 이 말은 사람영혼이 자연계를 떠나지 못하고 있다는 증거이고, 떠나지 못한 영혼은 거리의 노숙자라 갈 때가 없거늘, 갈 때가 있는 영혼은 가족이나 후손의 몸속으로 접신되어 숨어서 병을 일으키고, 그것도 아니면 이집

저집 초상집이나 음식점 등 잡신의 행세를 하면서 떠돌아다닌다는 것을 누가 알겠는가. 정말 무서운 이야기다.

식사를 하고 난 뒤 영혼이 없는 편안함을 경험해보라.

무슨 말이 필요한가.

믿지 못하면 본인이 경험해서 믿을 수밖에는 없지 않는가.

현재 우리사회는 믿지 못하는 사회로 서로가 불신에 사로잡혀, 부모 형제도 믿지 못하는 세상이 되어 버렸다.

영계에서 이 땅에 보내주신 하느님께 부끄럽고 슬프다.

인천에서 공무원 생활을 하면서 정체불명의 고통을 가지고 살아온 분의 수기이다.

불치의 위장병 40대 수기

• 성명 | 허재영(41세) • H.P | 010-4259-****
• 주소 | 인천광역시 서구 가좌동 현대아파트 6동 1006호

저는 2001년도에 과도한 음주와 업무상 스트레스로 인하여 위장병이 걸려 현재까지 8년 동안 심한 위통을 앓아온 인천에 사는 허재영이라고 합니다.

위장병에 걸리고 나서 병원이란 병원(서울삼성병원, 대학병원, 한의원 등)에 가서 위장내시경, 대장내시경, 패트검사 등 안 해본 검사가 없고 각종 위장약과 알로에, 양배추, 노루궁뎅이버섯 등 위에 좋다는 민간요법을 다 써보았으나, 병원에서는 별 이상이 없다고 신경성 위염이라고만 하고, 약도 먹을 때만 잠시 통증이 멎을 뿐 어떠한 민간요법도 효과가 없었습니다.

위통이 심할 때는 배꼽 위쪽 부분이 바늘로 쑤시는 것 같기도 하고, 무슨 벌레가 갉아 먹는 것 같기도 하고, 아무튼 말로 표현하지 못할 정도로 아파서 잘 걷지도 못하고, 말하기도 귀찮아서 사회생활 자체가 힘들 정도로 위통을 앓고 있었습니다.

그러다가 우연히 직장동료를 통하여 자기 친구 중에도 10년 넘게 위장병을 앓아온 사람이 있는데 라우순수소금을 먹고 치료가 되었다는 소리를 듣고 순수소금을 시켜서 먹었는데, 한 일주일간은 위통이 없어지는 듯 했습니다.

하지만 일주일이 지나서 다시 위통이 와서 우주생명의학연구소를 소개받고 증류수가 좋다는 말에 증류수기계를 설치하려고 우주생명의학연구소에 전화를 했더니 통화를 하게 되었습니다.
그래서 증류수기계를 설치하려고 한다고 했더니 영혼에 관한 이야기를 듣게 되었습니다.
처음에는 반신반의하면서 들었지만, 들을수록 그럴 수도 있겠구나 하는 생각이 들더라구요.
그래서 전화통화를 끝내고 일정을 잡아서 우주생명의학연구소가 있는 경남 김해로 내려가게 되었습니다.
거기에 가서 연구소는 저의 몸을 체크하시더니 머리와 간, 신장, 방광부분에 영혼이 붙어있어서 아픈 것이라고 하면서 식사 후 간단한 영혼의 분리의식을 하였습니다.
그 의식 후, 의식 전에는 6시간 동안 운전을 하고 와서 그런지 목이 뻣뻣하고 배도 엄청 아팠었는데 거짓말처럼 목도 안 아프고 배도 편안해지고, 무척 배가 고파지더라고요.
하지만 일시적이고 심리적인 거겠지 하고 생각했었는데 그 의식 후 2년 가까이 되었는데, 지금까지 한 번도 위통을 느낀 적이 없었습니다.
정말 주위 사람들도 희안하게 생각했고 보는 사람마다 얼굴과 피부가 너무 좋아졌다고 하더라고요.
그리고 지금은 일주일에 2-3번은 회식자리에 가서 소주 3병씩은 거뜬히 먹고 그 다음날 자고 일어나면 아프지 않고 개운하게 일어 난 답니다.
정말 예전에는 회식자리 참석도 못하고 참석하더라도, 사이다나 홀짝홀짝 거리고, 술을 못 마시니까 사람들 만나는 것도 귀찮고 했는데, 지금은 저랑 술을 마시면 친구나 직장동료들이 저 때문에 힘들어 죽겠다고, 예전

처럼 아팠으면 좋겠다고 농담을 하곤 합니다. ㅎㅎ
그리고 저의 주머니에 있었던 각종 위장약들은 없어진지가 오래 되었고요.
지금은 아침저녁으로 라우소금 한 봉지와 물병에 담아온 증류수만 먹고 있답니다. 그리고 몸 상태가 조금 안 좋을 때는 연구소에 수시로 문자나 전화를 하면 몸을 체크해주시고요.
그러면 몇 시간 후나 다음날 몸이 괜찮아 지더라고요.
그리고 제가 간이 좀 안 좋아서 매년 실시하는 건강검진 때마다 간 기능 치수가 높게 나왔는데 14년 만에 처음으로 간 기능 치수도 정상으로 나왔더라고요.
정말 저에게 새로운 삶을 주신 연구소에 진심으로 감사드리고, 저와 같이 원인모를 고통 속에서 살고 계시는 분들이 있다면, 병원에서 돈 들이고 시간 뺏기면서 고생하지 말고, 지금 당장 연구소를 찾아가보라고 적극 추천하고 싶습니다.
정말 감사합니다.

인천에서 허 재영씀.

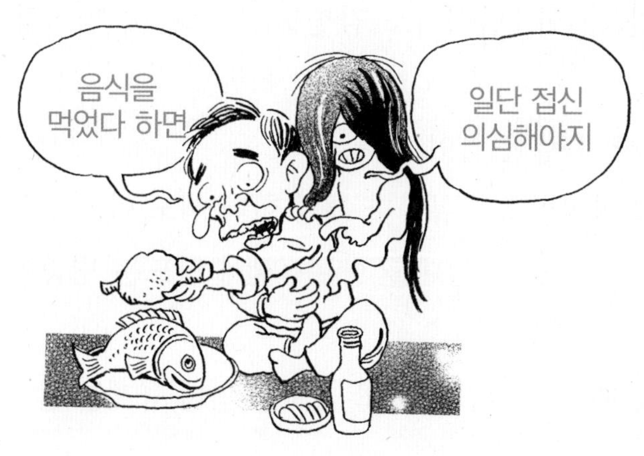

간(Liver)질환의 영적증상과 자가진단

간에 장기간 영혼이 접신이 되어 있으면 간에 병이 생긴다.

간암, 간경화, 간염 등등.

병명만 들어도 무시무시한 병이 아닌가.

현대의학에서 왜 이런 병이 오는지에 대한 논쟁이 끊임없이 되고 있지만, 쉽게 납득이 가지 않는다. 간염이나, 식생활, 환경문제, 스트레스 등 확실한 원인물질이 무엇인지 밝히지도 못하며 치료 수단도 수술과 항암제, 약물 요법으로 치료 받은 암환자가 5년 안에 사망 할 수 있는 확률이 90%가 넘는다는 의학전문 사이트를 보면서 도대체 인간의 힘으로 병을 고칠 수 있는 범위가 고작 이 정도라면 불행한 삶을 살수밖에 없는 인생이라니…

현대의학에서 간염이라는 진단을 바이러스 A형이니, B형이니, C형, D형 등…

가볍게 볼 수 없는 무서운 병이다.

감기도 마찬가지지만, 바이러스 감염도 간 기능이 떨어졌을 때 감염이 된다.

간염에 걸렸다면 특별한 약이 없다.

아무리 백신을 바이러스 종류마다 개발 한다 해도 막아낼 무기가 없다.

요즘 우리자녀들이 군에 입대를 할 수 없게 만드는 병중에 간염이 포함된다.

아마도 전염성 때문에 본인이 가고 싶어도 입대 규제를 할 수밖에 없다.

바이러스는 살아있는 생체에만 기생하는 놈이라 죽은 시체에는 살수가 없다.
영혼도 죽어 있는 육신에는 없고, 육체가 살아 있는 몸에만 접신이 되는 것이 바이러스와 같다고 보면 된다.

누구든지 영혼과 바이러스에 노출되어 살고 있다.
육체와 육신이 건강하면 우리들의 몸은 방어 하고자 하는 능력을 가지고 있기에 영혼이나 바이러스가 접근하기가 쉽지가 않다.
동물의 세계에서도 사자가 영양을 잡아먹을 때도 병들고 힘이 없어 보이는 놈만 우선적으로 선별해서 노린다.
이것이 자연의 이치이다.
술이나 담배, 오염된 음식만이 간에 병을 일으킨다고 믿어서는 안 된다.
매일 술 마시고 담배피우고 오염된 음식을 먹어도 건강하게 잘만 사는 사람이 많다는 것만 보아도, 타고난 체질과 음식에만 국한 할 수는 없다.
타 영혼과의 접신이 되었는지, 여러 가지 복합적인 조사가 병행되어야만, 생명을 제대로 볼 수 있다는 것이다.
근간에 누가 이런 말을 책에다 표현했던데, 음식을 모르는 의사는 의사도 아니다 라고.
필자의 의견은 음식만 아는 것은 50점이요, 영혼까지 알고 나면 100점을 받을 수 있는 명의가 된다고.
간이라는 장기가 핏덩어리가 아닌가.
영양덩어리가 간이다.
간이 무엇을 원하는지 알아야한다. 제대로 알아야 면장이라도 하지.

간은 무조건 깨끗한 음식을 원한다.
1000가지 이상 효소를 만드는데 방해가 되는 영혼은 절대 없어야 한다.
간에 영혼이 접신이 되어 있고 깨끗한 음식이 들어가지 않는데, 장수하기를 원하는가.

나이70에 인생의 한을 푼 시골 아주머니의 수기를 보면,

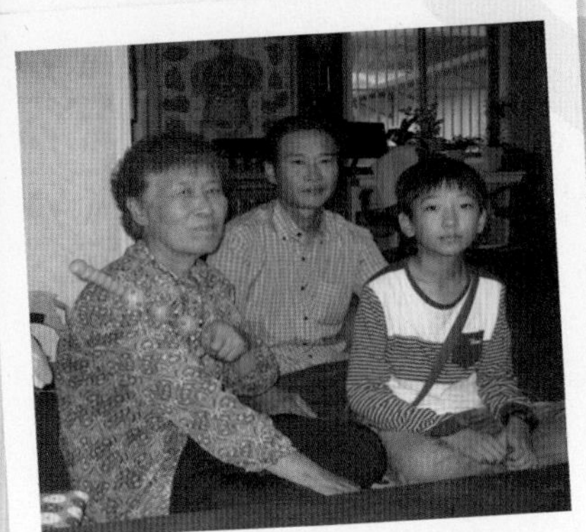
김상동 본인과 모친, 아들

어머니의 평생소원 풀은 효자의 수기

- 성명 | 김상동 (남) • 나이 | 50세
- H.P | 010-2872-****
- 주소 | 경남 김해시 대동면 덕산리 481-3
- 증상 | 파킨슨, 간경화, 무릎통증(관절염), 눈(녹내장, 백내장), 알콜중독증, 소변소태증

세상에 이런 일도 있을 수 있나?
하는 마음이 이글을 적게 되었습니다.
이 글을 읽으시는 분들은 큰 행운을 잡으셨습니다.
언제나 복된 일만 함께 하시길 기원 드리며, 제 어머님의 체험수기를 적어봅니다.
어릴 적에 저의 기억 중에 제일 많이 남는 것은 비라도 올 것 같은 가을밤이면 온 세상이 모두 잠든 캄캄한 시간에 우리 가족들은 논에 나가서 볏단을 날랐습니다.
푹푹 빠지는 논이라 맨발로 일을 해야만 하는데 벼를 자르고 남은 포기를 보드라운 발로 밟을라치면 왜 그리도 아픈지...
또 왜 그리도 추웠던지 눈물이 나곤했지만 그렇게 해야만 살수 있는가싶어 참고 일했던 기억이 지금도 생생합니다.
어느 집 부모님들보다 몇 배로 고생만 하신 내 부모님이셨건만, 세월이 조금 지난 어느 날 부터인가 어머니는 점심만 드시고 나면 너무 피곤해서인지 당신 자신도 모르게 마루바닥에 들어 누워 있는 자신의 모습을 발견

합니다.
병원에선 병명조차도 나오지 않았고, 고기종류의 음식은 소화조차 시킬 수 없게 되었습니다. 엎친데 덮친격으로 밭에서 일하시다 독사에게 손가락까지 물렸고, 병원으로 급히 모시고가서 치료를 받았는데, 손가락은 잘 굽혀지지 않았고, 일은 해야 하는데 어찌할 바를 몰랐던 시간들을 뒤로한 채 저는 군 입대를 하게 되었습니다
그이후로 어머님을 뵈었을 때 차려진 어머니 밥상에는 하얀 쌀밥과 물 한 그릇이 전부였습니다.
내가 집을 떠나 지냈었던 시간동안 있었던 일들을 조목조목 말씀해 주셨는데 알고 지내던 지인으로부터 어떤 할아버지를 어머니는 소개를 받았고, 치료하기 위해 그분을 만났는데, 그분께서 하신 말씀이 아주머니는 지금 손가락이 문제가 아니고 간이 다 굳어버렸고, 그대로 두게 되면 막내아들 군에서 제대하는 모습도 볼 수 없게 된다 라는 청천벽력 같은 말씀을 듣게 됩니다.
내 어머니는 너무 고생하며 살아온 것이 억울해서 살아야겠다는 일념으로 그분께서 시키는 대로 맨밥만 6개월이 넘게 드셨고, 그분이 주신 약만 드셔야했고 손에 닿으면 피부가 타 버릴 만큼 독한 물약을 매일 온 몸에 발라야만 했습니다.
그렇게 당신께서 평소에 좋아하셨던 닭고기와 삶은 돼지고기는 이 세상 끝나는 날까지 이별할 수밖에 없다는 믿기조차 힘든 끔찍한 말씀을 그 할아버지로부터 듣게 됩니다.
그 후 저의 집에 돼지고기는 이십년 넘게 불청객이 되었고 제 자식들이 통닭을 노래할 때면 방에 몰래 숨어서 먹일 수밖에 없었던 심정, 회식자리 같은데서 삼겹살을 먹을 때면 목에 걸려 안 넘어갔던 순간도 많았습니다.

계란한판 삶아 원 없이 드셔보는 게 어느새 어머니의 평생소원이 되어버렸습니다.

그렇게 모진 고통을 주셔놓고 그것도 모자랐던지, 한 달에 한 두 번은 꼭 병원에 가서 주사바늘로 무릎에 고인 물을 빼야만 했던 관절통까지 겹치게 되었습니다.

무릎이 아려서 잠을 청하지 못하는 날이 대다수였고, 밤이면 언제나 전기 찜질기는 무릎에 어김없이 감겨있었고, 그래도 고통을 참을 수 없어 당신 소변을 손수 받아 드신 날이 몇 년인지도 모른다는 말씀을 전해 들었을 때의 자식의 심정을 아시겠습니까?

그러던 어느 날 평소에 알고 지내던 고마우신 전형기사장님으로부터 우주생명의학연구소를 소개 받게되었고, 연구소를 방문하여 상담을 하였는데 무릎을 치게 되었습니다.

구구절절이 맞는 말이었고, 치료를 시작하게 되었습니다.

신기한 일이 일어나기 시작했습니다. 치료 이틀이 지났는데, 손을 짚지 않으면 계단을 내려갈 수 없으셨던 어머니의 무릎은 언제 고통이 심했냐는 듯 양손에 짐을 들고 내려가시는 것이었습니다.

도저히 믿기지가 않았지만 사실입니다.

어머니는 당신 소변을 안 드셔도 되는 게 제일 기쁘다 하십니다.

전기 찜질기는 어디론가 사라져버렸고, 무릎아파 병원갈 일이 없게 되었습니다.

그 후 한 달쯤 지나서 어머니께서 많이 속상한 일이 계셨는데, 이상한 일이 일어났습니다.

무슨 말씀을 제게 하시는데 자식인 제가 알아들을 수가 없었고, 팔은 힘이 없어 움직이질 못하셨습니다.

치매증상 같았습니다. 하늘이 무너지는 심정으로 급히 연구소에 자초지종을 말씀드렸고 치료했다는 연구소의 메시지를 받은 후 몇 시간이 지나서 예전처럼 말씀을 알아듣게 되었고, 팔에 없던 힘은 서서히 돌아왔습니다.
정말로 감사드릴 일이었습니다.
그리고 치료시작 3개월째 되었습니다.
예전엔 모르고 계란을 눈 꼽 만큼만 드시게 되면 몇날며칠에서 길면 몇 달을 고통과 싸워야했던 원수 같았던 계란을 지금은 마음 편히 드시게 되었습니다.
수 십 년 만에 어머니 계란 드시는 모습을 보고 저의 눈에서는 하염없는 눈물이 흘러내렸습니다. 그리고 며칠 뒤엔 삼겹살도 맛있게 구워 드셨고, 그저께는 온 가족이 둘러앉아서 통닭을 시켜놓고 감사히 먹었습니다.
제가 군에서 제대할 때 까지도 못 사시겠다 했던 내 어머니가 연구소를 만날 수 있었던 지금까지 살아주셔서 고맙다고 어머니께 말씀드렸고, 어머니는 우리 아들이 더 고맙다고 하시면서 우리 모자 끌어안고 기뻐했던 날이 며칠이 지났습니다. 제가 이 세상에 태어나서 지금껏 살면서 좋아서 울어봤던 기억은 처음인 것 같습니다.
또 있습니다.
얼마 전 어머니생신이 지나갔는데 형제들이 다 모인 자리에서 "예전에는 밤에 모기소리가 들리면 소리가 들리는 쪽을 향해 그냥 킬라를 뿌렸는데 지금은 모기가 보이니까 모기를 보면서 킬라를 뿌린다" 하셨습니다.
일흔 중반이라는 연세에 눈이 밝아진다는 게 믿어지시는지요?
제 자신에 대한 이야기를 할까합니다.
저는 평소에도 술을 좋아했고 한번 마시기 시작하면 많이 마셨습니다.
조금만 스트레스 받거나 할 때도 마셨고 또 어떨 때는 이유도 없이 술병을 들고 앉아 있을 때가 많았습니다.
밤낮없이 마실 때도 한 두 번이 아니었습니다.
어느 날 제가 많은 양의 술을 마시고 있을 때 일입니다.
연구소로부터 문자 한통이 옵니다.
그 내용은 이제 몸에 술 영혼(神)을 떼났으니 술 이제 그만 마셔라 하는 내용입니다. 그 문자를 받기 전에는 술이 물처럼 잘 넘어갔는데 문자를 받은 후 술을 마셔보면 술이 아무 맛도 없고 쓰기만 되게 쓴 겁니다.
그러면서 취기가 엄청 올라와서 술잔을 놓게 됩니다.
처음엔 도대체 이해가 안 갔습니다.
제가 술 마시는걸 연구소는 어떻게 아셨을까?
진짜 사람이 맞나?
막 이런 생각까지 들었는데 다른 술 영혼이 제 몸에 들어와서 저로 하여금 술잔을 들게 만들었다는 걸 알게 되었습니다.
제 의지와는 상관없이 말입니다.
어쩌면 저는 연구소와 인연을 맺지 못했다면 제 몸에 있었던 그 술 영혼 때문에 제 미래는 어찌 되었을까? 생각하면 끔찍합니다.
저는 술병으로 망가지는 인생을 살았다면 제 누나는 약 10년 전에 파킨슨이라는 큰 병을 앓게 되었습니다.
인터넷을 뒤지고 많은 책들을 접해 봐도 아무런 답을 찾을 수 없었고, 유일하게 우주생명의학연구소가 저에게는 희망이었습니다.
누나의 파킨슨병의 원인이 머리에 있어서는 안 될 수많은 다른 인간영혼(神)들과 타 영혼들이이란 걸 알게 되었기에 영혼들을 분리하게 되었습니다.
누나는 간호사로 현대의학의 맹신자였고 확실한 종교 때문인지 연구소를 잘 믿지 않았습니다.

현대의학과 자신의 종교위주로 치료를 해오다 최근에는 연구소를 찾아서 최근까지 연구되어온 모든 부분을 다행히 치료받게 되었습니다.

제가 아는 바로는 파킨슨이라는 병을 앓는 분들은 발병 후 5년 정도 지나면 대부분의 환자들이 휠체어 타는 신세가 많이 된다고 들었습니다.

그러나 제 누나께선 6년 전 병의 원인인 수많은 영혼들을 머리에서 분리해왔기에 발병된 지 10년 정도 지난 지금에도 컨디션 좋을 때는 자동차 운전도 하십니다.

연구소와 인연을 맺었기에 제 누나는 반드시 완쾌되리라 확신합니다.

제 자녀 이야기도 드려야겠습니다.

제 자녀 중에 셋째가 중학교 다니는 아들이 아홉 살 때입니다.

언제나 저의 방에는 회초리가 두 개있었고, 저는 그 용도를 몰랐습니다.

방에는 언제나 무슨 냄새인지 안 좋은 냄새가 났습니다.

자신도 모르게 아들 팬티는 소변으로 얼룩졌고, 그 어린 나이에 엄마로부터 자주 혼이 났습니다.

너무 어린 터라 혼나는 게 두려웠던 아들은 어느 날 부터 자신도 모르게 젖어버린 팬티를 방안구석구석에 숨기기 시작했던 것입니다.

아들에게 물었습니다.

아들은 "아빠! 내 자신도 모르게 그냥 소변이 자꾸 나와 버린다"고 했습니다.

저는 바로 연구소에 사실을 말씀드렸고 연구소의 도움을 받기로 했습니다.

약 10분정도의 치료시간이 걸렸고 아들 방광에는 전생의 동물영혼이 두 마리가 원인이었습니다.

그 원인을 제거한지 지금 5년이라는 시간이 지났지만 그 후 단 한 번도 팬티가 젖는 일이 없었습니다.
지금 제 아들은 너무나 밝고 활기차게 생활하는 모습이 연구소 도움이고 은혜라는 걸 알기에 너무나 감사합니다.
지금도 제게 이런 날이 있을 수 있나 싶고 믿어지지가 않아서, 제 허벅지를 꼬집어봅니다.
허벅지가 아픈 것 보면 모든 게 사실인가 봅니다.
제 가슴에 한이 맺힌 게 있다면 잘 생기시고 마음씨도 고우셔서 천사 같았던 내 아버지께서는 뭐가 그리도 급하셨는지 십년 전에 하늘나라로 가셨습니다.
아버지 살아계실 때 연구소를 만났더라면.... 하고 원망해 봅니다.
제가 세상에 태어나서 가장 잘했던 선택은 발병의 원인을 알고서 치료하기에 몸은 좋아질 수밖에 없는 자연치유를 선택했다는 것입니다.
마지막으로 이 체험수기를 읽으신 많은 분들께서 건강을 되찾아서 새로운 삶을 사실 수 있기를 기원합니다.
다시 한 번 제게 연구소를 소개해주신 전형기사장님과 저를 효자로 만들어주신 연구소에 감사드립니다.

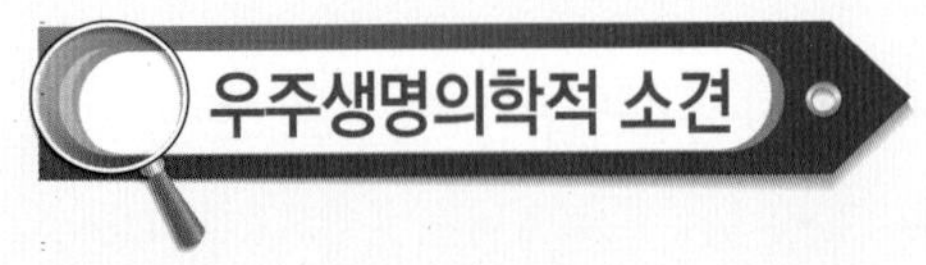

필자의 고향도 시골이기에 상기 수기를 읽으면서 눈시울이 젖었다.

죽지 못해 사는 인생이지 사람이 산다고 할 수가 있겠는가.

짧은 인생을 즐겁게 살아도 얼마 살지도 못할 인생이 아닌가.

때로는 인생이 아름답다는 표현을 하지만, 불행의 연속 속에서 순간의 기쁨이 존재하는 게 인생이 아닌가 하는 생각이 많이 든다.

지구가 생성되고 인류가 탄생한 이래 인간들은 태어나서 죽는 날까지 무엇을 깨닫고 살았던가. 전쟁의 연속에서 이념이 다르다는 이유로 서로 죽여야 했던 역사가 현재도 진행 중이지 않는가.

그리고 살아계실 때 부모님께 잘 해드려야겠다는 새로운 다짐을 하게 해 주었다.

수기 중에서 우리가 알아야 사항이 중풍이 오거나 치매증상이 오면 병원에 가는 것도 중요 하지만, 그렇게 병이 오는 원인을 제거 하는 것이 우선순위가 되어야만 병원에 가더라도 쉽게 호전시킬 수 있음을 알아야한다.

이 분은 그 사실을 알고 긴급하게 필자에게 연락을 하였기에, 머리에 신경세포를 교란시키고, 상처를 최소화 하였기에 몇 시간 내에 정상적으로 회복할 수가 있었다.

눈에 오는 병중에 백내장이나 녹내장, 시력저하도, 안과에서는 눈에만 국한하여 진단한다.

눈에서 발생되는 병도 있겠지만, 간에 인간영혼이나 물질영혼의 정착, 눈에 물질영혼의 공격으로 병이 올수 있음을 보여주는 사례라 하겠다.

몸이 천냥이면 눈이 구백냥이라는 말을 할 만큼 눈은 소중한 장기이다.

아직 필자의 시력은 양쪽 눈이 1.5로 지극히 정상이다.

나이를 먹는다고 해서 눈이 나빠진다는 것은 눈에 병이 들어서 나빠진 것이지 나이 탓으로만 돌릴 수 없다. 나이가 들어도 건강하게 장수하는 사람의 시력은 정상으로 나온다.

간에 인간영혼이나 물질영혼이 있을 때는 분명 대변 상태가 좋지 않을 것이다.

자주 설사하는 경우는 각별히 신경 써야한다.

인간은 누구나 먹으면 배설해야 하니까, 먹고 난 뒤에 배설물에 관심을 가져라.

간이 제대로 대사가 되는지는 대변만 봐도 짐작이 가는 경우가 많다.

아무리 잠을 자도 피곤함을 호소하는 사람들은 자신의 몸에 있는 다른 영혼을 체크 해보라.

아마도 이 지구상에서 영혼의 체크라는 말을 필자가 처음으로 사용하는 것인지 모르겠다. 세계적으로 저명한 사람들이 영혼에 대해 저술한 많은 책을 보면 영혼의 체크란 단어를 보지 못했기에 독자들도 이해가 되지 않는 대목이다.

당연히 간에 영혼이 정착되면 위장병은 당연히 올수밖에 없다.

아무리 영양가 있는 음식을 섭취해도 영양대사가 되지 않아 피곤함을 호소한다.

누울 자리만 보이면 드러눕고 싶다.

세상만사가 귀찮아서 아무 일도 하기가 싫다.

의욕도 없고, 배가 고프지도 않을 때도 있으며 음식을 먹고 난 뒤에도 몇 시간이 지나면 소화가 되어야 하는데 속이 더부룩하기만 하다든지, 배가 고플 때가 되었는데도 식욕이 없는 경우가 많으며, 배변 시에 대변상태가 좋지 않다.

황금 변을 떡국처럼 보기가 힘들고 가는 변이 끊어져 나온다.
완전 연소가 되질 않아서 암모니아 냄새가 많이 나기도한다.
감기가 자주 오는 경우도 간을 의심하거나 폐에 물질영혼이 공격할 때 기침을 동반하면서 누런 가래침이 발생하기도 한다.

부산에 살면서 이름 있는 보험회사지점장으로 일을 하고 계시는 분이다.
필자가 서울에 행사를 마치고 열차 안에서 옆 좌석에 같이 앉아 부산까지 동행한 인연이 그분에게는 인생이 무언지 깨닫는 계기가 되었다.
그 당시 그분의 모습은 복부비만에 얼굴은 간 상태가 좋아보이질 않았다.
무슨 기침을 하는데 본인도 죽을 지경인지 기침이 멈추어 지지가 않는 듯, 보기가 딱해 필자가 먹는 **순수소금 알갱이**를 입에 머물고 있으면, 조금씩 진정이 될 것이라고 전해주었다.
무엇에 효과가 있는지도 묻지도 않고 당장 답답하니 시키는 대로 해보니, 기침이 조금씩 진정되는 느낌을 받은지라 고맙다면서 명함을 주고받고, 남아 있는 소금 주면서 차후 연락하기로 약속하고 헤어졌다.
부산에서 식품통합의학 박람회 때 그 분을 초대를 했다.
필자가 준 소금으로 몸이 좋아졌다면서 고마워했다.
그분과 상담을 해 본 결과, 오래전부터 B형간염 보균자로 몸 상태가 항시 피곤하고 소화불량이 잘 생기며 건강에 관심을 남달리 가지고 있었다.

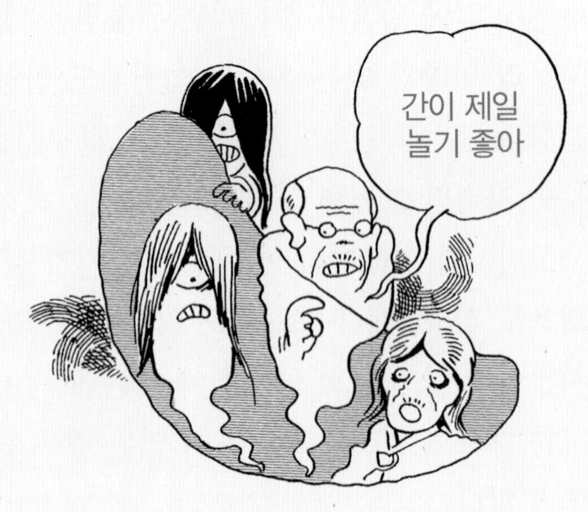

자신의 몸을 건강하게 할 수 있는 대안이 없음을 잘 알고 있었다.
간염에는 약이 없다면서 집에서 푹 쉬고 평소에 조심하라는 병원 의사 말에 본인은 답답한데 병원에서는 대안이 없고, 환자는 어떻게 하란 말이여.
이분의 몸을 체크한 결과 간에는 어릴 때 일찍 고인이 된 형제영혼이 있고, 머리에는 돌아가신 조상영혼이 접신되어 있다고 일러 주었다.
이 말을 믿어야 하는지 믿지 말아야 하는지 본인은 얼마나 혼란스럽고 고민을 했겠는가.
세상에는 영혼의 문제로 사기 아닌 사기를 친 사람이 많다보니, 피해를 본 사람이 얼마나 많은가.
생명이 위급하고 가정의 어려움을 교묘히 이용해서 나약한 자의 금품을 갈취하는 사람이 있기에 우리사회는 혼란스럽고 서로에게 불신하면서 살아가고 있지 않는가.
이분도 속사정이 있음을 실토한다.
집안의 꼴이 말이 아니라고 한다.
정상적인 가정이 분명히 아니었다. 한때는 돈 걱정 없이 나름대로 잘 살았는데, 언제부터인가 동생은 뇌출혈로 쓰러지고 사업장은 부도가 나면서 이혼을 했고, 어린자식들은 건강이 극도로 나빠진 노모의 손에 제대로 성장할 수가 없었다.
이 가정에도 다시 행복이 찾아와야 하지 않겠느냐.
세상에는 공짜가 없으니, 조상영혼을 분리하고 음식으로 집에서 치료하는 방법을 알려주면서 후불제로 효과가 없으면 후사하지 않으면 된다고 일러주었다.
눈에 보이지도 않는 것을 반신반의 하면서 영혼의 분리를 시작했다.

5분도 지나지 않았다. 조상영혼이 몸에서 빠져 나가는 순간 이미 본인은 몸에서 느낌을 받았다고 한다.

머리가 시원하고 복부가 편안한 것 같다면서, 얼굴 모습이 희망이 보이는 듯 웃음이 살아나는 표정으로 변해 있었다.

이제는 필자의 말이라면 무엇이든 믿으려고 한다.

본인에게 스스로 영혼을 체크 하는 방법도 일러주었다.

이번 명절 때에도 제사상에 술을 놓고 조상영혼이 오는지 여부를 체크 했다고 한다.

영혼이 없는 제사를 지내야 하는지 여부에 고민을 했다고 한다.

간에 영혼이 없으니 소화가 잘되고 편안함을 확실히 알 수 있으며, 운동을 전혀 하지 않았는데도 복부가 많이 들어가서, 예전의 옷이 맞지가 않는다고 너무 좋아한다.

머리에 영혼이 없으니 머리도 맑고 잠이 잘 온다나.

당연한 현상이다.

이 분의 동생이 뇌출혈 휴유증으로 시달리는데 많이 좋아지고 있으며, 어머니의 건강도 희망이 보이는 것 같다고 한다.

영혼의 문제는 개인의 문제가 아니다.

온 가족이 관련되어 있기에, 누구 한사람을 위해서 하는 것이 아니다.

간에 영혼이 분리되면 어떤 간염이나 바이러스성 질환도 자연치유로 어렵지 않게 좋아지게 될 것이기에, 본인도 꾸준한 음식관리를 해주어야한다.

음식을 먹어도 체중이 늘어나지 않고, 정상체중 이하로 약골로 살아가는 사람은 간에 영혼의 문제를 생각해야한다.

현대의학에서는 간 기능 검사를 혈액을 뽑아 분리해서 효소반응검사와 혈청 검사, 초음파 등으로 간 상태를 판단한다.

간 기능검사(LFT=Liver Funtion Test)의 결과가 아무리 정상이 나오더라도 기분이 좋다고 안심해서는 안 된다.
장기간 영혼이 간에서 일정부분까지 상처를 내어도, 간검사상에는 변화가 없을 수 있다는 것이다.
간암이나 간경화 우리 주위에서 흔히 들어보는 병이며 누구에게나 올 수 있는 병이다.
현대의학적으로 특별한 약이 없다보니 예방을 철저히 하라는 말을 한다.
아무리 예방한다 하더라도 인간영혼이나 물질영혼의 공격이 있으면 무방비 상태에서 생명을 잃을 수 있다.
입으로 먹은 음식은 위장을 거쳐 소장에서 간 문맥으로 모든 영양소가 간으로 들어가 효소를 만들어 온몸으로 가야 하지만, 간에 영혼이 정착되는 순간부터 간 기능은 현저히 떨어지면서 모든 장기의 밸런스는 무너질 수밖에 없다.
간이 무너지면 다른 장기는 도미노 현상처럼 기혈소통이 되질 못한다.
현대의학에서 전이종양이라는 표현을 많이 쓰고 있다.
하나의 장기 기능이 떨어지면 다른 장기에 있는 암세포가 급상승함으로 동시다발로 다른 장기로 퍼졌다고 표현 할 수가 있다.
간암 환자가 병원에서 항암제를 여러 번 맞을수록 간의 기능이 떨어지기에 항암제를 맞지 않는 환자보다 자연치유력이 떨어질 수밖에 없다.
항암제를 맞지 않는 환자가 영혼을 분리하고 깨끗한 음식으로 자연치유를 했을 때는 80%가 넘는 생존율을 보이며, 현대인들이 생각할 수 없을 정도로 빠른 회복을 기대할 수가 있다.
역으로 항암제를 5번 이상 맞은 환자의 생존율은 횟수가 거듭될수록 생존율은 떨어질 수밖에 없다.

암 진단을 받은 즉시 우주생명의학 치유로 접근하는 것이 현대의학에서 시행하고 있는 수술이나 약물요법보다는 빠르다는 것을 알아야한다.
지구상에서 행해지고 있는 현대의학이란 영혼의 영역을 모르거나 무시해 버리기에, 필자의 의견을 뜬구름 잡는 이야기나 만화에 나오는 이야기꺼리로 치부할 것이다.
그러나 필자가 그동안 접한 환자의 수기를 보면 귀신 씨나락 까먹는 소리라고 일축 할 수가 없을 것이다.
혹시 수기내용이 조작이라고 믿지 않는다면, 직접 환자를 만나게 해 줄 수도 있다.
그것도 믿지 못하면 본인이 직접 체험 해보면 믿을 수가 있을 것이다.
우리는 믿지 못하는 세상에 살고 있다.
서로 속이고 속임을 당하는 세상이라 이해는 갈 수 있지만, 죽고 사는 문제라 어찌 생명을 두고 장난을 칠 수 있겠는가.
창조주하느님이 곁에서 지켜보고 계심을 알아야한다.
영혼의 세계는 인간들이 상상할 수 없는 일들이 일어난다는 것을 알아야 한다.
눈에 보이지 않는다고 창조주하느님을 부정 할 것인가.
필자가 영혼의 영역에서 조사를 해본 결과 간이라는 장기에서 인간영혼이나 물질영혼이 가장 많이 정착되어 있음을 알 수가 있었다.
간이라는 장기는 혈액으로 구성되어 있기에 영혼의 세계에서는 기운을 뺏어 갈 수 있는 에너지원이 가장 많은 곳임에 틀림이 없다.
영혼의 세계는 기(氣)의 세계이며 기운을 가져야만 영혼은 살아갈 수 있다.
인간영혼으로 살아가려면 기를 섭취해야 살 수 있고, 물질영혼은 기를 모아야만 영혼의 힘을 키워 갈수가 있다.

수령이 많은 나무일수록 목(木)영혼의 힘이 크다는 것이다.
수 백 년이 넘는 나무를 함부로 베다가는 한순간에 죽을 수가 있다는 것을 알아야한다. 일상적으로 가정에 있는 물질영혼이 간을 공격한다면, 늘 피곤 할 것이며 장기간 노출이 되면 간세포를 공격함으로, 간경화나 간암이 온다는 것이다.
소주 한 병을 마시는 것보다 물질인 소주병 영혼이 간을 공격하면, 술에 취하는 이상으로 간에 상처를 준다는 사실을 믿겠는지.
평상시 소주 한 병씩을 마시는 사람이 어떤 날에는 술이 취하고, 술이 잘 받는 날이라고 생각을 할지는 모르지만, 어떤 날에는 멀쩡하게도 취하지 않는 경험이 있을 것이다.
필자는 술을 마시기전에 물질영혼인 술병영혼부터 처리하고 술을 마신다.
물질영혼이 얼마나 무서운 것인지 알아야한다.
평소에 아무런 증상도 없는 사람이 갑자기 운명을 달리할 때에는 원인도 없이 생명을 잃었다고 생각해서는 안 된다.
당연히 현대의학에서는 사인을 밝혀내지도 못하고 단순히 심장마비 정도로 사망진단서에 기록이 되겠지만, 세상에 모든 결과에는 원인이 없는 것이 없다. 눈에 보이지 않는 영혼의 세계에 대해 인간들이 알고 있는 지식이 전혀 없다.

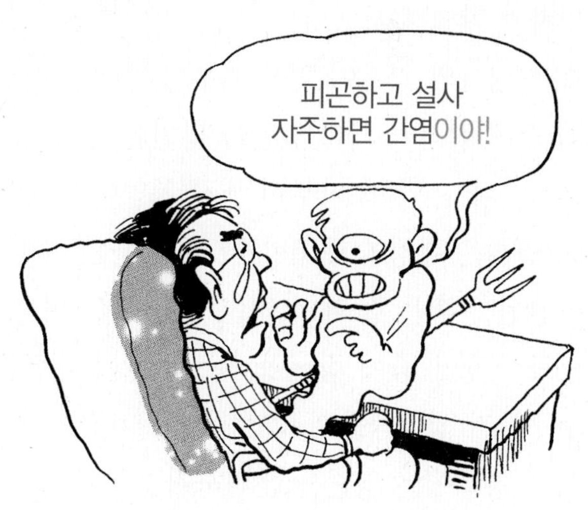

출생 이후 영혼 병에 대한 현대의학의 속수무책 사례

대구 이 모씨 댁에 음식 처방을 위해 집을 방문하게 되었다.
집에 들어서는 순간 필자에게 간곡한 부탁을 하면서 들어오라는 것이었다.
직감에 이 가정에 불치병 환자가 있음을 알 수 있었다.
부인의 말이다.
초등학교 6학년 자신의 딸이 면역결핍으로 출생 이후부터 병원신세를 지고 있다나.
병원에서도 특별한 원인을 밝혀내지 못하고 있었다.
부인에게 질문을 했다.
혹시 임신 전에 유산된 자녀가 있지 않느냐 하니, 한 명이 있다는 것이다.
필자가 확인해 보았다.
죽은 태아의 영혼이 임신 때부터 딸에게 접신이 되었고, 출생이후에도 딸의 간에 접신이 되어 있음을 확인할 수 있었다.
혼전이나 혼 후에 아무런 생각도 없이 하나의 생명체를 없애버리는 경우, 그 영혼은 평생을 두고 따라 다닌다.
유산된 영혼은 갈 때가 없는지라, 부모 아니면 형제의 몸이 산소가 된다.
부모나 형제 중에 접신이 되는 경우가 대부분이다.
누구든지 생명체를 두고 쉽게 없애버리는 과오를 범해서는 절대 안 된다.
이런 경우에는 영혼을 분리하지 않으면, 아무리 치료해도 호전되기가 어렵다.

현대의학에서 볼 때 정체불명의 병이 어디 한두 가지가 아니며, 환자들은 고통이 있어서 병원을 찾곤 하지만, 아무리 첨단의료장비나 화학적인 검사를 한다 해도 원인을 밝혀 낼 수 없는 병이 대다수라 보면 된다.

현대의학에서 필자를 질타하거나 무식한 사람으로 치부 하겠지만, 우주생명의학의 신비로운 영혼의 세계를 누구에게나 보여줄 수가 있다.

유산되었던 태아영혼이 한 가정을 파괴 한다는 진실을 누가 알았겠는가.

현대인들은 현대의학만 믿고 있다.

필자가 보기에는 그다지 어려운 병이 아닌데 이 모씨 댁의 자녀는 평생을 두고 환자로 살아가야만 한다.

병원에서도 특별한 약도 없이 그저 면역이 떨어져 있다는 검사결과만 내놓고 딸은 방구석에서 어린나이에 무슨 죄로 아파야 하는지.

간에 태아영혼의 정착으로 면역기능이 떨어져서 세균이나 바이러스에 대항할 힘이 없어 가급적이면 밖으로 외출을 하지도 못하고 스스로 방안에서 살아간다.

이 가정에서도 필자의 말을 무시하기 때문에 귀한 딸의 생명을 고칠 수가 없다는 것이다. 영혼을 믿지 않는 사람은 아집을 가진 채로 살아야만 한다.

간도 침묵의 장기라 여러 번 강조했다.

10%만 간세포가 남아 있으면 황금변을 보거나 배변에 아무런 증상이 없다는 사람이 대부분이다. 어제 같이 운동하고 음식 잘 먹던 사람이 사소한 통증이라 느껴 병원을 찾게 되면 말기암이라는 날벼락 떨어지는 진단을 받게 된다.

서서히 망가진 간에서는 자각증상을 느끼지 못 할 만큼 영혼의 상처가 간세포를 손상시키기에 무서운 병임을 알고 평소에 피곤함을 자주 호소하거나 몇 잔의 술도 해독이 잘 안될 경우, 무기력하게 일의 능률이 떨어지면서 세상만사가 귀찮다고 느낄 때는 간에 적신호가 온 것이다.

간에 복수가 찼다고 느껴지면 초비상이 걸린다.

복수가 찬다고 생명이 끝나는 것은 아니지만 위험의 요소는 많은 것이며 간의 상태가 기능을 할 수 없음을 말해주는 신호라 보면 된다.

연구소에서 환자와 면담을 했던 환자 중에서 복수가 차기 전에 영혼을 제거하고 자연치유를 하라고 일러 주어도 설마 죽지 않겠지 하면서 고집을 부린 환자는 복수가 차면서 다시 찾아오는 경우에는 시기를 놓쳤기에 얼마 더 살지 못하고 땅을 치면서 후회하는 모습이 너무 애석했다.

생사의 갈림길에 서 있기에 추가적인 복수가 차지 않도록 현대의학과 대체의학 자연의학, 영적인 처리와 마음가짐을 철저히 준비 해야만 한다.

병의 뿌리가 무엇인지 정확히 집어내야하며 시간이 갈수록 자연치유가 어려워 질수가 있기에 시기를 놓치면 안 된다.

우습게 넘길 병이 아니다.

현대의학에서 당뇨가 왜 오는지에 대한 답을 듣지 못했다.

현대의학에서 밝혀냈다고 하는 것이 췌장에 문제가 생긴 것이라는 것과 현대인들의 식탁에 기인되는 부자병 정도로 외적인 문제가 있음을 강조한다.

다행하게도 현대의학의 발전으로 발병된 당뇨병 환자에게 인위적이나마 생명을 잃지 않도록 하기위한 응급조치용으로 약이나 보조기구 기술이 개발되어 있어서 다행스러운 것 같지만 근본적인 치료행위라 볼 수가 없다.

과연 현대의학이 당뇨문제를 근본적으로 해결 했다고 보면 큰 오산이다.

영혼의 영역에서 근본적인 뿌리는 방치해놓고 당뇨병을 해결하려고 한다면 영원히 당뇨문제는 풀 수가 없다.

필자가 당뇨병 환자를 조사해본 결과 췌장이라는 장기에 다른 영혼이 정착되거나 뇌하수체나 시상하부에 영혼이 있음을 알 수가 있었다.

인간영혼이나 물질영혼, 동물영혼, 기타영혼의 영향으로 알파, 베타의 췌장의 세포가 제 기능을 하지 못하기에 발병되었음이 분명하다.

췌장암도 마찬가지다.

췌장이라는 장기는 비록 다른 장기에 비해 작지만, 췌장에 문제가 생기면 당뇨병만 생각하면 안 된다.

췌장에서 고장이 나면 온갖 빈혈도 올 수 있고, 각종 암과 난치병이 올수 있다는 연쇄적인 합병증을 알아야한다.

아무리 음식을 잘 먹는다 하여도 인슐린분비 조절이 잘 되지 않으면 정상적인 생리적인 대사가 되지 않는다.

앉았다 일어나면 어지러움을 호소한다거나, 골수세포이상으로 악성빈혈이나 골수암이나 혈액암을 유발시킬 수도 있다.

인위적으로 인슐린을 보충한다는 것도 안전한 처방이 되지 못한다.

고혈당은 인슐린으로 조절한다고 하지만 저혈당이 되면 대단히 위험할 수도 있다.

췌장이라는 알파, 베타세포의 조절기관이 무너지면 환자 본인도 모르게 의식을 잃을 수가 있기에 매사에 긴장하여야 한다. 더욱이 합병증이 언제 올지 예측 할 수도 없다.

당뇨병 환자들이 겪어야하는 고통은 시간이 흐를수록 깊어질 수밖에 없으며, 건강을 회복하기가 얼마나 어려운지 경험을 해보지 않으면 모른다.

당뇨병은 당뇨병으로 생명을 잃는 경우보다 합병증으로 제 수명을 다하지 못하는 무서운 병이라는 것을 알아야한다.

당뇨병이 오랫동안 지속이 되면서 폐혈증이 동반되어 혼수상태로 가는 경우도 있다.

특히 췌장암 말기로 진단받은 환자 중에서 아직 살아남은 있는 사람을 보질 못했다. 현대의학에서는 5년 생존율을 5-7% 정도라면 얼마나 위험한 병인지 알아야한다.

필자가 만난 여러 환자들 중에 의외로 췌장이 영혼 병에 노출되어 있는 사람이 많다는 것을 알았다.

이런 환자는 영혼의 영역을 배제시키면 빠른 시일 내에 기력이 살아나는 경우를 많이 본다.

필자가 하는 이야기는 현대의학에서 터무니없는 궤변이라고 할 것이지만, 하늘이 무너져도 진실은 밝혀야 하기에 자신 있게 서술할 것이며, 어떤 누구와도 논쟁하고 싶은 마음은 추호도 없다.

당뇨/고혈압/고지혈 극복 수기

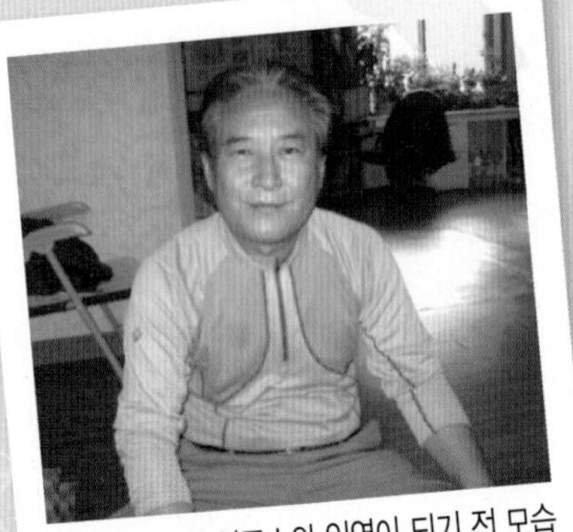

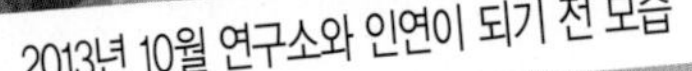

2013년 10월 연구소와 인연이 되기 전 모습

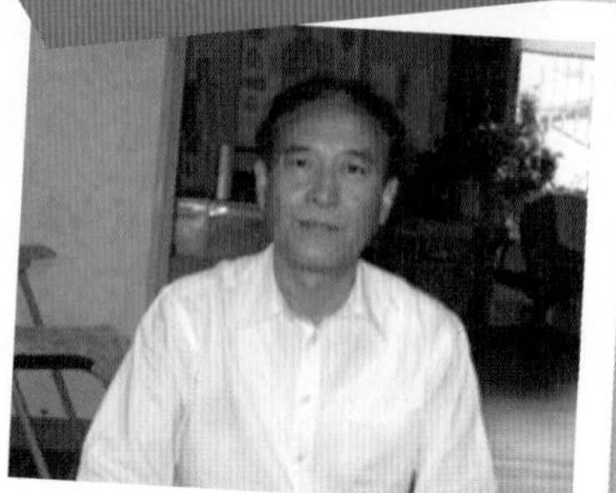

2014년 5월 21일 연구소와 인연이 된 후 (체중12kg감량)

- 성명 | 김경산 (남) • 나이 | 59세 • H.P | 010-5047-****
- 주소 | 부산 북구 만덕3동 216-7 그린코아 아파트 303동101호
- 증상 | 당뇨, 고혈압, 고지혈

2000년 우연히 건강검진에서 당뇨병이 있다고 하였으나, 생활하는데 별 이상이 없어 거의 방치하였습니다.

2001년부터 당뇨/고혈압/고지혈약을 복용하며 그런대로 생활하였는데 2013년2월경 당의 수치가 450으로 올라 주의사람에게 조언을 구한결과 등산 또는 자전거를 6개월 타면 낫는 사례가 있다고 하였습니다.

그래서 2013년3월부터 아침에 등산을 2시간씩 등반을 하였는데 약도 복용하면서 조금씩 나아졌습니다.

그런데 사업상 술도 먹어야 하고 식이요법이 잘 되지 않아 다시 요요 현상이 있었습니다.

모 병원 가정의학과에 진료를 받고 처방전에 따라 14년간 약을 복용하였지만 소용이 없었습니다,

어느 날 10년 이상 알고 지내는 지인이 우주생명의학연구소를 소개해주었는데 선뜻 믿기지 않아 망설였지만,
10년 이상 알고 지냈는데 나에게 거짓말을 하겠는가 곰곰이 생각한 결과 2013년 10월 3일 치료를 시작하여 2014년 8월 현재 체중이 12kg 감소하고(74kg-62kg)
피곤함이 없어지고, 눈이 맑아지고, 스테미너가 좋아지고, 무릅이 아프지 않고, 가끔씩 술도 먹는데 아침에 속 쓰림이 없어지고, 이런 신비한 체험을 하게 되었습니다.
치료 즉시 당뇨/고혈압/고지혈 약을 끊고 증류수, 라우소금,현미밥을 먹으며 건강을 되찾게 되었습니다.
물론 식이요법,운동,시골 또는 산속에서 살며 이런 병을 고쳤다고 하는 정보가 넘쳐나지만, 아직 사업을 하는 저로서는 사실 실행하기가 힘든 일입니다.
일시적으로 낫는 게 아니라, 근본적으로 완전히 당뇨/고혈압/고지혈을 없애는 것입니다
저는 50대 후반이며 건강에 자신이 없었는데, 지금 느낌은 100세 이상 건강하게 살 수 있지 않나하는 생각이 듭니다.
누구나 오래 건강하게 살려고 하는 것이 인간의 욕망인데 정보를 몰라서, 정보를 줘도 믿지 않아서, 건강한 삶을 포기하는 사람을 볼 때마다 마음이 저려옵니다.
아무쪼록 나에게 정보를 제공해준 선신우 연구원, 저를 치유해서 건강을 되찾게 해 준 연구소에 감사의 마음을 전합니다.
고맙습니다.

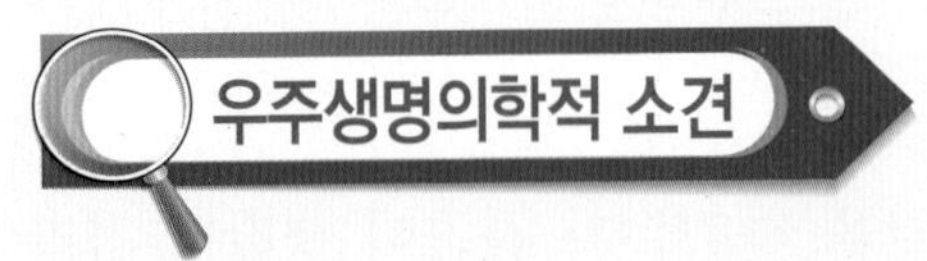

상기 환자는 근본적인 병소를 제거하지 아니하고 10년 이상 약을 복용 했던 것은 우주생명의학 진단결과 전생부터 업으로 이어온 폐암과 간암이 있었기에, 현생의 육과 영혼이 병들어 가는 형국이었다.

미국에서도 생활하다 온지라 견문도 풍부하고 현재 자영업을 하면서 사업자의 자질을 겸비한 채 열심히 후회 없는 인생을 살고 있다.

연구소와 인연이 되기 전후 독소가 빠진 얼굴모습으로 알 수 있듯이 전혀 알아보지 못할 만큼 새로운 사람으로 변신되어 있다.

시골 고등학교 다니던 날씬한 몸매로 돌아간 것이다.

사자성어 중에 생로병사(生老病死)라는 말을 누구나 쉽게 알아듣는다.

태어나서 늙고 병들어 죽음을 맞이한다는 말이다.

인간은 누구나 육으로 태어나서 천년을 살고, 죽어서 영혼으로 천 년을 살게 되어있다.

그런데 100년도 건강하게 살지도 못하는데 어찌 생로병사라 하겠는가.

생로병사의 깊은 뜻은 자연사이다.

요즘 같이 자연스럽게 늙지도 못하고 병들거나 사고, 전쟁 등 제 수명을 다하지도 못하는 삶을 살고 있다.

이것보다 더 불행한 일이 어디 있겠는가.

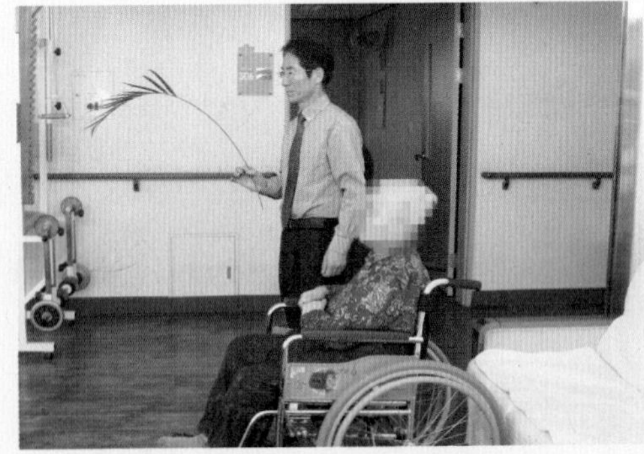

'우주생명의학적으로 당뇨, 고혈압 환자의 악성유전자 유무'를 체크하는 선신우연구원

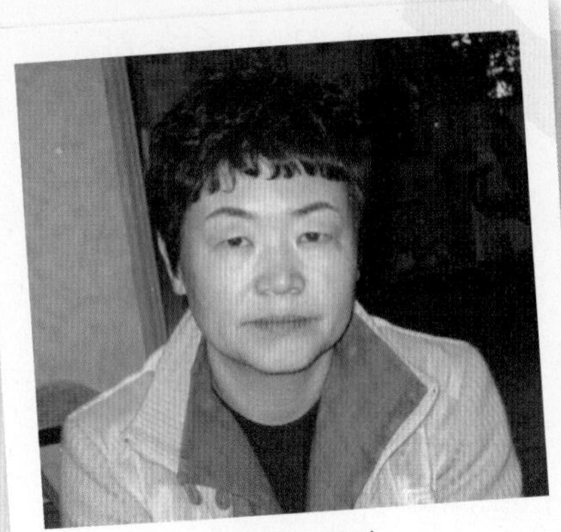
류명희 사장

당뇨 환자의 우주생명의학적 진단 결과-췌장암과 폐암 사례

- 성명 | 류명희 (여) • 나이 | 52세
- H.P | 010-4364-****
- 주소 | 경남 창원시 마산회원구
- 증상 | (뼈골, 피부아픔). 견비통. 이불 못 덮고 잠

상기 환자는 우주생명의학 진단결과 폐암에 간암이다.

6년 전에 당뇨 판정도 받았다.

왜 침묵의 장기라는 말들 많이 한다.

몸속에 존재하는 장기들이 병이 들면 아프다는 신호를 즉각적으로 주지 않기 때문이다.

신호를 보내주고 있는데 인간들이 신경이 병들어 모르고 살뿐이다.

미국에 애플사 회장인 "스티브 잡스"도 간암과 췌장암으로 고생하다가 50대 중년으로 생을 마감했다.

스티브잡스가 돈이 없어서 죽은 게 아니다. 단적인 예지만 서양의학이 최고인 나라도 근본적으로 병을 고치지 못함을 보여주고 있다.

상기 환자도 발명특허를 가지고 내수뿐만 아니라 수출까지 하는 유능한 경영인이다.

젊을 때 고생고생 하다가 먹고 살만하니 무슨 병마에 시달려야 하는지 배가 고플 때에는 음식으로 배를 채우는 생각만 하지, 몸이 병들어 가는 데 신경 쓸 마음의 여유가 없다.

몸이 예전 같지 않음을 감지하고 정기적으로 기 치료부터 몸에 좋다 하는 마사지 등등.
돌다 돌다가 본 연구소에 소개를 받고 인연을 맺었다.
지구상에 70억 인구 중 한 사람도 건강한 이가 없다.
단 한 사람도 정신분석학적으로 정상인도 없다.
정신병동에 입원만 하지 않고 살 뿐이지 머리 속을 우주생명의학적으로 들여다보면 다들 태어나는 순간부터 정신분열 증상을 가지고 산다.
육체도 병들어 있고 영혼도 병들어 있다.
그래서 육신이 건강해야 한다는 말의 의미를 알게 될 것이다.
개나, 돼지같이 음식을 먹고 배설하는 인간이라는 동물이 다른 동물과 월등하게 우수한 존재라고 착각하면서 살고 있는지 모른다.
음식을 먹지 않고 천상에 계시는 부처님이나, 예수님 그분들이 순수한 인간이다.
축생 같은 삶으로 인간이기를 바라는 것은 우리들의 욕심이다.
이 환자도 자신이 병 들어가는 줄도 모르고 천방지축으로 살아왔다.
연구소에서 육과 영혼에 대한 영혼병 치유를 받고서야 영혼이 맑은지 어떤지를 깨우치고 있다.
스스로 정신병자라고 생각하는 사람은 별로 없다.
당신은 정신분열증이 있습니다 아니면, 또라이 증상이 있다고 하면 즉석에서 화를 내지 않는 사람이 별로 없다.
침묵의 장기를 간이나 췌장을 두고 하는 말 속에는 그 만큼 중요한 장기이며 초기에는 자각증상을 모르고 살아간다.
90% 기능을 상실하고서야 자각 증상을 나타내거나, 현대의학적인 검사 소견이 발견된다.

그러기에 조기에 진단하기가 어려운 장기이다.
90% 기능이 상실하기 전까지 황금 변을 보거나, 소화시키는데 별 문제점을 자각하지 못한다.
당뇨병과 췌장암은 연관성이 있지만 당뇨가 없다고 해서 췌장암에서 자유로울 수 없는 것이며, 간수치나 간경화가 정상으로 나온다 하여 간암에 안심할 수가 없다.
술과 담배를 하지 않는 사람으로서, 남녀 구분 없이 폐암과 간암으로 사망하는 경우가 너무나도 많다는 것과 일맥상통한다.
상기 환자도 명현반응을 수시로 겪으면서 빠른 속도로 회복되어가고 있다.
내가 내 몸을 돌볼 줄 모른다면 타인을 몸을 볼 수가 없다.
현대의학, 대체의학, 자연의학이라고 하면서 여러 환자를 보시는 분들도 자신의 몸부터 건강하게 만들어야한다.
현대의학에서 당뇨병 치료범위는 매일 약을 먹거나, 주사제를 주입하는 경우, 인슐린 펌프를 시술하여 식후마다 일정량을 몸속으로 주입시키는 장치 등 평생 동안 고통을 안고 살다가 췌장암이나 합병증이라도 오면 재산 날리고 생명을 잃어야한다.
생로병사 TV프로그램에도 간간히 당뇨병 시리즈가 방영되지만 원인이 무엇인지 밝혀내지도 못하고 합병증에 대한 치료를 하기 급급하다.
특히 췌장암은 현대의학에서 손도 쓰지 못할 정도로 무서운 병임을 알아야 한다.
췌장암은 진단 받으면 1년 안에 대다수가 사망하는 결과만 보더라도 당뇨병을 우습게 넘겨서는 안 된다.
다리를 잘라내는 사람, 시력이 회복되지 않아 장애인으로 살아가는 사람, 당뇨병 자체가 무서운 것보다 합병증이 얼마나 무서운지 알아야한다.

영혼의 영역을 공부하지 않으면 영원히 당뇨병은 해결되지 않는다.

본인도 모르는 사이에 숨은 당뇨가 얼마나 많은지 영혼의 체크를 해보면 세 사람 중 한 명은 **당뇨병 잠복기**에 진행되고 있음을 알 수 있다.

본인이 당뇨 증상이 있는지 자가진단이 가능하다.

특히 배가 고플 때 짜증을 잘 내거나, 식사 시간이 되어 잘 참지 못하고 식사 준비를 재촉하면서 성질을 부리는 사람, 아무리 잘 먹어도 살이 잘 찌지 않는 사람, 음식을 먹고 난 뒤에도 몇 시간이 지나지도 않았는데 허증(기력이 떨어지는 증상)을 느껴 간식을 찾는 사람, 원인 모를 빈혈증상으로 혈액 검사상 헤모글로빈(적혈구의 혈색소)수치가 정상 이하로 나타나는 경우와 백혈병 진단을 받거나 골수암이라는 무서운 병명이 나오면 췌장에 영혼이 얼마나 포진이 되어 있는지 확인 해보면 병의 뿌리를 찾아 갈수가 있다.

아무리 영양식을 한다 해도 음식이 소장에서 간으로 가지 못하고 대장으로 흘러 버리면 우리 몸은 항상 기아에 허덕이게 된다.

소장에서 간으로 영양분이 가기 위해서는 췌장에서 촉매 효소를 보내 주어야만 간에서 합성해서 세포에 에너지가 전달되는 것이다.

당뇨합병증에서 죽음의 문턱까지 경험한 만성질환 사례

• 성명 | 강점악 • 나이 | 54세
• H.P | 010-8388-****
• 주소 | 부산시 영도구 동삼1동 510-11
• 병명 | 당뇨, 악성빈혈, 간헐성 방광염, 만성피로와 위장장애, 무릎통증 등

나는 50대 초반으로 공무원을 하고 있다.
내가 우주생명의학연구소와 인연을 맺게 된 데는 단순한 인연은 아니었다는 생각이 든다.
2010년도는 나하고 동갑이자 지기를 잃어버린 가슴 아픈 해이기도 하지만 연구소를 만나면서 지기 덕에 내가 살았다는 묘한 인연을 맺은 해이기도 하다.
2010년도는 내가 여태까지 살아왔던 동안 가장 힘들었고 내 나름대로 위기의식을 느끼고 있던 시기였다.
임신성당뇨로 당뇨를 앓은 지 근 20년이나 된다.
그동안 단전호흡 등 운동으로 어느 정도 조절이 된다 싶었지만 2004년도에 꼬리뼈

머리에서 영혼이
분리되는 순간부터
머리가 맑아져

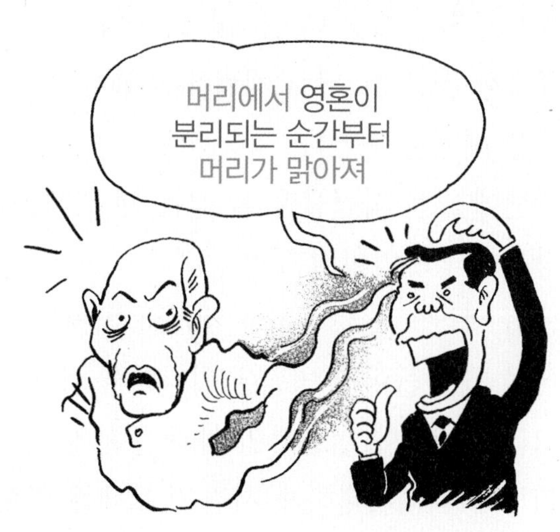

를 다쳐서 병원에 입원하면서 정식으로 당뇨약을 먹은지 근 7년 되면서 스스로 느낄 수 있는 게 당뇨가 온지 20년이나 되다보니 당뇨병 합병증이 오는 걸 몸 전체로 자각 증세가 오고 있음을 느끼고 있었다.
눈이 제대로 안 뜨여지고 시야도 흐리고 피곤한건 간이 피곤한 것이고, 무릎이 안 좋고 자주 붓는 건 신장쪽이라고 생각이 들고 이러면서 장기가 망가져 가고 있다는 위기의식을 가지게 되었다.
눈이 항상 흐릿하고 늘 두통기가 있었다.
피곤해서 아침에 제대로 일어나기도 힘들었고 특히, 업무적인 스트레스를 받는 날이면 주체 못하게 음식을 탐하고 배부르면 그 자리에서 바로 잠이 드는 악순환의 나날이었다.
퇴근하고 집에 돌아오면 베개를 머리에 붙이기가 무섭게 잠이 들고 새벽에 화장실한번 다녀오면 깊은 잠을 잘 수가 없다 보니 매일 매일이 고통의 연속이었다.
그러다가 2010년 6월초 금요일저녁에 김밥 한 줄을 신랑과 나눠먹고 잤는데 토요일 토사곽란으로 똥물까지 올리면서 근 이틀을 꼼짝을 못했다, 월요일 병원에 가니 급체라고 한다.
중요한 것은 그 뒤로 체력을 회복이 안 되어 먹어도 어지럽고 걷는 게 허공을 헤매는 듯했다.
주변에 보는 사람들은 늘 걷는 게 위태롭고 불안하다고들 했다.
당장이라도 엎어질 듯한 ....
약을 먹어도 혈당수치는 내려가지 않는 스트레스도 만만치 않았다.
너무 힘이 들어서 병원에 입원해서 쉬고 싶다는 생각이 거의 매일 들었다.
그러나 병원에 입원하면 약과 주사와 검사 등 반복되는 과정이 싫었다.
이렇게 위태위태하게 시간을 보내는 중에 그 지기가 간암말기이라는 판정을 받고 우주생명의학연구소에 소개를 했다는 이야기를 듣고 관심이 갔다.

이제 내 몸은 화학적인 약을 먹지 않고 자연적인 방법으로 치료받고 싶다는 생각이 들어 오○○선생님이 우주생명의학연구소를 방문해보자는 소리와 함께 그 사이에 지기는 5월에 치유권유를 받았는데 치료를 안 받고 고향인 영주에 내려갔다가 복수가 차서 올라왔다는 얘기를 들었다.

그 지기가 김해 가는 길에 같이 가자는 소리에 김해 방문한 게 인연이 되어 이글을 적고 있다.

연구소는 들어오는 나를 보자 말자 "걸어 다니는 종합병원"이라고 불렀다.

듣기에는 기분 좋은 이야기는 아니지만 부인할 수는 없었다.

현 상태가 그런걸....

오래 아프다 보니 우리 몸은 그런 것 같다.

몸이 아픈 게 오래되다보면 만성이 되어서 아픈 게 당연하게 느껴지면서 그 통증도 내 몸의 일부처럼 느껴져 통증을 느끼지 못한다.

그게 문제가 되는 줄 모르고 사람들은 자기 몸에 대해서 자신만만하다.

방문한 첫날 이리저리 문진을 해보시고서는 진단을 내렸다.

내 몸에 21분이 앉아있다고 폐 양쪽에 1명씩 2명, 간에 2명 자궁에3명 췌장은 당뇨이니 당연하게, 그리고 자궁은 자궁근종이 있어 당연히 자리 잡고 있고 양쪽무릎 등 첨에 그 얘기가 뭐가 뭔지 이해가 안 가고 믿기지 않았다.

그리고 내가 그만한 인원을 여태까지 담고 살았다는 사실도 한편으로는 내가 그리 힘없고 늘 허우적거리는 원인이 확인되니 살 수있겠구나하는 안도감도 들기도 하고

그 당시는 너무 힘이 들지만 확신이 안가는 부분도 없지 않아서 갈등했다.

병원에 입원하는 게 나을지 말 그대로 내 몸에 들어 있는 그 무엇을 확 빼서 소금과 현미밥, 증류수로 채워서 자연적으로 치유하여 몸이 나아서 가볍게 날아갈 수 있다면……

여러분 같으면 뭘 택하겠는가?

50여 년 동안 탁기와 오염된 음식에 습관들여져 죽을 때도 고통스럽게 간다면….. 물론, 인간은 왔다가 한번은 가지만 갈 때까지는 통증 없이 편안하게 살다 가기를 희망한다.

병원에 입원하면 결국 약과 주사와 검사 등에 시달리고 처방은 약으로 끝난다.

처음에 당뇨약, 그다음은 혈액 순환제 등 약가지수는 점점 늘어갈 것이 뻔했다

그리고 주변에서 보면 아프다고 하는데 원인을 밝혀 내지 못하는 게 더 무서운 것 같다.

평소에도 그런 상황에 대해서는 우리가 알지 못하는 부분이 있지 않을까 생각을 했었다. 연구소는 그 부분을 알고 계시는 것 같았다.

조상제를 지내는 날 경험한 거는 왼쪽 어깨와 팔의 통증이 며칠째 계속되었지만 시간이 없어 병원에 가지 못해 통증을 안고 그대로 갔다.

조상제 지내면서 시댁쪽 할 때까지도 그 통증은 계속되었는데 연구소도 중간에 점검한 결과 시댁쪽은 아니라고 했다.

친가쪽 친정어머니쪽으로 하고 있는데 통증이 없어졌다.

설마 나도 순간적인 현상이겠거니 했는데 지금껏 그런 통증은 없다.

그런 경험들을 얘기하다보니 주변사람들은 눈빛이 묘한게 "아프더니 드디어 맛이 갔나 보다"라는 반응이다. 안 믿어도 할 수 없다.

내가 몸으로 경험한 걸 누가 알겠는가!

특히 믿지 않을 수 없는 부분은 그 간암 투병중이던 지기가 요양원에 입원해 있을 때 안부 차 전화를 했더니 갑자기 말을 못하고 혼수상태로 위독하다는 간호사얘기에 나에게 책을 권유했던 오○○선생님과 그 요양원을 방문해서 연구소에 연락을 드렸더니 양쪽어깨에 저승사자가 내려왔다는 말씀에 이게 도대체 뭔 소리인가 싶었다. 일단 저승사자를 분리시켰으니 마지막 인사를 하라는 말에 조금 기다리니 그 지기가 통증에 의식이 없다가 숨을 몰아쉬더니 침대에 앉더니 우리를 알아봤다. 어이가 없기도 하고 믿지 않을 수 없었다.

간암통증은 주변에서 지켜본 사람들이 그러는데 말기에 통증 때문에 엄청나게 힘들다는 소릴 들었지만 실제로 옆에서 지켜보니 그 이상이었다.

그러더니 연구소는 그 주 일요일을 넘기기 힘들다는 말씀을 하셨다.

결국 일요일 새벽5시20분쯤에 돌아가셨지만 진짜 가슴 아픈 건 이 치료를 받아들여서 살아남아 더 좋은 세상을 보고 좋은 일을 하고 갈 수도 있었을 텐데 하는 안타까움이 더 컸다.

치료받는 날 눈이 확 뜨이고 혈액순환이 되는지 깊은 잠을 두시간정도 잔 것 같다. 그 뒤로 약 3개월쯤 치료받다가 몸이 단단해지는 게 느껴졌다.

현미밥도 점심때는 도시락을 싸다니면서 먹고 소금은 첨에 3개월 동안 명현현상인지 좀 붓더니 6개월이 지난 지금은 붓기는 없다.

그러다가 업무적으로 바쁘고 스트레스 받으면서 현미밥이나 소금도 제대로 챙겨 먹지 못하고 통 치료를 못 받으니 몸은 점점 더 망가졌다.

그래도 중간 중간 위급한 사항이 발생하면 수시로 연락하면서 퇴마처리 받는데 그 부분도 참 신기하다.

지난 11월초 설악산기행하면서 발목을 삐어 밤새도록 통증으로 잠을 못자다가 새벽 2시에 일어나 통증을 견디다 못해 연구소에 위문 삼아 문자

보냈더니 그날 새벽7시20분에 퇴마 처리했다는 문자를 받았다.
사실 발목을 삐니 발목도 퉁퉁 붓는데다가 땅바닥을 디디는 게 너무 고통스러웠다.
그 뒤로 통증이 좀 가라앉는 듯 하기에 남아있는 일정을 무사히 보내고 사실 부산으로 내려오는 버스에서 버스막춤까지 추면서....
보는 사람들도 어이가 없어 했다.
부산에 와서는 한의원가서 한번 사혈하고 침 맞고는 지금껏 이상 없다.
또 놀라운 거는 지난 1월초 당뇨진료를 받던 병원에서 헤모글로빈이 12가 정상인데 6.6이라는 진단을 받았다.
담당의사는 이지경이 되도록 어떻게 직장생활을 하느냐는 반문과 함께 미련하다는 질책이 떨어졌다.
그동안 어지럽고 토하는 증세가 과로로만 알고는 쉬면 나을 줄 알았지 피가 모자라서 그런 줄 몰랐는데, 사실 충격이었다.
살면서 내가 피가 모자라서 이 상태까지 오리라고는 상상을 못했다.
인터넷을 검색하니 헤모글로빈 부족증은 두통과 함께 구토증세까지 에다가 스트레스가 주요인이라고 적혀있었다.
사실 머리가 아프면 말도 제대로 못해서 2일간 병가를 낸 적도 있었다.
그리고 혈액형 AB형은 피도 잘 없다고 한다.
그날 당장 수혈을 받지 못하고 병원 문밖을 나서는데 밖은 얼마나 춥던지 할 말도 생각이 안 났다.
토요일 근 3시간동안 두 봉지를 맞고서는 위기의식을 느껴 다시 연구소를 방문하게 되었다.
퇴마처리하고 치료를 받고나서 연구소에서 하시는 말씀은 피가 모자라는 것도 역시 췌장 때문이라는 것.

중요한 것은 그다음 월요일 혈액검사하고 수혈을 해야 한다기에 병원에 갔더니 수치가 11.7로 거의 정상이라 수혈을 안 해도 된단다.
기분이 좋기도 하고 한편으로 의아스럽기도 하지만 그 뒤로 건강은 많이 회복되어 지금은 살맛난다.
내한테는 지금 연구소가 은인이나 다름이 없다.
치료받으면서 무한한 감사를 느꼈고 지금 몸은 완전한 건강은 찾은 거는 아니지만 그만큼 20여년을 앓아 왔다면 치료하는 데도 그만한 시간이 흘러야 된다고 생각한다.
나는 조급해하지 않는다.
내 몸은 평생을 자연스럽게 치료해야 된다는 생각이고 더 중요한 거는 내 몸이 좋아지니 마음의 여유가 생기고 세상을 바라보는 관점이 달라진다는 것이다.
뭐라 형용할 수 없는 성취감과 자신감. 그리고 이런 좋은 치유 방법이 있는데 나만 알고 좋아진다면 그것도 죄를 짓는 기분이다.
약에만 의존하는 사람, 그리고 병원가도 신경성으로 나오는 병명들, 물론 외과적인 질환은 치료나 수술에 있어서 병원을 피할 수는 없지만 몸에 들어있는 나쁜 기운을 빼고 현미밥, 깨끗한 소금, 그리고 증류수로 몸의 사이클을 바꾸어 좋아진다면, 특히 순환기계통의 질환은 좋은 물을 마셔야 된다.
사이클의 교체기간은 3-6개월이 걸린다고 한다.
아마 내 몸도 그런 시기가 아닐까 싶다. 중간 중간 현미밥 제대로 못 먹고 소금 먹는데 소홀한 면도 있었지만 지금이라도 착실하게 지켜나간다면 호전될 것이라 장담한다.
누구보다 내 몸은 내가 더 잘 아니까.

이제 6개월이 지나고 나서 달라진 점이 있다면 소금에 대한 내 몸의 반응이다.
전에는 먹으면 몸이 붓고 했는데 지금은 붓는 현상은 없어졌다.
20여년을 당뇨로 지겹게 음식과 약과 투쟁하다시피 살아왔는데 그리 조급할게 굴 것은 없다고 본다.
앞으로 살아가는 날을 편하게 하기 위해서는 지금 이 순간을 감사하게 생각하면서 치유에 응할 생각이다.
직장생활하면서 현미밥을 먹고 소금요법을 계속해서 생활화되면 그리 불편하지도 않을 것 같다. 새롭게 태어났다는 마음으로 좋은 일만 하고 살다 가려고 한다.
이 지면을 통해 내가 하고 싶은 말을 할 수 있는 기회를 제공해주신 연구소에 다시 한 번 감사를 드립니다.

영도 동삼동 강점악

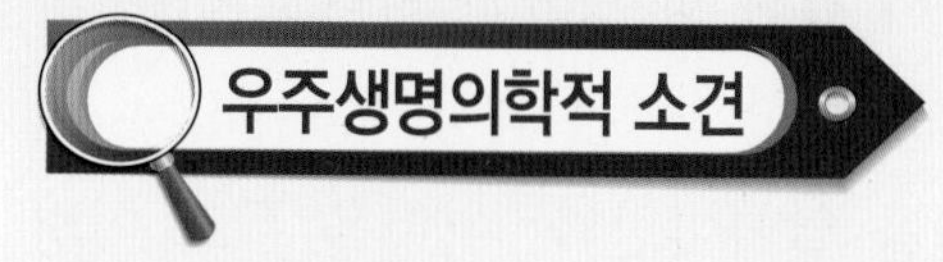

상기 환자는 당뇨가 발생되어 20년 세월이 흘러 당뇨합병증으로 죽음의 문턱까지 왔지만 살아날 운명인지 연구소에서 영혼 병을 처리 하고 부터는 새로운 삶을 살게 된 행운을 잡은 사례이다.

그 동안 병원에서 시키는 대로 약만 꾸준히 잘 챙겨 먹으면 생명에 위험이 없고 제 수명대로 살아갈 수 있으리라 생각했던 것은 착각이었음을 잘 보여주는 것이다.

의사가 죽어가는 환자를 바라보면서 얼마나 안타까워할까.

어떻게 해 줄 수가 없기에 그저 진통제라도 주든지 집으로 가서 편히 쉬라고 하는 것이 다반사다.

인간의 생명은 영혼들의 손안에 있음이니 영혼을 부정하고 생명을 볼 수가 있겠는가.

전쟁터에서 동료는 죽어도 자신은 죽지 않는다는 것처럼 언젠가 죽음을 맞이해야함을 잊고 살며 영원히 살 것처럼 살아가고 있지 않는가.

인간은 희망이라는 음식을 먹고 살아간다.

죽지 않을 것이라는 희망에서부터 크고 작은 소망과 꿈을 이루지도 못하면서, 막연히 때가되면 다 될 것처럼 말이다.

병원에서 의사만 맹신하고 현대의학이 시키는 대로 무조건 복종하는 노예로 전락하여 종국에는 더 이상 치료가 불가능해지면 그때서야 우주생명의학연구소를 찾는 환자를 볼 때면 불쌍하기 짝이 없다.

우리 몸의 장기는 90%가 망가져도 검사 상 정상으로 나오는 경우가 많음을 알아야한다. 상기 환자도 마찬가지로 당뇨합병증과 만성질환이 조기에 죽음을 맞게 됨을 뼈저리게 체험한 사례다.

자신이 건강하다고 자부하거나 병원에서 검진 상 당뇨가 없다고 하는 사람도 췌장상태를 체크 해보면 두 사람 중에 한사람은 췌장기능이 많이 떨어져 이미 숨은 당뇨가 진행되고 있음을 알아야한다. 이것을 두고 미병(迷病)이라고 하며 음식을 먹고 나서 몇 시간이 지나지 않았는데도 허증을 느끼는 경우라 하겠다.

당뇨합병증이 무서운 만성질환으로 생명을 잃어야 하는 것 중에 췌장암이라는 병은 현대의학에서도 1년 내에 사망하는 경우가 90%가 넘는다는 사실은 손도 제대로 써 보지도 못하고 있지 않는가.

췌장에 병의 원인인 인간영혼과 동물영혼, 물질영혼 등을 제때에만 제거하면 생명을 잃는 경우를 막을 수가 있다. 다른 장기에 암이 발견되어 항암제나 약물을 사용하지 않고도 자연치료가 잘되지 않는 경우에 췌장의 상태를 잘 파악하여 치료를 해야만 기력을 살리는데 빠른 회복을 기대할 수가 있다.

의학적으로 상식이 없더라도 인터넷에 검색을 치면 모든 정보를 알 수 있기에 병이 나면 본인 스스로 치유하는 방법을 잘 선택해야만 된다.

참고로 필자는 하루에 현미밥으로 한 끼를 먹는 것을 원칙으로 하며 반찬도 한두 가지로 충분하며 기운이 없거나 영양실조를 느끼지 않는다.

보통사람들의 상식으로 이해가 가지 않는다.

몸속에 수백만의 영혼을 제거하고 나면 많은 에너지가 필요가 없다.

대부분 사람들은 몸속에 공생하는 영혼들에게 공양 하느라 배가 부르도록 식탐에 눈을 돌릴 수밖에 없다.

이런 사람을 두고 식(食)영혼이 몸에 들어왔다는 표현이 사실이다.

식영혼을 제거하고 나면 식탐이 사라짐을 알게 될 것이다.

신장(콩팥, Kidney)과 방광질환의 영적증상과 자가진단

우리 몸에서 장기 하나하나가 중요하지 않는 것이 없다.

창조주하느님이 필요 없는 장기는 만들지 않았다.

신체적 구성을 보면 각 장기와 조직 기관이 서로 어울려 조화 있게 생명이 살아 갈수 있도록 만들었기에 그저 신비롭다는 표현이 적절하다.

신장은 하복부에 위치하면서 방광과 더불어 한조를 이루면서 하는 역할도 무수히 많다.

국내에서 의료비 지출 질환 1위를 차지 할 만큼 무서운 신부전증.

콩팥이 망가져 핏속 노폐물을 못 거르는 병으로 신부전 환자가 일 년에 혈액투석으로 들어가는 돈이 수 천 만원이 든다.

현대의학에서는 당뇨 합병증, 고혈압, 진통소염제 등을 장기간 복용으로 원인을 찾고 있지만 그것도 추정일 뿐이다.

콩팥도 간과 마찬가지로 사구체가 90%망가져도 검사 상 정상일 경우가 많다.

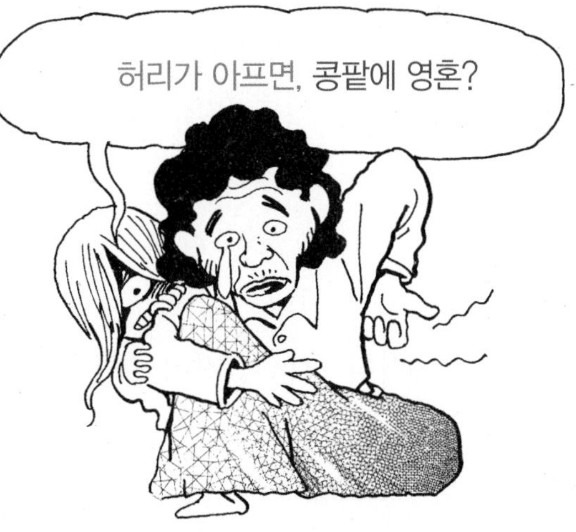

콩팥은 전해질과 호르몬 조절뿐만 아니라 온갖 쓰레기를 재활용하며, 방광은 신장이 하는 일에 적극적으로 동참하며 도와준다.

신장은 집을 비유한다면 대들보 역할을 한다.

척추(요추)와 밀접한 관계를 가지고 있으면서 신장기능이 이상이 있으면, 허리구실을 할 수가 없다는 말이다.
신장은 누구나 두 개씩 가지고 태어난다.
좌우에 위치하면서 각자가 하는 역할이 다르며 간과 심장, 폐 등 다른 장기들이 제 기능을 다하도록 궂은일을 맡아서 처리한다.
신장에 여러 종류의 영혼이 접신되면, 일반사람들은 허리가 아프다는 신호가 온다.
이런 환자를 만나면 대부분 사람들은 허리에 병이 난 것으로 보고 허리만 쳐다보고 병을 고치려고 할 것이다.
사고로 다친 경우나, 육체적인 음식병으로 신장기능장애가 일어 날수도 있지만, 그렇지 않는 경우가 대부분이다.
신장에 영혼의 침착은 현대의학적으로 봐서 디스크라는 판정을 받을 수 있다.
심하면 수술로 가는 경우가 수순으로 되어있다.
요통은 요추 1번과 2번, 심하면 3번과 4번, 5번까지 추간판이 돌출되어 신경을 억누르면 환자의 고통은 수술이라는 선택을 할 수밖에 없다.
필자의 의견은 왜 이런 병이 나이와 상관없이 오는 것이며, 원인을 밝혀 뿌리를 찾아 치료해야지만, 차후에 같은 병으로 한평생 고통을 받지 않고 살아야 가야 한다는 것이다.
신장에 영혼이 접신되는 순간부터 신장은 정상적인 기능이 되지 않으며, 신장에 연결되어 있는 신경이 요추로 전달된다.
좌우 신장 중에 영혼이 신장의 어느 위치에 따라 점착이 되느냐에, 요추 장애 방향이 달라질 수 있다.

허리디스크로 고생하는 환자가 우리 사회에도 너무나 많다.
사고로 다친 경우를 제외하면 대부분은 영혼을 제거하고, 집에서 간단한 물리치료로 해결 할 수가 있는 병이다.
현대의학에서 불치병으로 간주 할 만큼 평생을 두고 고생하는 사람들을 보면 한심하다. 민방이나 한방에서 침이나 뜸으로 치료한다고 해도 일시적으로 호전되는 양상이지 근본적인 치료가 되지 않는다.
현대의학에서 허리가 왜 아픈지에 대해서 들어보지를 못했다.
병원치료방법이 수술이나 약물, 통증 클리닉 이외는 치료방법이 없다.
수술을 한다 해도 재발하는 경우가 대다수인데 병의 뿌리를 알지 못하기에 대처하는 방법도 최종적으로 수술을 택하고 있다.
연구소를 찾는 환자 중에 수술 후 재발하여 오는 경우에도 영혼병 처리하여 호전되는 경우가 많이 있다.
눈에 보이지 않는 무서운 것이 영혼의 영역이기에 영혼을 모르면 진단을 할 수도 없고, 영혼을 인정도 하지 않는 것이다.
신장사구체에 영혼이 정착이 되면 요추에 신경이 전달되어 통증을 유발시키지만, 장기간 두면 신부전증으로 혈액투석까지 가야하는 무서운 질환이다.

콩팥기능 10% 남았다는 사형선고 받은 30대 초반 박 모씨 사례

대구에 살고 있는 미혼의 30대 아가씨, 연구소에 들어서는데 보기만 해도 안쓰러울 정도로 젊은 나이에 시집도 못가고 병마에 시달리면서 죽을 날만 기다리고 있는 듯 얼굴에는 어두운 그림자가 비쳤다.

하루에 두 번씩 복막투석으로 생명만 연명하고 있었다.

모친은 딸 병고쳐보려고 몇 년 동안 전국에 유명하다는 병원은 안 가본 곳이 없고 심지어 스님, 무속인등 좋다고 하는 것은 다해보았다고 한다.

연구소와 인연이 되어 연구소에서 영혼을 분리하고 섭생법을 알려주었다.

영혼을 분리 하는 날 즉시 머리가 맑아지고, 답답한 가슴이 팍 트이면서 너무 마음이 편하다면서 딸의 얼굴에 웃음이 맴 돌았다.

연구소에는 한 달에 한두 번 영혼병과 기 체크 받고 다녀간다.

기력도 많이 살아났고 짜증나는 일도 거의 없으며, 왠지 살 수 있다는 희망이 생긴다는 환자의 말 한마디에 필자는 보람을 느낀다.

병원에서 10%도 채 남지 않았다는 사형선고는 분명한 것이었다.

필자가 영혼을 체크를 해보니 특히 양쪽 신장사구체에 수십 명의 인간영혼과 동물영혼이 접신되어 있고 머리와 양쪽 폐와 간에는 조상영혼들의 많은 산소가 되어 있었다.

왜 현대의학에서는 콩팥이 망가지고 있는 원인을 알아내지 못하는 것일까.

지금도 전국 병원이나 가정에서 신장 기능에 문제가 있어 투석 받고 있는 환자가 얼마나 많은가.

예전에 모 신문 건강칼럼에 의료비 지출 1위가 신장질환으로 나타났다.
당장 돈이 없으면 생명을 잃어야 하기에 합병증으로 이어지는 무서운 질환으로 국민의료비 지출 1위를 나타내고 있지 않는가.
이런 돈들도 국민의 혈세로 보건복지부 예산에 바닥을 드러내곤 한다.
허리디스크는 사고나 교통사고가 아니라면 신장에서 온다는 사실을 알아야한다.
비만이거나 부종이 쉽게 가라앉지 않는 경우, 허리통증을 자주 느끼거나 몸이 무겁다고 느끼는 경우도 신장 기능에 문제가 있다 라고 의심 해봐야 한다.
병의 뿌리를 알면 쉽게 처리 할 수 있고, 환자도 고생스럽게 치료하며 건강을 망쳐 생명을 잃을 이유가 없지 않는가.
신장사구체에 있는 영혼을 처리하면 허리통증이 서서히 줄어들고, 피곤하던 상태도 서서히 좋아지면서 몸에 있는 노폐물이 빠지면서 부기도 가라앉는다.
예전에 필자도 평생을 허리통증으로 시달려 온 것이다.
아무리 물리치료를 해보아도 일시적인 효과로 시간이 지나면 통증은 재발되었다.
대부분 사람들이 허리문제로 조금씩 고민을 가지고 살고 있다.
필자도 영혼의 문제를 해결하고서는 허리가 무거워 걸음걸이가 불편하거나, 무거운 짐을 들지 못하는 경우는 없다.
몸이 가벼우니 뛰어다니고 싶은 몸의 즐거움을 일반인은 알 수가 없다.
병고에 시달려 본 사람만이 심정을 알 것이다.
영혼의 음기는 우리가 상상할 수 없을 정도로 강도가 있다고 봐야한다.
평상시 다친 적도 없는데 허리의 통증이 왔다 갔다 하는 경우나, 소변이 시원하게 잘 나오지 않거나, 요추 부근에 미미한 통증이 장기간 지속될 때는 의심을 해야 한다.

잠을 자고 일어나려고 하는데 몸이 무거워서 힘들어 해야 하는 경우, 잠을 자고 난후에 얼굴이나 다리가 부어 있는 경우,

아무리 운동이나 식이요법으로 노력해도 체중조절이 잘 되지 않는 경우, 신장기능이 너무 많이 떨어져 **혈액투석을 받아야 하는 사람들을 조사해보면 콩팥에 인간영혼이나 물질영혼이 신장의 사구체에 정착이 되어 있다.**

허리가 아프다고 아무리 정형외과나 신경외과, 한의원을 찾아 침이나 약물로 치료해 봐도 일시적으로 좋아지는 듯 하다가 시간이 지나면 통증을 호소한다면, 영혼에 대한 의심을 해야 한다.

얼마 전에 뉴스에 양심 있는 정형외과 의사는 90%이상 허리통증으로 병원을 찾는 환자는 수술이 필요 없이 간단한 물리치료로도 치유가 된다는 말에 수긍이 가는 말이구나, 돈벌이용으로 칼을 쓴다면 환자의 몸은 몸대로 망가지고 늘 재발이 되며 의사로써는 양심이 없는 진료가 될지도 모른다.

특히 방광에 영혼이 접신되면 평생 동안 소변문제로 고생해야 하는 경우가 많다.

방광에 물질영혼이나 인간영혼이 접신되면 간헐성 방광염이 올수도 있다.

소변을 자주 보는 것으로 한번의 소변양이 소량인데도 귀찮을 정도로 화장실에 가야하는 고통은 경험해보지 않는 사람은 알 수가 없다.

한번 소변 볼 때 소변양은 몇 cc에 불과하지만 그 고통은 산고의 아픔과는 비교가 되지 않는다.

심한 사람은 20-30분마다 배뇨를 해야 하는 불치병이다.

간헐성 방광염의 불치병 현대의학으로 해결 못해

대구에 살고 있는 50대 중반의 여성 환자는 빈뇨증으로 없는 살림살이에 전 재산을 병원에 갖다 바치고도 못 고쳐 죽고 싶다는 생각을 여러 번 했다고 한다.

국내에만 이런 환자가 몇 만 명이나 된다.

외출은 아예 생각하지도 못한다.

경찰공무원인 남편이 가정 살림살이 수발을 도맡아서 해야 하며, 아내 병간호까지 8년 세월동안 지칠 대로 지쳐있었다.

남편의 도움 없이도 가사 일을 하게 되었고, 죽고 싶은 마음도 건강이 돌아오면서 없어졌다고 한다.

현대의학에서 이런 난치병을 해결하기 위해서 방광에 전자배뇨장치를 개발하여 환자의 몸에 부착하는 시술을 하지만, 이 방법도 속 시원한 해결책이 되지 못한다.

방광이나 신장 사구체에 인간영혼이나 물질영혼이 정착되어 있으면 정상적인 배뇨가 되지 않으며 비뇨기질환의 불치병의 원인이 되기도 한다.

하루에도 백번이상 소변을 보면서 산고의 고통을 겪고 있는 환자의 경우도, 병원에서는 간헐성 방광염이라는 불치병으로 진단한다.

일부 의사들은 이런 병이 있는지조차 모르는 사람도 있다.

세상에 무슨 희귀병이나 난치병이 날이 갈수록 늘어만 가니, 현대의학이 따라 가기가 숨이 찰 수도 있다.

김 모씨도 불치병인줄도 모르고 단순하게 병원을 찾아 치료를 해 보았으나, 8년 동안 한방, 양방 유명한 의사를 찾아가도 대안이 없었다.
이 병은 가정에서도 살림을 전혀 할 수 없고,
소변이 수시로 보아야 하니, 바깥출입을 할 수가 없다.
공무원 생활하는 남편의 봉급살림에 수 천만원식 들어가면서 방광에 전자 침을 부착해서라도 소변을 시원하게 볼 수 있다는 말에 전자 장치삽입수술을 했건만, 고통만 더 가중 될 뿐 차도가 없어 떼어낼 수밖에 없었다고, 그 동안 고생도 많았지만, 어려운 살림에 병원에 고스란히 돈이 다 들어갔다고 한다.
필자를 만나 불과 2개월도 안되어 집안 살림도 하고 외출이 가능해졌다면서 고마워했다.
병원에서 아무리 약을 써도 근본적으로 해결이 되지 않는 경우, 필자가 소변 문제로 고생하고 있는 환자를 우주생명의학적으로 조사를 해보니, 영혼과 관계가 있음을 알 수 있었다.
이런 환자는 영혼만 분리 해주면 귀신같이 좋아짐을 확인 할 수가 있다.
요통으로 침이나 뜸이나 약물로 고생하는 사람이 정형외과나 외과로 병원을 찾는 경우에 수술이라는 방법만 있다고 생각하지 말고, 눈에 보이지 않는 무서운 영적인 부분도 있다는 사실을 알아야한다.
아직도 우리사회에 방광질

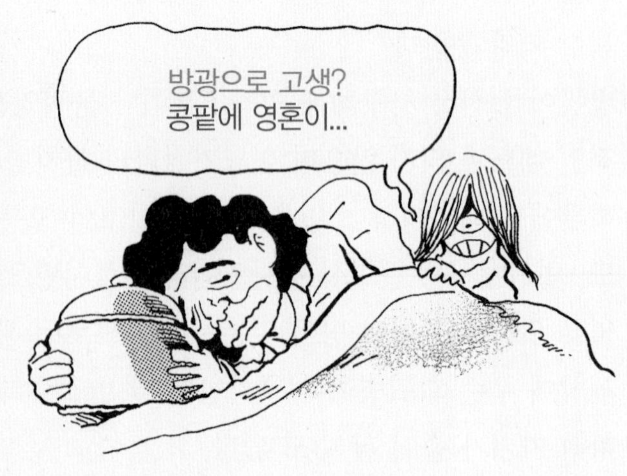

환으로 고생하고 있는 환자들이 많이 있다.

병의 원인을 알지 못하니 항생제나 소염제 몇 가지 약물로 해결하려고 해도 쉽게 호전시키지 못하고 있다.

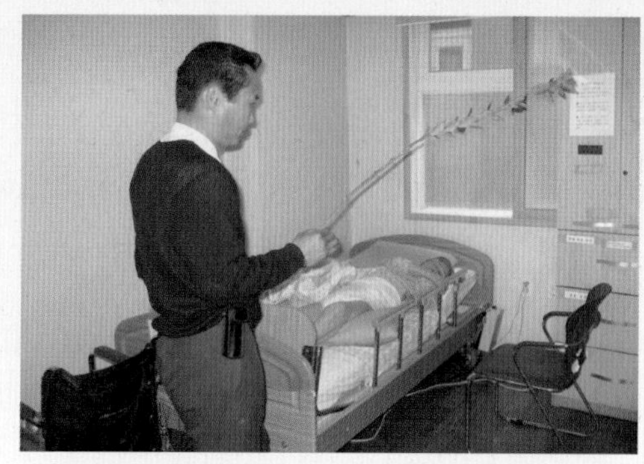
'우주생명의학적으로 요실금 환자의 악성유전자 유무'를 체크하는 나상규연구원

현대의학의 발전은 병이 발병된 후에 처치하는 기술이 개발되어 있는 것이다.

병이 발생되고 난 뒤에 뿌리를 제거하지 아니한 채 아무리 첨단의료 시스템을 사용한다고 해도 한계가 있다는 것을 알아야한다.

방광에 영혼이 정착하면 이뇨제를 복용한다 해도 소변을 전혀 볼 수 없는 경우도 있다. 소변을 볼 수 없으면 요독증으로 몸이 부종이 생기면서, 음식을 섭취할 수도 없으며 생명을 잃을 수도 있다.

남자들 가운데는 전립선에 관련된 병으로 치료가 잘 안 되는 경우가 있음을 여러 환자를 만나면서 알 수가 있다.

현대의학에서도 한계가 있다 보니 민간요법이 여러 매체로 특효가 있는 기능식품이니, 약이니 하고 선전되고 있는 실정이다.

전립선 질환으로 소변보기가 시원하지 못하고, 심하면 통증까지 동반되는 경우도 있어서 쉽게 고치려고 항생제나 소염제등으로 장기간 복용 할 경우에는 간 기능까지 저하될 우려가 있다.

영혼의 문제를 해결하지 않고 있는 전립선 말기암환자가 항암제로 치료받다가 생명을 잃는 경우를 보면서 자연에 대한 의식 전환이 없는 사람은 불행한 인생을 살수밖에 없다는 생각이 든다.

남자들에게 공포의 대상인 병, 전립선암 진단을 받으면 현대의학적인 대안은 항생제나 항암제로 다스리고 있지만,

생존율이 얼마나 되는지 심히 유감스러운 일이다. 전립선에 영혼의 상처로 염증이 생긴 것도 모르고 약물로 병을 고치려고 하니 답이 없지 않는가.

필자가 알고 있는 환자 중에 전립선암으로 진단을 받아 항암제로 치료 받았던 사람이 살아 있는 경우를 보질 못했다.

우주생명의학 연구결과 전립선암도 알고 보면 간단한 병이며, 치유과정도 어려운 것이 아니다.

전립선에 정착되어 있는 인간영혼이나 물질영혼, 동물영혼을 제거하면 빠른 속도로 치유가 되는 경우가 많다.

어떤 병이든 치료가 잘 되지 않는다면 영적인 문제로 접근하여 영혼만 제거하면 쉽게 호전될 수도 있다.

지구상에서 병 고친다고 대체의학이니 자연의학이니, 나름대로 노력과 연구를 많이 하고 있지만, 속 시원하게 답을 주고 있는 곳이 많지 않다.

60대에 젊음을 찾은 행운의 주인공의 수기이다.

전립선고장
몸속에
다른 영혼을
의심해봐
이렇던 것이
요렇게

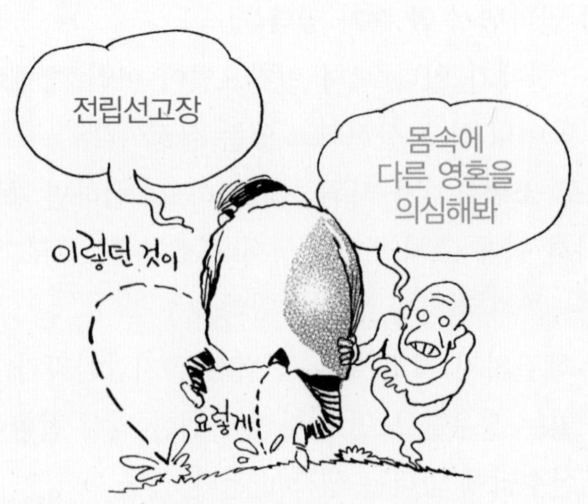

불치병 간헐성 방광염, 혈압약 동시 해결 부부 수기

• 성명 | 김호권. 이경이 • H.P | 010-6774-****
• 주소 | 울산광역시 중구 복산동 186-3번 세운파레스APT 3동 503호
• 병명 | 간헐성 방광염, 고혈압

신인(神人)조화.

신과 인간이 조화롭게 사는 세상입니다.

어느 것 하나 치우치면 안 되는 세상에 살고 있습니다.

올해가 기축 년 소띠해이니까, 제가 소띠니까 만60입니다.

앞만 보고 열심히 살다보니 내 몸 한 번 챙길 새도 없이 살았습니다.

어느 날 평소와 같이 생활 하는데 머리가 무겁고, 허리도 아프고, 눈도 침침하고, 해서 병원 검사를 받아보니 고혈압이고 콩팥이 안 좋은 수치로 나왔습니다.

약을 한 봉지 받아 들고 집에 오니, 이 약을 평생 먹는다고 생각하니 왜 이렇게 살아야 되는지, 제에게 많은 것을 생각하게 했습니다.

혈압 약을 복용하면서 좋아하던 술도 마시지 못하는 괴로움, 술을 마시면 얼굴이 붉어지고 열이 머리로 오르면서 해독이 잘 되지 않는 것 같았습니다. 몸에 받지도 못하니, 더 이상 술을 마시지 못하고 음주와의 인연을 끊어야하는 듯 했습니다.

약을 안 먹고 치유하는 방법은 없는지에 집착하게 되어서, 이 책 저 책, 입소문으로 들은 모든 것을 안 해본 것 없이 다 격어 보고 있든 차에, 우주생명의학연구소와 인연이 되어 처방해달라고 부탁을 드렸습니다.

2009년 9월1일 날, 육과 신의 처방을 받았습니다,

연구소의 말씀대로 현미 야채 식단. 순수소금 증류수 물을 먹으니까, 혈색이 좋아지고, 많이 먹지 않아도 배가 고프지 않고, 배가 항상 더부룩하는 증상도 없어지고 머리도 맑아졌습니다.

식이 처방은 누구든지 쉽게 할 수 있어서 너무 좋았습니다.

지금은 혈압 약은 먹지 않고, 예전에 술을 중단했던 술도 마시게 되었습니다. 모임이 있을 때 남들 앞에서 술 한 잔 마음 놓고 못 마셨는데, 술을 마셔도 특별한 이상증상을 느끼지 못했습니다.

보는 사람마다 얼굴이 너무 좋아졌다고 하니 기분이 좋습니다.

그리고 특이한 것은 저의 집사람은 **밤만 되면 화장실에 7번 정도는** 가야 되는 불치병인 **간헐성 방광염 증세**에 현대의학으로는 약이 없다는 것을 잘 알고 있었습니다.

용하다는 병원에 여러 가지 검사도 해보고 약을 써 봤지만, 대안이 없었습니다.

지금은 한번가면 되고요, 조금 있으면 안가도 될 것 같은 기분이랍니다.

집사람형제 아는 사람들이 이구동성으로 날씬해졌다고 부러워합니다.

몸무게 7kg 빠졌습니다.

돈 들어서 빼야 되는데 먹는 음식으로 저절로 건강해지니, 살맛난다고 난리입니다. 건강을 되찾을 수 있게 되니, 날로 살아가는 재미가납니다. 건강이 안 좋은 분계시면, 한국우주생명의학연구소와 상담 한번 받아보세요.

새로운 삶이 여러분을 맞아 줄 것입니다.

힘들 때 도와주신 연구소에 감사드립니다.

항상 건강하시고 어렵고 힘든 분들 많이 도와주시길 바랍니다.

2009년 11월

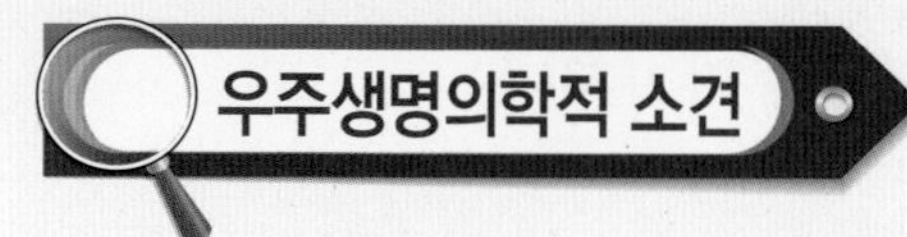

상기 분도 풍수와 대체의학을 공부하시는 분이다.

나름대로 건강에 관한 연구를 하시는 분이라, 생명에 관한 재미있는 이야기를 서로 나누는 시간이 많아서 같이 연구를 한다.

특히 풍수에 관해서 관심을 많이 가지고 계시는 분으로 양택과 음택에 대해서 많은 정보를 가지고 계시는 분이라서 필자가 처리한 영혼의 영역을 검증해 주시는 분으로 감사하게 생각을 하며, 앞으로도 많은 생명을 살리는데 일조하실 분이라 믿는다.

부인의 간헐성 방광병은 서울 모 병원에서 800만원에 수술하기로 예약을 해둔 상태에서 필자를 만난이후 2년째 병원에 의존하지 않고 고통 없이 건강하게 잘 살고 있다. 평소에 소변에 거품이 많거나 발이 부을 땐 콩팥에 영혼을 의심해야한다.

허리의 통증이나 다리에 경련이 오는 경우 발에 땀이 잘나지 않고 발바닥에 굳은살이 두꺼운 경우도 의심해야한다.

소변양이 많지도 않으면서 자주 소변을 봐야 하는 경우는 방광에 영혼의 영향으로 자율신경을 교란시켜서 일어나는 경우가 많지만, 영혼을 분리시키면 감쪽같이 사라지는 예가 많다.

특히 혈압이 높다는 병명을 받는 경우 평생 동안 약으로 혈압을 조절하지 말고 신장의 역할이 제대로 되는지 의심해야한다. 혈압과 신장은 직접적인 관련성이 있기에 영혼에 많은 관심을 가지고 자신을 돌봐야 한다.

평생 혈압으로 심적 불안을 안고 사람들 중에는 한 달 안에 정상으로 돌아오는 사례가 많이 있다.

유방질환과 자궁질환의 영적증상과 자가진단

유독 여성들에게만 공포의 대상이 되는 병이 유방과 자궁질환이다.
남자들은 관심도 없고 별 대수롭게 생각할 수도 있지만 이제부터라도 관심을 가지고 자신과 가족이 생명을 잃지 않도록 해야 할 것이다.
유방과 자궁은 생명을 탄생시키는데 없어서는 안 되는 생명탄생의 장기이다.
자식을 출산하고 더 이상 출산 할 계획이 없다고 해서 함부로 다루고 있는 현 실태를 보면서 놀라지 않을 수가 없다.
현대 의학적으로 유방과 자궁에 왜 병이 생기는지에 대한 원인을 찾지 못하고 있는 실정이며 치료방법도 수술이나 항암제, 약물요법이 전부이다.
물론 암이라는 진단만 받아도 죽음이라는 무서운 느낌을 받을 수 있다.
그 만큼 병은 오래두면 치유하기가 어렵다는 것이며 생명을 잃을 수 있다.

(1) 유방암의 영적증상과 자가진단

유방암이나 종양이 유방에 나타날 때까지는 많은 시간이 걸리는 경우가 많기에 자가 진단으로 스스로 알지 못하는 상태에서 진행되는 것이 많다.
대부분 유방암 진단을 받아 수술을 하는 환자를 만나보면, 특별히 아파서 병원에 가는 경우보다는 정기검진 때 초음파로 무엇인가 증상이 나타남으로써 조직검사까지 가는 경우가 많다.
때로는 목욕을 하다가 가슴에 몽우리가 잡혀져 병원을 찾는 경우도 있다.
의학이 분업화되면서 유방암만 전문적으로 수술하는 병원이 생길만큼 사회적으로 이슈가 되는 질환이다. 유방암으로 생명을 잃는 환자가 많다는 것이다.
물론 평소에 관심을 가지고 살펴보면 자가진단도 가능하다.
스스로 손으로 만져서 딱딱한 부위가 잡혀지거나, 두 쪽을 비교해서 한쪽이 크다는 느낌이 드는 경우도 의심을 해야 한다.
가슴이 답답하거나 호흡하기가 편치 않을 때도 신경을 써야 한다.
꿈자리가 시끄럽고 가슴에 무엇인가 걸린다는 느낌을 받을 경우 손을 마음대로 사용할 수 없을 만큼 저리거나 부자연스러울 때도 있다.
필자가 보는 유방암의 원인은 오염된 음식으로 오는 경우도 있으나, 인간영혼이나 물질영혼의 정착으로 오는 경우가 많다는 게 사실이다.
현대의학에서 유방암이 왜 오는지 들어 본적이 있는지.
어떤 경우가 되었건 영혼의 영역은 영혼을 처리하고 깨끗한 음식으로 다루면 자연치유 효과의 위력은 스스로 알게 된다.
암은 무조건 조기에 진단하고 치료해야 한다는 말에는 동의를 한다.
하지만 여기에서 분명한 문제점이 있다는 것이다.

조기진단은 꼭 필요하지만, 치료하는 방법이 문제가 된다는 것이다.
유방에 병이 올 때는 병의 원인이 분명히 있다.
병의 원인을 제거하면 수술까지 하지 않아도 되는 경우가 너무나 많다는 사실을 알아야한다.
아프지도 않는 유방을 암이 발견되었다 해서 무조건 절제하는 행위는 결코 바람직한 치료행위라고 볼 수가 없다.
꼭 필요한 경우를 제외한다면 일반 환자의 경우에 수술요법이 필요가 없다는 것이다.

암의 정체를 분명히 알아야한다.
유방암의 원인을 제거하고 식이요법으로 얼마든지 해결할 수가 있다.
수술과 비수술은 하늘과 땅차이만큼이나 생명에 지장을 초래 할 수가 있다.
유방암 수술을 한 사람은 여성의 미적인 부분에도 관심을 가지고 있기에, 수술하고 난 뒤 없어진 자리에 복원수술까지 한다.
수술을 한 사람들은 그 상처가 다 아물었다고 해도 아픔을 호소하는 사례가 너무나 많다. 눈에 보이지도 않지만, 수술한 후유증이 있다는 것이다.
후유증은 평생 동안 안고 가는 것이다.
사람마다 증상의 차이가 있을 뿐이지 칼을 댄 자리마다 신경세포에 상처가 있고 없어진 유방은 죽는 날까지 허전함으로 살 것이다.
한쪽 다리가 없는 사람이 세월이 지난다고 없어진 다리의 아픔을 한시라도 모르고 살지는 않는 이치이다.
필자의 환자 중에 기독교 신자인 이 분은 유방암 수술을 하고 8년 동안 암 투병으로 60대 초반에 멀쩡하게 보이던 사람이 끝내 생명을 잃었다.
현대의학의 함정이 암의 기수에 따라 5년 생존율을 기준으로 완치라는 판정을 한다.
유방암 자체로는 절대로 생명을 잃는 경우는 드물다.
유방암과 더불어 다른 장기에도 문제가 발생되어 항암제나 약물을 장기적으로 몸속에 투여 할수록 세포는 제 기능을 잃어가기 때문에 생명을 잃는다.
유방에 6.25전쟁으로 북에서 생명을 잃은 친정부모가 있고 간에는 조상영혼이 있으니 처리해야 한다고 일러주어도 믿지 않으니 별수가 있겠는가.
병원만 의존하고 8년 동안 얼마나 많은 항암제와 약물을 복용했는가.

건강한 사람도 그 정도면 버티지 못 할 것인데 머리는 늘 빠진 상태로 수건을 덮어 쓰고 있었다.

부인의 장례식이 끝나고 한 달 만에 남편이 초죽음으로 찾아와서 도와 달라는 것이다. 부인의 몸에 있던 모든 영혼이 부인과 같이 장로인 **남편의 몸에 들어와 줄초상의 과정**을 밟고 있었던 것이다.

이제 유방암이 의심되거나 진단을 받은 경우라도 암 보험금을 받고 깨끗한 음식과 영혼병 처리로 집에서 편안하게 치유하시길 당부하고 싶다.

후유증이 전혀 없는 자연치유로 건강을 찾으시길 바란다.

양의사나 한의사, 약사 중 자신이 몸이 아파 연구소의 얘기를 듣고 치료를 부탁하는 경우도 종종 있다. 어떤 의사나 도인이라도 건강한 사람은 한사람도 없다고 보면 된다.

살아온 세월만큼 육신이 망가지는 것이 당연하다.

양심 있는 의사와 대화를 하다보면 영혼에 대한 공부를 해야 한다고 인정한다.

대체의학과 자연의학에서 앞서가고 있는 선진국에서는 영혼에 대한 관심을 가지고 많은 연구를 하고 있으나 국내에서는 시작조차 못하고 있는 실정이다.

의료개혁이 하루빨리 이루어져 복지사회를 제대로 만들어야한다.

'지옥에서 천국으로' 유방암 극복 수기

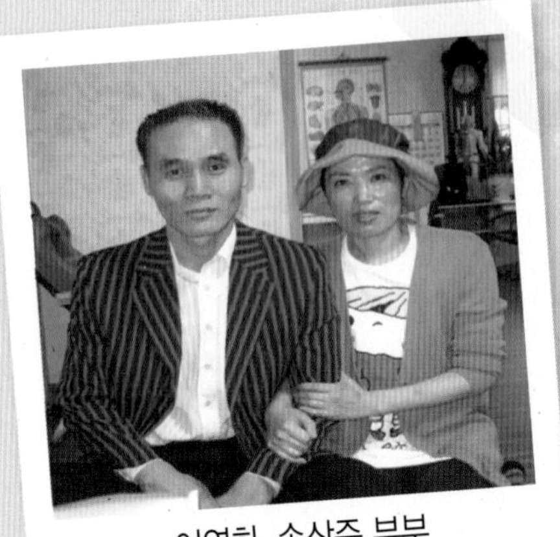
이영화, 송상준 부부

우주생명의학적 진단

- **부인 :** 폐암, 간암, 대장암, 소장암
- **남편 :** 폐암, 간암

- 성명 | 이영화/여 • 나이 | 45세
- H.P | 010-9335-****
- 주소 | 부산 해운대구 반여동
- 증상 | 유방암, 위암, 상열, 복통, 한기

2012년 6월 20일

이 날은 영원히 내 머리 속에서 지워지지 않을 정도로 내게 충격과 공포를 준 날짜다.

일주일 전 유방 초음파 검사를 하고 의사가 "일 주일 뒤 보호자랑 같이 오세요"라고 말할 때 까지만 해도 난 나에게 닥칠 일들을 감히 상상도 할 수 없었고 생각조차도 할 수 없는 일이었다.

의사가 보호자랑 같이 오라고 말 할 때는 이미 뭔가 조짐이 안 좋다는 말이라는 것을 왜 뒤늦게 알았는지...

그 만큼 난 건강 만큼은 자신이 있었고 건강 하다는 것을 믿어 의심치 않았다.

오른쪽 가슴에 뭔가 만져지긴 했지만 그 정도는 누구에게나 있을 수 있는 결절 정도로 생각했고 주변에서도 모두들 그렇게 말했다.

"작은 멍울은 나도 있고 대부분의 여자들은 다 있다고...."

그 정도로 내 건강에 대해서는 나뿐만 아니라 내 주변에서 조차도 믿어 의심치 않았다.
왜냐하면 나름대로 사람 몸과 건강에 대해서 늘 관심을 가지고 동양의학이나 대체의학 쪽에도 관심이 많아서 그와 관련된 책들을 많이 보고, 심지어는 발마사지, 경락 마사지, 수지침 등의 강좌도 듣고 다닐 정도였다.
그러므로 내 몸은 늘 내 공부의 대상이었고 난 우리 몸의 자연 치유력에 대해 뼛속 깊이 믿고 있는 나였지만,
"유방암입니다. 큰 병원 가서 빨리 수술 하셔야 되겠습니다."라고 말하는 의사의 한 마디에 내 머리 속은 하얘졌고 눈물 한 방울 조차도 흘릴 수 없는 상황이었다.
지금도 기억한다.
그 순간 난 이제부터 뭘 어떻게 대처를 해야 하나?
그 질문에 내 몸의 자연 치유력을 뼛속 깊이 믿는다는 나였지만 제일 먼저 한 일 은 누구나가 하는 것처럼 우리나라에서 유방암에 대해 제일 권위 있는 의사를 찾고 진료예약을 하는 것이었다.
그리하여 수술하고 항암치료 방사선 치료하는 현대의학의 수순을 밟았다. 수술이 끝나고 난 뒤 나는 우리나라 최고의 유방암 전문의로부터 "유방암 3기입니다.
림프절 12개로 전이 되어 있어 상황이 별로 좋지 않은 상태입니다."라는 말을 들었다.
그 순간 난 아직까지 밉지 않은 얼굴일 때 예쁘게 화장하고 사진을 찍어놔야겠다고 생각했다.
그만큼 나의 절망감은 컸다.
그 해 9월부터 시작된 항암치료는 3주에 한 번씩 꼬박 여덟 번을 받았고 의사는 아주 표준적 형태의 유방암 환자고 내가 아주 잘 받고 있다고 말

했다.

사실 자존심이 센 나로써는 힘들다는 말조차도 하기 싫은 과정이었다.

이 치료 과정에서 어느덧 내 생각은 없어진 채로 병원에서 시키는 대로 하고 있는 나를 발견했다.

마음 한쪽 구석에서는 항암도 하기 싫고 방사선도 하기 싫다는 생각이 있었지만, 이제 난 유방암 환자라는 아주 사회적 약자가 되어 있었고 그러기에 내 생각을 감히 표현해 볼 수도 없었고.....

그리고 나에 대한 확신까지도 없어진 지 오래 되었다.

2013년 2월 말부터 28번의 **방사선 치료**가 시작되었고 문제는 여기서 드러나기 시작했다. 처음엔 다른 어떤 환자보다도 내 치료 과정은 순조로웠다. 하지만 15회 치료 이 후 내 몸은 이상 반응을 보이기 시작했다.

열이 위로 상기하고 얼굴엔 알레르기처럼 트러블이 일어났지만 방사선 전문의는 방사선 치료가 원인이 아니라 피부의 문제이니 피부과 진료를 예약해 주겠다고 했다.

점점 더 심해지는 얼굴 피부이상 반응과 열과 온도에 아주 민감하게 반응하는 몸의 이상 현상에도 암환자라는 사회적 약자인 나는 그 치료를 계속 받을 수밖에 없었다.

방사선 치료가 끝난 뒤 미세하게 체중이 줄고 왼쪽 복부의 둔탁한 느낌이 자꾸 거슬려서 난 대장 내시경을 받아야겠다고 생각했고 병원 갔더니 의사가 건강검진의 해이니 위 내시경까지 같이 하자고 했다.

그리하여 위 내시경 검사 결과 난 또 한 번의 충격을 받아야만 했다. '조기 위암'이란다.

의사는 아주 불행한 일이긴 하지만 너무나 다행스러운 건 아주 조기라서 정말 다행이란다.

그 말은 나에게 너무나 무의미 했고, 치료 받는 동안 식이요법이나 운동요법을 소홀히 하지 않았던 나로써는 이건 방사선 치료 때문이라는 생각이 뇌리를 스쳤다.

이제는 뭘 어떻게 해야 할지도 모르는 상황이 되어 버렸고 난 나 스스로에게 손을 놔 버린 상태였다.

그때 남편이 조용히 말했다.

"아는 형님 형수가 췌장암 3기였는데 증류수 물을 계속 먹고 5년 이상 지났는데도 아직 건강하게 잘 지내고 있다.

우리도 증류수를 한번 먹어보자."

사실 작년에 남편이 증류수 얘길 한 적이 있는데 우리는 나름 좋은 정수기 물을 먹고 있는 터이라 또 물에 관한 기계를 산다는 게 내키지 않아서 그만 둔 일이 있었다.

하지만 이제는 지푸라기라도 잡을 수밖에 없는 상황이라 서 우린 단지 증류수 물이라는 정보만 가지고 바로 한국우주생명의학연구소로 달려 갈 수밖에 없었다.

집주소랑 생년월일을 알려주는 간단한 통화를 하고 난 뒤 연구소에 갔더니 연구소에서 하는 말씀은 도저히 내 이성으로는 이해 할 수 없는 말들이어서 참으로 난감했다.

양쪽 유방 폐 간 신장 자궁 등에 조상영혼을 비롯한 목영혼이 자리하고 있다고 했다.

그것도 아주 많이…

이 상태론 건강이 점점 안 좋아질 거라고 했고 참으로 안 좋은 상황이라고 했다.

남편이랑 나는 너무 의아해 했고 어찌해야 할 바를 모르는 상황이 돼버렸다.
난 평소에 우리 눈에 보이는 것이 다가 아니라는 생각을 하고 살아온 터이지만 우리 몸의 병이 어떤 바이러스의 침입이나 세포의 변형 이런 것 보다는 조상영혼을 비롯한 목영혼, 물질영혼 등의 영역이라는 내용에 대해 믿을 수도, 안 믿을 수도 없는 당혹감에 빠져 있는 나에게 남편은 "세상엔 공짜란 없다.
우리가 모르는 걸 연구소는 알 수 있을 수도 있고, 또 완전히 믿지는 않지만 뭐든지 배척하기 보다는 일단은 한번 해 보는 것이 안 해 보는 것 보다는 후회를 덜 할 거다.
무엇이든 해보는 것이 최선을 다하는 것이다.
그러니 일단은 해 보자"
남편의 이 말과 동시에 우리는 잠시도 지체 할 수 없었고 뒷날 바로 연구소로 다시 갔다.
이성이 있는 사람이라면 어느 누구도 연구소의 말씀을 완전히 믿는 사람은 드물 것이다.
그리고 3일쯤 뒤 내 얼굴의 열은 점차 줄어들었고 그렇게 심했던 트러블은 점차 사라져 가고 있었다.
그리고 한 달 뒤 위를 80% 절제하는 수술도 무사히 마쳤고 수술하기 전 이미 소식을 한 터라 수술 뒤 살이 아주 많이 빠지는 현상 없이 내 몸은 빠른 속도로 회복 되었다.
2014년 8월 23일 지금 유방암 발병일로부터 2년이 훌쩍 지났다.
그 동안 너무나 힘든 고통과 불행이 있었지만 난 그 속에서 또 커다란 행복과 희망도 만났다.
이제는 몸의 작은 변화가 올 때마다 병원으로 전화하기 보다는 연구소에 문자로 상황 보고를 하고 문제가 있을 때는 자연 치유 연구소로 가서 관리를 받고 있다.
지금은 어느 누구도 내가 내입으로 환자라고 말하기 전까지는 내가 아프다는 것을 모른다.
심지어는 친정어머니와 오빠는 아직도 내게 닥쳤던 이 엄청난 일들을 모르고 계신다.
그 정도로 난 정상인처럼 생활하고 있고 아니 정상인 보다 더 긍정적이고 활기찬 삶을 살고 있다.
난 이제 주변의 환우 들에게 말하고 싶다.
분명 세상은 눈에 보이는 것이 전부가 아니다.
꼭 내 눈으로 봐야만 하는 것이 아닌 것도 분명 있다.
우리가 어떤 선택의 순간 자기 자신에게 할 수 있는 최선의 선택은 긍정의 선택이라고 본다.
예를 들어 믿는다, 안 믿는다. 해야 할까? 말아야 할까?
이러한 선택의 순간 안 믿고 안 하는 것보다는 믿고 무엇이라도 해 보는 것이 자신에게 훨씬 긍정적으로 작용하고 더불어 내 몸 속의 치유 에너지는 더 증폭한다는 것을 난 믿어 의심치 않는다.
그러므로 내 선택은 너무나 옳았고 연구소를 만난 것은 우리 부부에게 아주 행운이고 축복이었다.
마지막으로 늘 내 건강에 관심 가져 주시고 몸을 치유해 주시는 연구소에 감사드리고, 나보다도 더 내 건강에 신경 쓰는 우리 남편에게 감사하며 주변의 모든 사람들이 건강 했으면 좋겠다는 생각을 하면서 이 글을 마칩니다.

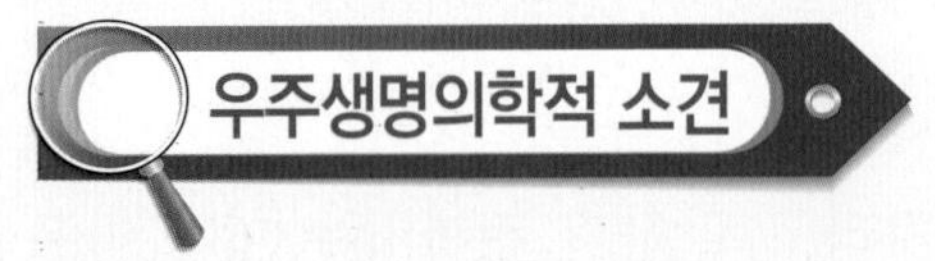

이영화 환자
연구소에 처음 방문했을 당시의 모습이 이랬다.

해골처럼 앙상한 모습에 초죽음이 되어 있었다.
과연 저렇게 해서 얼마나 버틸 수 있을지 가엽고 불쌍했다.
우리가 분명히 알아야 한다. 유방암이나 자궁암, 전립선암으로 사망하는 경우는 거의 없다고 보면 된다.
중요한 장기인 간이나 폐, 신장, 췌장 등이 병이 들어 기능을 할 수 없기 때문에 소생이 어려운 것이다.
현대의학은 아직도 항암제나 방사선으로 병 고친다고 야단법석이다.
한가지 병에 수 만 가지 약이 있다고 믿는다.
어떤 병에도 명약은 절대 없다.
자연의 이치에 맞게 사는 게 명약이다.
하루에도 약물로 죽어가는 생명이 얼마나 많은가.
병의 원인을 제거하면 누구든지 안락한 집에서 정상적인 생활을 하면서 병을 극복할 수가 있다.
이 환자의 부부는 우주생명의학으로 보면 전생의 업이 많아서 제 수명대로 살지 못할 운명이다.
살아온 세월만큼 고정관념에 사로잡혀 있다면, 새로운 정보를 거부할 것이고, 그에 대한 대가는 죽음이라는 비참한 현실에 직면한다.
다행하게도 이 가정의 부부는 부정하지 않고 믿음을 가진 결과 연구소와 인연을 맺어 새로운 삶을 살아가고 있는 것이 창조주하느님이 주신 축복이다.

(2) 자궁질환의 영적증상과 자가진단

자궁이라는 말만하면 머리에 떠오르는 단어가 있다.

빈궁마마라는 말을 들어 보았을 것이다.

이 단어는 별로 기분 좋은 문구가 아님을 누구든지 알 수 있다.

자궁이 없는 여성을 두고 하는 말이니 자궁이 없는 장애자다.

우리사회에 자궁장애자가 급증하고 있다.

자녀 출산만하면 자궁은 천대 시 받곤 한다.

예전에 서울 모 대학 간호학교수의 말이다.

자신이 자궁절제술을 받고 난 뒤 죽을 때가지 감내해야 하는 고통이 이럴 줄 알았다면 수술하지 않았었는데 후회해도 소용이 없다.

자궁절제술을 하고 건강이 더욱 나빠져 한방, 양방으로도 효험이 없자 옥수수수염을 삶아 먹거나 민간요법을 두루 해 보았지만, 도리 킬 수 없는 결과에 한탄한다.

다시는 자궁을 붙일 수 있는 것이 아니기에 모든 여성들에게 도시락을 싸들고 자궁절제술은 못하게 해야겠다는 강력한 호소를 하는 신문칼럼을 본적이 있다.

수술 후에 겪어야하는 후유증이 한두 가지가 아니기에 후유증을 치료하는 약이 없더라는 것이다.

자궁에 물혹만 몇 개 생기면 귀찮게 치료 받느니 필요 없으니깐 자궁을 들어내 버리지요 하면 쉽게 들어낼 생각만하고 처리한다.

여성 대부분이 자신의 몸에 대해서 별로 아는 것이 없는지라 병원에서 담당의사의 말 한마디에 그것이 최선이라 생각하는 잘못된 의료문화가 아닌가 싶다.

병원에서 흰 가운을 입고 있는 사람을 마치 신인 양 보고 있다는 지적이 "나는 현대의학을 믿지 않는다" 라는 책에 수록이 되어있지만, 일반사람들은 생명에 대한 지식이 전혀 없다 보니 병원에 의사가 마치 생명을 주관하는 사람으로 오해하고 있는 것이다.
지구상에 생명을 본다 라고 하는 의사 중에 자신의 몸을 고칠 수 있는 사람이 몇 명이나 될 런지 묻고 싶다.
자신을 몸을 제대로 보고 건강해야 환자의 몸을 봐 줄 수가 있지 않겠는가.
평생 환자를 위해서 고생하는 의사를 질타하기 위한 이야기가 아니다.
의사 부인이 암에 걸렸다면 수술하지 않고, 병을 고칠 수가 있는 방법이 있다 라고하면 어떻게 하겠는지.
자연치유로 할건지, 수술과 항암제로 할 것인지 묻고 싶다.
그 만큼 생명을 본다는 것이 얼마나 어려운 것인지 알아야 한다.
그러기에 함부로 생명을 다루어서는 안 될 것이며, 자연의 이치를 깨닫고 내가 모른다고 함부로 무시 해버리는 교만한 태도는 없어져야한다.

하늘의 세계는 영혼의 세계이다.
창조주하느님 앞에서 고개를 숙일 줄 모르는 것은 자연의 이치를 부정하는 일이기에 천벌을 받을 것이다.
자궁암이나 난소암이나 무엇이 두려운 병이란 말인가.
당연히 병이 오래 동안 진행되면 생명을 잃을 수 있는 것이다.
생리통으로 고생하는 여성들도 의외로 많이 있다.

자궁과 신장에 영혼을 제거하면 자신도 모르게 생리통에서 해방될 수가 있다.

자가진단을 할 줄 알고 자연이치를 안다면 누구나 걱정 할 병은 아니다.
병의 뿌리를 모르고 치료하는 방법을 모른다면 어떤 병인들 무섭지 않는 것이 어디 있겠는가.
자궁을 제거하지 않고 왜 병을 못 고치는 것일까.
물론 현대의학에 의존해야 하는 경우도 있을 것이다.
때를 놓쳐 생명의 위협을 받는 경우라면, 현대의학으로 도움을 받아야 할 경우도 있다.
자궁이나 난소에 인간영혼이나 물질영혼이 정착하면 자궁근종이나 난소암등 각종 병이 발생이 된다.
병의 뿌리를 제거하면 자연치유로 얼마든지 가정에서 치유가 가능하다.
여성들의 양쪽 난소자리에 지압을 해보면 통증을 느끼는 경우에는 병소가 있음을 알아야한다. 평소에 엉치가 무겁게 느껴지거나, 하복부가 당기면서 간헐적인 통증을 느끼는 경우도 의심을 해야 한다.
생리가 주기가 일찍 끝나거나, 생리가 있다 해도 생리양이 불규칙하게 검은 피 덩어리가 섞여서 나오는 경우, 냄새가 나면서 아랫배가 불편함을 자주 느끼는 경우, 여러 가지 증상이 나타날 수 있기에 자신의 자궁에 대해 관심을 가지고 정상과 비정상을 판단 할 줄 알아야한다.
병원에서 간단한 자궁암 검사만으로 안전하다고 생각하다가는 병 고치는 시기를 놓치기가 쉽다.
특히 자궁과 난소는 초기에 자각 증상이 별로 없다보니, 병원에서 검사하는 방법으로 얼마나 조기에 발견 할지는 의문이 생긴다.
조금만 관심을 가지면 자가진단이 오히려 더 빨리 찾아낼 수도 있다.
자궁을 제거하거나 난소암 수술을 하고 항암제를 맞은 사람들이 건강하게 살아가는지에 대해 알아보았는지.
죽은 자는 말이 없을 터이고 남몰래 신체적인 호르몬 밸런스가 무너지고, 기혈소통을 막아놓은 자리에 혈류장애가 생기며 당장은 문제점이 발생되지 않는다 해도 후유증이 나타나는 시점이 사람마다 차이가 나겠지만, 해가 거듭될수록 우리의 몸이 소우주라 파괴된 상처는 여러 가지 합병증으로 고생해야 될 사람은 여성 자신이며, 돌아 갈수 없는 후회는 소용이 없다는 것이다.
일본의 저자 후나서 슌스케가 쓴 "항암제로 살해당하다"라는 책에 기술되어 있는 내용 중 암 전문의 271명중에 270명이 자신이 암에 걸리면 항암제를 단호하게 거부한다는 문구가 있다.
지금은 정보화 시대가 아닌가.
하루를 자고 일어나면 수많은 정보가 새롭게 뉴스화 되고 있다.
눈을 떠 있고도 당하는 세상에 살고 있다.

정보를 모르면 생명을 잃고 돈을 잃는다.
예전에 유명하지도 않는 가수가 부른 가사 중에 이른 내용이 생각이 난다.
여기도 짜가 저기도 짜가 짜가가 판친다. 쿵짝쿵짝...
진실이 외면되어 있는 세상에 살다보니 무엇이 진실인지조차 구분 할 수가 없다.
생명에 대한 지식이 짧고 자연의 이치를 모르는 사람들이야 병원에서 시키는 대로 할 수밖에 없지 않겠는가.
한 사람 한 사람 귀하지 않는 생명이 어디 있겠는가.
여성들이여 이제는 스스로가 의사가 되어라.

수 만년 ,수 십 억년 기다리다가 윤회 하면서 사람으로 태어난 귀하고도 고귀한 생명이 아닌가. 자신의 생명을 누구에게 함부로 맡긴다는 말인가. 내가 어디에서 왔다가 어디로 가는 것인지 알아야 한다.

현재 살아가는 내 모습이 사후세계를 결정한다는 것을 다들 모르고 살고 있다.

불쌍한 삶을 살아가는 인간들, 자신이 누구인지를 알아야 한다. 나약하기만 하다고 종교의 힘에만 의지 하려는 어리석음은 결코 사후세계를 알지 못할 것이다.

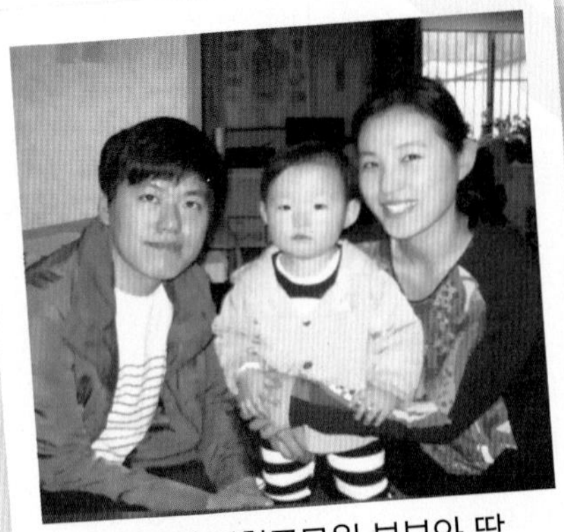
박은영 경찰공무원 부부와 딸

임신의 희소식

- 성명 | 박은영 /여 • 나이 | 33세
- H.P | 010-7399-****
- 주소 | 경남 창원시 의창구 팔용동
- 증상 | 두통, 구내염, 불면증, 치질

둘째 아기를 원했지만 마음대로 되가 않았던 한 가정에서 뜻밖에 보너스가 생겼다.

아기를 가지기 위해서 연구소와 인연이 된 게 아니라 자신의 병을 고쳐 보려고 했는데, 남들 앞에 가까이 다가서지 못할 정도로 입 냄새가 많았다.

아무리 양치질을 해도 구내염은 해결 되지 않았었다.

회사 생활을 하는 본인은 냄새 때문에 스트레스에 시달려야 했고, 항상 만성 피로와 두통으로 얼굴에는 뽀드락지와 트러블 때문에 거울보기가 싫을 정도로 젊은 나이에 현대의학으로 별 대안을 찾지 못하고 있었다.

이 환자는 우주생명의학 진단결과 간암이 진행되고 있기에 구내염이 폐로 전달되어 입으로 뿜어 나오는 것이고, 자궁에는 조상영혼과 동물영혼, 유해균으로 자궁의 환경을 나쁘게 만들고 있었기에 원했던 임신이 되지 않았던 것이다.

액취증(겨드랑이 냄새)도 현대의학에서 시술을 한다 해도 재발하거나 별 효험을 보지 못하는 경우가 다반사다.

냄새를 일으키는 원인을 모르기 때문이다.

겨드랑이에 자리 잡고 있는 동물영혼을 제거하면 액취증은 쉽게 처리가 가능하다.

연구소와 인연을 맺은 다음 주에 임신이 되었고, 만성피로와 두통이 없어지면 얼굴이 깨끗하게 변하고 있었던 사례다.

불임환자들이 인공적으로 시험관을 이용해서 임신을 하려고 여러 번 시술해도 실패하는 것이 자궁의 환경을 정상적으로 만들어 주지 못하기 때문이다.

현대의학적인 장비로는 우주생명의학적인 원인규명을 하고 있는 4차원 이상의 우주의 영역인 영혼의 과학을 따라 갈수가 없다.

인간들은 눈에 보이는 물질만 고집을 한다.

우주라는 공간은 눈에 보이지 않는 영역이 99%인데도 미약한 과학의 지식으로 우주를 이해하기란 불가능하다.

불임에 대한 원인을 찾으려면 단순한 지식으로 알아내기가 어려운 것이다.

생리주기나 배란, 호르몬검사, 배우자의 정액 검사 등 검사상으로 정상인데 왜 불임이 되는지, 현대의학에서는 상상도 못할 원인이 있음을 알아야 한다.

자궁상피암 수기-악성빈혈 (척추골수암, 간암)

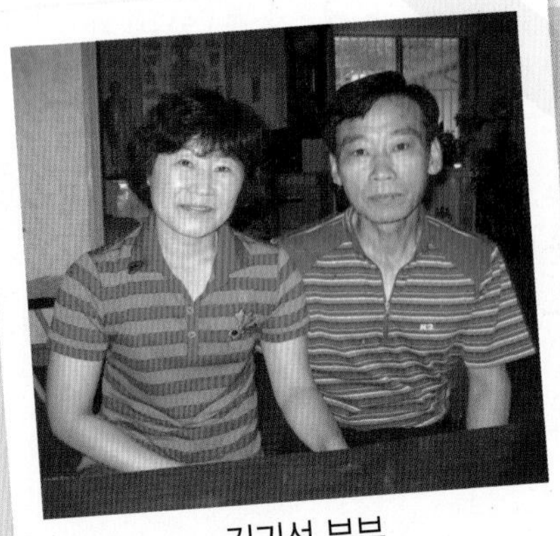
김귀선 부부

- 성명 | 김귀선/여
- 나이 | 53세
- H.P | 010-7296 - ****
- 증상 | 어지럼증, 만성피로, 고관절통

-위대하신 창조주하나님을 신앙합니다. -

독자여러분 반갑습니다.

안녕하십니까? 저는 부산시 북구 화명동에 살고 있는 결혼 30년차 50대 중반의 한가정의가장입니다. 저의 아내부인병수기를 몇 자 적어볼까 합니다. 항상 건강하다고 믿었던 저의 아내가 건강상태가 좋지 않아서 병원을 찾게 되었습니다. 산부인과 쪽의 병원을 찾아서 진찰을 받은 결과 자궁경부암2기초의 진단을 받아 종합대학병원으로 추천을 받았습니다. 정말로 하늘이 무너져 내리는 것 같았습니다.

평상시 빈혈 증세가 있었습니다.

병원에서 헤모글로빈 수치가 6.3 정도로 매우 낮았습니다.

정상인의 절반정도밖에 되지 않았습니다.

지인들의 만류로 이 상태로는 수술이 불가능하다고 하여서 고심을 하다가 얼마 전에 저의 어머님께서 무릎 관절쪽이 너무 아프고, 쑤시고 해서 여기저기 병원을 전전긍긍하시며 매주 물을 빼시면서 치료를 받았지만, 호전되기는커녕 더 심해만 졌고, 또 옛날에 간경화로 인하여 육고기 및 계란을 23년 동안 못 드시고, 시력도 좋지 않아 힘들게 살아오셨습니다. 그때 마침 지인들의 소개로 한국우주생명의학연구소와의 인연이 되어서 신병처리와 식의요법, 자연치유로써 지금은 너무도 건강하게 생활하시고 육고기도, 계란도 잘 드시고 무릎도 완치되었습니다. 고맙고 감사할 뿐입니다. 그래서 저의 아내도 어머님의 권유로 수술날짜를 잡고도 찾아뵙게 되었습니다.

연구소에서 진단을 하시던 중 아내의 몸속에는 자궁경부암 보다도 더 심각한 병들이 숨 쉬고 있었습니다. 병명은 간암, 척추골수암이라는 연구소의 애기에 다시한번 또 하늘이 무너져 내리는 것 같았습니다.

아내는 항상 피곤해 하고, 하루 수면 2시간 정도 밖에 못자고, 다리는 매일같이 쑤시고 아프고, 머리도 아프고, 정신도 없었고, 기억력도 없고 그랬습니다.

그래서 주말마다 항상 연구소에 찾아가면 연구소는 신병처리 후, 식의요법과 자연치유로써 아내를 치유하고 계십니다.

지금의 헤모글로빈 수치는 정상수치로 12.6 정도를 유지하고, 피곤함도 없고, 다리아픔도 좋아지고, 무엇보다도 수면을 하루에 4~5시간 자면서 아내의 건강상태가 하루하루 호전되어 가고 있습니다.

(연구소에 정말로 감사합니다.)

저 역시도 몸속에 간과 콩팥, 폐, 신장의 장기가 좋지 않아서 연구소의 치유를 받아 지금은 조금씩 호전되고 있습니다.

어머님과 저희 가족은 연구소의 도움을 많이 받고 있음에 항상 고맙고 감사하게 생각합니다.

독자여러분 이 글을 보시고 건강에 이상이 있으시면 병원도 좋지만 한국우주생명의학연구소를 꼭 찾아서 고귀한 생명을 영위하시고, 항상 웃음

잃지 마시고, 건강하시고, 행복한 삶을 살아가시길 바랍니다.
끝으로 연구소의 꿈은 전 세계 불/난치병, 암환자, 만성질환으로 고생하는 환자들의 생명을 돌보고 치유하는 것이 꿈입니다.
그 꿈이 꼭 이루어지시길 진심으로 기원드립니다.

우주생명의학적 소견

김귀선 환자
친정의 언니가 자궁암으로 항암제 투여 받고 2년을 버티지 못하고 55세에 고인이 된 가족병력을 가지고 있다.
현대의학에 대한 믿음이 별로 없다.
고인이 된 언니의 모습을 잘 알고 있었다.
환자 자신도 언니의 전철을 밟지 않으려고 고민하면서 병과 싸우고 있었다.
연구소에 처음 방문했을 때 모습이 헤모글로빈이 6.3mg/ml로 정상인의 (12-13mg/ml) 절반밖에 되지 않았기에 얼굴은 백지장처럼 미백의 얼굴로 너무나 창백했다.
혈색소 수치를 끌어올리기 위해 아무리 철분제를 복용해도 효과가 없었다.
이 환자는 피를 생산에 관여하는 조혈세포에 문제가 있었다.
병원에서는 자궁상피암 정도로 진단을 했지만, 우주생명의학적으로 척추암에 간암으로 현대의학으로는 이식수술로 연명이 가능하지만 근본적인 치유는 불가능하다.
이 환자의 현명한 판단으로 현대의학에 의존하지 않고 자연치유를 하겠다며 연구소와 인연이 되어 10개월이 되어 정상으로 회복할 수가 있었다.
백혈병이나 혈액암도 같은 맥락이라 보면 된다.

눈. 코. 귀. 피부. 항문. 치과질환의 영적증상과 자가진단

(1) 눈 질환의 영적증상과 자가진단

몸이 천 냥이라면 눈은 구백 냥이라 할 만큼 눈은 중요한 장기이다. 시력장애를 겪어보지 않고는 눈의 소중함을 잊고 산다.

안과에서 진단하고 있는 안과질환이 많이 있다.

시력장애, 백내장, 녹내장, 안구건조 등 교통사고가 아니라면 눈에 오는 만성질환들은 현대의학에서 원인을 찾아 내지 못하고 있는 실정이다.

눈물샘이 막혀 안구건조증으로 인위적으로 눈물을 넣어주어야 하는 고통, 녹내장, 백내장으로 수술을 하고 안압을 조절하며 약으로 살아가는 사람, 유치원에 들어가기 전부터 안경을 써야만 하는 시력장애가 과연 노환이라 할 수 있을까.

안경을 쓰고 다니는 사람은 환자라고 보면 된다.

요즘 20대 젊은이들이 무슨 라식수술이니 부모님께 물러 받은 소중한 생명체에 의사의 말 한마디에 쉽게 수술로 눈을 고치려고 하는 발상이 살다보면 후유증과 부작용이 얼마나 무서운지 자신이 겪어보질 않으면 모를 일이지만, 분명히 후회 할 것이다.

자연치유로 병 고칠 생각은 하지 않고 돈 버리고 몸 망가지는 우를 범하지 말라.

필자가 환자들의 눈을 조사를 해보면 동물영혼이 양쪽 눈에 정착되어 있는 경우가 가장 많았다. 왠지 눈이 뻑뻑하고 침침한 증상이 나이와 상관없이 나타난다.

컴퓨터를 많이 하다보면 컴퓨터영혼이나 물질영혼이 들어가는 경우도 있다.
나이가 들어서도 항상 눈의 시력은 1.5로 정상이 나와야지 나이가 많다고 시력이 나빠지는 것은 아니다.
연세가 지긋한 분 중에는 젊은 사람보다 시력이 좋은 사람이 많이 있다.
눈의 자가 진단으로 안구를 손으로 살며시 눌러 보면 영혼의 상처가 심한 사람은 안구가 바늘로 찌러 듯이 아프다는 느낌을 받는다.
눈에 병이 오는 전조증상도 여러 가지이다.
눈의 크기가 다른 사람, 한쪽 눈이 처진 사람, 눈 밑에 검은 띠가 있는 사람, 눈에 항상 충혈이 되어 있는 사람, 안구가 돌출되는 사람, 홍체가 흐릿하게 보이는 사람, 눈 꼬리가 처져 속눈썹이 눈을 찌르는 사람, 눈의 초점이 맞지 않는 사람, 눈 떨림 현상이 일어나는 경우, 눈물이 잘 나오지 않는 안구건조증, 눈이 따끔거리며 자주 통증을 느끼는 사람 등 스스로 거울을 보면서 눈을 진단하기 바란다.
눈에 오는 어떤 병도 안과 전문의와 상담을 통해 원인이 무엇이냐고 물어보면, 변명도 가지가지다.
바이러스다, 스트레스다, 노환이다, 계절병이다, 꽃가루 병이다 등.
모든 병은 영혼에 의한 상처로 기인된 병임을 밝히고자 한다.
영혼에 의한 눈에 상처가 없으면 정상적인 눈은 웬만큼 안구를 눌러도 통증이 없다.
안구를 터치해 보는 것만으로 눈에 오는 질환을 예측이 가능하다.
녹내장이니, 백내장이니, 약이나 수술로 다루지 말고 자연치유로 가능하다는 사실을 알아야한다.
인간이 천수를 살 수 있는데 무슨 노환이라 변명 할 것인가.

영혼병 처리를 받고 눈이 밝아져서 작은 글씨도 보인다고 좋아하는 여러 환자를 볼 때면 환자의 아픔이 내 아픔이라 그저 하느님께 감사하지요. 눈곱이 잘 끼는 경우나 눈이 따갑거나 눈물이 많이 나는 경우, 눈이 자주 충혈이 일어나는 경우도 영혼에 대해 의심을 해야 한다.

녹내장 사례
(아들 결혼도 성사)

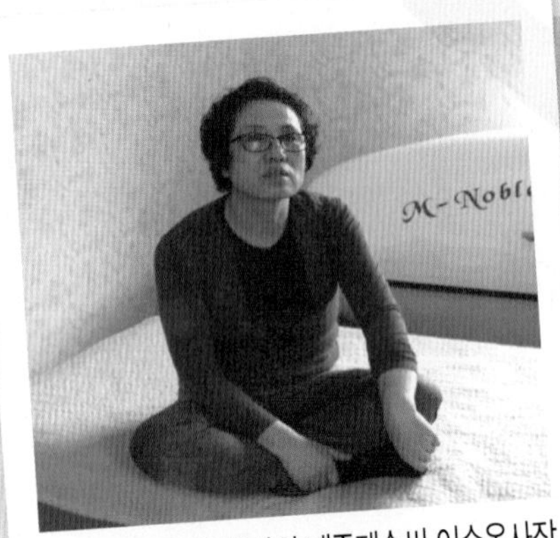

국민의사 이시형박사의 제종제수씨 이수옥사장

- 성명 | 이수옥 • 나이 | 66세
- H.P | 010-3543-****
- 주소 | 경북 칠곡군 왜관
- 주 증상 | 녹내장, 편두통, 흉통 등
- 연구소와 인연 | 2011년 12월

상기 이수옥 사장님은 국민의사 이시형박사와 집안 사람으로 왜관에서 큰 기업을 경영하는 CEO다.

남편은 노태우 정권 때 경북경찰청청장을 지냈고,

큰 사위는 서울대 의대를 졸업한 흉부외과 전문의, 둘째 사위는 한의사.

사회적으로 아쉬울 게 하나도 없는 가정이다.

두통을 고치기 위해 시댁집안에 이시형박사께 부탁했지만, 대답은 제수씨는 집에서 마음 편히 먹고 즐겁게 살라는 구두치료가 전부였다.

녹내장의 시신경이 10%밖에 없다는 병원진단, 머리가 아파서(두통) 사경을 헤매고 약으로 연명하고 있었다.

가슴은 항상 쪼여 들어(흉통) 답답한 상태였다.

이 병을 고치기 위해서 대전에서 잘 본다는 사람을 찾았다가 대전에서는 그 병은 김해 연구소로 가면 효험을 볼 거라면서 소개를 받고 책도 읽지 않는 상태로 그날 본 연구소로 방문했다.

사업을 크게 한지라 재력은 있었다.

연구소에 들어 다짜고짜 병 고쳐 달라는 것이다.

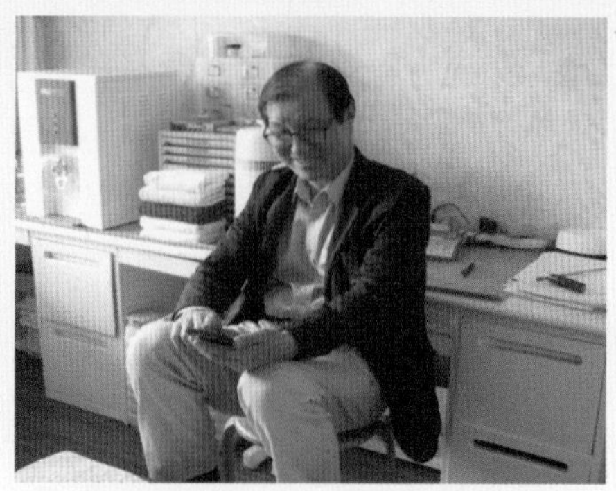
전 경북지방경찰청 이택근청장
(이수옥사장의 남편)

책도 읽지 않는 상태에서 무엇을 믿고 봐 달라 하는지 당황스럽기도 했다.

그날 바로 우주생명의학적인 치유에 들어갔다.

머리에는 친정모친과 조상3분이 있었고, 양쪽 폐에는 조상 5분씩 포진하고 있었다.

양쪽 눈에는 전생의 업으로 안암이 진행되고 있었다.

병의 원인을 제거하고 기 치유를 진행했다.

그렇게 아프든 머리가 맑아지고 침침하던 눈이 밝아지면서 가슴이 탁 트인 느낌을 온다고 했다.

그렇게 자신의 몸을 치유하기 위해서 진행한 조상제 덕택에 수십 번 선을 보고도 결혼의 성사가 되지 않았던 30대 후반의 아들이 두 달 만에 배필을 만나 결혼까지 했다.

미혼의 남녀가 적령기가 되었는데 결혼을 못하는 경우도 병으로 봐야 한다.

보통 머리에 알게 모르게 유산되거나 고인이 된 형제영혼들이 앞길을 막고 있다는 사실을 모르고 있다.

평소에 그렇게 말 잘하고 현명한 사고를 가진 사람이 선보는 자리에서는 엉뚱한 소리를 해서 성사가 되지 않게 방해공작을 한다.

자식이 의사인들 무슨 소용이 있는가.

죽을 맛으로 고통을 치르고 있는 부모님을 위해 아무런 손을 쓸 수가 없었던 것이다.

2년 6개월이 지난 지금은 눈이 밝아져 운전도 할 수가 있고, 가슴과 머리가 맑아 수면장애도 없다.
외국으로 사업 전시로 수시로 출국한다.
우주생명의학적 치유는 일시적으로 조금 호전시키는 것이 아니라 근본적으로 병을 다스리는 4차원 이상의 치유방식이다.
현대의학으로 병 고쳐 보려고 무단히 노력 했던지라 한계가 있음을 스스로 인정하고 있다.

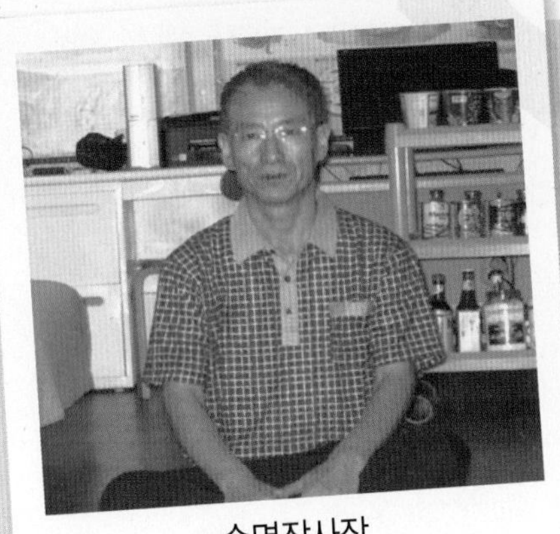
송명장사장

안구건조증과 체기 수기

- 성명 | 송명장 (남)
- 나이 | 56세
- H.P | 010-9323- ****
- 증상 | 안구건조, 체기, 만성피로, 소화불량

저는 처음에 안구건조증이 5년 전부터 조금씩 심해지길 시작했었습니다.
그동안 병원.한의원. 다니면서 치료를 받기 시작 했으며 다닐때만 조금씩 나아지길 바랐지만 별 낳은 조짐도 없었고, 더 심해져서 한의원에 침 맞고 안구에 쓰는 약도 넣어보고 여러 가지로 처방을 했습니다.
그러나 별 소득이 없어서 그냥 그대로 일상생활을 하곤 지내던 중 우연히 한국우주생명의학연구소를 만나게 되었습니다.
그러나 처음에는 우주생명의학의 깊이를 전혀 몰랐습니다.
영혼의 세계라는 뜻도 몰랐었구요.
황당한 소리라고 생각 했었어요.
왜냐면 인간들이 사는 세상은 항상 인간들의 편에 서서 생활하다보니 다른 세계를 경험을 하지 못 할 뿐드러 우주생명의학의 진실을 아무도 모르고 지내온 게 사실입니다...
처음에는 몇 번 만나 여러 가지로 애기를 듣고 하곤했지요.
그러든 중 제가 안구 건조증 이라는 사실을 애기했지요...
그 자리에서 바로 고처 주겠다고 마음속으로 웃기는 인간도 있구먼, 5년 동안 병원에서 온갖 처치에도 차도가 없었는데 이 자리에서 당장 해결 해 준다고 하니 무슨 농담이겠지 100%믿지 않았습니다.
세상에는 사기 치는 일들이 너무 많이 일어나고 있기에 믿지 않았지만, 눈 때문에 힘들게 살아가는 내 모습이 혹시나 하는 심정으로 해줘봐요라고 부탁했는데.
이게 왠 일입니까, 세상에 이런일이...
그것도 즉석에서 2분도 체 걸리지 않았는데 눈에서 눈물이 흘러내림을 느끼고 뭐라 할 말이 없었습니다.
우주생명의학으로 제 안구를 고쳐 주었습니다.
3년이 지난 현재도 재발없이 멀쩡하게 잘 살고 있습니다.
여러분은 이것을 믿을 수 있겠습니까?
믿는다고 하는 사람은 정신병자 취급 받을겁니다.
또 한 가지 신기한 것이 밥만 먹으면 화장실로 가야하는 소화불량과 체기 술만 마시면 얼굴이 붉게 달아오르고 아무리 먹어도 살도 찌지 않고 바짝 마른체형으로 한번 체하면 아무것도 먹지 못하고 고통을 치루면서 약으로 고비를 겨우 넘기곤 했는데, 영혼처리와 음식 섭생을 지도 받고는 언제 잔병이 있었는지 사람 사는 맛이 나고 조그만 일에도 성질부리던 것이 자신도 모르게 온순해져 가는 것을 느낍니다.
한 인간이 치유의 능력을 갖는다는 게 얼마나 어려운 것인가는 익히 조금은 알고 있는데 이것은 진짜 능력을 가진 자 만이 행할 수 있는 능력임을 몸으로 경험 했습니다
난. 세상을 살면서 이것도 하나의 자연치유 방법임을 새삼 느꼈습니다.
사람의 치유하는 방법이 육과 영혼을 분리해서 다스리는 게 3차원 세계가 아닌 4차원 세계를 경험하면서 많은 것을 연구소에서 배웠습니다.

지금도 아픈 사람만 만나면 우주생명의학에 대해 애기도 하고 육에 대한 애기 영혼에 대한 애기를 자주 하게 되었습니다.
사람들 대부분 부정이 거의 90% 라고 생각합니다.
우주생명의학 치유는 자신이 경험하지 못하면 다른 사람에게 아무리 애기해도 전달이 되지 않을 뿐더러 정신이상자 취급을 받습니다.
독일.미국.일본은 대체의학이 발달되어 생명 살리는데 많은 연구비를 지원하고 있다고 들었습니다...
우리한국은 아직 건강식품이 대부분이며 장사를 수치에 놀아나고 있는 실정이라 답답한 실정입니다.
지금은 육과 영혼을 분리해서 치유를 받은 결과 몸도 많이 좋아졌고 활동하는 데 피곤도 없고 해서 항상 우주생명의학연구소의 치유능력을 높이 자랑하고 있습니다.
이 우주생명의학치유는 자신이 몸소 체험하지 않으면 안 되기에 저희 수기가 많은 사람들에게 전달되어서 꼭 필요한 자료를 받을 분들이 많았으면 좋겠습니다.
몸이 아픈 사람들은 꼭 우주생명의학 치유를 받으시길 바랍니다.
건강 회복하고 병들지 않는 사회가 되었으면 합니다.
끝으로.
항상 건강 챙겨주시고 세상에 빛과 소금이 되어 주신 한국우주생명의학연구소에 깊은 감사를 드립니다.

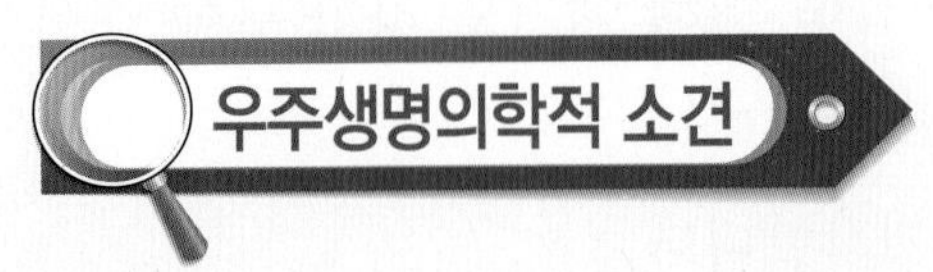

우주생명의학적 소견

상기인도 의심 많기로는 일반사람과 별반 다를 게 없다.

연구소에서 UFO가 어떠니 하면서 잘난 척 하면서, 인간들이 알 수 없는 이상세계를 동경하고 있었다.

급체하면 죽는 경우도 있다.

간 기능이 떨어지면 위장장애가 발생하여 오는 병인데 현대의학은 원인을 밝혀내지 못한다.

안과전문의가 어디 한 두 명인가.

본인 눈도 못 고치고 안경을 사용하고 있는데, 어찌 환자의 눈을 고쳐 낼 것인가.

안구건조가 심해지면 녹내장, 백내장으로 이어지는 무서운 병이다.

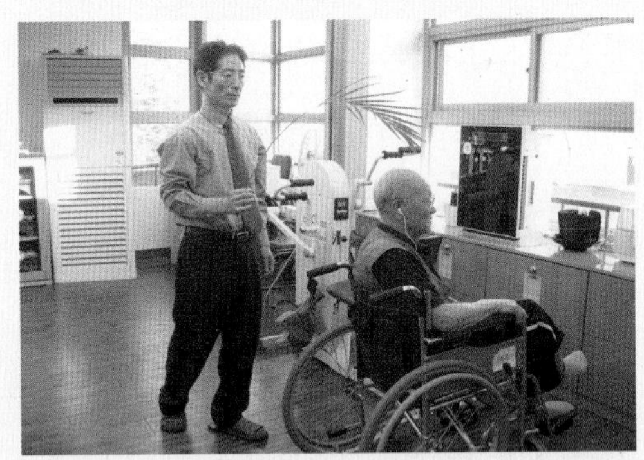

'우주생명의학적으로 안구건조증 환자의 악성유전자 유무'를 체크하는 선신우연구원

상기 환자의 양쪽 눈에 점유하고 있는 동물영혼과 물질영혼들을 처리하니 금새 좋아졌던 것이며, 간에 포진되어 있는 조상영혼과 동물영혼을 처리하니 만성피로와 위장병인 체기도 해결된 사례라 보면 된다.

(2) 코 질환의 영적증상과 자가진단

코는 폐와 연관성을 가지고 몇 분이라도 호흡을 하지 않으면 생명을 잃는다.

의외로 코 질환으로 평생을 고통을 안고 살아가는 사람이 많이 있다.

대표적인 질환으로 축농증, 비염, 건조증, 코골이 등 원인이 분명하게 밝혀진 사례가 없다보니 특별한 약도 없이 수술이나 약물요법으로 증상 치료만 하고 있는 실정이다.

평소에 코에 병이 생기면 호흡 곤란은 말 할 것도 없지만 불편점이 한두 가지가 아니다. 심한 운동도 할 수 없고 노래방에서 음폭이 작아서 시원하게 노래를 할 수 없음을 경험한 일이 많이 있을 것이다.

특히 축농증은 수술을 한다 해도 재발하는 경우가 많기에 수술요법도 근본적인 치료가 되지 못하고 있다.

무엇이 코에 염증을 일으키고 병들게 하는 걸까.

필자가 조사를 해 보면 주로 동물영혼 여러 마리가 정착이 되어 있는 경우에 코닥지도 잘 생기며 호흡장애를 일으킨다.

자가진단으로 자주 코가 잘 막히거나 모세혈관 자극으로 코피가 자주 나는 경우, 입을 벌리고 수면을 취하거나 코골이가 심한 경우에는 십중팔구 동물신이 들어 있는 경우가 많다.

코는 폐와 연결되어 있기 때문에 폐에 영혼이 정착이 되면 코에 증상이 나타난다.

대표적인 병이 만병의 근원이라는 감기가 있다.

현대의학에서는 바이러스가 주원인이 된다고 하지만, 기침을 동반하거나 객담이 평소보다 많이 배출 될 때에는 폐에 다른 영혼을 의심해야한다.

물론 가슴이 답답한 것도 있을 수 있다.
폐에 다른 영혼을 제거하면 기침이 멎어지고 코에 오는 병도 같이 호전되는 사례가 많다. 폐에 영혼이 정착이 되면 그 자리가 상처가 난다.
상처가 난 자리에 공기 중에 떠돌아다니는 바이러스나 박테리아가 염증을 유발시키며 폐에서는 자연치유로 적들을 몰아내기 위해서 적과 싸울 수밖에 없는지라 임파구를 보내어 전쟁을 일으켜 나오는 전사물이 객담의 분비물로 기관지를 통해 배출되는 것이다.
코로 통해서 이물질이 분비되기도 하며 고열을 동반하는 경우도 생긴다.
이런 분은 영혼을 분리시키고 뇌하수체의 악성호르몬를 제거해주면 코속이 시원하면서 수월하게 호흡할 수가 있다.

(3) 귀 질환의 영적증상과 자가진단

주로 이비인후과에 다루고 있는 귀에 오는 병으로 평생을 두고 고생하는 사람이 의외로 많이 있다. 현대의학에서는 귀에 오는 질환이 왜 오는지 원인규명이 제대로 되고 있지 않기에 수술이나 약물, 보청기에 의존하고 있는 실정이다.
귀는 인간에게는 소리를 듣게 하는 것 외에도 평행감각을 유지시키고 공기의 저항과 유압을 조절하는 여러 가지 중요한 기능을 하고 있다.
귀에 병이 나는 종류도 난청이 있거나, 귀에 통증과 염증으로 진물이 나는 경우, 평행감각 기능이 부실하여 갑자기 넘어지는 경우, 귀안에서 멍하게 이명 현상이 생기는 경우, 어떤 경우라도 원인이 분명이 있다.
주원인은 귀 안에 어족(魚族)영혼이 정착이 되면 여러 가지 병을 유발시킨다.

여러 환자들의 체험수기에도 나타나 있지만, 영혼을 분리하면 신경세포가 살아나면서 점진적으로 호전되는 경우가 많다.

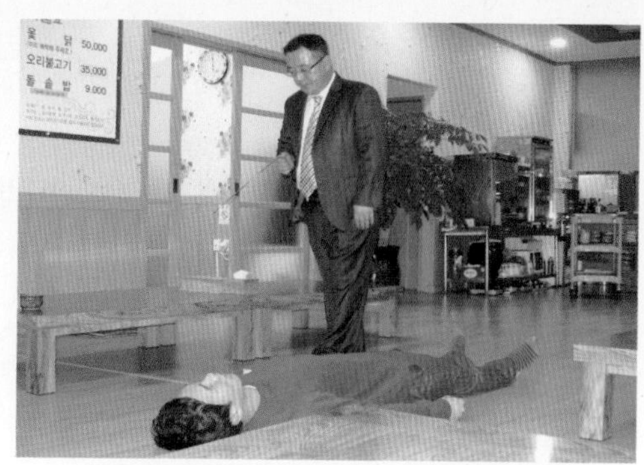

'우주생명의학적으로 난청 환자의 악성유전자 유무'를 진단하는 박남철원장

특히 난청을 가진 사람들은 조그마한 소리도 들을 수 없기에 불편한 점이 한두 가지가 아니다. 귀가 잘 들리지 않으면 장애인 취급을 받을 정도로 청각장애인으로 분류하고 있다.

연구소를 찾는 환자 중에 난청을 해결 하려고 한방, 양방, 사찰 등등 안 가본 데가 없다고 하면서 해결할 수 있느냐고 애원하는 입장은 충분히 이해가 간다.

사람마다 차이는 좀 나겠지만, 즉석에 좋아지는 사람이 있는가 하며, 몇 개월씩 걸리는 사람도 있다.

우주생명의학 자연치유의 핵심은 원인 제거를 먼저 할 줄 알아야 빠른 시간 내에 병이 호전된다는 사실을 명심하기 바란다.

(4) 피부질환의 영적증상과 자가진단

피부는 육안으로 보이는 부분이기에 누구든 예민할 수밖에 없는 질환이다.

심하면 고통을 참지 못해서 자살하는 경우도 생긴다.

대표적인 질환으로 피부암, 아토피, 대상포진, 무좀, 습진, 여드름, 탈모, 각질, 검버섯 등 피부에 나타나는 질환이 너무 많다.

현대의학에서 원인을 밝혀 낸 경우는 별로 없지만, 모든 병에는 분명한 이유가 있다.

현대의학에서 피부에 관한 질환이 너무 다양하기에 치료약의 종류도 많다.

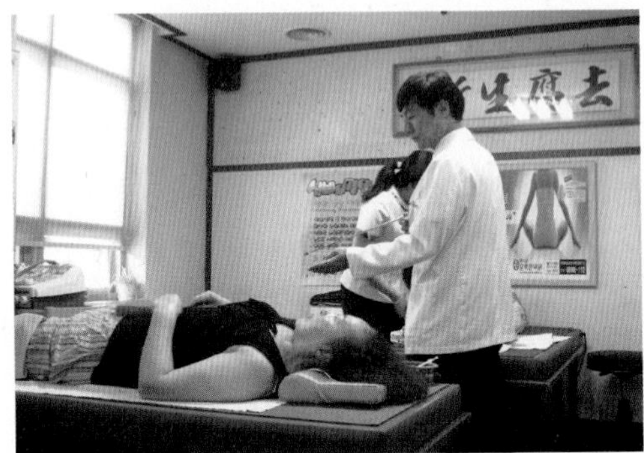

'우주생명의학적으로 피부질환 환자의 악성유전자 유무'를 진단하는 정영섭원장

현대의학에서 치료방법은 피부이식이나 약물이 주종을 이루지만 가장 치료가 잘 되지 않는 부분이 피부질환이다.

병의 뿌리를 알지 못하며 약물의 내성으로 환자의 고통은 가중 될 수밖에 없지 않는가.

오장육부에 병이 생겨 면역이 떨어지면서 피부로 나타나는 경우도 있다.

특히 **아토피는 간에 다른 영혼**이 들어 병이 나면 평생을 아토피로 고생하는 경우다.

피부에 통증을 동반하면서 피부에 발진을 일으키는 **대상포진**은 현대의학에서 스트레스나 과중한 업무에 시달려서 온다고 푹 쉬면 낫는다고 하나, 필자가 조사해보면 **동물영혼이 피부에 여러 마리가 포진**되어 있는 경우에 그런 현상이 일어난다.

특별한 약도 없으며 우주생명의학 치유방식으로 영혼을 분리시키면 저절로 치료가 된다.

어떤 환자는 피부에 괴사가 있어 5년 동안 아무리 병원 다녀도 낫지 않아 조사를 해보니 평소에 개고기를 좋아 했지 않느냐 물으니 그렇다고 했다.

개(犬)영혼이 피부에 붙어 공리공생하기에 스스로 떠나지 않는 이상 치료가 되지 않는다.

우주생명의학 연구결과 무좀이나 습진은 곰팡이 균이나 세균감염으로 보는데 그렇지 않다.

1차적인 원인은 동물영혼이 상처를 유발시켰고 그 상처에 2차 감염이 일어난 경우라 보면 된다.

병의 뿌리가 장기에 있는지 피부에 있는지 파악을 해보면 쉽게 병을 고칠 수가 있다. 피부질환으로 장기간 약을 복용하다보면 합병증으로 간세포가 망가지고 콩팥 사구체가 손상되어 생명을 잃는 경우가 생긴다.

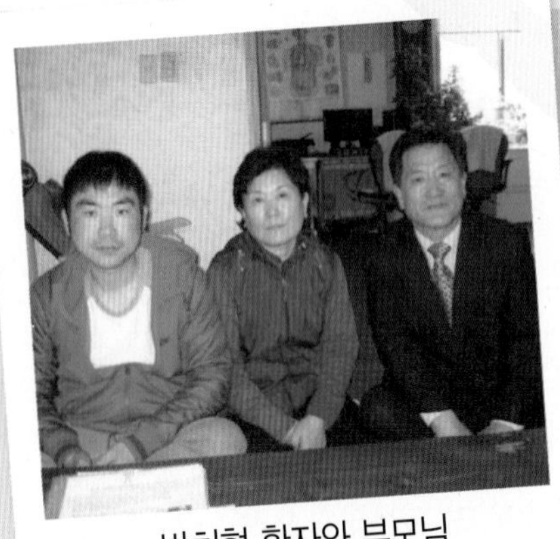
방치혁 환자와 부모님

아토피 사례

- 성명 | 방치혁 (남) • 나이 | 35세
- H.P | 010-6279-****
- 주소 | 경남 김해시 삼계동
- 증상 | 건선아토피, 만성피로, 눈통증

상기 환자는 두 자녀를 둔 가장으로 흑색종(안암)이라는 판정을 받고 안구를 돌출해야 하는 운명으로 5년 동안 아토피건선으로 폭넓게 피부가 괴사해가는 질환에 시달리고 있었다.

우주생명의학 진단결과 전생의 업으로 한쪽 눈에 안암이 오래 전부터 진행되어 왔고, 간암으로 면역기능이 떨어지면서 피부질환까지 왔다.

안암은 너무 진행이 심해서 안구를 돌출했다.

문제는 5년 동안 괴롭혀 왔던 피부병은 약이 듣지 않고 해가 갈수록 번져만 갔다.

소양증으로 잠을 설쳐야 했고 무의식적으로 가려운 곳에 상처를 냄으로써 2차 감염으로 악화되어갔다.

약 중에서 피부질환에 복용하는 약성이 간에는 치명적이라는 사실을 모르고 있다.

벼룩 잡으려다 초가산간 태운다는 말이 있다.

피부에 오는 질환은 피부자체에 기생하는 동물신이 대부분이며 간이나 폐에 면역이 떨어지면서 2차 감염으로 오는 경우로 면역을 떨어지게 하는 장기에 원인을 제거해야만, 자연치유로 병은 없어진다.
아무리 오래된 피부 질환도 6개월 정도면 뿌리를 제거할 수가 있다.
상기 환자도 몸의 독소가 빠지면서 체중이 7kg 줄면서 면역이 살아나서 상처가 아물기 시작했다.
무좀도 재발하는 이유가 먹는 약으로 다스리는 경우 일시적으로 효과를 보는듯하지만, 곰팡이 자체는 약으로 소멸되었으나 곰팡이 영혼이 붙어 있어 좀처럼 낫지 않는 경우는 영혼을 제거해야 치유가 된다.
약에 대한 내성검사를 하고 거기에 맞는 약을 복용해도 잘 낫지 않는 경우가 바로 복제된 영혼의 영향을 받기 때문이다.
이 환자도 큰 상처가 난 곳에 개영혼을 제거하고, (참고-예전에 보신탕을 즐겨 먹었음)
간암의 원인을 제거함으로 면역이 살아나 자연치유가 원활하게 작동되어 치유가 되는 것이다.
아들 병을 고쳐 보려다가 모친의 혈압약과 위장약, 부친의 혈압 약을 끊게 되는 행운을 가져갔다.
온 가족이 건강을 찾는 행복한 기회가 주어졌다.

(5) 항문 질환의 영적증상과 자가진단

인간이 육으로 태어났다면 살기 위해서 먹어야만 살수가 있다.
입으로 먹는 음식의 즐거움이야말로 세상 살아가는데 없어서는 안 되는 대단히 중요한 일상생활 중에 한가지다.
문제는 배설에 있다. 배변의 즐거움도 무시할 수가 없다.
누구든지 부끄럽게 생각할 이유가 없다.
병이 나면 널리 알려 병을 고처야 할 것이지 숨겨봐야 본인의 생명만 잃는 꼴이니 생각과 의식을 바꿔야한다.
현대의학에서 항문에 대한 진료과목이 생길 만큼 많은 사람들이 항문질환으로 고통을 받고 있다는 증거가 되는 것이다.
필자가 환자를 조사 해 보면 80-90%가 항문에 병을 가지고 있음을 확인했다.
먹는 음식이야 깨끗하게 먹었지만 항문을 통해 배설되는 변이야말로 다들 더럽다고 생각들 한다.
문제는 배변의 즐거움도 모르고 언제부터인가 항문에 출혈이 생기거나 항문의 괄약근이 비쳐 나오는 경우를 경험한 사람이 많이 있으리라 생각된다.
치질이라면서 병원에서 간단히 수술로 처치하는 것이 보편적이라고 하지만, 수술만이 능사는 아니다. 재발하기 때문에 언제까지 수술에 의존한다는 말인가.
직장암이라도 진단받으면 상황은 전혀 다르게 악화되는 수순을 밟아야 하며, 생명을 잃는 경우도 있음을 알아야한다.
치질이 왜 오는지 현대의학에서는 밝혀내지 못하고 있다.

우주생명의학 연구결과 항문에 오는 병은 대부분 동물영혼이 정착이 되어 상처를 낸다는 사실을 밝힌다.
몇 마리의 동물영혼이 있느냐에 따라 병소의 깊이는 달라진다.
배변 후에도 잔변이 있어 자주 배변을 호소하거나 배변 후에도 항문 쪽에 편치 않는 경우에는 이미 치질이 오래전부터 시작되었음을 말해주는 것이다.
동물영혼을 우주생명의학 치유방식으로 분리시키면 상처가 서서히 아물면서 배변후의 느낌도 쾌변의 상태로 전환될 수가 있다.

(6) 치과 질환의 영적증상과 자가진단

인간은 육을 가지고 태어났기에 먹어야 살 수 있다.
먹기 위해서는 입안에서 저작이 우선 되어야 하기에 이빨은 너무나 소중한 생명줄이다. 아무리 맛있는 음식을 두고도 자신의 이빨이 아니면 음식의 깊은 맛을 느낄 수가 없다.
튼튼한 치아만이 건강을 좌우한다 해도 과장이 아닐 정도로 대단히 중요하다.
못 먹고 살던 시절보다 의학이 발전된 현 시점에 치과 질환을 더 많이 가지고 있다.
언젠가 TV프로그램 생로병사에서 치과에 대해 방영된 적이 있었다.
멀쩡한 이빨이 썩지도 않았는데 그냥 쉽게 빠지는 현상, 아무리 양치질을 잘 해도 치주염이나 입 냄새가 너무 많이 나서 남들 앞에서 기가 두려운 사람, 나이도 얼마 되지 않았는데 임플란트나 틀 이빨을 하고 있는 사람 등 현대의학으로 이빨에 병이 생기는 원인을 밝혀내지 못하고 있다.

과연 치과질환의 병은 유전인가, 영혼병인가 연구대상이다.

필자가 치아에 오는 병을 우주생명의학적 진단 · 조사해보면 동물영혼이 주가 된다는 것을 확인할 수가 있었다. 이빨이 조금만 흔들리고 통증이 있으면 치과에서는 발치하라는 말을 쉽게 한다. 의과대학에서 배운 대로 치료 할 수밖에 없지만, 필자가 보기에는 통증이나 염증이 생기면 동물영혼을 제거 하고 관리하면 발치하지 않아도 되며 조금 흔들린다고 해서 이빨의 수명이 다했다고 보지는 않는다.

가능한 발치하지 않고 자신의 이빨을 보존 시킬 수가 있다.

이빨 한 개를 돈으로 계산 할 수 없을 만큼 소중하기에 한번 발치하면 영원히 복원이 되지 않아 죽을 때까지 불편함을 감수해야 하므로 신중하게 생각해야 한다.

잇몸에 풍치가 오면 냄새도 나지만 양치질을 할 수 없을 만큼 고통이 따른다.

또한 뇌하수체의 악성호르몬이 시상하부의 임파를 타고 잇몸으로 이동할 시에도 치아는 병이 나게 되어있다.

이때도 악성호르몬을 제거해주면 치아문제는 큰 걱정하지 않아도 된다.

연구소 찾아오는 환자들은 치과에 가는 경우가 별로 없다.

썩은 이빨은 발치하지 말고 때우면 될 것이고, 가능한 본 치아를 보존하는 것이 건강하게 살 수 있는 최

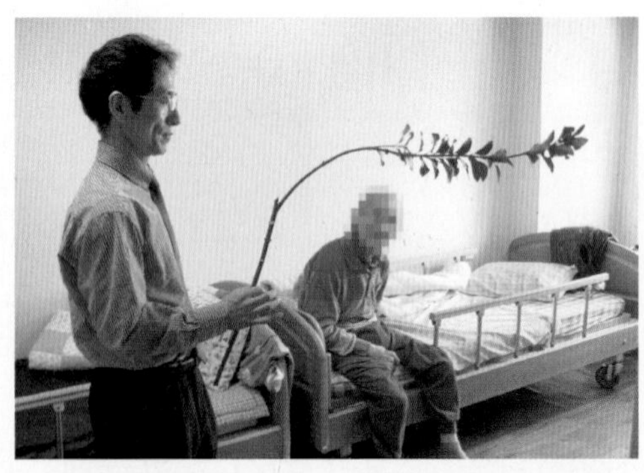
'우주생명의학적으로 치과질환의 유전적 원인'을 체크하는 선신우연구원

선의 길이다.

숫자가 많은 동물영혼이 잇몸에 들어가면 온전한 이빨이 남아있지 못하게 한다.

필자가 이런 얘기를 하면 독자는 믿지 않을 것이다.

본인이 체험을 해봄으로써 인정할 수밖에 없는 것이다.

시상하부와 뇌하수체 약물제거

대부분 사람들은 통상적으로 감기나 두통, 치통, 생리통, 기타 통증으로 해열진통제나 항생제를 약국이나 병원에서 손쉽게 처방받아 복용했다. 응급조치로 증상은 없어지므로 치유가 된 것으로 알고 있지만, 더 큰 문제가 도사리고 있다.

약이 몸에 들어가서 바이러스, 박테리아, 곰팡이 등과 전쟁을 치루고 난 뒤에 분해되어 소멸되지 않고 뇌의 시상하부나 뇌하수체에 남게 된다.

남아있는 약성은 다른 독성물질로 변성되어 분해되지 않고 있다.

뇌하수체에서 호르몬 장애를 유발시키고 시상하부의 오장육부로 가는 신경을 교란시키므로 원인미상의 병들이 생기는 것이다.

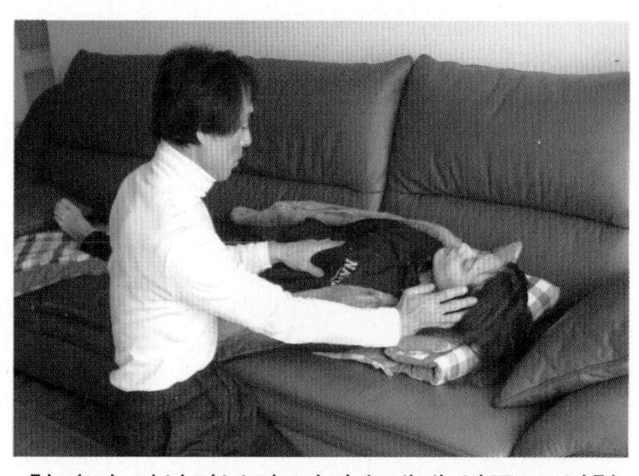

환자의 시상하부와 뇌하수체에 약물로 인한 독성을 처리하는 허만섭연구원

Chapter 11

조상제사(祖上祭祀)를 지내야 하는가?

누구에게나 한 가지 궁금한 점이 될 것 같아서, 이런 문제를 분명히 거론하고자 한다.

교회나, 일부종교에서 돌아가신 조상에 대해 음식을 놓고 절을 하지 말라는 말에 우리 사회에서 의견이 분분하다.

성경이나 불경의 어떤 종교의 원어에도 제사를 지내지 말라는 글귀를 찾아보지 못했다. 무슨 교를 신앙하면 제사를 지내지 않아도 된다는 엉터리 같은 이야기는 더 이상 하지 말아야 한다.

육으로 살아가는 인간들은 눈만 뜨면 먹으려고 하면서 나를 낳아주고 길러주신 부모님과 조상님께 정성껏 공양하는 것이 미신 취급 받아서는 안 된다.

기제사니, 명절제사니 하면서 어려운 형편인데도 값비싼 음식을 차려놓고 지극정성으로 조상을 모시면 자신의 현생과 자식이 잘 된다고 하는 고정관념은 어디서 유래가 되었을까?

잘못된 관습이나 의식은 과감히 없어져야 한다.

조상의 영혼이 이승을 떠나지 않았으면 제사를 지내야 한다는 논리는 당연하다 라고 볼 수 있다.

과연 우리나라 풍습에 제사음식을 차려야 한다는 이유에 대해서 조상들의 가르침도 없이 무조건 종손자는 제사를 지내야 한다는 주입식 교육은 전혀 설득력이 없는 것이다.

옛 부터 종손자에게 조상제사를 모시라고 일반자식보다 더 많은 유산을 물려주었건만 사업한다고 탕진하고 제사 모시기 싫어 교회로 가는 모습을 보면 비정함을 감출 수 없다. 어떤 자식이든 후손의 한사람으로써 조상님께 공양해야할 의무가 있다.

수 천 년의 세월이 흘러오면서 가정마다 왜 제사를 지내야 하는지 제대로 가르쳐준 조상이 있었던가.

밤 12시에 제사를 시작해서 밤새도록 상을 차려놓는 이유가 무엇인지.

필자가 나이에 상관없이 여러 사람들에게 제사문화에 대해 질의를 하면 정확하게 대답하는 사람이 거의 없다.

과연 제사를 지내면 조상영혼이 온다는 말인지, 조상영혼이 오는지 여부를 확인 할 수가 있는지.

조상영혼이 온다면 언제 식사를 시작하고 끝이 나는지 아무것도 모르는 채 형식에 치우쳐서 의식을 치루고 있는 실정이다.

제사를 지내는 제법(祭法)도 지역마다 다르다.

제사를 총괄하는 주제자가 있고 주제자를 도와주는 집사가 있다.

제사상에 차리는 음식의 종류도 다양하며 음식을 배열하는 위치도 다르다.

왜 이렇게 하는지 어느 조상도 분명한 답을 주지 못한다.

그저 내려오는 풍습이니 따라하면 된다는 식의 교육이 올바른 것인지 참으로 답답하고 어리석음의 극치라 하겠다.

인생을 아무리 오래 살면 뭐 하는고.

후손들에게 제대로 가르쳐 주고 가야되는데 뭐라도 알아야지 전수할 것이 아닌가.
분명한 해답을 제시하고자 한다.
우주생명의의학 연구결과 제사음식을 놓고 조상영혼을 모시면 분명히 이승을 떠나지 못한 조상영혼은 온다.
못 믿으면 믿지 않아도 되지만, 알고 싶은 사람이 있다면 언제든지 알려줄 것이다.
조상영혼을 부정한다면 창조주하느님을 부정하는 것과 다름이 없다.
조상영혼도 하나님이 주신 생명체이며 소우주이기에 육을 가진 사람과 육이 없는 조상영혼 간에 눈에 보이지 않는 파장으로 교신이 가능하다.
조상영혼도 식사하는 방법이 있다.
순식간에 먹고 가는 것이 아니다.
요즘 제사형식을 보면 도대체 이해가 되지 않는 웃기는 장면이 많다.
애써 차려 놓은 음식을 두고 몇 십 분이 되지도 않았는데, 상을 치워 버리고 가족끼리 나누어먹곤 한다.
어처구니없는 행동이다.
조상영혼이 맛을 느끼면서 한동안 기식하고 있는데, 제사가 끝났다고 쉽게 판단해 버리는 결과는 죽어서도 불효하는 행위이다.

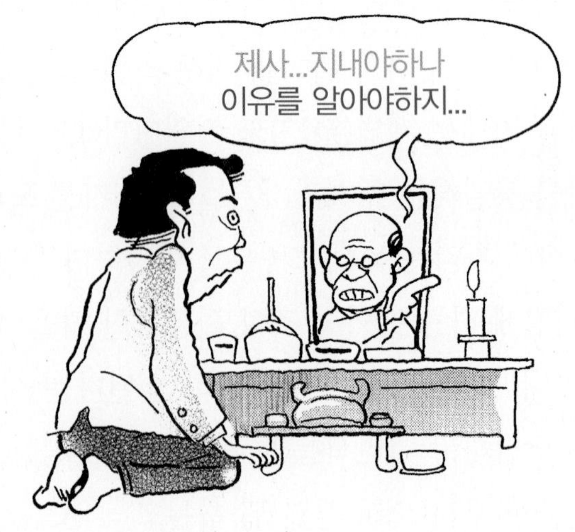

영혼도 육을 가진 사람들과 별 차이가 없다.

사람들이 음식을 먹는다고 하는 것은 현대의학적인 용어로 영양분이나 에너지를 섭취한다고 표현하지만, 살아있는 사람도 기식(氣食)을 한다는 것이다.

사람들은 평소에도 '밥 먹고 기운차려'라는 말을 자주한다.

음식 속에 있는 기운을 먹고 손발이 움직이며 기혈소통을 하는 것이다.

음식을 차려 놓으면 조상영혼이 식사를 한다.

육신이 없기에 영혼의 식사 방법은 소량의 물과 냄새를 맡는 정도의 기식(氣食)에 불과하다. 사람의 영혼도 먹어야 살아 갈수가 있다.

우주생명의학 연구결과 인간영혼은 이승을 스스로 떠날 수 없다는 것을 분명히 밝히며, 후손의 몸에서 기식을 하면서 같이 살아간다는 사실을 알아야한다.

물론 그 자리가 병을 일으키는 병소(病所)이자 산소(山所)가 되는 것이다.

우스운 이야기가 되겠지만 제사 날에 여러 후손이 차례 상을 진열하고 초혼(招魂) 하면 조상영혼이 후손의 몸에 있다가 차례 상으로 가서 식사를 한다.

기식을 하지 못하면 영혼으로써 힘이 없어 살아 갈 수가 없다.

하지만 무조건 제사를 지내야 한다고 고집스럽게 주장 할 수도 있지만, 그것보다 더 중요한 것은 육으로 살아계실 때에 한번이라도 부모님께 문안인사 드리고 걱정 끼쳐 드리지 않는 자식이 되어야한다.

부모 없는 자식이 어디 있겠는가.

돌아가시고 난 뒤 효도 한답시고 먹고 살아가기 위해 한 평의 땅도 없는 사람이 대다수인데 멋진 수입산 대리석으로 입힌 호화산소와 상다리가 부러질 정도로 음식을 차려 놓고 빌어봐야 아무 소용이 없다는 것이다.
조상의 입장에서 보면 살아생전에 자식들에게 부모로써 할 도리를 다하고 가셨는데, 죽고 난 뒤에 부모님영혼이 자식을 도와줄 수가 없다.
육이 없는 조상영혼이 육신을 가지고 살아오지 않았는데도, 마치 살아생전의 모습을 연상하여 혼을 달래고 추모하는 행위는 과연 우리 자식들에게 무엇을 깨우쳐준다는 것인가?
살아 계실 때 부모님께 정성을 다하는 모습을 보여주어야 하지 않겠는가.
돌아가시고 후회해 봐야 이미 때는 늦다는 것이다.
결론적으로 이승을 떠나 가신 분은 아무리 음식을 차려놓고 절을 해봐야 제사 음식상에는 나타나지 않는 것이다.
그렇다고 음식을 차리지 말라는 말은 아니다.
일부 종교단체에서 조상제사를 지내지 말라는 말은 의미가 있다는 것이다.
하지만 제사를 지내지 말라고 하는 이유에 대해 질문을 하면 정확한 답변이 없다.
자신을 낳아주신 조상영혼을 두고 제사를 지내는 것에 대해 부정적인 시각으로 볼 이유가 없다는 것이다.
천도가 되었는지 여부에 상관없이 선택은 본인이 하면 될 것이다.

부산 해운대에 살고 있는 50대 후반 천 모씨의 조상제사 사례

필자가 천 모씨의 가족을 포함해서 직계조상 7대까지 자연계를 떠나지 못한 조상영혼들을 초혼하여 우주생명의학적으로 조상제를 지냈다.

조상제를 한지 한 달이 못되어서 모친이 계시는 대구에서 조부, 조모 제사가 있다는 것이다. 마침 그날 밤 10시에 제사가 시작된다는 것이다.

조상영혼이 나타날까 관심이 있게 마련이다.

조상영혼이 나타나면 조상제가 엉터리가 되는 것이기에, 잘못된 조상제는 비난을 받을 것이며 건강이 좋아지지 않을 것이다.

우주생명의학적으로 조사 결과는 나타나지 않았다.

천 모씨도 식이를 바꾸고 영혼을 분리하고는 건강이 무척 좋아졌다고 한다.

60이 되도록 나름대로 건강에 관련된 업을 해 온지라, 대체의학에 전문인이다.

이승을 떠난 **조상영혼**은
오질 않아 누구를 위해
절을 해...

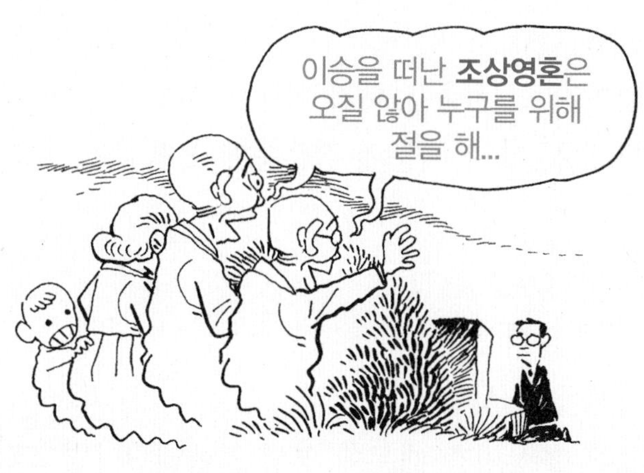

하지만 본인이 해결할 수 없는 천식과 소화불량 등 고질병에 시달려왔기에, 남에게 건강 이야기를 할 때면 자신감이 결여되고 만다.

이것이 일반 사람들이 접근할 수 없었던 영적인 문

제가 숨어있었다.

대부분 사람들은 눈에 보이지는 않지만, 정성껏 마련한 제사 음식은 누군가 먹고 간다고 생각하고 있고, 조상대대로 내려오는 제법(祭法)에 의거해 절차를 따져 가면서 엄숙히 진행되고 있다.

역시나 조상영혼이 없는 제사는 그날도 진행되었다.

누구를 위해 제사음식을 준비하고 절을 한다는 말인가.

나그네영혼을 불러들여 접신이 되면 영적으로 병만 얻어 올 것이 아닌가.

주인 없는 제사상에는 영혼의 노숙자인 나그네가 판을 치게 되어있다.

유교적인 의식이든, 관습이든 무슨 연유로 제사를 지내야 하는지 물어보면, 누구 한사람 근거 있는 답변을 하는 사람을 보질 못했다.

이 땅에 살면서 선조들의 훌륭한 지혜는 받아들여야 하지만, 자연의 섭리에 맞지도 않는 것은 답습을 하지 말아야한다.

부모님이 시키니깐 한다거나, 제사를 지내면 좋을 것 같아서 한다든지, 맹목적으로 하는 행위는 후손들이 이 모습을 보면서 무슨 생각을 할런지 부모들은 생각을 해 보아야 한다.

가정마나 조상제사 문제로 부모와 자식사이에 종교문제와 맞물려 홍역을 치루고 있지 않은가.

제사문제로 형제간 우애가 끊어지고, 청춘 남녀가 아무리 사랑하는 사이라도 딸을 둔 부모는 종가집으로는 제사 때문에 결혼문제가 쟁점이 되고 있지 않는가.

어떤 집은 매달 제사를 지내야한다.

제사 음식을 준비하는 것이 쉽지 않다는 것이다.

부인들의 고통은 남자들이 이해를 잘 못한다.

부인의 인생에 시집살이가 죽은 조상영혼 때문에 평생 불행해진다면, 그

책임은 누가 질것인가.
자식이 부모님께 살아생전에 못 다한 효를 제사로 대신한다는 말인가.
어른들은 자식이 어려서부터 자신을 낳아주고 길러준 부모님께 살아계실 때 효도하는 방법을 가르쳐야지, 죽고 난 뒤에 산소관리나 제사지내는 교육이 무슨 의미가 있는가.
필자의 부친도 돌아가신 후에 모 사찰에서 일정한 금액을 지불하고 49제를 지냈다.
49제는 자연계를 떠나는 의식행사로 보면 된다.
극락세계로 가셨다는 스님 말씀을 믿고 돈이 아깝지 않았다.
몇 년이 지나고 진실이 밝혀졌다.
자연계를 떠났다는 부친의 영혼은 수시로 필자에게로 온다.
이승과 저승, 자연계와 영계는 분명히 존재하는 것인데, 영의 세계로 가신 조상영혼은 절대로 올수가 없다.
부친만 오는 것이 아니라 조부, 조모, 외조부 외조모 등등.
몸 밖에서 대기하고 있는 경우도 있지만, 필자의 몸에 접신이 되는 순간 정상적인 몸의 기능이 아님을 알 수 있었다.

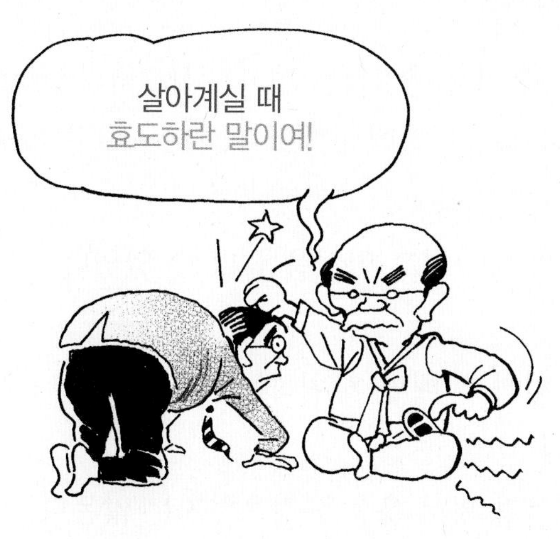

처음에는 반가워서 술이라도 한잔 하고 가시라고 오실 때 마다 대접했다.
40-50분 정도 기식을 하고는 떠나는 경우가 대부분이다.
조상영혼이 무슨 재미를

보았는지 귀찮을 정도로 여러 조상영혼이 오신다.
이제는 지쳤다.
왜 자꾸 오느냐면서 의문을 갖기 시작했고, 우주생명의학 연구결과 조상영혼이 올 때 마다 자신의 몸 상태가 문제가 발생하고 있음을 인식하게 되었다.
잠을 많이 잤는데도 아침부터 피곤해서 일을 할 의욕이 떨어지거나, 낮에도 알코올 중독자도 아니면서 술 생각에 한잔해야 되는 경우도 빈번했다.
내 몸에 있는 본인의 영혼이 술을 달라고 하는 것이 아니라, 타인의 영혼이 내 육체에 들어와서 행동장애를 유발시킨다는 사실이 드러났다.
타인의 영혼이 없는 경우에는 술도 당기지도 않았고, 피곤함을 별로 느끼지 않으며 몸의 상태가 무척 좋았다.
필자도 어릴 적부터 지금까지 영혼에 시달리면서 살아온 것이 틀림이 없다.
심장마비로 죽을 고비도 넘겼다.
20년 넘게 새벽에 일어나서 운동하면 건강이 돌아온다는 믿음으로 아침마다 조깅과 축구, 테니스, 헬스 등 운동을 좋아하기에 부지런히 몸을 단련시켰다.
오랜 기간 동안 운동의 결과는 운동이 건강이라는 등식은 성립되지 않았다.
운동은 전혀 하지 않아도 영혼분리와 식이요법으로 20Kg 이상 체중이 감량되어 몸이 날아갈듯 가볍고 즐겁다.
오히려 지나친 운동으로 몸은 더 망가지고 있었음을 알 수 있었다.
지금은 전혀 운동을 하지 않는다.
그저 방청소나 소일거리로 잔일하고 매일 샤워하는 것만으로도 충분히 건강관리가 되고 있다는 것이다.
지금은 어떤 환자라도 유난히 신경 써서 운동을 강요하지는 않는다.

내 몸이 영적으로 맑아졌기에 음식만 조금 신경 써서 먹으면 특별한 건강관리법이 없다는 것이다.

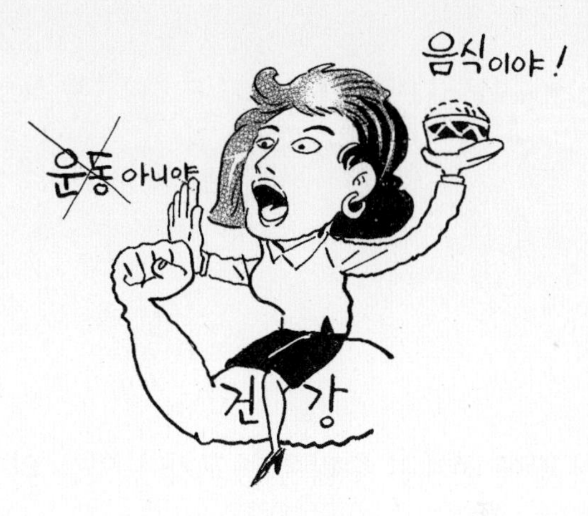

창조주하느님이 영계에서 자연계로 보내실 때는 병이 나면 자연치유로 스스로 병이 고쳐지도록 만들어 주셨기에, 특별한 약이 없다는 것이다.

깨끗한 밥상의 음식이 보약이다.

필자도 지금까지 살아오면서 조상으로부터 제사를 왜 지내야 하는지에 대해 한 번도 들어본 적이 없었다.

가정교육에서 부모는 자식의 거울이라, 부모의 잘못된 의식은 자식이 고스란히 배우면서 답습이 된다.

모든 자식에 대한 교육은 가정에서 부모가 책임을 져야한다.

부모가 인생을 모르니 자식인들 무엇을 배우며 사회에서 무슨 큰일을 하기를 기대하는가.

가정에서 잘못된 교육이 학교에서 바로 잡아주기를 기대하는 것도 과욕이다.

부모가 제대로 인생관을 배우고 알아야 자녀에게 똑바른 교육이 되지 않겠는가.

 Chapter 12

종교와 건강

이 땅에 존재한 수많은 종교가 무엇을 의미하는가.
나라마다 종교가 다르고 한 나라에 안에서도 여러 종교가 있다.
세상을 살면서 한번쯤은 종교에 대해서 생각해보지 않는 사람이 없다.
종교가 무엇이길래 종교 때문에 가정과 사회, 국가 간에도 목숨을 바쳐서라도 자신의 종교를 지키고 전도 하려는 목적이 무엇일까.
자신이 종교인이라고 하는 말 속에는 종교에 속해있는 유일신(神)이 있다.
신(神)이 없는 종교가 어디 있는가.
창조주하느님이 인간으로 보내신 예수님, 부처님 외에도 수많은 성신이 있다.
그 분들이 육으로 사시다가 성신으로 천상에 계시는 분이다.
종교의 관점은 육을 가진 사람을 믿는 것이 아니라, 육이 없는 보이지 않는 신을 믿는 것이다.
왜 인간들은 다들 신(神)을 믿고 있으면서 필자가 영혼(神)에 대한 이야기를 하면 생소하게 생각하거나 귀신 씨 나락 까먹는 이상한 방향으로 몰고 가는지에 대한 의문이 풀리기 시작했다.
이 세상에 태어나서 성장하고 죽을 때까지 어느 누구도 영혼에 대한 교육을 해 주는 사람이 없다보니 영혼에 대한 지식은 거의 없다.
인생 자체가 영혼으로 만들어져 있다는 사실을 알 리가 없다.
영혼의 세계는 인간들이 상상하지 못할 만큼 방대하다보니 함부로 접근하지도 못하고 있으며, 쉽게 알 수 있는 부분도 아니며 눈에도 보이지 않다 보니 믿음이 가지 않는 것이 당연하다.
그러나 눈에 보이지도 않고 믿음이 가지 않는다고 부정할 수가 없다.
영혼의 부정은 죽음을 의미하기에 선택사항이 아니다.
창조주하느님을 믿는 것은 필수사항이다. 왜냐하면 인간은 창조주하느님의 자식이기 때문이다.
과연 종교라는 믿음이 건강을 지켜주었든가 묻고 싶다.
종교는 누가 만들었는가.
우리나라에도 외래종교가 대다수다.
천주교와 기독교가 들어 온지도 수 백 년 밖에 안 된다.
불교도 외래종교이다.
반만년의 역사를 자랑하는 우리민족은 원래 하느님을 신앙 했던 천손의 자식임을 알아야 한다.
우리민족은 창조주하느님만을 신앙했던 사실을 다들 모르고 있다.
왜 우리 국민들은 우리의 종교를 잊고 살아왔던가.
외세의 민족말살 정책으로 우리 고유한 종교가 힘을 잃고 주체성이 없는 민족으로 전락하고 말았다. 다시 우리 종교를 찾아야한다.
육으로 살아가는 것이 사후세계를 준비하는 과정이라는 사실도 모르고 눈에 보이는 물질에만 눈이 어두워져 있다.
눈이 있고 귀가 있으면 지구상에서 돌아가는 인간들의 삶을 보라.

왜 이 세상에 태어났는지도 모르고 천방지축으로 살고 있지 않는가.

자연의 재앙은 해가 거듭 될수록 인간들의 힘으로는 막을 수도 없으며, 그저 눈에 보이지 않는 신(神)에게 무작정 빌어보지만, 소용이 없지 않는가.

인간들이 종교를 만들어 놓고 마치 종교가 인생전부를 해결해 준다고 착각 속에서 살고 있다. 같은 종교라도 이념이 조금만 다르면 서로가 이단이라 치부하면서 반목과 시기 질투로 화합하지 못하면서 국가 간에 전쟁까지 일삼으며 인명을 살상하지 않는가.

필자가 보기에는 어떤 종교를 망라하고 아프면 신(神)을 의지 하는 사람도 있지만, 대부분 현대의학에 매달리면서 생명을 맡기고 있다.

종교인이 신을 믿으면서 생명도 신에 의지하면 되지 왜 병원에 가는지 도무지 납득이 가지 않는다.

어떤 종교인도 아프면 왜 병원에 가느냐는 질문에 한 사람도 답을 주는 이가 없었다.

예수님만 믿으면 죽어서 천국에 가고, 부처님만 믿으면 극락에 간다는 무조건식 맹신은 사라져야만 된다.

신앙생활만 하면 모든 병이 치유가 된다고 하는 주장이 현실에서 전혀 맞지 않고 있다.

목사님이나, 신부님, 스님, 의사분이 특별히 장수한다는 보장도 없고 장수한 사례를 보지 못했다.

일반인과 별 차이가 없다는 것이다.

어느 누구도 영적으로, 육체적으로 어머니 뱃속에서부터 오염되어 왔기에, 자신이 건강하다는 표현은 건강의 기준을 잘 인지 하지 못하거나, 현대의학에서 검사소견상 정상이라고 하니, 건강하다 라고 착각 속에 살아 가고 있는 것이다.

단 한사람도 건강한 사람이 없다고 보는 게 정답이 아닌가.

본 책자에 육체적으로 병들 수밖에 없는 이유와 우주생명의학 자연치유에 대해 상세히 기술했다.

우주생명의학 연구결과 수많은 영혼이 잠들었다고 하는 공원묘지에 가서 확인 해 보면 표지석에 십자가나 절 표시가 되어 있는 묘지마다 망자의 영혼이 어디 있는지 알아보면 대부분의 인간영혼은 이승을 떠나지 못하고, 가족이나 타인의 몸에 접신되어 있다.

기생충과 같이 오장육부나 조직부위에 집을 짓고, 한평생을 같이 살면서 수많은 원인도 모르는 병을 만드는 독버섯이라는 사실을 누가 알려 줄 것이며, 알려준다고 해도 누가 쉽게 믿겠는가?

특히 종교적인 문제로 생각하면 더더욱 이해가 안 된다.

교회에 가면 예수님 이름으로 마귀를 퇴치한다고 입버릇처럼 세뇌되어 있기에 절대로 믿지 않으려고 한다.

우리몸에는 갖가지 영혼이...
1.조상영혼
2.형제영혼
3.자녀영혼
4.타인의 영혼
5.기타 물질영혼

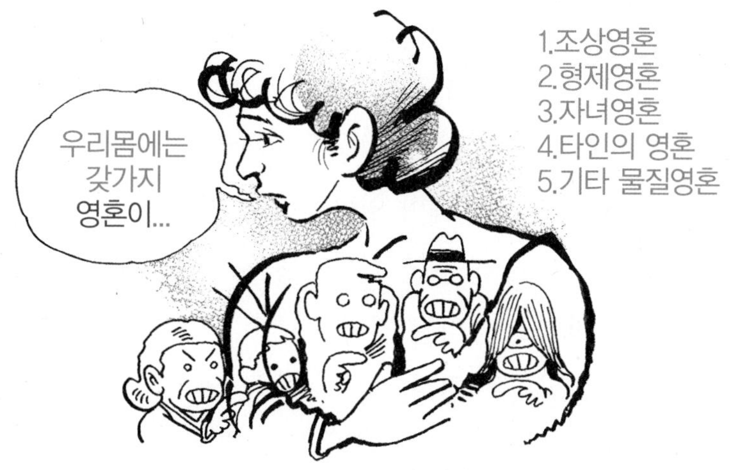

그 마귀가 누구란 말인가.

필자가 조사를 해본 결과 가족이나 조상의 영혼이 접신되어 있는 경우가 대부분이다.

어느 교인에게 조상 중에 어느 영혼이 천국에 못가시고 몸에 접신이 되어 있네요, 그래서 병이 나아지지 않고 있습니다하면, 반응도 가지가지다.

현재 믿고 있는 종교의 신에게 매달리면서 병을 고쳐야지요.

귀신이 있으면 예수님이나 부처님 이름으로 처리 해 달라고 하고요.

치료가 안 되어서 병원에는 왜 가시나요 하면 앞뒤가 맞지 않는 낭설만 늘어놓기가 일쑤다.

지극한 믿음을 가진 여러 명의 교인 중 장로님과 권사라는 분이 불치병으로 전국에 안 가본 곳이 없이 좋다하는 약, 기능식품, 용하다는 명의 다 찾아보았지만, 수억을 탕진하고도 못 고치고 있는 가정이 있었다.

어디 이런 가정이 한 두 집인가?

가난한자는 돈이 없어 일찍 세상을 떠나야 하는 경우도 많다.

결국 돌고 돌다가 마지막으로 필자의 연구소에 대한 입소문을 듣고서, 이제는 돈이 없어 거지신세가 된 채, 생명 구해 달라 부탁을 한다.

영적문제와 육체적인 병으로 지금까지 치료가 되지 않고 있습니다 하면, 대답인즉 저는 "신앙생활을 하며, 하나님을 믿습니다" 말한다.

하나님을 믿고 안 믿고 무슨 관계가 있나요.

그러면 하나님 믿고 지금까지 충실히 신앙생활하면서 왜 병을 못 고치고 있지요 하면 특별한 변명도 없다는 것이다.

불심이 남다른 사람도 만나곤 한다.

부처님을 믿고 모 사찰 불상 앞에서 자식 잘되게 해주시고, 가족 병 고쳐

달라고 평생을 기도 해봐도 부처님이 해결해주던가.
얼마 전에 동료 스님이 죽으면 천도해 준다는 모 스님을 만났다.
정말 대단하신 분이라 생각하고 식사를 같이 하면서 이런저런 이야기를 하면서 천도 이야기가 나왔다. 필자도 저 스님에게 배워야 할 게 있을 것이라고 경청하기로 마음먹었다.
천도 문제는 얼마나 어렵고 누구나 하는 게 아님을 알 수 있었다.
그 스님도 건강이 좋아보이질 않았다.
자신의 건강도 제대로 지키지 못하면 타인의 영혼병 처리를 할 수가 없다.
자신의 건강을 지키는 것이 세상에서 제일 어려운 일이 아닌가 싶다.
여기서 종교적인 문제가 거론될 수밖에는 없는데, 왜 이 지구상에는 아직도 종교적인 이념관계로 국가와 국가사이에 전쟁이 끊임없이 일어나야 한다는 말인가?
자신이 믿는 종교 외에는 모든 종교가 이단이라고 치부해야 하는 현실이 너무나도 안타깝다.
필자의 친구 중에 지극한 기독교 신자인 그는 부처는 사탄으로 치부하는 것을 보고 더 이상 대화가 되지 못함을 알고 화제를 돌려버렸다.
필자의 생각은 지구상에 존재하는 70억 모든 인간들은 창조주하느님의 자식이라고 간곡히 주장하고자 한다.
이 지구상에 하느님의 단일 종교가 만들어져서 종교문제로 평화가 없는 세상이 아니라, 다 같은 하느님의 자식들이 하느님의 뜻대로 살아갈 수 있는 그 날이 어서 빨리 왔으면 한다.
부처님은 하느님의 자식이 아니고 하느님과 대적하는 신(神)의 자식인지 타 종교인에게 묻고 싶다.

역으로 부처님을 믿고 절에 다니는 사람이 예수님 믿고 조상 제사도 지내는 않는 교인을 욕을 할 것인가.
다들 부질없는 생각이 든다.
예수님, 부처님, 요한 등등 하느님나라 천국의 천상에 계심이 틀림이 없다.
필자는 절에 가면 부처님의 자비를 배우고, 교회에 가면 하나님 사랑을 실천하려고 노력한다.
종교의 자유라는 말은 큰 의미를 가진다는 것이다.
어느 장례식장에 조문으로 갔다.
평소에 얼굴도 모르지만, 대학친구의 장인이라 가기 싫었지만, 욕을 들어먹지 않아야 될 것 같아서 억지로 간 것이다.
망자의 사진이 앞에 놓여있고, 상주들은 조문객을 맞이하고 있었다.
장례식장에 들어서기 전에 망자의 영혼이 어디 있는지 확인을 해보니 시신은 영안실에 안치 되어있고, 영혼은 내가 왜 죽어야 하는 지 믿기지 않는지 집에 있는 것이다.
필자는 장례식장에 들어가서 망자의 영혼을 불렀다.
여기에 당신을 보러 손님이 오는데 이리로 오시라고 향을 피우고 초혼했다.
죽은 뒤에 영혼의 존재도 모르고, 죽은 사람을 두고 절을 해야 하니, 웃어야 할지 슬퍼해야 할지.
필자가 영혼에 대해서 피

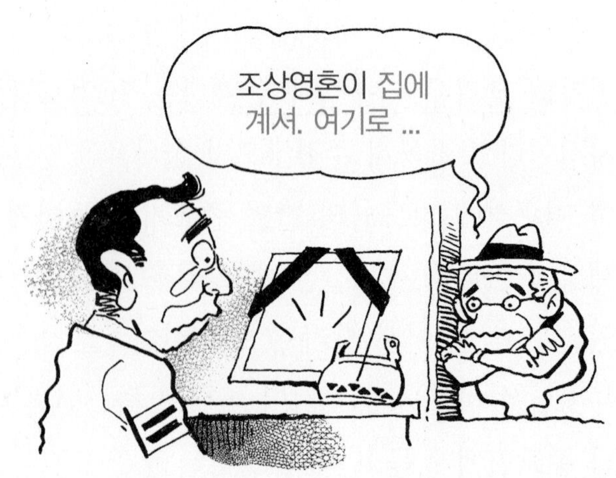

력을 하면 잘 난체 한다고 핀잔을 줄 것이고, 이상한 종교에 빠져 있다느니, 신들린 사람으로 인간대접 받지 못한다.
불쌍한 삶을 살고 있는 나약한 인간들아, 밥만 먹고 사는 게 인생이 아닌 것인데, 인생의 가치관이 무엇인지 알면서 살면 재미가 있지 않는가.
필자의 부친도 영혼의 덫에 운명을 달리 했는데, 장례식장에 스님도 기도를 해 주시고, 교회 목사님도 기도를 해주셨다.
스님은 부친이 극락왕생 하도록 빌어 주셨고, 목사님은 천국으로 가도록 기도해주심에 감사드린다.
어디 천국이 따로 있고 극락이 따로 있는가.

내가 살고 있는 곳이 천국이며 지옥이다.
자연계와 영계는 종이 한 장 차이이며 마음먹기 달렸다.
영혼의 정체를 모르면 자신이 누구인지 알 수가 없다.
교회에서는 예수님만 믿으면 천국 갈 것이다.
절에서는 부처님만 믿으면 극락 간다고 한다.
살아 있는 자가 죽은 사람이 천국에 가 있는 현장을 보지 않았기에 믿음이 있을 수 없다.
이 땅에 하느님의 뜻이 너무 크고 방대하여 개인의 인간이 짧은 생애에 다 알 수는 없지만, 하느님의 존재를 부정해서는 안 된다.
자신이 어디서 왔다가 어디로 가야하는지 분명 알아야한다.
이념을 달리 하다 보니 하나의 국가를 없애서라도 자국의 이익이 되면 생명도, 인권도 인정 해 주지 않는 현실이 이 땅에 평화가 없이 전쟁은 계속 되고 있지 않는가.

세계에서 하나밖에 없는 분단의 아픔도 잊은 채 살고 있는 우리 국민성은 어디 갔는지, 아직도 지구상에는 자국에 이익이 된다면, 강대국이 약소국가를 침공하는 것은 당연시되고 있다.

종교가 다르다고 하느님을 대적하는 신의 자식이란 말인가.

국경이 없는 세상이라고 한편에서는 긍정적으로 보는 시각도 있지만, 경제적으로 낙후되어 있고 힘이 없는 국가가 더불어 같이 공존하면서 살아가기가 쉬운 것이 아니다.

겉으로는 평화를 외치면서 떠들어 대고 있지만, 내면에서는 너는 죽고 내가 살아야 한다는 이기주의적인 사상이 비단, 국가적인 문제로만 국한될 수 없다.

국내에서도 시끄럽기 마찬가지다.

국회는 국회대로 국민을 위한 정치가 보이질 않고, 국민은 국민대로 제 갈 길을 찾지 못하고 있지 않는가?

정치, 경제, 교육, 사회, 문화 등 어느 분야인들 제대로 돌아가고 있는 게 무엇이 있는가.

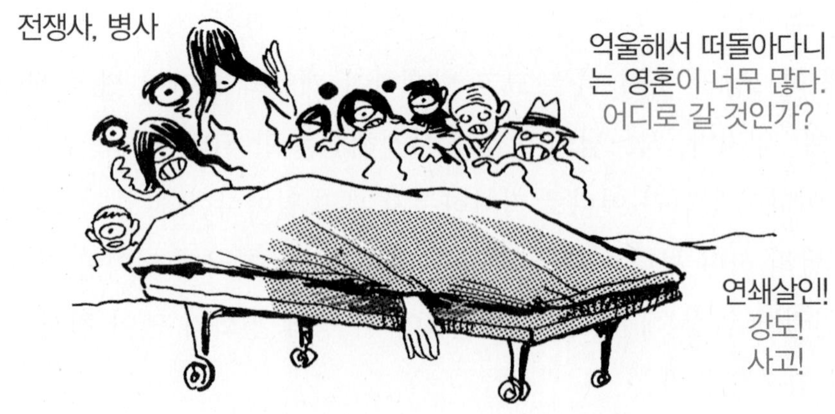

집단이기주의는 날이 갈수록 가중되어 가고, 이익을 위해서는 반대를 위한 반대를 스스럼없이 주장하는 사회에 우리가 살아가고 있는 않는가.
병 잘 못 고친다고 오랜 세월동안 의학 공부를 해온 의사를 탓하지도 말아야 한다.
의사도 신이 아닌 이상 인간의 생명을 어떻게 다 해결해야 한단 말인가.
의사인들 환자의 병을 잘 고쳐주고 싶은 마음이 왜 없겠는가.
양심이 살아 있는 의사는 이렇게 말한다.

"환자 스스로 자연치유 할 수 있도록 도와주는 것이 의사가 하는 일이라고"
불이 나기 전에 예방 해야지.
잿더미가 되고 난 뒤에 무슨 대안이 있냐고.
소 잃고 외양간 고치는 나쁜 버릇을 없애지 않는 이상, 한시도 인생은 편치 못할 것이다.
육체를 지니고 살아가고 있는 인간들은 개개인 모두가 하나의 영혼을 가지고 있다.
자신의 몸에 자신의 영혼이 있다고 아무리 이야기 해 주어도 이해를 못한다.
국내에서도 생명에 대한 교육이 얼마나 잘못 되어 있고, 덧붙여 인생이 무엇이냐고 물어보면 명쾌한 답을 하는 사람이 거의 없다.
나이 70세가 넘으면 무슨 소용이 있는가.
죽을 때까지 무슨 생각으로 살아가는지 한심하기 짝이 없다,
자신만 편히 살고 돈 걱정 하지 않으면서, 내 자식 내 가정만 문제가 없으면 인생을 잘 살았다고 자부심을 가질지는 몰라도, 개인의 가정사 속에

들어다 보면 우환이 없는 집이 없다.

공통적으로 건강이 자신의 맘대로 되지 않는다는 것이다.

태어나면서부터 육체적으로 병이 들고 자신의 몸이 영적으로 깨끗하지 못하는데 올바른 사고로 짧은 인생을 건강하게 살 리가 없다.

개인적인 가정사에서 일어나는 가족의 영적인 문제는 기도의 힘으로 일부 되는 것도 있지만, 제 수명을 다하지 못하고 하늘나라로 못간 영혼들은 가족의 몸을 산소로 삼을 수밖에 없다는 것을 알아야한다.

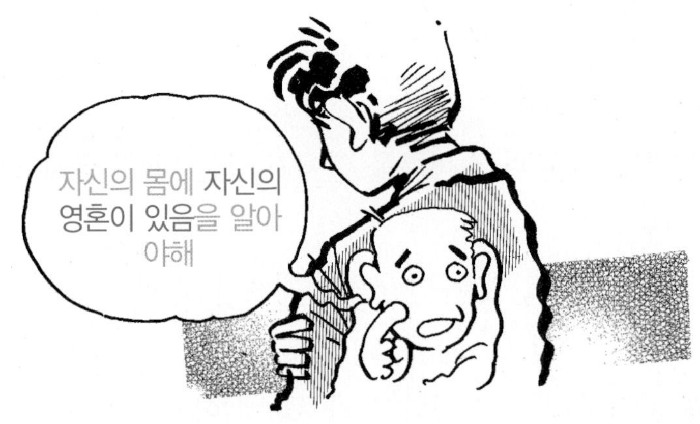

간암과 담도암 진단받은 모 권사의 암 투병 사례

서울의 모 장로님으로부터 연락이 왔다.
서울 코엑스 한의학박람회 전시를 하던 중 인연이 된 분이다.
70세를 바라보는 부인 권사님이 몸이 좋지 않아 상담을 했다.
국립암센타, 서울 유명한 종합병원 등 정확한 진단을 위해 몇 군데 검사를 받아보니, **담도암과 간암**이라는 결과가 나온 것이다.
병원에서는 담낭 제거 수술을 하고 항암제를 맞아야 한다는 담당의사의 진단 후 치료 방향을 듣고서는 고민이 생긴 것이다.
남편인 장로의 의견은 수술하지 않고, 약물치료나 항암제도 사용하지 않으면서 자연요법이 없느냐는 질문이었다.
장로님의 생각은 나이가 들었는데 칼을 댄다는 것과 수술 후 좋은 결과가 온다는 보장을 받을 수가 없음을 잘 알고 있었다.
생명을 두고 된다, 안 된다고 확답을 줄 수가 없다.
생명을 주신 것은 하느님이시기에 필자의 맘대로 판정 할 수 없다는 것이다.
하지만, 긴급을 요하는 경우에는 현대의학의 장점을 살려 수술을 할 수도 있지만, 현대의학이 규명할 수 없는 영적인 부분도 있기에 집에서 한 달이라도 음식으로 자연치유 해보고 결론을 스스로 내는 방법도 있음을 제시했다. 황 장로도 그렇게 하기로 결정하고 필자에게 도움을 요청했다.
필자의 연구소가 지방에 있는지라 서울까지 갈려면 계획을 잡아야 했다.
먼저 깨끗한 음식을 권했고, 우주생명의학적으로 장로, 권사부부의 몸에 있는 다른 영혼을 체크 했다.
무엇 때문에 부인 권사의 병이 올수밖에 없는지, 육체적인 병과 영적인 병이 동시에 해결해야 됨을 판단하고, 음식은 스스로 챙겨먹으면 될 것이고, 영적인 부분은 필자가 도와주어야 하기에, 장로님께 소량의 음식준비를 부탁했다.
우주생명의학적 진단결과 권사님 경우는 간에 조상영혼과 여러 나그네영혼이 있었다.
간에 영혼이 있는 경우 아무리 치료해도 별로 효과를 볼 수 없다.
영혼이 간에 접신이 되면, 간세포와 신경조직을 교란시킴으로 간의 역할을 할 수 없게 함으로 간과 관련된 장기는 연쇄반응으로 병이 날 수밖에 없다. 조사를 해보면 장기 중에 다른 영혼이 가장 많이 접신되어 있는 장기 중에 하나가 간이다. 유독 영혼이 간에 많이 붙어 있는 이유는 무엇인지 정확하게 밝혀진 것은 없지만, 아마도 영혼이 기식을 하기위해서는 소량의 수분과 풍부한 에너지를 안전하게 공급 받을 수 있는 적절한 장기가 될 수 있다.
권사님 몸에 있는 인간영혼을 분리해야하니 간단하게 음식상을 준비해야 합니다 라고 했다.
장로님과 필자는 1시간가량 조상영혼을 분리하기 시작했다.
대략 4시간정도 소요되었다.
죽은 영혼을 두고 절을 한다거나 누차 서럽게 할 필요가 없음을 알려주었다.
사람들은 영혼에 세계를 모르다보니 병원에서 모든 병을 다 고쳐주는 양 생각하지만, 현대의학은 응급조치만 할뿐이지 근본적인 것은 개인이 건강관리를 해야 한다.
1년이 지난 지금까지 병원신세 지지 않고 정상적인 생활을 잘 하고 있다.

병원신세를 져야 할 만큼 악화되는 일이 없으며, 조금씩 차도가 있음을 하나님께 감사하게 생각하신다.

현재 국내에서 영적인 문제에 대해 국가적으로나 개인적으로 연구가 전무한 상태이다 보니, 영적인 부분에는 눈 뜬 장님이라고 해야 한다.

그저 일부스님이나 몇몇 분이 퇴마, 천도를 하거나, 무명의 무속인이 정해진 접신으로 의뢰인의 조상영혼을 초혼해서 굿 잔치를 하면서 영적인 문제를 임시나마 하고 있는 실태이다.

의사는 많고 종합병원도 많은데 왜 인간들은 날로 못 고치는 병이 늘어만 가고, 인간의 두뇌개발로 우주정거장을 만들어 운용하는 시대에 살면서도, 인간의 몸에 있는 피 한 방울도 만들지 못하여 국가마다 혈액부족으로 수요에 공급차질이 있을 수밖에 없지 않는가.

수술하지 않고 병 고치는 연구는 왜 하지 않는 것인지 몰라, 그러면 수혈도 필요가 없을 것인데, 피치 못할 경우를 제외하고는 수술 하지 않고서도 치료가 가능 할 수 있어야 한다.

의료진의 노력과 의식변화가 선행 되어야만 한다.

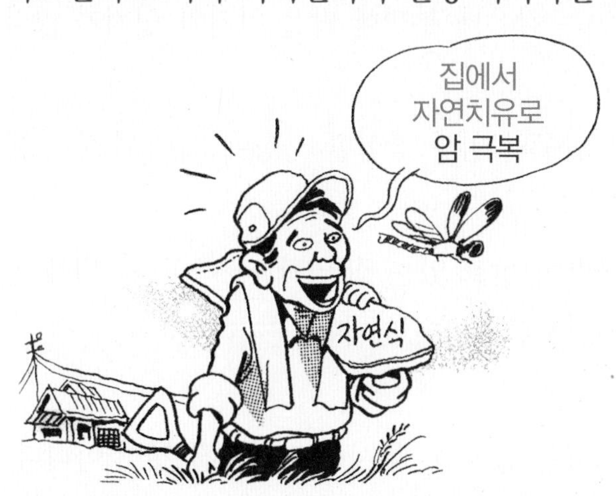

영혼의 문제는 접근조차 못하고 현 실정을 인지하여, 수많은 환자가 고통에서 벗어나 생명을 잃는 경우를 미연에 대비하지 못하는 의료제도에 사회적으로 목소리를 높여야 할 때가 아닌가 싶다.

Chapter 13

풍수(風水)지리의 양택(집)과 음택(산소)이 나의 생명과 건강에 미치는 영향

지구상에 살고 있는 사람이라면 땅을 밟고 살아야 하기에 눈에 보이지는 않지만, 건강하게 살기 위해서 무시하고 넘길 수 없는 것이, 자신이 살고 있는 집터, 죽은 후에 시신이 살아 있는 사람에게 어떤 영향을 주는가에 대한 관심은 어느 나라 할 것 없이 중요한 사안이다.

우리나라에도 풍수에 관한 많은 책이 나오고 있다.

아무리 책을 보고 풍수에 대한 지식이나 경험이 있는 사람을 만나 실체를 보고 나면 석연치 않는 부분이 많다는 것을 알게 된다.

다시 말해 무엇인가 있기는 있는 같은데 분명한 답을 얻기가 쉽지가 않다는 것이다.

여기서 필자가 우주생명의학 연구와 임상 경험한 사항에 대해 소상히 밝히고자 한다.

결론부터 정의를 내리자면 사람이 살고 있는 집(양택)과 죽고 난 뒤에 땅속에 묻히는 산소(음택)가 건강에 관련성이 있다는 것이다.

즉 양택과 음택은 중요하다는 것이다.

하지만 지나치게 신경을 쓸 필요는 없지만, 무시하고 넘어갈 것이 아니다.

양택(陽宅)의 수맥, 기운, 영적인 영향

사람이 땅위에서 살기 때문에 땅의 영향을 받을 수밖에 없다.
건강과 어떤 연관성이 있는지에 관해서만 기본적인 것만 알면 되는 것이지, 더 이상 복잡하게 공부 할 필요는 없는 것으로 본다.
먼저 사람이 살아가는 주거형태가 크게 보면 주택이나 아파트 생활이 대부분이다.
영혼의 영역에서 본다면 공통적으로 영혼을 무시하면서 살수가 없다.
영혼도 지위가 있는 법이다.

제일 높은 영혼은 만물을 주관하시는 창조주하느님 이시다.
인간은 하나님이 만들어 주신 생명의 씨앗으로 사람의 영혼은 하늘에서 보면 보잘 것 없는 영혼이라는 것을 알아야한다.
만물의 영장이라고 하는 것도 육체가 있을 때 큰 소리 칠뿐이다.
인간은 윤회를 해 왔기에 만물의 영장이라 보기에는 과장이 있다.
쉽게 설명하자면, 사람이 살고 있는 주택이든, 아파트든 자신의 공간이 있다. 그 공간이 아파트에 살고 있는 사람이면 아파트 건물면적이 있고, 건물이 차지하고 있는 토지 면적이 있다.
소유권이라는 것으로 각종 세금도 내고 있다.
자신이 살고 있는 집에 모르는 사람이 허락도 없이 침범을 하면 주거무단 침범으로 처벌을 받게 되어있다.
영혼의 영역에서도 엄연히 눈에 보이지 않는 영혼이 사람이 살고 있는 영역마다 주인이라면 누가 믿겠는가.

과연 영혼이 주인이란 말인가, 부정하고 싶어도 할 수 없다.
필자가 우주생명의학적으로 조사를 해보니 영혼이 주인이었음을 알았다.
왜 부모님이 이사를 가기 전에 이사 갈 집에 솥이나 요강단지를 갖다 두라고 했는지 아무도 이해를 하지 못했을 것이다.
그것을 미신으로만 취급 했지, 그 이유를 알려고 한 번이라도 물어나 보기나 했는지.
아마도 물어보면 좋은 게 좋다는 식으로 대답을 할 수도 있다.
사람이 사는 지역마다 산신이 있고 토지신이 있음을 알아야한다.
산신이나 토지신이 머물고 있는 장소도 있다.
건강과 무슨 관계가 있는지가 궁금하겠지만, 직접적인 관계가 있다.
남의 땅에 이사 올 때는 신고식을 해야 하는 것이다.
사람도 직장을 옮길 때도 가고자 하는 직장에 이력서를 제출하고, 받아줄 것인지 허락을 받고서 월급타면 직장동료들에게 신고식을 하는 것과도 같은 맥락이라 생각하면 이해가 쉽게 가는 것이다.
산바람이 내린다는 말을 들은 적이 있는지, 어느 집은 이사를 가고 나서, 몸이 아프거나 세상을 떠나는 경우가 있다.
아무리 병원에 가도 병이 잘 낫지 않을 때에 무속인을 찾는 경우가 있다.
무속인들은 산바람정도는 볼 수가 있다.
통상적으로 이사를 하고 나면 이웃

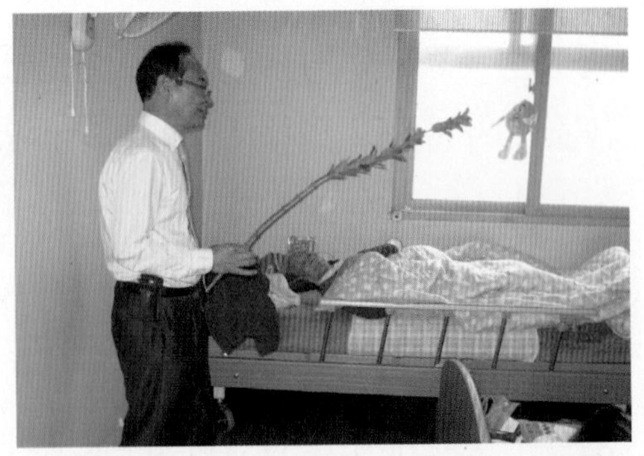
'우주생명의학적으로 산바람(양택)의 영향으로 아픈지 여부'를 체크하는 김영묵연구원

과 잘 지내려고 음식을 나누어 먹는 경우가 풍습 같지만 사실은 신고식이 되는 셈이다.

새집에 이사를 하고 난 후에 이유도 없이 몸이 아프면 신고식을 하면 될 것이고, 새집으로 이사한 증후군으로 볼 것이 아니고, 새로 구입한 물질영혼의 공격으로 몸이 아픈 경우가 많다는 것을 알아야 한다.

물질영혼은 우주생명의학적으로 처리를 하면 해소가 될 수 있다.

주거를 이동하여 신고식이 되지 않아 물질영혼으로 부터 공격을 받아 병원에 입원을 하거나 심하면 생명을 잃는 경우가 많지만, 현대의학에서는 영혼의 공격으로 발생된 증상만 보고 치료를 한다.

풍수를 한다고 하는 사람들은 수맥 때문에 병이 났다고 수맥을 차단하는 여러 가지 비방을 내놓고 있지만, 아무리 수맥을 차단해도 병은 낫지가 않는다.

수맥을 제대로 차단되는 경우는 거의 없다.

어떠한 주거 지역에도 수맥이 흐르지 않는 곳이 없다.

병을 못 고치니 눈에 보이지 않는 풍수가 등장하게 되어있다.

좌청룡이니 우백호니 안산이니 둔산이니 어려운 단어로 풍수가들이 위대하게 보일 때도 있지만 알고 보면 대수롭지 않은 것

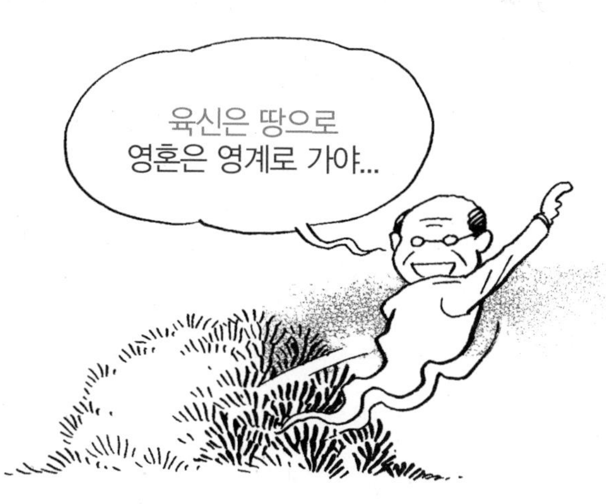

필자는 수 만 명이 잠들고 있다는 여러 묘지에서 과연 조상영혼이 산소에 있는지 조사를 해보았다.

조사 결과 산소에는 영혼이 거의 없다고 보면 된다.

살아있는 가족의 몸에 접신이 되어 있거나,

주거에서 머물면서 떠돌아다니는 영혼의 노숙자가 대부분이다.

비석을 수입하느라 비싼 달러를 없애야 하고, 후손들이 훼손된 자연을 회복시키는데 막대한 경비가 들어가도 자연은 쉽게 복원되지 않는다.

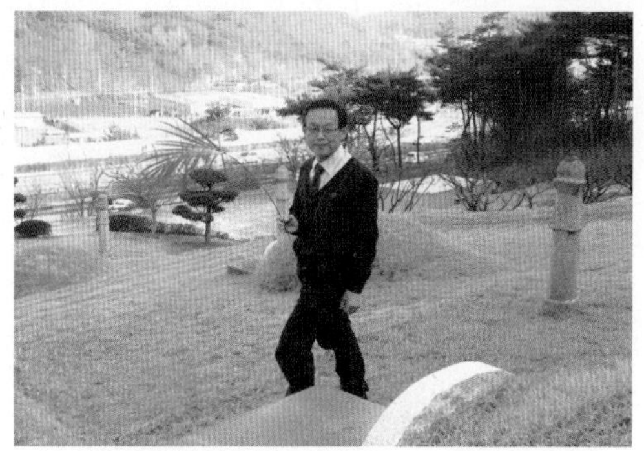

'우주생명의학적으로 산소에 조상영혼이 있는지'를 체크하는 조만진연구원

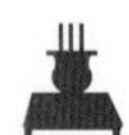 Chapter 15

줄초상이 왜 일어나는가

줄초상이란 말을 많이 듣기도 하고 사용하기도 하지만, 이 말의 뜻이 무엇이며 어디서 유래가 되었는지 알고 나면 건강에 많은 도움이 된다는 것이다.

우주생명의학 연구결과 영혼의 영역에서만 설명이 가능한 이야기다.

그렇게 화목하게 잘 살던 가정이 가족 중에 한 사람이 고인이 된 이후에 가정에 우환이 끝이 보이지 않는 가정을 종종 본다.

굿도 해보고 별 방법을 다 찾아봐도 소용이 없을 때 영혼의 세계에서 면밀히 분석해보면 그 원인을 찾을 수가 있다.

어떤 집안은 형제가 같이 잘 성장하다가도 자살영혼이 들어오면, 자살이 연이어 일어나는 경우가 있으며, 술 영혼이 들어오면 술로 인생을 끝장내는 가정도 종종 일어난다.

우리 사회에서도 이름이 알려진 사람들이 죽을만한 뚜렷한 이유도 없는데, 스스로 목숨을 끊는 경우는 자살영혼이 들어 온 것이다.

줄초상이란 어원은 기분 좋은 단어는 아니다.

죽음을 의미하는 말로써 한 사람이 죽고 초상을 치고 나면 곧 이어서 초상을 치는 경우이기에 초상을 치루는 간격이 일 년에 여러 번이냐, 아니면 몇 년에 걸쳐서 초상을 치루냐가 다를 뿐이지 한 집안에 수명을 다하지 못하고 세상을 떠나는 사람이 연이어 일어 날 때는, 하늘도 무심하지 무슨 이런 일이 있는지 하고 하소연 할 곳도 없이.
넋이 나간 듯 멍하니 아무런 생각도 나지 않는 게 사실이다.
중요한 것은, 왜 이런 일이 일어나는지가 관심사가 된다.
일반적인 상식으로는 도저히 이해가 되지 않는 일이기에 어떤 연유로 줄초상이 일어나는지 밝혀진 바가 없다.

현대의학적으로는 줄초상을 설명할 길이 없다.
현대의학에서도 줄초상의 원인을 모르니 막을 길도 없다는 것이다.
여기서 필자는 우주생명의학 연구결과 줄초상의 원인을 밝히고자 한다.
사람이 태어날 때는 순서가 있고 죽을 때는 순번이 없다고들 한다.
세상에 먼저 태어났다고 먼저 죽는 법은 없다는 것이다.
손자가 조부보다 먼저 세상을 떠날 수가 있다는 말이다.
현대의학에서 이야기하는 것 중에 가족력이다, 병력이다 하여 환자가 병원에 가면 조상이나 가족 중에 어떤 병을 앓은 적이 있는지를 묻곤 한다.
환자나 보호자는 왜 그런 질문을 하는지를 잘 알지 못하지만, 병력이나 가족력을 알았을 때 진료하는데 참고가 되기 때문이다.
현대의학에서 참고가 된다고 해도 환자의 병을 근본적으로 해결할 수는 없으며 병의 원인을 찾아내지 못한다.
영혼의 세계에서 보면 줄초상이 왜 왔는지 간단히 알 수가 있다.
한 가정에 초상을 연이어 치러야 할 때는 그 가정에 음식이나 기운의 영향보다는 영혼의 영역이 대부분이다.

사망하기 전까지 과정을 보면 갑자기 사망하거나, 아니면 중병으로 오랫동안 병을 앓다가 가는 두 가지 종류로 볼 수가 있다.
한 가정의 우환이 일어날 때에는 영혼의 움직임을 파악해야 하며, 그런 조짐이 일어나는 경우를 미리 파악해서 미연에 막아야한다.
우주생명의학 연구결과 줄초상이 오는 과정을 보면,

첫째 원인은 조상영혼이나 가족영혼 외 전생의 영향이다.
이승을 떠나지 못한 조상영혼이나 가족영혼이 한 가족의 구성원 중에 한 사람에게 집중해서 정착이 되어 있는 경우에는 단명할 수밖에 없다.
자살하는 경우에도 영혼의 영역으로 본다.
문제는 여기서 죽음이 이어지는 원인이 된다.
이미 사망한 가족의 영혼이 남아있는 가족의 몸으로 접신이 되는 순간 사망한 가족의 몸에 있었던 여러 명의 영혼들이 갈 곳이 없으니, 사망한 영혼과 같이 남아있는 가족의 몸으로 동시에 들어가서 여러 장기로 분산되거나 한 곳으로 머물게 된다.
사망의 위험도가 높은 장기는 인간영혼이 간이나 췌장에 2명 이상 들어가는 경우에는 급성으로 온다든지 장기의 기능을 90%이상 상실케 함으로, 병원에서 손을 쓸 수 없게 만들어버린다.
몇 명만의 조상영혼이 몸에 접신이 되면 그래도 시간을 벌 수 있지만, 여러 명의 조상영혼이 하나의 장기에 집중적으로 정착이 되면 영혼의 상처로 짧은 기일 내에 장기는 망가지면서 생명을 잃는다.

두 번째 원인으로 물질영혼의 공격이다.

인간영혼의 정착과 더불어 물질영혼의 공격이 같이 이루어지면 병은 악화될 수밖에 없다.

인간영혼과 상관없이도 물질영혼만으로도 급사하는 경우가 많다.

집안에 있는 목(木)영혼 중에 옷장이나 이불장의 목(木)영혼이 무서운 힘을 가지고 있다.

수령이 오래된 나무를 자를 경우에도 급사할 수 있지만, 가정에 있는 목영혼이나 합성 영혼에 의해서 생명을 잃는 경우가 많다.

급주당이라는 말을 들은 적이 있는지.

갑자기 사망하는 경우 현대의학에서는 단순히 심장마비라는 판단만 하지만, 영혼의 영역에서는 분명한 원인을 알 수가 있다.

초를 다툴 만큼 손쓸 시간도 없이 심장을 멈추게 하는 영혼병임에 틀림이 없다.

특히 양택, 음택 산바람이라는 무서운 벌이 있기에 급 사망으로 가는 경우가 많으며, 현대의학에서는 아무런 처치를 할 수도 없으며 병명도 모른다.

음택의 산바람보다 양택의 산바람이 무서운 힘을 가지고 있기에, 예고도 없이 고통을 수반하면서 쓰러지는 사례가 많다.

산소와 연관되어서 몸이 아프면 초기에는 몸살기가 있는듯하지만, 시간이 지날수록 약이 듣지 않고, 음식을 먹을 수 없는 상태로 만들어버린다.

조금만 관심을 가지고 영혼의 영역을 살피면 갑작스런 죽음을 막을 수가 있다.

물질영혼의 공격과 인간영혼이 몸에 들어와 죽음을 모면한 수기

• 성명 | 최순조 • 나이 | 52세 • H.P | 010-9808-****
• 주소 | 부산시 사상구 주례1동 한일 유엔아이 111동 602호

지금 이글을 쓸 수 있다는 것에 하느님께 감사드리고 저를 위해서 도와주신 분들께 진심으로 감사드립니다.

저는 늘 소화가 잘 안되고 음식을 조금만 먹어도 일정시간 계속 트림을 했으며 속이 더부룩함을 느끼고 손발이 차서 겨울이면 손끝이 갈라지고 배는 늘 차고 늘 기력이 없어서 보는 사람마다 어디 아프냐고 물어 볼 정도로 안색이 나빴습니다. 특별히 고통스러운 부분은 없었지만 늘 불편함을 안고 살았습니다.

신경을 많이 쓰면 가슴이 답답하고 또 마음이 좀 편해지면 견딜만하고 집에 드러누울 정도는 아니지만 몸은 늘 피곤했습니다.

그래서 내가 내 몸을 관리해야겠다는 생각으로 민간요법, 대체의학 쪽으로 좋다는 곳에는 거리에 상관하지 않고 가서 배우고 체험하고 해봤지만 한계가 있었고, 몸의 기력은 계속 떨어지면서 병원을 가서 검사해보면, 조금씩 나빠지고 있다는 결과뿐...

그러던 중 한국우주생명의학연구소를 접하게 되었습니다.

어느 날 초저녁에 잠깐 눈을 붙이고 밤12시쯤 잠이 깨는데 **가슴이 서서히 조여들면서 호흡이 곤란하고** 온몸에 기운이 쭉 빠지면서 서러운 마음이 들고 눈물이 끝없이 흘러 내려서 '왜 이러지? 어떡하지?'하면서 집안 식

구들이 깰까봐 핸드폰을 들고 집밖으로 나와서 연구소와 전화 연결이 됐는데 죽을 것 같습니다 했더니

연구소에서 위급상항이구나.. 하시면서 지금 바로 응급처치로 영혼병 처리 할 터이니, 잠시만 전화 끊고 기다리라고 했고 10분 뒤 다시 전화가 왔는데 그때는 가슴에 조여드는 것이 없었고 서러움도 진정이 되었습니다.

그날 밤 병원에 간 것도 아니고 전화로만 제 몸의 상황을 말씀드렸는데 연구소의 영혼병처리로 그날 밤 저는 편안한 잠을 잤습니다.

정말 믿기 어려울 만큼 신기한 일이였습니다.

연구소를 만난 지 약 1달 정도 됐는데 증류수, 순수소금, 현미밥, 일일이식으로 저희 남편 몸무게가 4kg줄었고 하루 3끼, 간식, 저녁엔 술, 안주 ,외식 등 거의 매일 그런 나날을 보냈는데 지금은 술 생각이 안 난답니다. 예전엔 그렇게 식탐을 내던 남편이 식탐이 없어 졌고 남편을 볼 때마다 신기할 정도입니다.

저 역시 속 불편함이 없어지고 몸무게가 3kg 줄었고, 몸무게는 줄었지만 기운이 되살아나고 머리가 맑아지고 손과 배가 따뜻해 졌습니다.

몸의 가벼움을 느끼고 하루하루 내 몸의 독소가 빠져나가고 새로운 세포가 살아나고 있구나 하는 것이 느껴질 정도입니다.

이 모든 것이 저를 위해 도와주신 분들께 감사드리며 지금 이 시간에도 몸과 마음의 고통을 받고 계시는 분들에게 연구소와 좋은 인연으로 만나 건강을 찾고 삶의 즐거움을 느끼며 살았으면 하는 바램입니다.

최 순조 씀

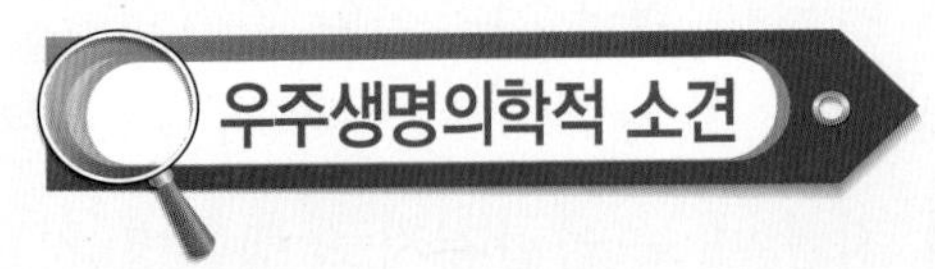

상기 환자의 경우가 급주당이라 보면 된다.

본인도 이제 죽음으로 가는구나 라고 인식 할 만큼 몸 상태가 긴박하게 돌아가고 있음을 알았고, 심장압박을 받을 때에는 바로 죽음을 의미하는 것이다.

밤12시에 환자가 전화가 왔을 때, 필자는 집에 막 도착했을 때였다.

만일 잠이 들었거나 밖에 있을 경우에는 처리가 늦어져 생명을 잃을 수도 있다.

세 번째 원인은 인간영혼과 물질영혼의 공격이 있는 상태에서 산바람(산신의 벌)이 내리는 경우에도 생명은 초를 다툰다.

산소(음택)가 있는 산신의 산바람과 집(양택)이 있는 산신의 산바람이 한 사람에게 집중적으로 공격하면 사망할 수가 있다.

40년 전만 해도 영혼의 병은 무속인이나 점쟁이, 각종 도인들이 동네마다 어디엔가 살고 있으면서 응급조치를 해 주었다.

하지만 그들도 해결 할 수 없는 것이 많았다.

산바람이나 물질영혼일 때에는 음식이나 도력으로 위기를 모면 하는 경우도 있었지만, 인간영혼문제는 굿 잔치로 임시변통으로 일시적인 행위에 불과했다.

영혼병은 영혼으로 해결해야지 아무리 현대의학적인 방법을 사용한다 해도 근본적인 치료를 할 수가 없다.

아직도 멀쩡한 젊은이가 갑자기 생명을 잃는 경우가 우리사회에 너무도 많다.

사망하고 나서 왜 사망했는지 현대의학에서는 아무런 사인을 규명 할 수 없는 것이 대부분이다. 사체부검을 한다고 해봐야 심장이 멈추었다는 결과 외에는 뚜렷한 병명을 밝혀내지 못하고 있다.

전 세계적으로 신종 병들이 생명을 앗아가고 있지만 왜 이런 병이 오는지에 대한 정보가 전혀 없으며 대처할 방안도 형식적인 것에 지나지 않으며, 발병되는 속도에 현대의학은 따라가지 못하고 있다.

지구상에 큰 재앙이 올 것임을 예고하는 예비신호탄이라 보면 된다.

모든 이치는 자연의 원리 되로 진행되고 있음이 영혼의 세계에서 보면 오차가 없다.

Chapter 16

영혼 문제가 인간사회에 미치는 영향

필자가 눈에 보이지도 않는 영혼에 대한 글을 쓰기가 어려움이 한두 가지가 아님을 알면서도 용기를 냈다.

힘이 들고 어렵다고 내버려 둘 것인지.

그냥두면 내가 죽고 난 뒤에 우리 후손들의 삶은 누가 책임을 지고, 이 문제를 해결해 줄 것인지.

세상은 더불어 잘 살아야한다.

현재 지구상에서 겪고 있는 세계적인 경제의 어려움은 인간들이 만들어 낸 것이기에 올 것이 왔다고 보면 된다.

미국이라는 경제대국이 흔들리는데 여타 기반이 약한 국가는 연쇄부도가 날수밖에 없다. 역사적으로 강대국을 이끌어가는 지도자가 영적인 병으로 시달리면 올바른 세계관을 바라보는 정치활동을 할 수가 없다.

지도자 한사람의 정치색깔에 따라 세계경제는 요동을 칠 수밖에 없다는 세상의 이치를 알아야한다.

국내에서도 마찬가지가 아닌가.

지도자의 말과 행동에 나라경제가 흔들릴 수 있다는 사실, 알고 보면 아무것도 아닌 것 같은데, 종교적인 문제로 특정단체종교인에게 심기를 불편하게 함으로 화합을 해야 될 시기에 분열이 일어 날 소지가 있다.
왜 국내에서도 대통령으로 자격을 갖춘 지도자가 없다고 여러 학계에서 쓴 소리를 하는지.
나라를 안정시키고 바른 정치가 선행되려면, 지도자부터 영적으로 맑아야한다.
지도자는 몸이 영과 육체가 맑아야 국민을 위한 정치를 할 수가 있다.
존경받는 대통령, 역사에 길이 남겨질 대통령이 나와야한다.
현대사 100년 동안 비운이 그칠 날이 없는 청와대에 국가가 바로 설수 있도록 하기 위해서 억울하게 생명을 잃고, 청와대 주변을 떠나지 못한 영혼을 처리해 주어야한다.
교육적인 면에서 국내정세를 살펴보면, 교육이 잘못되면 경제가 살아날 수가 없다는 것이다.
교육은 양심이 살아 있을 때 발전하게 되어있다.
교육을 담당하는 책임 있는 사회지도층이 영적으로 때가 묻으면, 교육은 후퇴할 수밖에 없다.
아무리 잘해보자고 떠들어도 근본이 바뀌지 않으면 발전은 없다.
교육을 담당하고 교육시키는 교육자나, 교육을 배우는 피교육자도 마찬가지로, 영적으로 병이 들어 있으면 인간중심교

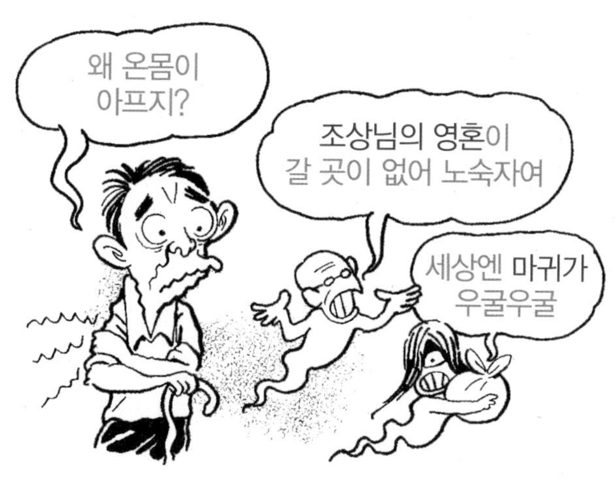

육은 허송세월만 보내고 있는 셈이다.

예산만 낭비하면서 사회적으로 더욱 악화되는 악순환의 고리를 끊어야한다.

먼저 우리 부모님들이 정신을 차려야한다.

내가 배우지 못해서니 자식은 배워야한다는 보상심리 병.

부모 당사자는 학창시절 공부도 제대로 하지 않았으면서도, 내 자식은 학교에서 1등으로 공부를 잘 해야만 한다는 최고 병.

좋은 대학 좋은 과에 입학해야 된다는 대학병 등등.

부모가 영적으로 병들면
자녀교육이 제대로 안돼...

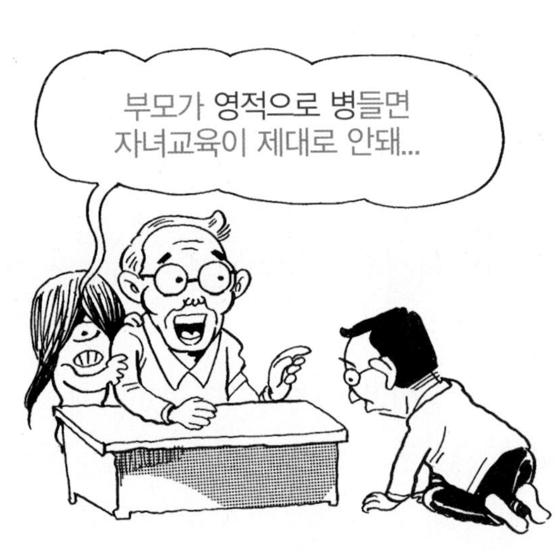

인생은 1등 하지 않아도 되고, 대학 나오지 않아도 멋지게 살아가는 방법이 많은데도, 머리가 터지게 공부시키고, 자식이 하기 싫다고 해도 강요하는 부모욕심은 버려야한다.

공부시키고 남는 게 무엇이 있는고.

몸은 병들어 있고 노후대책은 불안하기 짝이 없고, 자식들은 부모의 뒷바라지에 대한 고마움도 잊은 채 살고 있지 않는가.

현재 우리나라 대학이라는 교육도 빚을 얻어서 비싼 등록금으로, 대학 졸업을 하면 일부학생만 제외하고 취업률이 얼마나 되는가.

취업재수생이 날이 갈수록 심각하지 않는가.

대학4년 동안 공부해서 각자의 전공을 살려 사회로 진출한 사람이 얼마나 되는가.

의미도 없는 대학 공부를 하는 시간과 돈을 자연이치에 맞는 환경을 개발한다면 의식주문제는 걱정하지 않아도 될 것이다.

실제 예로 중국산에 밀린 농산물이 가격 경쟁력이 떨어진다고, 수입을 거부만 하고 있을 것인가.

경북 영양에서는 친환경 고추농사로 중국산보다 6배나 비싼 가격으로 일본에 수출하고 있지 않는가.

일본의 보건당국은 식품검사기준이 세계에서 제일 까다롭다.

하지만, 자연의 위대함은 어떤 나라에도 통한다.

먹을거리가 병들었다면, 친환경 먹을거리를 만들면 고가수입을 받을 수 있다.

수 십 종류의 약품이 들어있는 사료를 먹고 길러진 육고기가 판을 치고 있는데, 국민의 건강을 국가가 지켜줄 수가 없다.

국가경쟁력은 자연으로 돌아가는 길밖에는 없다.

공부 열심히 해서 사회에서 모범이 될 수 있는 자녀로 키우는 것도 재산의 가치는 소중할 것이다.

남자들은 국방의 의무를 다하기 위해 군복무를 해야 한다.

30년 전만해도 군에서 아프다는 사람이 별로 없었다.

사회에서 얻은 병은 군대 생활동안 고쳐서 재대했다.

지금은 어떤가.

영양학적으로 그 시절보다 훨씬 음식이 잘 나온다고 하는데, 군복무 중에 있는 자녀들도 입대 전에 육체적 병과 영혼의 접신으로 약골로 살았기에, 어디에 간들 건강한 삶을 기대할 수가 없다.

교육이 100년을 두고 계획이 세워져도 제대로 될까 말까한데.

한치 앞을 내다보지 못하는 교육행정에 영적으로 온 국민이 병이 들어 있다.

누군가 앞장서서 똑바로 갈 수 있게 할 사람이 나와야 한다.

내 자식이 공부 좀 못하면 어떤가.

공부 잘 하는 사람은 잘 살고 못하는 사람은 못산다는 것도 아니다.

영적으로 병든 자녀
건강한 군생활 어렵다.
관심사병...

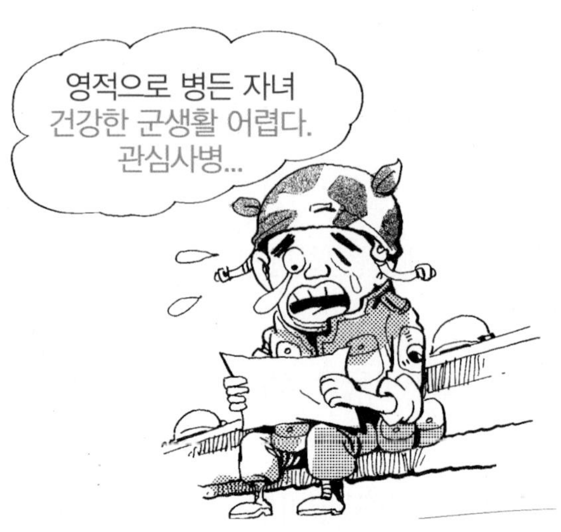

돈이 많다고 행복하다고 하지 말라.

가난함이 조금 불편하다는 생각이 들뿐이지.

자녀들에게 공부와 돈. 명예가 행복이라고 하는 등식을 심어주는 사람이 부모들이다.

자녀들이 사회에 가서 더불어 살고 남을 배려하는 마음이 없다.

가정에서 공부와 돈은 행복이라고 부모가 세뇌를 시켰으니, 우리자녀들이 몸 건강하고 영적으로 맑아서 자연의 테두리에서 자연과 어울려가면서 살아갈 수 있도록 만들어주자.

일자리 없다고 고민 할 필요가 없다.

시골에 가보면 빈집도 많고, 놀고 있는 땅도 많다.

노인들만 살고 있는 시골에 아기 울음소리 들을 수가 없다.

자연을 던져 버리고 다들 어디로 갔느냐.

자연이 준 기름진 옥토에 친환경사업은 마음만 먹으면 할 일이 너무도 많다.

해결방안이 가정에서부터 부모들이 정신을 차려야 한다.

대통령 뽑아 놓고 잘 한다 못한다고 탓하지 말고, 자신과 가족들이 육체가 건강하고 영적으로 맑으면, 이 사회는 정화가 될 것이고 경제문제도 자연적으로 해결이 된다.

너 죽고 내 살자하면 다 죽는다는 게 자연의 이치다.

자연은 공평하게 만들어져 있다.

욕심을 부린다고 내 것이 아닌 것이기에 헛된 과욕은 멸망밖에 없다.

미국에서 9.11사건이후에 세계경제가 날로 힘들어가고 있다는 것이다.

아직도 사건 배후도 알지 못하고 사고 수습에만 연연하며, 거기서 죄 없이 죽어간 수만 명의 생명은 누가 책임을 지며 한이 맺힌 영혼들은 어디로 가란 말인지.

테러, 화재참사 ,쓰나미...
억울한 영혼들의 한(恨)
누가 풀어주나?

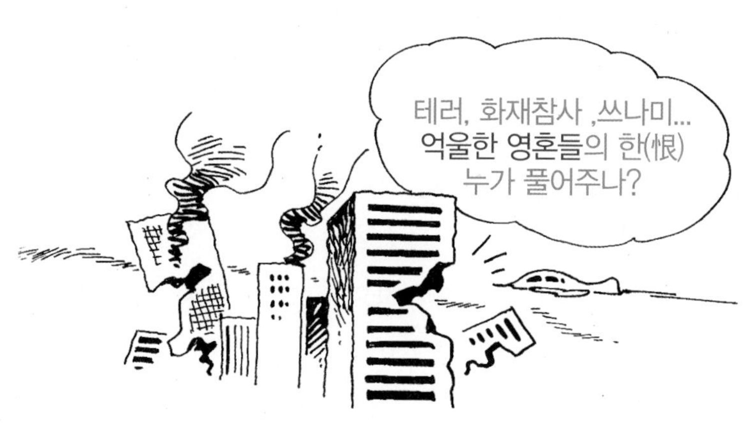

종교적인 이념문제가 지구상에 평화가 오지 못하게 하는 구실도 된다.
보복에 대한 보복으로 출혈을 하다보면 이득을 얻는 것 보다 경제적인 손실이 크다는 사실을 보여주었다.
국내에서도 살인사건이 끔찍하게 꼬리를 물고 일어나 사람들을 공포로 떨게 한다.
인간의 탈을 쓰고 사람을 죽일 수 있을까.
분명 본인의 영혼이 아닌 악마의 영혼이 접신되어 있을 것이다.

인간은 악마가 될 수도 있고 천사도 될 수가 있다.
우리는 천사 같은 영혼이 필요하다.
교육이 잘못되어서 경제로 이어 진다는 것이 현실로 드러나고 있다.
경제도 개개인의 의식구조가 잘못 교육이 되어 있기에, 특정한 분야에만 잘못이 있는 것이 아니라, 전반적으로 문제점을 가지고 있다고 보아야 할 것이다.
개인이 사회구성원이고 회사를 만들고 경제를 이끌어 가는 주체이기에 누구에게 책임을 전가해서도 안 된다.
우리나라 경제구조가 대기업 중심으로 발전해왔다.
국가 경제정책사업도 대기업만 독점할 수밖에는 구조적인 모순을 안고 있는 것이고, 현대사에서는 정경유착의 고리를 끊지 못하면서, 중소기업의 취약함이 경제를 어렵게 만들고 있는 요인도 있다.
대기업에 의존해서 살아가야 하는 중소기업이 대부분이기에, 하청에 하청을 받아서 먹고 살아가야하는 실정에 구조조정이니, 일용직이나 계약직이 생길 수밖에 없을 것이다.

중소기업이 살지 못하면 대기업도 오래가지 못한다.
같이 죽을 수밖에 없다는 것이다.
대기업이 있기까지는 중소기업의 희생이 있었기에 가능했다.
중소기업의 희생은 개인사업자와 나약한 노동자가 아닌가.
자원이 없는 나라에서 벤처기업을 통해 기술을 개발하고 육성한 제도는 늦은 감이 있지만, 다행스러운 일이다.
어느 나라든 중소기업만 튼튼하면 외세의 한파에 시달리지 않는다.
우리나라 국민이 갚아야 할 빚이 개인당 수 천 만원이 넘는다.
가진 자들도 반성을 해야 한다.
정직하게 살아온 사람은 부자가 별로 없다.
해외로 밀반출된 돈들이 얼마인지 알 수가 없다.
그 돈이 어떤 돈인가.
양심껏 벌어서 개인이 쓰겠다면 이해가 가는 일이지만, 망국병에 걸려 조국을 버리고 떠나가는 양심이 없는 사람이 있기에, 여기에 남아서 살고 있는 국민이 고스란히 고통을 떠안고 있는 것이다.

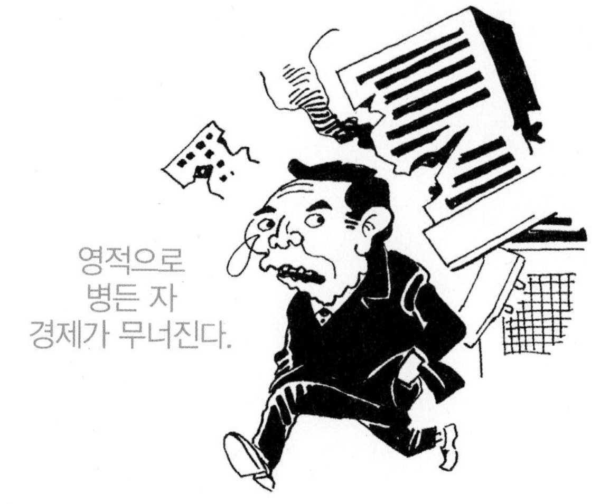

영적으로
병든 자
경제가 무너진다.

병이 들어도 보통 병이 아니다.
조국을 버리고, 부모를 버리고 가는 세상, 양심이 살아 있는 영혼은 없는가.
인간들은 개발이라는 변명으로 자연을 함부로 파괴한다.
이제 인간들은 자연과 공존 하면서 살아야 하고, 자연을 무시하고 자연계에 살면서 근본적인 먹을거리와 영적문제를 해결하지 않는다면, 지구상에서 전쟁은 끝이 없을 것이며, 평화는 영원히 보장 받을 수 없다. 파멸의 길로 가는 것을 막아야 한다.

살기 좋은 사회란 누가 만들어 주는가.

일계 가정이 작은 사회라는 것을 잊지 말아야한다.

가정이 무너지고 있으니 사회가 온전 할리 없다.

요즘 같은 세월에 자식 한둘 두고 힘이 들어 키울 수가 없다고 한다.

당연히 수긍이 가는 이야기다.

30대 중반이 되어도 청춘 남녀가 결혼에 대한 생각이 없다 하니, 어디에 잘못이 있어서 사회적인 문제가 심각하게 변질되어 있는가.

세계에서 저 출산율 1위라니 결혼을 해야 아이를 낳지.

결혼을 방해하는 눈에 보이지 않는 무서운 영혼이 있다는 것이다.

결혼에 뜻이 없으면 그만한 이유가 있다.

육체와 영혼이 병들어 있다는 것이다.

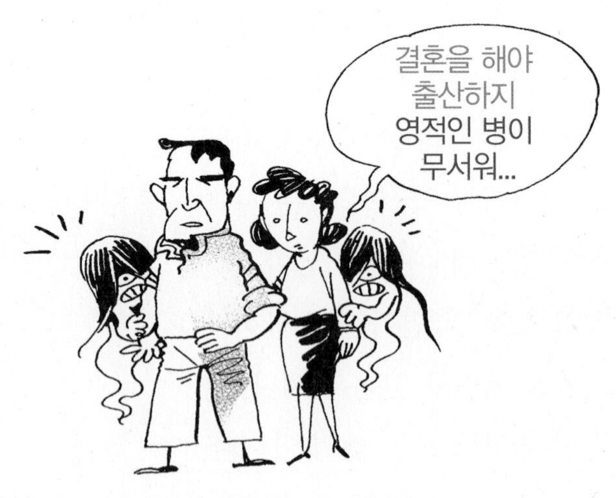

가정이라는 구성원에서 면밀히 살펴보면 의식주 문제로 불행한 가정은 별로 없다.

부부가 살아가면서 자녀 문제와 건강문제로 소리 없이 붕괴되고 있다.

가정에 들어가 보면 모두가 육체가 병이 들어 있다.

먹을 음식은 많은데 먹을 만한 음식이 없다.
육체적으로 병이 들어 있고, 영적으로도 영혼이 접신이 되어 있으니, 세상사는 재미를 모르고 산다고 한다.
몇 명 되지도 않는 가족 구성원이 건강해야 건강한 사회가 만들어진다.
필자의 과민반응이라고 생각하지 말고, 살아온 지난 시간을 회고 해보고 현재 삶이 어떠한지를 판단해야, 남은 인생을 어떻게 살아야 하는지 답을 찾을게 아닌가.
세계 일부 대학에서 인간의 질병을 육체적인 병도 제대로 치유가 안 되지만, 원인 모를 병으로 이유 없이 생명이 잃어가는 지구촌의 무서운 것이 있음을 인식하고 영적 연구를 하는 의과대학이 생기기 시작했다니 다행한 일이다.
여러 연구기관에서도 인간의 힘으로 알 수 없는 영역이 있음을 알고, 하늘의 법칙이 무엇이 있기에 자연의 이치를 깨달을 수 있는 새로운 연구에 몰입하고 있다.
지리산이나 계룡산에 평생 동안 도를 수행하는 많은 사람들이 있다.
그들은 무엇을 얻기 위해서 짧은 인생동안 산에서 기도에 증진하고 있는지, 눈에 보이지 않는 그 무엇을 얻기 위함이 아닌가.
그것이 바로 영혼의 영역이다. 인간은 육체를 가진 영혼이다.
영혼의 영역이 너무나 방대하고 영혼의 세계를 깨우치기가 얼마나 어려운지 도중에 기도를 중단하고 하산하는 사람이 대부분이다.
잘못 기도를 하다가 악신에 휘말려 귀신 병에 걸리는 사람도 많다.
세속의 삶에 대한 염증을 느껴 산으로 갔다가 해답을 찾지 못한 채 육체가 망가지고 영적으로 병이 들어 더 이상 버틸 힘도 없이 폐인이 된 사람이 한 두 사람이 아니다.
인생이 무엇인지 깨달음을 얻기 위해서, 지금도 암자나 사찰에서 공부하고 있는 많은 사람들이 세속을 떠나 수행하고 있지만, 쉽게 답을 찾을 수가 없다.
아직 현대의학에서는 유명 연예인이나 유명인사가 자살을 하는 원인을 단순히 우울증, 정신분열이니 하고 결론을 내린다.
하나밖에 없는 고귀한 생명을 끊을 때는 누군가 그렇게 만드는 보이지 않는 무서운 영적인 손이 있다는 것이다.

자살률 1위라는 불명예스러운 일이 국내에서 일어나고 있지 않는가.
30여분에 한명씩 자살하고 있다는 통계를 보면서, 과연 정상적인 사고로 자신의 목숨을 끊을 수가 있다는 것인가.
우주생명의학 연구결과 머리에 죽음의 영혼이 작동할 때면 죽음이 두렵지 않기에 극단적인 선택을 하는 것이다.
육체적인 병과 영혼 병을 잘 분석하여 자연치유로 접근하는 것이 창조주 하느님의 뜻이라 생각한다.

내 영혼의 죽음을 경험한 50대 수기

• 성명 | 김명림 • 나이 | 51세
• H.P | 016-453-****
• 주소 | 부산시 진구 개금3동 신개금LG아파트 212동 101호
• 병명 | 만성변비, 소화장애, 만성피로, 피부질환(가려움)

저는 50대 초반의 주부입니다.
2009년 9월 16일 삶과 죽음이 무엇인지 알려주는 날이었습니다.
죽음도 한 순간임을 알게 해준 날이었지요.
무슨 영문도 모르는 채 의식을 잃고 순간적으로 쓰러진 것이었습니다.
나중에 깨어보니 확인이 되었지만, 머리와 가슴에 조상영혼이 있었고, 목(木)영혼인지 물질영혼인지 몸을 공격하면서 혈류장애를 일으켰다는 것을 알게 되었습니다.
사람이 갑자기 죽는다는 사실을 경험하게 된 계기가 된 것이었습니다.
남들 보기에는 멀쩡하게 보일지는 몰라도 걸어 다니는 중환자입니다.
소화 장애로 늘 위장병에 시달려야 했고 속 시원하게 배변이 잘 되지 않아 약으로 일을 봐야했습니다.
10일 이상 변을 보지 못해서 고생했던 적이 한두 번이 아니었습니다.
배가 고파 먹기는 먹지만 처리가 되지 않으니 말 못하는 고민을 안고 살아야 했기에 저와 같은 사람을 보면 심정을 이해 할 수가 있지요.
그렇다보니 별로 하는 것도 없이 피곤함에 찌들려야 했고, 자리만 있으면

누워야 하는 습성이 있었습니다.
병원에 가도 병명도 없이 몸은 날이 갈수록 망가지고 심할 때는 있음을 느낄 수가 있었습니다.
거기다가 골치 덩어리 병도 안고 살았습니다.
아무런 이유도 없이 몇 년 전부터 두드러기가 나기 시작했습니다.
약방에서 약을 사 먹기도 하고 병원 피부과에 다니기도 했지만, 약을 먹을 때 그때뿐이고, 약을 먹지 않으면 또 두드리기가 일어나기 시작하면 가려워서 잠을 잘 수가 없었습니다.
그러다가 원인이 무엇인가 싶어서 종합병원에서 검사를 해봐도 알 수가 없었습니다.
담당 의사의 말이 아마도 평생 약을 먹어야 할 수도 있다는 말에 어쩔 수 없이 약을 먹어 왔습니다.
하루에 한 알씩 먹기 시작했는데 언제 그랬냐는 듯이 나아지고, 약을 먹지 않으면 또 다시 증상이 심해지는 것이었습니다.
의식을 잃고 쓰러진 날 연구소의 응급조치로 살아나게 되었고, 이튿날 조상제의 영혼병 처리와 음식처방을 받게 되었습니다.
식이는 증류수, 순수소금, 현미밥으로 바꾸어 먹게 되었고, 이후 3주가 지나면서 약을 먹지 않아도 아무런 피부트러블이 없었습니다.
사실 저는 연구소의 처방을 받으면서도 정말 약을 먹지 않고 고칠 수가 있을까 하고 의문을 가졌습니다.
그러나 그것은 나의 기우에 지나지 않았습니다.
지금은 피곤함으로 지치지도 않고, 배변으로 고통을 받던 것도 옛날 이야기로 남을것 같습니다.
운동을 하지 않아도 몸이 가볍고 몸매도 만들어 지는 것 같아서 살맛이

나지요.

칙칙한 피부도 살아나서 거울을 보면 맑아짐을 확인할 수가 있습니다.

스스로 젊어지고 있음을 느끼며, 하루하루가 신바람이 납니다.

한국우주생명의학연구소를 만난 것이 얼마나 다행스러운지,

하나님이 인연을 맺어 주신 것이라 믿습니다.

현대의학도 좋지만, 약에만 의존해서 병을 고치려 하지 말고, 자연으로 돌아가야 한다고 주장하고 싶습니다.

깨끗한 음식을 먹으니 신종플루도 무섭지 않습니다.

이 글을 읽으시는 모든 분들에게 전하고 싶습니다.

영혼을 부정하지 않았으면 좋겠고, 병을 키워 기회를 놓치지 말고, 귀한 생명을 스스로 지켜야 됨을 알고서 연구소와 인연을 맺어 건강하게 사시길 당부 드리면서 글을 맺을까합니다.

연구소에 감사드립니다.

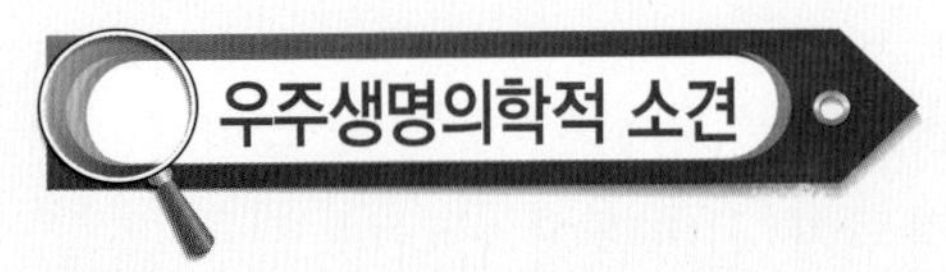

상기 환자의 체험수기에서 중요한 대목을 짚고 가야할 필요가 있다.

'피부병에는 수 만 가지의 원인이 있다'라고 피부전문의는 말한다.

그 만큼 피부질환은 난치병이면서 약물로도 한계가 있다는 것이다.

현대의학에서 피부질환이 딱 무엇이 원인이 되었다라고 말하기가 어렵고, 우주생명의학적으로 영혼의 영역에서 다루지 않고는 완벽한 치료를 기대하기란 어려운 질환이다.

장기의 기능이 저하 되면서 면역이 떨어져서 오는 경우도 있지만 피부 자체에 동물영혼이나 어족영혼, 물질영혼 등이 점착이 되어 발병이 일어나는 경우도 많다.

누구든지 먹으면 배설을 해야 하는데 배변의 고통을 당해보지 않은 사람은 변비의 고통을 알 수가 없다.

평생 동안 해결하지 못한 고통을 자연치유로 해결한 사례다.

Chapter 17

인간은 자연계에 존재하는 기운(氣運)을 받고 살아야한다

자연은 기운 덩어리다.
이 세상에 눈에 보이거나 보이지 않거나 존재하는 모든 물질은 고유의 기운을 가지고 있다.
흙이나 공기 물 등 가치 없는 것이 없다.
자연계에 살아가고 있는 모든 동물과 식물은 창조주하느님이 만들어 주신 기운의 에너지를 받고 살아간다.
눈에 보이지도 않는 영혼도 이해가 되지 않는데, 기운이라 하니 머리가 멍 할 수 있을 것이다.
사람도 하루 세끼씩 음식을 먹는 이유가 있다.
힘이 없는 사람에게 기운을 차려라는 말을 자주한다.
우리 몸이 살아 있다고 하는 것은 손과 발이 움직이는 증거인 것이다.
음식이 입에 들어가면 간에서 기운의 에너지로 전환시켜 줌으로, 활동이 가능하다.
인간들은 100년도 제 수명대로 살지 못하고 병마와 씨름하면서 온갖 고통 속에서 살아야하지만, 말 못하는 나무의 수령이 1000년을 넘게 사는 것도 많다.

인간이 나무에 비유해보면 산다고 볼 수도 없고, 너무 허무하다는 생각이 든다.
필자가 수 백년이상 생육이 왕성한 나무를 찾아 조사를 해 보면, 토양이나 다른 환경적인 요인과는 무관하게 자라고 있었다.
나무 주위에 자연의 큰 기운을 받고 있음을 확인 할 수가 있다.
그래서 조상들은 사람이 사는 집에는 큰 나무를 심지 말라는 말이 자연의 기운을 감지하고 있었다는 것이다.
사람에게 가야할 기운이 나무에게 간다는 말이다.
이 사실이 명백한지 알고 싶다면,

나무도 천년을 사는데
백년도 못사는
불쌍한 인간들...

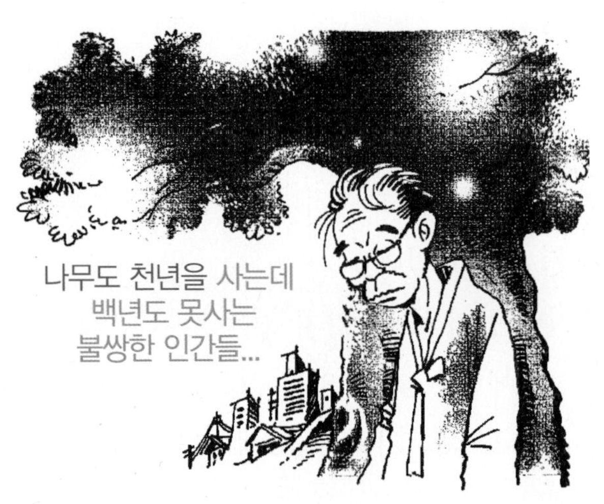

기운이 어디로 가는지 살아있는 나무 가지 하나로 확인할 수가 있다.
사람이 기거하고 있는 집에 기운을 얼마나 받고 사는지가 장수의 비결에 영향을 준다는 것이다.
사람도 영혼의 공격을 받지 않는다면 누구든지 천년을 살 수 있다.
어머니뱃속에서부터 인간은 원죄로 인해 영혼의 공격을 받으면서 살기에 100년도 제대로 살지 못하고 있다.
그저 오래살고 적게 살고가 아닌 생사에 영향을 줄만큼 기운은 중요하다.
계절의 변화는 자연의 순리이다.
봄이 되면 나뭇가지마다 새싹이 돋아난다.

잎이 무성하게 자라나는 시기에 나무를 세심하게 관찰 해보면 알 수 있다.

인간이 자연계에 살면서 자연의 이치를 깨닫지 못하고 살고 있다.

자연이 주신 고마움을 알 리가 없다.

자신의 인생에 대해서 알려고 생각도 하지 않는다.

그저 밥이나 먹고 죽는 날까지 남들이 살아가니 산다는 식이다.

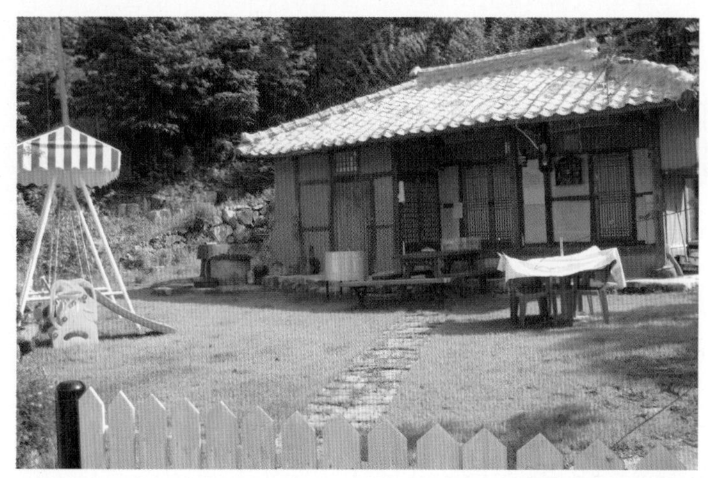

시골 산골마을에 큰 기운이 집으로 들어가 잔디의 생육상태(2008년6월)

이 집은 명당이라고 해야 한다.

상기의 집 좌측에 올라가보면 10여구의 산소가 있다.

하나같이 잔디가 잘 자라지 못하고 잡풀이 무성하거나 풀이 전혀 없이 흙으로만 되어있는 수십 년 된 봉분도 있다.

기운이 산소에 들어가지 않고 산 아래로 내려와 사람이 살고 있는 집으로 들어가니 산소에서는 잔디가 잘 자라 날수가 없다.

사람들은 명당이라는 개념도 모르고 살아가고 있다.

주변의 환경조건이 명당에 맞는 장소가 어디 있는가.

좌청룡이다, 우백호다, 안산이 어떠니, 좌향이 어떠니 등등.
나름대로 풍수를 봐주는 사람들을 보면,
자신의 몸에는 여러 영혼이 정착되어 있고 몸의 기능은 많이 떨어져 있음을 알 수 있다.
본인 스스로도 건강을 지키는 못한다면, 남의 건강을 봐줄 수 없는 것이기에 양택이다, 음택이다 라고 기준을 설정하는 자체가 모순이 될 수 있다.
자연의 이치를 제대로 알지 못하면서 어설픈 풍수가들이 나름대로 만들어 놓은 학문에 집착할 필요는 없다.
시골집이라 가치 없다고 볼지는 모르겠으나 사람이 살고 있는 집에 기운이 들어가면 돈으로 환산 할 수 없다.
집의 뒤 산에서부터 용맥의 기운이 내려와 다른 집에는 가지 않고, 이 집에만 기운이 흘러들어간다.
사람이 살고 있는 집에 자연의 큰 기운이 들어가면 음식으로도 기운을 받지만, 잠을 자고나면 몸 상태가 다르다는 것을 느낀다.
풍수지리학을 연구하는 사람들은 명당을 찾으려고 평생을 연구하는 사람이 많다.
천국과 지옥이 이 땅에 있듯이 명당은 어디든지 있다.
하지만, 쉽게 명당이 찾아지지는 않는다.
이미 죽은 조상의 시신이 묻혀 있는 산소에 기운을 넣는 것도 중요하지만, 살아있는 사람들의 집에 기운을 넣어주는 것이 더 중요하다.
자연의 기운을 감지하지 못해서 명당을 찾지 못 할뿐이다.
필자는 자연의 깨끗한 음식을 권하고, 영적인 문제가 있으면 영혼을 분리해주며, 환자가 살고 있는 집에 수맥을 잡아주고 대자연의 기운을 넣어준다.

자연의 섭리를 이해하고 인연이 되는 사람은 분명 효과를 본다.
자연계에 살면서 자연을 부정하고 아집에 사로잡혀 살아가는 사람까지 혜택을 받을 수는 없다.

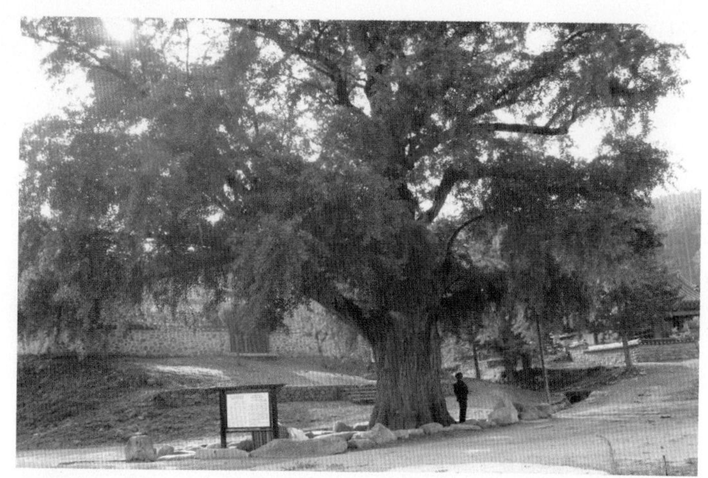

경상북도 영천시 임고면 양항리 161번지. 경상북도 기념물 제63호(2009년 9월)

고려 말 이성계의 뜻에 불복했던 충신 정몽주의 사당 앞에 심어진 500백년이 넘는 수령을 자랑하는 은행나무이다.
이 나무는 조선 오백년의 모든 역사를 알고 있을 것이다.
나무 높이가 20m가 넘고, 나무 둘레가 무려 6m가 되는 거목이다.
가까이 가서 보면 아주 싱싱하게 자라나는 모습이며 병충해가 전혀 없다.
은행나무 10m 앞에는 조그마한 개울이 흐르고, 나무에 약을 친다거나 따로 관리하는 것이 전혀 없다.
나무 주위에 기운을 체크해보면 산에서 내려오는 큰 기운을 은행나무가 차지하고 있음을 확인 할 수가 있었다.
이 은행나무가 병들지 않고 오랜 세월동안 살 수 있었던 유일한 명약은 창조주하느님이 주신 기운임을 알 수 있다.

나무들끼리도 경쟁을 하면서 산다.
기운을 많이 가진 나무가 튼튼하고 오래 산다.
기운이 다 뺏기면 아무리 토양이 좋은 조건이라도 죽어버린다.

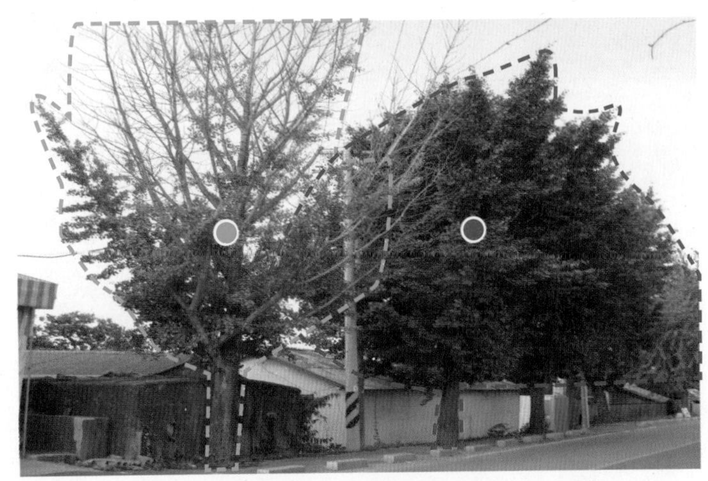

수십 년 된 은행나무의 생육비교(2008년 6월)

상기 나무는 무엇을 말해주는가.
왼쪽에 나무는 오른쪽 나무에게 기운이 뺏기어 생육 상태가 좋지 않다.
왼쪽나무는 자연이 기운이 조금만 들어가고 오른쪽 나무는 큰 기운이 들어간다.
얼른 보기에는 나무에 병이 들거나 토양의 문제가 있다고 생각 할 수도 있지만, 우리나라 가로수에 심어둔 많은 은행나무와 벚꽃나무를 관찰해 보면 기운이 뺏긴 나무는 잎이 오므라드는 현상을 볼 수 있다.
아무리 쳐다봐도 나무에는 벌레하나 보이지 않는다.
잎과 나뭇가지가 말라버리는 현상이 나타난다.
여름인데도 은행잎이 노랗게 변하는 상태는 기운이 빠진 것이다.
이제 봄이 되고 여름이 오면 그냥 길을 스쳐 지나치지 말고, 유심히 가로 수 나뭇잎을 비교 관찰해보면, 필자가 제시한 기운의 차이에 따라, 나무의 생육상태가 다름을 확인할 수 있을 것이다.

나무도 기운이 없으면 죽든지 오래 살지 못하고 나약하게 산다는 자연의 이치가 말해준다.

인간들도 마찬가지로 기운을 많이 받지 못하면 건강하게 장수할 수 없다는 논리가 성립된다.

현대의학에서는 한 가지 병이라도 원인이 무엇인지 알아내야한다.

질병이 발생되어 치료하는 행위는 이미 망가진 몸을 치료하는 증상적인 치료에 인력낭비와 막대한 돈이 들어가도 한계가 있다는 것이다.

이런 한계를 넘어서기 위해서는 우주생명의학적인 예방의학이 선행되어야 한다.

눈에 보이지 않는 무서운 것들이 인간의 생명을 앗아간다는 비밀을 알아야 한다.

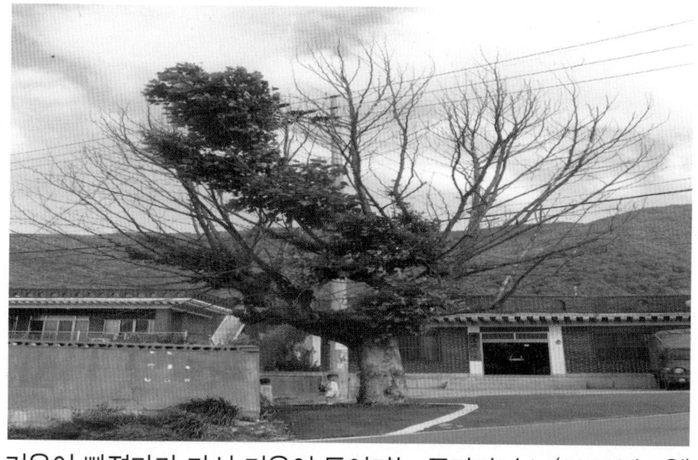

기운이 빠졌다가 다시 기운이 들어가는 플라타너스 (2008년 6월)

필자가 길을 가다가 수령이 오래된 고목나무가 이상해서 자세히 보니 다른 나무 가지는 이미 말라 죽었고, 나뭇가지 한줄기가 살아남아 있음을 확인할 수 있었다.

자연의 기운도 이동하고 있음을 잘 보여준다.

기운이 어디로 이동하느냐에 따라 나무도 죽고 사는 것이다.

하나의 나무에서도 가지마다 기운차이가 있다.

나뭇가지끼리도 경쟁을 한다는 것이다.

옛날 말에 문즉병 불문약(聞則病 不聞藥)이라고 했다.

모르는 것이 약이 된다고 했는데, 세상을 살다보면 모르고 살아야 할 때도 있겠지만, 몰라서 생명을 잃는다면 얼마나 불행한 일인가.

자연의 기운을 넣고 영혼처리를 받은 분의 일화

• 성명 | 이인옥 • 나이 | 40세 후반

• H.P | 010-9833-****

• 주소 | 부산 남구 대연5동 292-17, 신에스테틱 건강센터

• 식이 및 기운처방일자 | 2008년 4월

상기인의 사례를 요약하자면, 본인이 2007년 8월 담석수술을 받았고, 어려서부터 병고로 시달리면서 살아 왔다,

특히 영적인 부분에 집 한 채를 살 수 있는 비용을 날리고도 병을 고치지 못해 시집 일찍 가면 낫는다고 해서 서둘러 혼사를 치루고, 자식 놓고 살아 왔다.

전부가 부질없는 것이었다.

필자를 만나 우주생명의학적으로 조상영혼을 분리하고, 이 씨가 운영하고 있는 건강센터에 기운을 넣어 주었다.

이후로 평생 동안 건강이 좋지 않아서 대안을 찾지 못하고 있었으나, 이 씨의 몸은 육체적, 영적으로 많이 호전되었다.

마침 2008년 12월 1회 피부미용사 국가고시 자격시험이 있었다.

응시자는 이 씨가 교육시킨 4명과 본인포함 5명으로 문제가 예상보다 어렵게 나와 전국합격률이 16% 정도였다고 한다.

이 씨를 포함 5명이 탈락자 없이 전원합격이 되었다고 한다.

100% 합격이 될 이유가 없다면서 기운을 받았다고 이 씨는 확신하고 있다.

이 씨가 살고 있는 대연5동 주위에 기운체크를 해보면 이 씨가 운영하는 건강센터로 기운이 들어감을 누구에게나 확인시켜 줄 수가 있다.
자연계에 살아가고 있는 인간들도 경쟁의 테두리에서 살아갈 수밖에 없다.
하늘의 법칙에서 보면 전생의 업보대로 살아야만 한다.
억만장자가 되고 싶다고 될 수가 없고, 대통령이 되고 싶다고 누구나 국가의 통치권자가 될 수 없다.
각자가 주어진 업보대로 자연의 이치를 깨닫고 열심히 살면 된다.
내 그릇이 작으면 작은 대로 살아야지 과욕은 죽음을 불러온다.

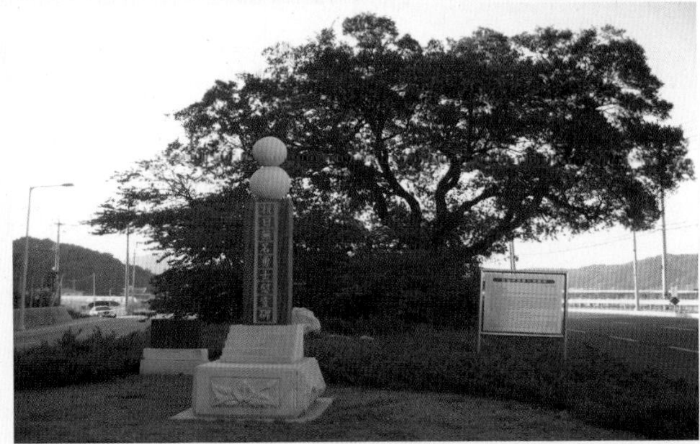
현 소재 부산광역시 강서구 생곡동

상기 나무의 시대적인 배경부터 기술하자면, 1945년 8월 15일 오전 10시 부산광역시 강서구 녹산동 장락포 모퉁이 산 중턱에서 왜놈 헌병에게 쫓기던 일본군 소속 조선청년이 투신하여 죽음을 택한 사건이 있었다.
당시 가덕도에는 외양포에 일본육군 포대가 있었고, 천성과 등대 쪽에는 일본해군이 그리고 성북동쪽에는 일본군육전대가 주둔하고 있었는데, 이 중 어느 부대의 소속인지는 알 수 없으나 조선청년 한사람이 야밤을 이용하여 병영을 탈주,10리 바다를 헤엄쳐 건너서 새벽녘에 송정바닷가 석축(염전 뚝)에 닿아 방근, 화전, 녹산 마을을 지나 성산 2구의 한 민가에 들러 밥을 달라 하여 허기를 면한 후, 일본 헌병이 추격해 오고 있음을 알고 다급히 강변(서낙동강)길을 따라 달렸으나, 부치는 기운과 들리는 총성으로 더 나아가지 못하고, 장락포 모랭이 산기슭 절벽으로 올라가서 총을 쏘는 일본병과 대치하다가 "대한독립만세"를 세 번 목이 터져라 크게 부르고 그 절벽에서 떨어져 장열하게 죽음을 택하고 말았다.
그 때의 시간이 오전 10시!
그 시신은 거적에 덮여 헌병들의 들것에 실려 어디론가로 가버렸다.
그 시간 그곳을 지나던 지역주민들 다수가 현장을 목격하고도 어쩔 도리가 없었던 그 때의 상황을 그들의 입으로 전하여 오늘에는 전설과도 같은 안타까운 이야기로 남게 되었다.
그 청년의 고향도, 성도, 이름도, 모른 채... !! .
이에 산화한 그분에게는 미안하고, 일본군 헌병에게는 분노를 또 한 번 느낀 수많은 이곳 지역 주민들은 이제는 그냥 넘길 수 없다는 마음을 가지고 있던 차, 1995년 8월 15일 광복 50주년을 맞이하여 늦었지만 구천을 헤매고 있을 그 영혼을 위로하고, 추모해야 한다는 뜻있는 지역주민들과 본 녹산향토문화관에서는 "항일무명용사위령비"를 세우고 해마다 광복절에는 위령제를 올리고 있다.
역사적인 배경만 생각해도 울분이 터진다.
우리민족은 외세의 침략만 당하고 살아야 했던 우리 조상을 생각하면, 현재 살아 있다는 자체만으로도 죄송하고 감사하다.
우리 다 같이 조국을 위해 목숨을 바친 그 분들을 한시라도 잊지 말아야 한다.
역사적인 배경도 슬프지만, 세월이 불과 50년이 흘러 온 시점, 아직도 전쟁이 끝나지 않았음을 이 나무는 말한다.
하나의 나무가 외로운지 두 그루의 나무가 편도 3차선의 도로를 양쪽으로 하고 중앙분리대의 중앙에 당당하게 서 있다.
그냥 나무겠지 단순히 생각 할 문제가 아니기에 밝혀두고자 한다.

이 도로는 김해 녹산 부산 신항을 연결하는 중요한 요충지로 확장 된지가 오래되지 않았다.
통상적으로 편도 3차선 도로를 만들면 중앙분리대를 조경으로 꾸민다.
문제는 이 나무를 없애야만 조경시설이 이어지는데, 아무도 이 나무를 잘라 낼 사람이 없다는 것이다.
이유는 나무를 자르면 어떤 문제가 발생한다는 것을 지역 주민들이 알고 있었기에, 공사를 담당하는 사람들에게 자르지 말 것을 당부했던 것이다.
결국 아무도 나무에 손을 쓰지 못하고 나무를 살려 둔 체로 조경을 했던 것이다.
나무 가까이 가서 나무의 생김새를 살펴보면 왠지 서러움이 감돈다.
수령은 200년 안팍이지만, 바닥에서부터 성장과정이 죽다 못해 겨우 숨만 쉬고 살아온 것처럼, 나무 밑 둥이 부터 곧게 자란 곳이 없다.
구부정하게 자란 모습은 한이 맺힌 역사를 말해주는 듯 온갖 고통을 다 가지고 있었지만, 도로 옆에 커다란 산에서부터 큰 기운을 받고 있었다.
지금이라도 용기 있는 자, 죽음이 두렵지 않는 사람이 있다면, 이 나무를 자를 수가 있는 지 묻고 싶다.
당연히 미신 취급하겠지만, 목숨이 하나밖에 없기에 실험할 수도 없다.
만약 목숨이 몇 개나 된다면 죽는다는 것을 보여줄 수가 있는데, 이 나무는 억울하게 목숨을 잃은 모든 사람을 기억하고 있을 것이다.
자연은 생명이기에 나무도 말을 할 수가 있다.
나무가 말하는 것을 인간이 알아들을 수가 없기에 무시하면서 살아가고 있다.

Chapter 18

생명이 살아나는 순수한 물 '증류수' 치유 생명이 살아나는 '순수한 물'의 비밀

인체에서 가장 많은 부분을 차지하는 것이 물이다.
그러기에 물의 중요함은 어떤 사실을 얘기하더라도 더 이상 강조할 필요가 없다. 실제로 인체 성분의 약 70%가 물로 구성되어 있기에, 좋은 물의 가치는 우리가 생각하는 것 이상임은 누구나 다 알고 있다.
사람이 이 세상에 태어 날 때를 생각해보면, 누구나 아버지의 몸에 있는 정자 하나와 어머니가 가지고 있는 난자 하나와 결합이 이루어짐에 하나님이 주신 생명의 씨앗이 들어감으로 눈에 보이지도 않는 수정체가 어머니 배속에서 열 달 동안 어머니가 먹었던 음식으로 이 세상에 태어난 것이다.
정자나 난자는 눈으로는 보이지도 않는다.
현미경으로 100배 이상 확대하여 봐야만 보이는 작은 생명체이다.
수정되어진 후에도 눈으로 보이지도 않는다.
수정된 물질의 99%가 증류수가 아닌가.
인간은 물에서 태어났다는 학설도 있을 정도로 인간의 생명과 물의 관계는 인간으로써 아직도 풀지 못하고 있는 것이다.
그 작은 수정체 속에서 생명에 대한 모든 비밀이 숨겨져 있다는 것이다.

" 소중한 물"

지구가 깨끗하게 존재할 수 있는 것도 물이 있기에 가능한 것이고, 인간이 생명을 유지할 수 있는 것도 10만Km나 되는 혈관에 끊임없이 물이 공급되기에 살아갈 수 있는 것이다.

세상 사람들은 항상 어떤 물을 마셔야 건강하게 살 수 있는지에 대한 답을 구하고 있으나, 너무나도 많은 정보 속에서 혼란스러워 하는 것도 사실이다.

전 세계적으로 물에 대한 연구가 끊임없이 진행되어지고, 현대의학의 발전으로 많은 질병의 치료법과 의료장비들이 개발되고 있지만, 만성질환 환자는 계속적으로 급증하고 있는 추세다.

그렇다면 과연 인간이 자연으로 돌아가서 건강한 삶을 살아갈 수 있기 위한 생명의 물은 어떤 물인가 하고 누구라도 한번쯤은 생각을 해 봤을 것이다.

필자는 지난 15년 동안 물에 대해 관심을 가지고 여러 자료들을 검증하기 시작했다.

국내에서도 30년 전부터 물속에 세균오염을 막기 위해서 염소를 사용하기 시작했다.

세균을 없애기 위한 한 가지 목적을 달성하기 위해서 사용되었던 염소가 인체에 어떤 영향을 주고 있는지에 대한 조사가 없는 실태이다.

무심코 마신물이 어떤 물인지도 사실 알지 못했다.

시골에서 배고픔에 허기를 달래기 위해서,

갈증 해소를 위해서 배탈만 나지 않으면 깨끗한 물로만 생각해 왔었다.

국내에서도 깨끗한 물을 마시게 하겠다는 취지로 여러 회사가 생기고, 물을 정수처리해서 음용한지도 30년이 된다.
생수, 파이수, 지장수, 심층수, 기능수, 알카리 이온수 등등....
이처럼 여러 종류의 물들이 오랜 세월동안 다양한 방법으로 각 가정마다 전파되어 왔지만, 종합병원에서는 매일 진료를 받기위해 기다리는 외래 환자가 수천 명이 넘는다는 것이 현실이다.
일부 현명한 의사는 환자에게 증류수를 마시라고 처방한다.
누구든지 건강하게 장수하기를 원한다.
최근 몇 년 전 부터 웰빙이 모든 생활의 근간을 이루면서, 이제는 건강의 개념도 "아프지 않다"가 아닌 "행복하다"로 바뀌어졌다.
물에 대한 생명의 비밀을 알고 나면 자연의 신비가 무엇인지에 대해 분명한 해답을 얻게 될 것이다.

1 우리는 왜 안심하고 물을 마시지 못할까

(1) 전염병을 일으키는 세균성질환과 기생충의 감염이다.

이러한 세균을 퇴치하기 위해서 사용하고 있는 염소(클로린)는 필터정수처리로 완전히 걸러 낼 수도 없고, 장기간 몸에 축적이 되었을 때는 면역기능의 저하로 각종 만성질환을 일으킬 수 있다.

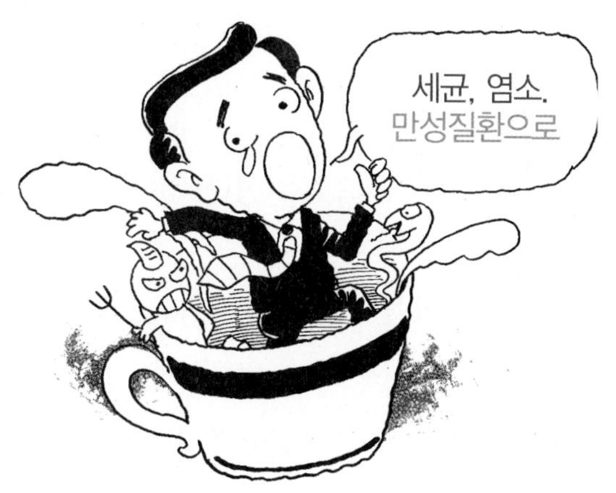

(2) 상수도물이나 지하수에는 아연, 납, 니켈, 망간, 동, 중금속등이 함유되어 있고 특히, 납은 신경계질환의 원인이 된다.

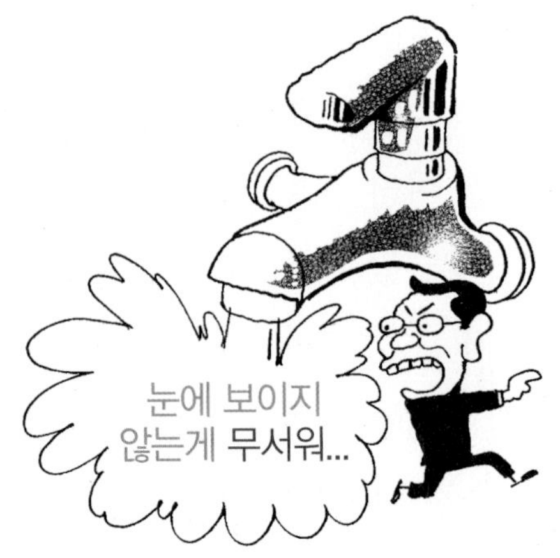

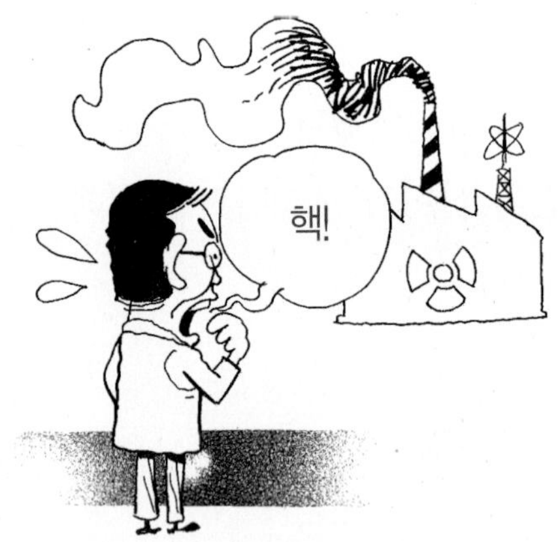

(3) 핵발전소, 핵유출, 핵실험, 핵을 취급하는 공장 등에서 유출되는 방사능 폐기물이 대기로 오염되어 수자원이 방사성 물질에 노출된다.

(4) 자연의 유기농법으로 먹을거리를 재배하지 않고 살충제, 살균제, 제초제, 기타농약등과 화학비료를 사용하므로 흙이 산성화로 병이 들고, 흙에서 유출되는 빗물이 식수의 오염을 일으킨다.

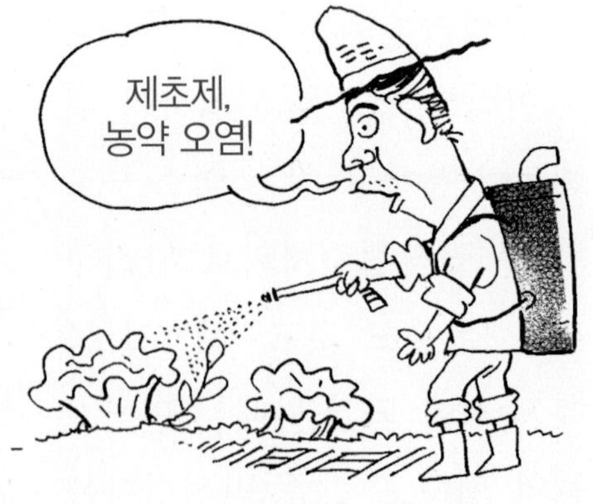

또한 음식을 가공 처리하는 과정에서 첨가되는 방부제, 보존제, 인공색소 등 각종 유기화학물질의 오염으로 이런 합성물질이 장기간 몸에 축적되면서 각종 질환의 원인이 된다.

순수한 물 '증류수' 소개

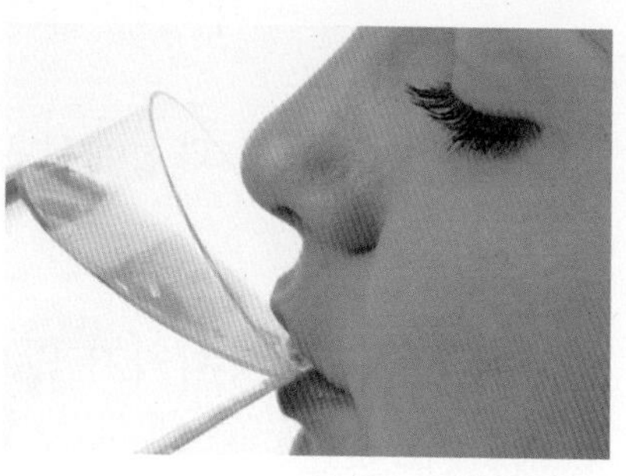

순수한 물이란 자연의 정수원리를 재현하여 오염된 물을 증발시켜 물속의 이물질을 제거한 후 수증기를 응축시켜 만든 가장 순수하고 깨끗한 음용수이다.
우리의 생활에서 물이 차지하는 비중은 상당히 크다.
더군다나 우리 몸의 70%를 차지하고 있는 먹는 물의 가치는 건강한 몸을 유지하기 위해 어떤 음식 보다 중요하다.
천혜의 물! 건강을 위한 최선의 선택! 그 답은 순수한 물 '증류수'에 있다.

순수한 물 '증류수'의 기본 개념

순수한 물 '증류수'는 물을 끓여 생기는 수증기를 냉각, 응축시켜 정제한 세상에서 가장 깨끗하고 순수한 물로서 자연의 정수원리를 이용한 인간이 얻을 수 있는 가장 순수하고 깨끗한 음용수이다.
자연은 오염되고 더러워진 지표면의 물을 증발시켜 물속의 모든 이물질을 분리한 후 순수한 물 즉, 비나 눈 또는 이슬을 만든다.
본 연구소의 라이프워터(주)는 이러한 자연의 정수원리를 재현, 오염된 물을 증발시켜 물속의 모든 이물질을 제거한 후 수증기를 응축시켜 인간이 얻을 수 있는 가장 순수하고 깨끗한 음용수를 만든다.

순수한 물 '증류수'의 인체 內 작용

(1)독성제거

세포의 신진대사 과정에서 노폐물을 분해하여 인체의 정화작용을 한다.

(2)노폐물 분해

근육조직을 손상시키지 않으면서 무기질, 산성체 그리고 노폐물을 분해시킨다.

(3)노화 방지 및 지연

인체의 노화현상을 막아준다. 이는 인체의 노화를 촉진시키는 무기미네랄의 축적을 용해시키고 배출시키기 때문이다.

(4)인체의 정화작용

인체의 근육조직에 붙어 있는 무기미네랄을 분해하여 인체의 정화 작용을 한다.

(5)세포의 소화흡수

음식물의 영양소들을 분해하여 각 세포가 잘 소화 흡수하도록 돕는다.

(6)무기미네랄 체외배출

인체에 침전된 무기 미네랄을 제거시켜 준다. 경수는 무기 미네랄을 체내로 유입시키 나 증류수는 이것을 체외로 배출시킨다.

(7)위대한 용제

지상에서 가장 위대한 용제로 근육조직에 손상을 주지 않고 흡수할 수 있는 유일한 물이다.

어떠한 물을 마셔야 하나? 물을 제대로 알고 먹자.

우리가 마시고 있는 물속에는 미네랄이 들어있다.

물속에 녹아있는 미네랄은 인간이 먹어서는 안 되는 광물질(무기미네랄=흙)이다.

물을 마시면서 영양분을 먹는다고 생각해 온 사람은 아마 깜짝 놀랄 것이다.

정확히 표현을 하자면 물속의 미네랄은 무기 미네랄이고, 식물 속의 미네랄은 유기 미네랄이다.

철분이 필요하다고 해서 녹이 슨 못을 빨아먹지는 않는다.

대신에 철분이 많이 든 깻잎을 먹어야 보강이 될 것이다.

이와 같이 유기, 무기형태의 미네랄의 뜻을 구별하지 못한다면 증류수가 왜 자연의 생명수가 되는지를 이해할 수가 없다.

어린 시절을 시골에서 살아본 사람이라면 모두들 이런 경험이 있을 것이다.

우리는 빗물을 옹기그릇에 받아서 밥도 하고, 소 죽을 끓이며, 모든 음용수를 빗물로 사용해왔다.

하늘에서 떨어지는 빗물이 바로 증류수이다.

대기오염이 되지 않았을 때의 빗물은 깨끗한 증류수인 것이다.

오염되지도 않고 약품처리도 하지 않은 빗물을 음용수로 사용했을 때는 지금과 같은 만성질환은 거의 없었다.

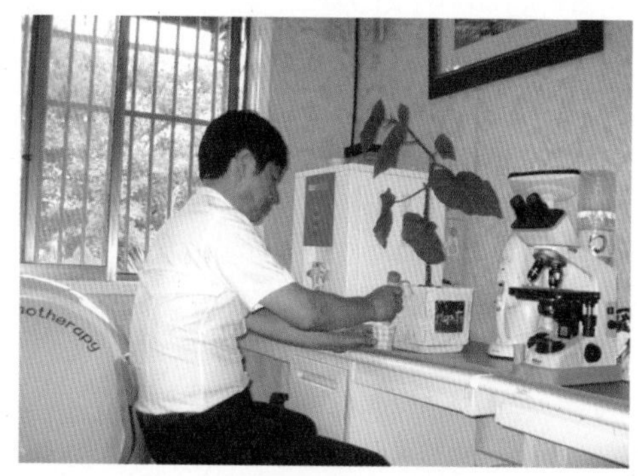

'음용수 속에 무기미네랄 검사'를 하고 있는 정영섭원장

(1) 먹어서 약이 되는 미네랄 : 유기미네랄

우리가 늘 밥상에서 먹고 있는 모든 음식에는 유기미네랄이 포함되어 있다. 이것은 식물이 태양의 광합성작용을 통하여 무기미네랄을 유기미네랄로 변화시킨 것이고, 분자구조상 탄소가 들어있는 물질이다.

식물만이 태양의 에너지를 이용해서 무기미네랄(흙)을 유기미네랄로 만들 수 있다.

동물은 어떠한 형태로도 물속 무기미네랄을 체내로 흡수시킬 수가 없다.

식물이나 동물의 몸속에 포함된 유기미네랄의 형태를 통해서만 동물이나 인간에게는 미네랄의 체내흡수가 가능하고, 이것이 곧 영양소로 작용하게 되는 것이다.

무기미네랄의 형태로는 동물이나 사람의 체내에서는 돌이나 몸에 쌓이는 불순물 덩어리에 불과하다.

(2) 먹어서 독이 되는 미네랄 : 무기미네랄(돌가루=흙)

흙이나 물속에 들어있는 생명이 없는 광물질로 분자구조상 탄소와 결합이 되어 있지 않는 원소로 구성되어 있거나, 탄소와 금속원소의 형태로 구성되어 있는 경우가 대부분이다.

이런 물질들은 동물과 사람의 체내에 흡수되지 못하고 결정체로 잔재하여 말초 혈관을 굳게 만들어 혈액순환 장애를 유발시키고 각종 장기에서 결석을 만들기도 한다.

예를 들면 신장결석, 방광결석, 담석, 요로결석 ……

(3) 일상생활에서 쉽게 볼 수 있는 무기미네랄의 실례

· 식기건조대 밑면에 하얗게 백색 침착이 되어 잘 닦여지지 않는다.

· 가습기 부란자에 미네랄의 침착으로 분사가 잘 되지 않고 고장이 자주 난다.

· 모든 건물 속에 묻혀 있는 수도배관이 이런 고형물질의 침착으로 막혀 물 공급 이 잘 되지 않고 부식이 되어 결국 교체를 해야 한다.

· 자동차 윈도 브러쉬가 분사 노즐이 막혀 제대로 기능을 하지 못한다.

순수한 물 '증류수'에 대한 잘못된 오해

현대의학에서는 순수한 물 '증류수'에 대해 제대로 연구하고 임상실험을 하지 못하여 미네랄이 없어 나쁘다, 유익한 미네랄을 뺏는다, 심장질환 발병률이 높아진다, 산소가 없어서 죽은 물이다, 인체의 산성화를 가져온다, 설사한다 라는 오해를 하고 있다. 그러나 본 연구소의 환자 체험 수기를 보면 증류수의 진실을 알 수 있다.

순수한 물 '증류수'에 대한 진실

(1) 물이 가지고 있는 미네랄은 무기 미네랄이다

우리 몸이 필요로 하는 미네랄은 유기미네랄로 같은 음식을 통해 충분히 섭취될 수 있으며, 물에 있는 미네랄은 무기미네랄, 곧 비활성 미네랄로 오히려 인체에 좋지 않다.

(2) 인체에 유익한 미네랄은 보존 된다

증류수는 인체의 건강과 관련된 매우 중요한 두 가지 기능을 가지고 있는데 하나는 무기 광물질이 체내로 들어가는 것을 방지하며 다른 하나는 체내에 쌓인 무기 광물질을 배출 시킨다.

인체의 세포는 항상성 작용에 의하여 신진대사에 필요 되는 활성 미네랄은 흡수 보존하고 인체에 해를 주는 비활성 미네랄은 흡수하지 않는다.

(3) 오염된 연수에 해당되는 말이다

세미나에서 말하기를 '경수지역 사람보다 연수를 마시는 지역의 사람에게서 심장마비 사망자가 더 많이 나타났으며 연수는 구리나 납으로 된 수도관이나 납땜한 수도관을 거치면서 치명적인 미네랄이 많이 녹아들게 되며 경수보다 금속관을 부식시키기도 한다.

또한 연화된 물은 식물이나 화초의 성장을 방해하는데 연화과정에서 추가된 소금성분 때문이라는 것이 확인 되었다.

(4) '증류수 섭취 = 설사?', 문헌적 근거가 없다

교과서적 검증 없이 초등학교 시절부터 선생님이 그렇게 말씀하신 것만 듣고 교수가 되어도, 의사가 되어도, 박사가 되어도 그렇다고 믿어 버린 것이다. 현재 이미 증류수만을 수십 년 이상 마신 가족과 수십 명의 체험 사례에서도 이러한 사실은 발견되지 않았다.

(5) 증류수는 공기 노출 시 페하가 낮은 물이 된다

증류수가 수소 이온 농도(ph)가 낮으므로 인체의 산성화 경향을 가져온다는 것인데, 증류수와 같이 물의 순도가 높은 물은 페하(pH)7 인데 이것이 공기에 노출되면 물에 잘 녹는 탄소가 희석 되면서 탄산이 생기게 되어 페하가 낮은 물(pH5.6-5.8)이 된다.

(6) 물을 끓여도 물을 구성하는 산소는 소진되지 않는다

물은 아무리 끓여도 물을 구성하는 산소는 소실되지 않는다.

단지 물속에 부유물질 때문에 산화작용의 일환으로 스며드는 산소는 끓이는 과정에서 달아나므로 오히려 좋은 것이다.

순수한 물 '증류수'에 대한 도서 소개

The Choice Is Clear라는 원명의 책은 수년 사이에 100만부이상이 보급되었으며, 천혜의 물! 최선의 선택이란 표제로 출판되어 전 세계인들에게 건강한 물을 소개하고 있다.

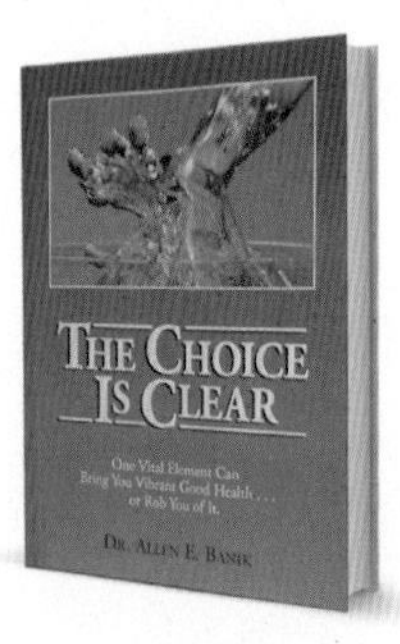

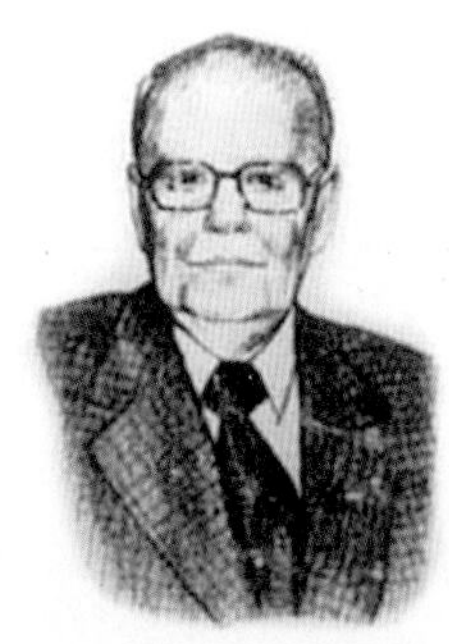
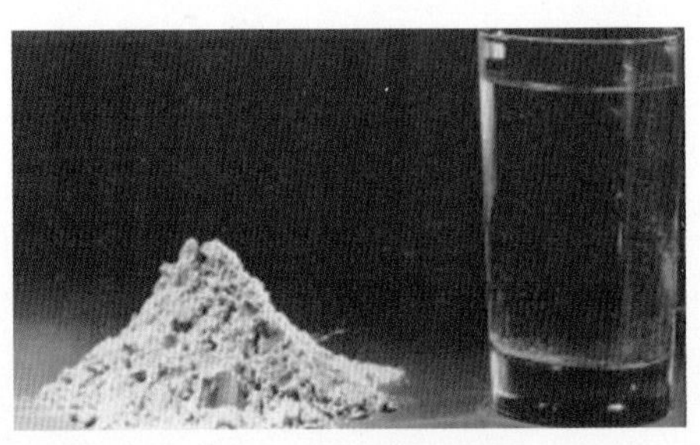

순수 자연수인 증류수를 섭취하면 당신의 건강지수가 올라갑니다!
'활력이 넘치는 건강, 인생의 새로운 출발이 여러분들을 기다리고 있습니다'

순수 자연수인 증류수를 섭취하면 당신의 건강지수가 올라갑니다!
'활력이 넘치는 건강, 인생의 새로운 출발이 여러분들을 기다리고 있습니다'
우리가 수돗물을 마시든지 아니면 우물 물과 샘물의 생수를 마시든지 우리는 일생동안 고형 물질인 무기 미네랄(inorganic minerals)을 약 450 파운드 섭취한다.
이것이 바로 인류의 적인 각종 성인병의 주요 원인 가운데 하나이며, 신이 내려주신 물! 증류수는 이 문제를 근본적으로 해결해 주는 해답이 될 것이다.
세계보건기구(WHO) 물의 기준은 증류수이며 미국과 유럽에서는 '증류수'가 가장 안전한 물로 선정 되었으며, 증류수는 선진국에서는 이미 상식이다.

증류 전에는 무기미네랄이 인체에 축적될 경우 인체의 다양한 문제를 야기 시킨다.

즉 우리가 흔히 접하는 물(수돗물, 생수 등)에는 물 이외에 다른 불순물이 섞여 있으며, 이러한 무기미네랄은 인체에 축적되어 다양한 질병을 야기 시키는 주된 원인이 된다.

증류 후 증류수는 인체에 축적된 무기미네랄 및 불순물을 배출시켜 건강을 지켜준다.

즉 증류수를 지속적으로 섭취하면 체내에 축적된 무기 미네랄이 빠져나가며, 증류수와 같은 순도가 높은 물은 건강 유지에 절대적인 영향을 주는 가장 생명력 넘치는 물이다.

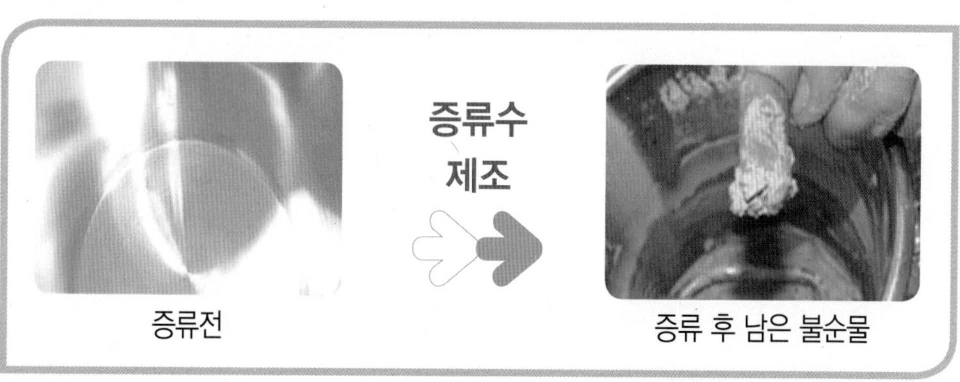

증류전

증류 후 남은 불순물

생명의 자연수 '증류수'를 마시면 건강해지는 이유

(1) 자연주의자인 브레그박사, 알렌베닉박사, 란돈박사, 알렉산드 그라함벨 박사등은 그들의 환자들에게 증류수를 음용하게 함으로써 만성질환인 고혈압, 당뇨, 관절염, 암, 비만, 통풍을 앓는 많은 환자들을 질병의 고통에서 벗어나게 했다.

특히 브레그박사는 75년동안 증류수를 음용했고, 미국전지역에 증류수 마시기 캠페인을 한 사람이다.

(2) 증류수의 역할

① 증류수는 불순물을 남기고 증발한 수증기로 만들어진 순수한 물로써 여러 물질을 끌어당기는 흡착력이 매우 강력하다.

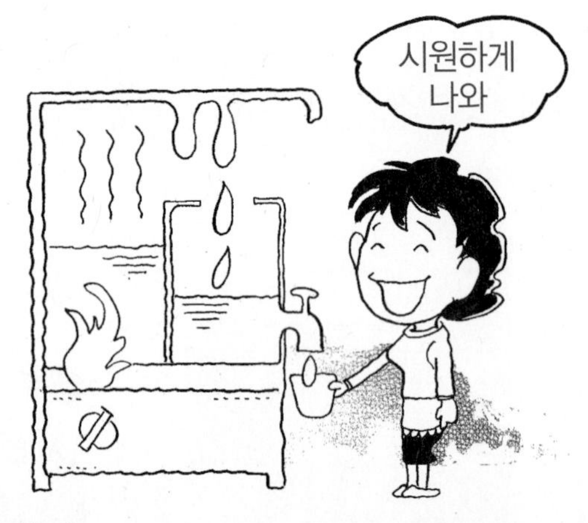

이런 작용으로 우리 몸에 생긴 여러 노폐물과 체내 독소들을 배출시키는 역할을 한다.

우리가 흔히 병원에서 볼 수 있듯이 환자 주사용액으로 사용되어지는 이유도 증류수가 순수한 물로써 세포의 기능을 원활하게 할 수 있고, 체액을 대신할 수 있는 유일한 용제이기 때문이다.

② 증류수는 음식에 들어 있는 영양소인 유기미네랄을 녹여내어 우리 몸속 구석구석, 세포와 세포사이에 공급한다.

③ 증류수는 우리 몸을 구성하고 있는 세포와 혈액, 혈관, 장기에 붙어 있는 노폐물과 독소를 녹여내어 일부는 땀으로 배출시키고, 나머지는 신장 사구체로 보내어 세뇨 관을 통해 여과시킨다.

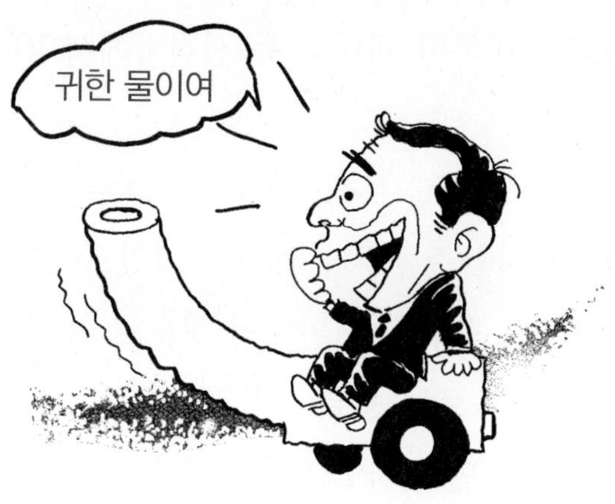

순수한 물 '증류수'를 음용수로 사용한 배경과 사례

일반적으로 주사용액과 실험실에서 사용하는 것으로 알려져 있는 증류수가 음용된 것은 과연 언제부터일까?

대표적으로 미국을 비롯한 캐나다 등 선진국에서 10수년전부터 음용되어 왔다고 한다.

미국의 데이슨 박사와 폴C 브레그 박사의 증류수 보급 운동 덕분에 미국에서는 80년대 초부터 증류수가 보편화 되었으며, 90년대부터는 미국의 일반 슈퍼마켓에서도 증류수가 판매될 정도로 널리 확산되었다.

시판되는 병 물의 매출로는 증류수가 20%를 차지할 정도로 인기가 있다.

이런 점들을 살펴본다면 설사를 한다는 등의 낭설에는 이제 더 이상의 논쟁의 가치도 없다.

최근에는 유럽과 일본 등에서도 사용되어 왔다.

우리나라의 경우에도 증류수 음용의 역사는 먼 시간을 거슬러 올라간다.

우리의 어머님들은 밥솥뚜껑에 맺힌 수증기를 모아서 아버님께 올리거나, 약한 자녀들의 기력과 원기회복을 위해 챙겼다고 한다.

부유층에서는 소주 다루듯이 물을 과열시켜 발생한 수증기를 모아 음용하였으며, 이것을 승로반이라 하며 그 역사는 한무제 이전으로 올라간다고 하니, 사실 증류수 음용의 역사는 우리 상상 이상인 것이고, 그에 비하면 미국의 이야기도 너무 가까운 시간의 일인 것이다.

현재 우리나라에도 이제는 증류수에 대한 기본적인 인식이 상당히 폭넓어지고 있음을 피부로 느낄 수 있다.

필자가 증류수를 음용하기 시작한 수년전에는 아주 많은 낭설과 선입견으로 증류수를 마시라는 이야기를 꺼내는 것 자체가 불편하고 정상이 아닌 사람이 하는 해괴망측한 소리로 들리기 쉬운 그런 상황이었다.

하지만 그때의 그런 용기로 인해 나 자신의 건강을 찾을 수 있게 되었고, 이제는 우리 국민의 증류수 마시기 운동으로 알리고 있으니 그 얼마나 다행이고, 행운인가 하는 생각이 든다.

요즘 증류수 음용에 대해 처음 듣는 이들은 대다수 이런 말을 한다.

이렇게 좋은 것이 왜 이리 알려지지 않았고, 이제서야 알게 되었냐고 말이다.

현재 우리나라의 경우, 주위를 돌아보면 일부 중산층과 기관에서도 증류수를 사용하고 있으며, 지금까지 보편적인 음용수는 아니었지만, 증류수와 인체와의 과학적인 효용가치가 인정받으면서 선진국의 상류층에서 폭발적으로 사용하고 있다.

미국 마트의 경우 물 판매량의 20%가 증류수라니, 우리만 너무 증류수를 모르고 산 게 아니냐는 생각이 들면서 적잖이 자존심도 상한다면 너무 욕심이 많은 사람일까?

미국 농무성 산하 수질학자들의 연구 결과를 토대로 하여 "물의 공해를 피할 수 있는 유일한 방법은 증류수를 사용하는 길이 최우선"이라는 내용을 공식적으로 밝히며,

우주인들이 우주선에서 먹는 물, 잠수함에서 먹는 물은 오래전부터 증류수였다면 증류수에 대한 오해가 풀리겠는지...

인체에 미치는 가치만으로도 아주 귀하지만 부가가치적인 면에서도 가장 값비싼 물이 증류수이다.

미국에서는 운동선수들에게 증류수만을 마시게 하는 것이 특별한 것도 아니다.

하지만 이렇게 미국 등 여러 선진국에서는 증류수가 음용수로 보편화 된 지도 오래 되었고, 일반 시중에서 병 물로 쉽게 구입 가능할 정도로 일반화되어 있다.

하지만 아직 우리나라에서는 증류수는 의약품, 실험용수로만 판매되어지기에 일반인들이 증류수를 음용하기 위해선 증류수기가 필요하다.

이제는 증류수를 음용해야 하는지에 대한 선택은 필요가 없다고 본다.

좋은 물, 깨끗한 물을 먹어야 하는 것은 건강을 위한 기본 전제이니 말이다.

이렇다면 우리에게는 과연 어떤 증류기를 선택해야 하는 지에 대한 과제만 남게 되는 것이다.

그럼 실제로 증류수를 음용하고 증류기가 설치되어 있는 대표적인 장소를 열거해 보기로 하자.

✚ 미국 ✚

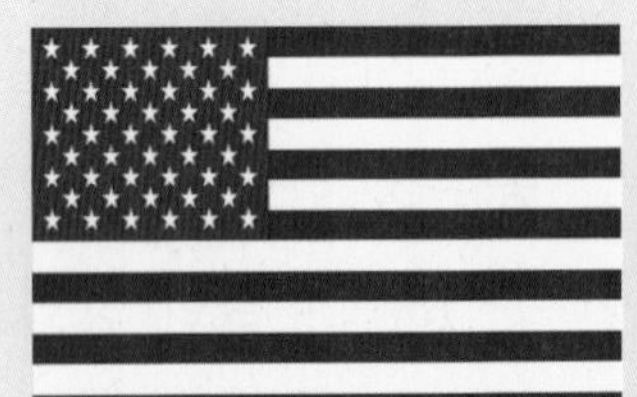

- 미국의 국무성 산하, 해외 대사관 및 영사관
- 미국 통무성과 그 산하기관
- 미국 공군 및 환경보호청
- 거버식품과 그 계열회사
- 텍사스 오일과 그 계열회사
- 필립스 석유그룹 및 웨스팅 하우스와 그 계열회사
- 미국의 유명 운동선수
- 우주선 및 잠수함의 음용수

한국

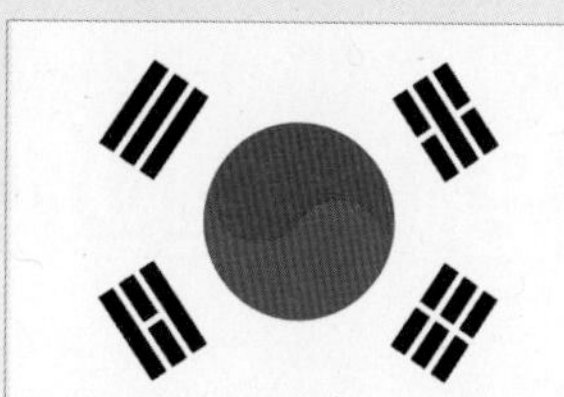

- 청와대 외국 국빈 사절용 대기실
- 웨스턴 조선호텔과 하얏트 호텔 내 주방
- 국내 일부 종합병원

이런 실례를 살펴보면서 과연 우리나라 사람들에게 증류수가 얼마나 알려지지 않았나 하는 안타까움이 든다. 청와대 외국 국빈 사절들의 대기실에는 증류수를, 아니 증류기가 설치되어 있는데 우리나라 관료들이 있는 곳엔 무엇이 있단 말인가 하고 역설적으로 생각해본다면 어떤 답을 해야 하는지...

우리 민족은 예로부터 동방예의지국이라 하여 정작 본인들은 굶더라도 손님대접은 극진히 하는 민족이 아니던가?

그럼 증류수가 정말 얼마나 질 좋고 우수한 물인지를 비교 평가할 수 있지 않겠나 싶어서 하는 말이다.

손님은 증류수를 대접하고 우리의 고급 관료들은 무엇을 마실까?

무기미네랄이 많이 든 생수를 마신다고 대답해야 하는가 말이다.

이 글을 읽는 독자들은 증류수를 음용하는 길이 건강을 지키는 기본 원칙임을 다시 한 번 더 검토해 보길 바란다.

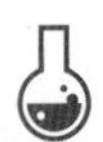

Chapter 19

생명이 살아나는 '순수소금' 치유

소금의 정의

지구의 나이는 무려 45억 살! 소금의 나이도 이와 같다고 한다.

지구의 탄생과 함께 발생된 가스 상태의 염화나트륨이 바로 소금이다.

그 염화나트륨이 태양의 힘에 의해 하늘로 올라갔다가 비와 함께 내려 암염의 형태로 또는 바다로 흘러들어 소금이 있게 하고 장구한 지구 역사의 변화 속에서 바다가 융기하여 형성된 호수염까지 채취원도 다양하다.

소금이란 짠맛이 나는 투명 결정체로서 화학식은 NaCl로 표기된다. 녹는점은 800.4℃ 이고, 끓는점은 1,400℃ 이며, 대개 투명한 정육면체의 결정으로 이루어져 있지만 불순물이 들어가면 흰색, 회색, 노란색, 붉은색으로 보일 수도 있다.

우리가 먹는 소금도 흰색으로 보이지만 실제로는 투명한 정육면체의 결정으로 이루어져 있다. 우리는 지금까지 염화나트륨 외에 칼륨, 칼슘, 마그네슘 등이 섞여 있는 물질을 통상적인 명칭인 소금으로 불러왔다.

그러나 소금의 본래 이름은 소금이 함유하고 있는 모든 불순물을 제거한 '염화나트륨(NaCl)'으로 불러야 한다.

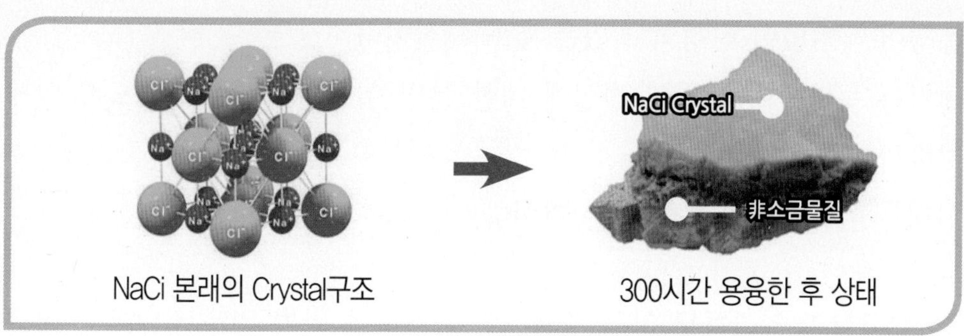

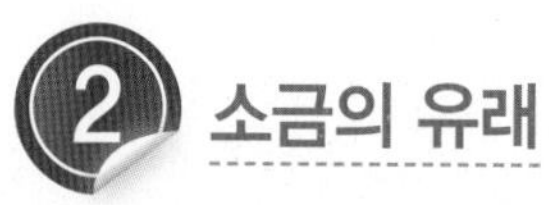

소금의 유래

(1) 우주가 만들어지고 지구가 생성되는 순간부터 여러 종류의 천연 원소 중에서 유일 하게 소금이라는 물질만이, 지구상에 생물과 인간이 존재할 수 있게 만들어준 것이다.

소금의 정체를 알지 못하면, 생명에 대한 그 어떤 해답도 찾지 못할 만큼 소금과 인 간의 생명관계는 떼어 놓고 생각할 수 없다.

대부분 사람들은 소금을 우리 식탁에서 그저 짠맛을 내게 하는 조미료 정도로만 생각하는 것이 전부이다.

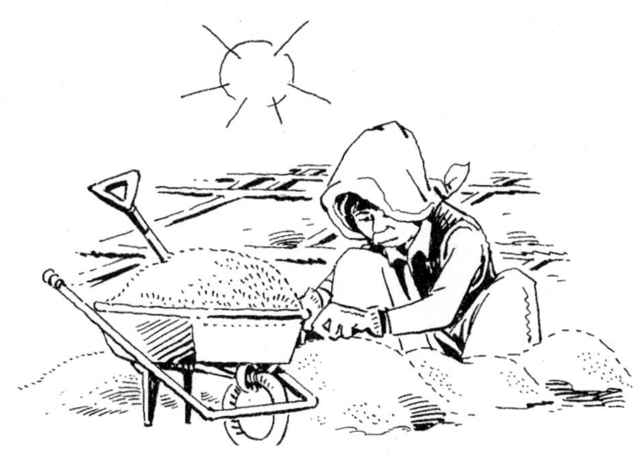

게다가 가능하면 적게 먹어야 한다는 것을 전제로 하면서 말이다.

우리 사회에서는 아직도 소금을 먹어야 하는지, 먹지 말아야 하는지에 대한 논쟁이 끊임없이 진행되고 있는 것도 사실이다.
필자는 독자들이 생명의 진실에 대한 분명한 답을 찾을 수 있도록 쉽게 기술하고자 한다.
선택은 여러분들의 몫이 되는 것이다.

(2) 지구상의 인간들은 아주 오래전부터 소금을 얻기 위해서 많은 노력을 해왔다. 그런 흔적들은 각 나라마다 제 각각의 모습으로 찾아볼 수 있다.

선사시대에는 해양도시를 중심으로 교역이 활발하게 이루어졌는데, 이런 도시들은 소금을 생산해 주위 여러 나라에 팔아 이익을 얻은 것이었다.
로마시대에는 병사들에게 봉급을 소금으로 주었다.
실제로 베네치아는 소금을 팔아 부자가 된 나라이다.
고대 그리스 사람들은 소금으로 노예를 샀으며, 가난한 사람들은 소금을 얻기 위해 자기 딸을 팔았다는 이야기도 있다.
인간들은 농경생활을 하면서 식물에서 모든 양식을 얻었고, 식물 속에 들어있는 많은 칼륨을 섭취하게 되면서 몸의 전해질 균형을 맞추기 위해 소금이 추가로 필요하게 되었다.
우리 조상들도 음식의 부패를 방지하고 오랜 기간 동안 보관하고 먹을 수 있게 하기 위해 소금을 넣지 않은 음식이 거의 없다.
어릴 적 시골에 살 때 밤새 잠을 자다가 오줌만 싸면, 아침이면 옆집에 가서 소금을 얻어오게 할 정도로, 소금은 귀한 것이기도 했지만 소금의 효능 가치 또한 우리 조상들은 더 잘 알고 있었다는 것이다.
바닷물이 왜 썩지 않을까?

바닷물에 소금이 없다면, 인간은 절대로 생명을 유지할 수가 없다.
자연의 신비로움에 인간들은 고마움을 모르고 살아가고 있다.
아직도 인간들은 바닷물에 소금이 왜 존재하는지 그 가치도 알지 못하면서, 그저 신비로워할 따름이다.

3 소금의 종류

현재 시중에는 다양한 종류의 소금이 판매 되고 있다.
관심도천일염, 죽염, 구운 소금, 맛소금, 정제염, 특수 첨가 염, 순수소금 등 얼마 전에는 귀족소금이라는 명칭으로 백화점에서 없어서 못 팔았다는 소금까지...
하지만 소비자들은 소금에 관한 정확한 지식도 없을뿐더러 사실 관심도 없다.
그저 짠맛을 내는 물질로 음식 조리 시 맛을 내는 정도로만 생각하며 무조건 가능한 적게 먹어야 유식한 것 인양 소금을 꺼려하며 살고 있다.

(1) 천일염

소금은 성질상 끌어당기는 힘이 강력하다.
소금이 바닷물 속에 존재하는 어떠한 오염물질이라도 흡착하기 때문에, 바닷물이 썩지 않고 존재할 수 있는 것이다.
바닷물이 요즘처럼 오염되지 않았을 때에도 우리 조상들은 염전에서 소금을 채취해서 그것을 그대로 식용으로 사용하지는 않았다.
가정마다 소금 정제 공장이 있었던 것이다.

가정에서 흔하게 보았던 장독대가 소금정제 역할을 한 것이다.
소금에 불순물로 들어있는 간수, 무기미네랄, 가스, 중금속 등 인체에 해로운 물질을 제거하기 위해서 수년이상 묵혀 두었다.
오랜 세월 묵혀 두면 간수나 가스는 일부 제거 될 수 있으나, 만성질환의 원인이 되는 무기미네랄과 중금속과 가스는 남아있다.
오랜 기간이 지나면 지날수록 깨끗한 소금이 만들어진다는 지혜를 우리 선조들은 잘 알고 있었던 것이었다.

(2) 그릇에 구운 소금

천일염을 가지고 그릇에 담아 볶으면 지독한 냄새가 난다.
옛날, 스님이 절간에서 소금을 볶다가 가스에 질식되어 죽은 사람도 있다하질 않는가.
그만큼, 소금에 들어있는 가스성분은 사람을 죽일 수 있을 만큼 무서운 독가스이다.

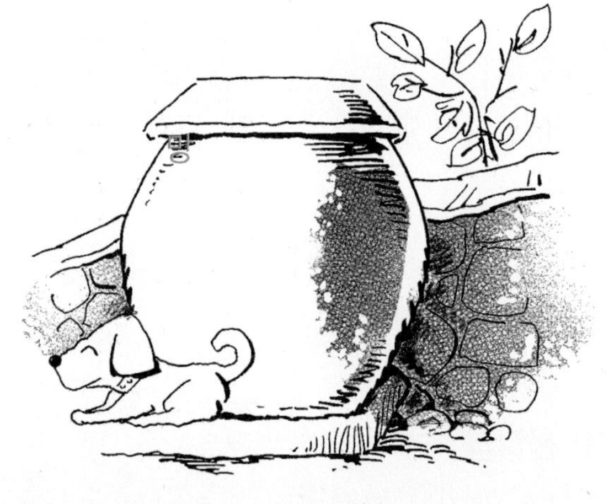

유태인 학살용으로도 소금의 독가스를 사용했다면 믿을런지.
가스성분만 제거해도 천일염보다는 소금의 질이 훨씬 향상될 수 있다.
하지만 무기미네랄과 중금속은 고스란히 남아 있는 상태로 음식용으로 사용 할 경우 체내에 축척 될 수밖에 없다.

(3)죽염

시중에서 고가로 시판 되고 있을 정도로 많이 알려져 있는 소금이 죽염이다.
그만큼 오랜 기간 동안 죽염이 만들어져 보급되어 왔다.
죽염으로도 현대의학으로 고치지 못한 많은 환자들이 임시나마 만성질환의 고통에서 벗어날 수 있었다.
죽염을 만드는 과정이 대나무속에 천일염을 넣고 황토로 봉한 다음 고온에서 아홉 번을 구운 소금으로, 소금정제 방법 중에서는 좋은 소금으로 평가받고 있다.
그런데, 여기에서 가스나 간수성분은 어느 정도 제거가 되지만, 소금 분자에 붙어 있는 무기미네랄이나, 중금속은 소금과 함께 대나무속에서 결합되어 남아 있기에, 안전한 소금으로 평가 받기에는 아쉬운 점이 많다.
결국 이런 무기미네랄이나 중금속이 신체 내에 장기간 축적이 되면 만성질환의 원인이 되기 때문이다.
지금도 소금에 대해 꾸준한 연구가 진행되고 있다.

(4)순수소금

소금정제 방법 중에서 지금까지 알려진 것 중에서는 품질이 가장 우수한 것으로 평가 받고 있다.
이 순수 소금의 정제방법은 상온 1천도의 특수로에서 녹여 낸 소금으로, 소금 속에 들어있는 유해물질인 무기미네랄, 중금속, 간수, 가스성분을 완벽하게 제거할 수 있는 방법이다.
세계에서도 유일하게 국내에서만 몇 군데서 생산되고 있다.
정제과정이 까다롭고 복잡한 부분도 있는 것이 사실이다.

고 순도의 소금을 만드는 과정에 제조비용이 많이 들어 갈 수밖에 없다.
필자도 순수소금을 많은 환자들에게 권하고 있다.
순수소금의 원재료는 천일염을 사용한다.
천일염을 사용해 1천도에서 100시간이 지나면, 상층부분에서는 독한 가스성분은 날아가고 유리처럼 투명한 액체가 눈에 보인다.
아래층 부분에는 비중이 무거운 유해물질이 가라앉는다.
여기에서 이 상층 부분만을 분리하여 여러 공정과정을 거쳐 만들어 낸 것이 바로 생명이 살아나게 하는 순수 소금이다.

4 순수소금의 의미와 판별하는 방법

(1) 순수소금 정제방법

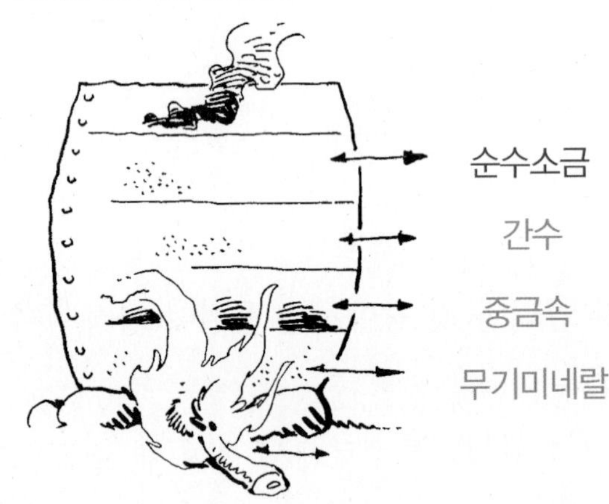

(2) 볶아보면 알 수 있다.

순수한 소금과 오염된 일반소금을 가스 불에 볶아보면, 순수한 소금은 냄새가 나지 않고 소금 색깔도 전혀 변하지 않는다.

이에 반해 일반 소금은 방문을 열어야 할 정도로 지독한 냄새가 나며, 색깔이 노란색, 검정색으로 변한다.

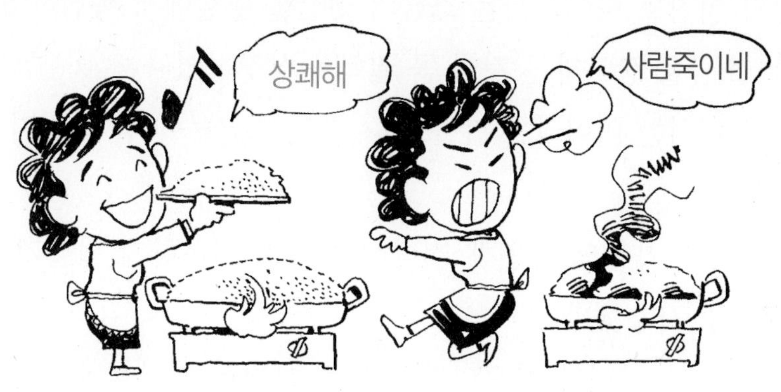

(3) 소금을 증류수에 녹여 보라.

순수한 소금을 증류수에 녹이면, 신기하게도 투명한 증류수 색깔 그대로이며 불순물이 전혀 보이지 않는다.

일반 소금은 뿌옇게 혼탁이 일어나고 오랜 시간두면, 밑바닥에 불순물이 가라앉는 것을 볼 수가 있다.

순수소금을 제외한 모든 소금은 불순물이 포함되어있다.

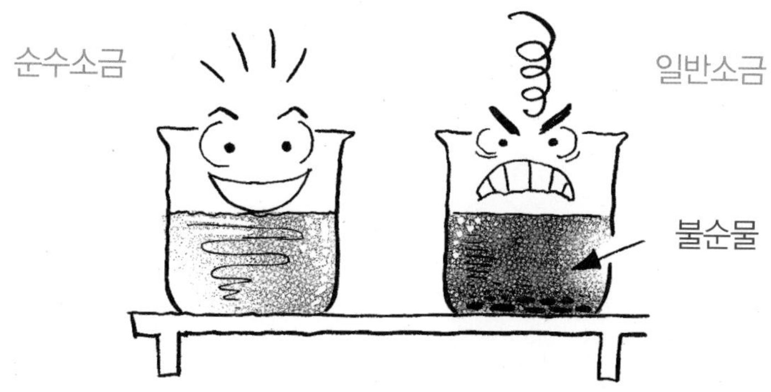

역사적 근거로 본 소금의 중요성

페르시아와 이집트 사이에서는 소금의 생산을 왕실에서 독점하였는데 이 당시 에는 소금을 장악하는 것이 곧 권력을 상징하였다.

고대 이집트에서는 미이라를 만들 때 시신을 소금물에 담가 썩지 않게 하였다.

이스라엘에서는 가뭄으로 인해 척박해진 땅을 비옥하게 만들기 위해 소금을 비료처럼 사용했다.

고대에는 산모가 아이를 낳으면 소금으로 문질러 피부를 단단하게 하고 병균으로부터 보호하도록 하였다.

고대 로마나 그리스에서는 소금이 병사들의 봉급으로 지급되었으며 화폐로도 사용되었다.

고대 중국에서도 세금을 소금으로 내었다는 기록이 있다. (중국 한나라 기원전 2070년~1600년)

소금의 인체 內 역할

사람은 음식 없이도 꽤 오래 버틸 수 있지만 소금과 물 없이는 며칠을 버텨내기 힘들다.

물만큼이나 우리 몸에 꼭 필요한 물질이 바로 소금인 것이다. 소금은 우리 몸에서 여러 가지 생명 유지 기능을 수행하는데 대표적인 것이 세포막 전위차의 유지, 체액의 삼투압 유지, 신경세포의 신호 전달, 영양소 흡수 등이다.

그리고 소금은 체세포가 밀어낸 노폐물을 흡착하여 배설하는 기능을 수행한다.

따라서 소금의 주성분인 염소와 나트륨 농도의 정밀한 조절은 인간의 생존과 건강에 지대한 영향을 미친다. 이처럼 소금의 적절한 섭취는 매우 중요하다.

적정 소금 섭취량에 대해서는 지금도 전문가들 사이에 의견이 분분 하지만 현재 세계보건기구(WHO)에서 권장하는 하루 섭취량은 5g이다.

그러나 이 양은 모든 사람에게 평균적인 양이라기 보다는 물 섭취량, 기후, 지역, 운동량, 건강상태 그리고 먹는 식품의 종류에 따라 증가 요인이 많아질 수 있다.

 소금의 구성 성분

소금은 염화이온과 나트륨이온으로 구성된다. 40%의 나트륨이온과 60%의 염화이온이 결합해서 소금이 된다.

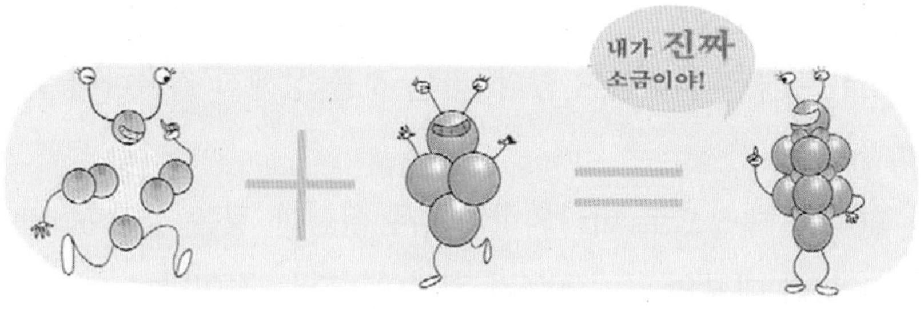

따라서 염화나트륨 1g에는 나트륨이온 400mg과 염화이온 600mg이 균형을 이루며 붙어있고 몸속에 들어가면 곧 바로 분해되어 흡수된다.

나트륨이온은 주로 혈액 속에 머물러 혈액과 함께 온 몸을 돌며 주로 세포의 삼투작용에 관여를 한다.
염화이온은 몸속에서 나트륨이온과 분해되지만 나트륨이온을 따라다니며 삼투압을 조절하고 몸의 균형을 유지하는 기능을 한다.
특히 염화이온은 음식의 소화기능에 관여하여 염화이온 부족은 소화불량에 걸릴 위험이 높다.

8 소금의 무해론(無害論)

소금 무해론은 가설에 불과한 소금 유해론적 입장에서 밝히지 못한 非소금물질의 건강 폐해를 바로잡아 놓은 것이다.
1983년 뉴욕 병원 협의회 「Health」(건강잡지)에서 '소금을 줄이는 것은 효과가 없다.' '소금을 먹어라, 해롭지 않다.'
'일반 사람들에게 소금을 줄이는 것은 어떤 과학적 근거도 없는 것이다.'
'음식에서 소금을 줄이는 것은 의미가 없다.'
「Health」에서는 건강한 사람에게 저염도 식사는 아무런 의미가 없으며 결론적으로 '소금은 유해하지 않다' 라는 것을 상세히 기술하여 알리고 있다.
고혈압 환자를 대상으로 미국의학계에서 실험한 것은 상당한 오류가 있었는데 그 실험 대상의 80~90%가 흑인이었다는 점이다.
아프리카에서 온 흑인들은 열대성 체질로 당분이나 신 음식을 원하는데 반해 노예로 끌려와 육류를 많이 섭취하다 보니 소금의 양은 자연히 늘어날 수밖에 없고 이러다 보니 과다한(흑인 입장에서는)소금 섭취로 인해 심장이 나빠진 것이다.
뉴욕 Cornell대학 의학센터의 '락락크' 박사의 연구팀의 연구에 의하면 미국의 고혈압 환자 수는 약 5천만 명인데 이들 모두가 소금을 적게 먹어야 한다는 과학적 근거는 어디에도 없다고 단언했다.
'고혈압 환자의 30%(특수한 환자)는 소금을 줄여야 하는 경우지만 그 외의 70%의 환자는 소금을 적게 먹으면 오히려 병세가 악화된다는 것이다.'
미국 오리건 주 포틀랜드 의과대학 교수인 '래빗 마크 카론' 박사를 중심으로 한 연구진이 전 미국인 중 10,372명의 식생활과 건강상태를 연구한 결과, '고혈압은 염분의 과다섭취로 일어나는 것이 아니라 "칼슘"의 부족으로 일어나는 것이다.' 라고 발표했다.
혈압이 높은 사람은 정상적인 사람에 비해 칼슘이 '19.6%' 부족한 것으로 판명되었다.
링게르 주사를 개발한 '에스 링게르' 박사의 연구를 살펴보자.
개구리 해부를 통한 심장운동력을 연구하면서 증류수에 천일염 소금을 0.9% 타서 만든 게 링게르다. 이러한 결과를 얻기까지 무수한 실험을 통해 식염수의 염분농도 0.9%를 발견하였고 이는 현대의학에 없어서는 안 될 0.9% 식염 링겔을 탄생시킨 것이다.
"국제심장학회"가 세계 52 지역에서 1만 명을 대상으로 '인터-솔트' 연구가 있었다.
24시간 소변을 받아 뇨(尿)중 소금 배설량을 검사해보니 소금과 혈압과는 아무 관계가 없는 것으로 나타났다고 한다. 따라서 소금과 혈압과는 아무 관계가 없다고 보는 것이 맞다.
좋은 소금은 우리 인체 내에 0.9% 있어야 하고 인간은 1일 12g~30g의

염분을 섭취하는 것이 적당하지만 이를 수치적으로 규정하는 것은 어쩌면 현대과학의 오류일 수도 있다.

따라서 순수소금 즉, NaCl과 함께 섞여 있는 非소금물질의 체내 역할을 파헤치지 못한 소금 유해론자들의 주장은 허구였으며, 더욱이 소금섭취량의 과다가 질병의 원인이 된다는 보이지 않은 이익단체들의 주장은 자신들의 이익추구를 위한 가설일 뿐이라는 것은 알아야 하겠다.

소금에 대한 잘못된 처방들

소금은 인체의 필수성분이다. 산소, 물, 소금, 칼륨순서로 이 물질들은 인체의 생존을 좌지우지한다. AD 75년에 과학자요 역사가였던 로마 귀족 플라이니(Pliny)는 소금을 가리켜 '가장 뛰어난 치료제' 라고 불렀다.

체내 소금의 27%는 크리스털 형태로 뼈에 저장되어 있는데 소금 크리스털은 뼈의 강도를 높이는 역할을 한다고 알려져 있다. 따라서 인체에 소금이 부족하면 골다공증이 생길 위험이 높아지고, 혈액에 염화나트륨이 부족하면 뼈에서 유리시켜 공급받는다.

한편 순수소금 즉 염화나트륨이 아닌 각종 유해 중금속이 함유된 소금을 건강의 寶庫인양 정설화 하여 의료계와 학계 그리고 미디어가 앞 다투어 선전하는 바람에 소금의 본래 건강기능을 상실해 버리고 말았다.

체내 정상적인 생리활동을 위해서는 수분균형(Water balance)과 함께 염분균형(NaCl Balance)이 반드시 이루어져야 만이 생명이 유지되고 건강해질 수 있다.

소금 속에 80여 가지의 미네랄이 있다는 말 자체야말로 허구 중에 허구이다.

따라서 우리는 이제 순수소금과 非순수소금을 구별할 줄 아는 혜안이 필요하다 하겠다.

10 현대의학과 과학은 소금에 대해 얼마나 무지한가

밥 한 끼라도 싱거운 반찬으로 식사한다면 구역질이 나서 먹지 못하게 만드는 것이 소금인데, 현대의학과 과학은 소금에 대한 깊은 연구를 하지 않고 있다.

소금과 생명의 관계는 보편적인 관념으로 판단하면 절대로 인간의 병을 고칠 수가 없다.

현대의학에서 특히 고혈압환자나 심장질환, 심부전증환자는 엄격히 나트륨을 줄여야 한다고 야단법석이다.

그렇다면 나트륨을 줄여서 근본적인 병을 고칠 수가 있었던가?

똑같은 종류의 음식이라도 몸에 도움이 되는 식품이 있는가 하면 해가 되는 식품도 있다.

소금도 해가 되는 소금이 있고 건강을 유지하는데 필수적으로 일정량을 섭취해야 하는 소금도 있다는 연구는 왜 하지 않는가?

무조건 해가 되는 소금을 저염식으로 먹게 하면서 소금의 탓만 하고 있는 것이 현대의학의 형태이다.

바다의 천일염을 순수한 소금으로 정제하지 않고 먹으면 담배보다 유해한 독성을 매끼마다 흡수하고 있음이 검사에서 정확히 드러나게 될 것이다.

소금이 담배보다 유해하다는 연구는 역사상 밝혀낸 바가 없다.

소금 속에 들어있는 유해한 독소를 제거한 순수한 소금은 아무리 먹어도 인체에 해가 되지 않는다는 사실이 본 연구소에서 여러 환자의 임상체험으로 이미 확인되었다.

소금을 많이 섭취해서 고혈압에 영향을 주었다는 견해는 단지 추측에 불과하며, 그것도 독이 있는 소금을 섭취 했을 때의 주장이다.

현대의학에서 인간의 몸은 소금의 농도가 0.9%라고 정해놓고 생리식염수도 0.9%에 맞추어 링거로 사용하고 있다.

과연 인간의 몸이 요구하는 소금의 농도가 0.9%일까?

의문을 가지고 환자나 일반인들을 조사해보기를 권한다.

건강에 아무런 문제가 없는 사람의 경우 소금농도가 1.5%이상이 많이 나온다.

우주생명의학 연구결과 **고혈압이나, 당뇨병 환자의 경우 소금의 농도는 0.5%정도로 극심하게 떨어져 있음이 밝혀졌다.**

즉 소금의 농도와 질병과의 관계가 밀접하게 연관되어 있음이 이미 밝혀졌다.

우주생명의학 연구결과 소금이 고혈압과 당뇨를 유발한다는 근거가 없음이 본 연구소에서 사실로 밝혀졌다.

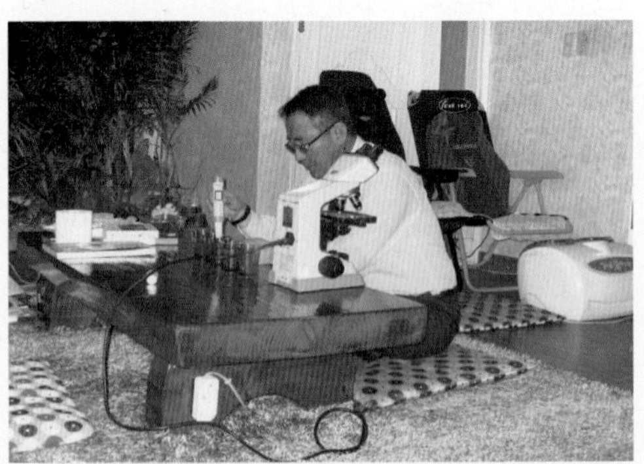

'만성질환 환자 소변의 소금 농도 검사'를 하고 있는 박남철원장

고혈압과 당뇨가 없는 사람의 경우 순수소금을 하루에 12g이상 섭취하게 하여 1주일 뒤에 소금의 농도를 측정한 결과 1.2-1.6이상으로

상승되는 현상이 나타났다.

반면 고혈압이나 당뇨가 있는 환자의 경우는 0.5-0.8로 더 이상 상승되지 않는 다는 결과가 여러 차례의 실험으로 나타났다.

좀 더 심도 있은 연구결과를 설명하자면 고혈압과 당뇨의 원인이 소금이나 특정한 음식에 기인된 것이 아니라 뇌간(brain)의 중추신경계에서 비정상적인 문제가 발생된 것에 기인한다는 것이 밝혀졌다.

고혈압이나 당뇨의 지병이 있는 환자는 아무리 많은 소금을 섭취해도 소금(NaCl)을 흡수하여 인체의 세포에 적정량의 농도를 유지하게 하는 대사기능이 떨어짐으로써 발병한다는 것이 확인되었다.

우주생명의학 연구결과 고혈압과 당뇨환자에게 평생 동안 약으로 병을 유지하면서 합병증으로 인한 다른 질환으로까지 진행되는 치료법에서 이제는 벗어나야 한다.

우주생명의학 연구결과 근본적인 해결책은 뇌(brain)에 있다

뇌의 중추신경계를 비정상적으로 만드는 인자를 제거하면 그날부터 약을 중단할 수가 있다.

바다의 소금농도는 평균3.5%이상으로 보고 있다.

현대의학에서 정해놓은 0.9%는 어떤 기준에서 나왔는가?

0.9%는 인간이 생명을 유지하는 최소한의 필요한 농도이지 적정한 농도가 아님을 본 연구소에서 밝힌다.

소금농도 기준치는 건강한 사람만 한 그룹으로 해서 데이터를 만들어야지 건강한 사람과 건강하지 않는 사람을 합해서 평균값을 만들면 분명한 오류가 생긴다.

페스트, 천연두, 최근에 메르스 등 지구상에 인간이 존재하면서 원인 모

를 전염병으로 수많은 생명이 목숨을 잃었다.

그런 결과는 소금의 농도가 높은 사람은 살았고, 농도가 낮은 사람은 사망했다는 것이다.

다시 말하면 우주생명의학 연구결과 **소금의 농도가 면역체계에 결정적인** 작용을 했다는 것이다.

현대과학은 이제 와서 소금을 적게 먹으면 오히려 면역기능이 떨어진다는 연구를 하고 있다.

소금은 단순히 음식의 간을 맞추고 전해질의 기본적인 원소로 생각하면 질병의 근본원인에 접근하기가 어렵다.

소금이야말로 간에서 수 천 가지의 효소를 만들어내는 원료이기에 생명을 유지하는데 없어서는 안 되는 필수적인 식품이고, 건강하게 살고자 하는 인간이라면 2.0이상의 소금농도를 유지해야 면역체계에 정상적인 작동이 될 것이다.

본 연구소에서 개발한 소금은 단순한 소금이 아니다.

생명을 살리고 지구를 살리는 유일한 대안인 순수소금이다.

소금 만드는 공정이 까다롭지만 먹어본 사람만이 **"과연 먹어보니 다르다"** 몸으로 느낀다.

무슨 논쟁이 필요한가?

가정마다 순수소금으로 음식을 해서 먹으면 감기는 물론 병원 갈 일이 별로 없을 것이다.

소금을 적게 섭취하면 심혈관 질환 증가 연구 결과

미국 고혈압협회 창립멤버이자 미국 내과협회 회원인 맥캐런 교수는 뇌가 소금섭취취량을 결정한다는 연구를 발표, 나트륨 줄이는 것은 비과학적이라 발표했다.

"소금의 하루 적정 섭취량은 7.1~13.9g"이라 주장하면서 "지금까지 소금 섭취량을 결정할 때 혈압을 많이 고려했는데 앞으로 혈압보다는 다른 지표를 이용해 결정해야 한다"고 발표하였다.(2014, 전남 소금박람회 소금 심포지엄)

맥커런 교수의 연구 결과는 지난해부터 미국, 유럽 등 학계에서 소금 논쟁이 더욱 심해지면서 세계적으로 건강에 좋은 소금의 수요가 늘고 있다는 중요한 시사점을 던져 주었다.

음식에 독소가 있다

순수소금은 음식에 독소를 제거하는 능력이 있다.

독소가 들어 있지 않는 음식을 선별해서 섭생하기란 쉬운 일이 아니다. 80-90%이상 음식에는 독소가 들어 있기에 독소 제거하는 방법이 있다.

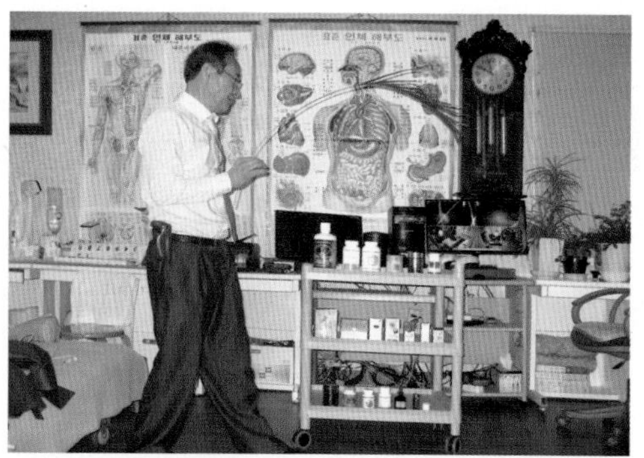

'우주생명의학적으로 건강기능식품에 독소 유무'를 체크하는 김영묵연구원

그 방법은 각종 채소를 요리할 때는 순수소금으로 간을 맞추고, 익

힌 육류나 생선은 순수소금으로 찍어 먹고, 술을 마실 때는 순수소금을 약간 첨가 하면 된다.
순수소금으로 입에 들어가는 모든 음식에 들어 있는 독소를 간단히 처리할 수 있다.
순수소금 외에 일반 소금은 독소 제거하는 능력이 없다는 것을 본 연구소에서 밝혀냈다.

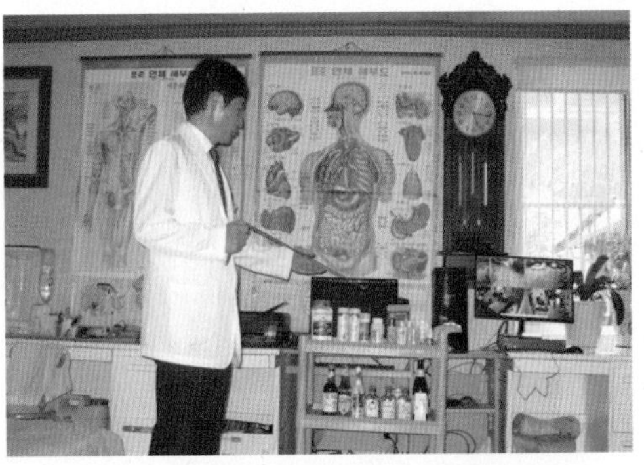

'우주생명의학적으로 주류, 소금류 등에 독소 유무'를 진단하는 정영섭원장

Chapter 20

창조주가 주신 생명이 살아나는 알곡인 '1분도 현미잡곡'

왜 자연식에 눈을 돌려야 하는가?

(1) 미국 상원 보고서에서는(1977년) 현대인의 문명병(성인병)을 예방하고 치료하기 위해서는 20세기 초의 식단으로 돌아가라고 정리하고 있다.

가까이 일본의 아보면역학의 아보도오루 교수는 암을 고치는 4대 항목을 다음과 같이 이야기한다.

첫째, 스트레스가 많은 생활을 피한다.
둘째, 암의 공포로부터 벗어난다.
셋째, 면역력을 억제하는 치료를 받지 않는다.
(수술, 항암제, 방사선 치료)
넷째, 적극적으로 부교감 신경을 자극한다.

여기서 첫째, 둘째, 셋째는 쉽게 이해가 갈 것이다.
그럼, 대부분의 사람들은 부교감 신경을 자극하는 방법이 무엇인가라고 의문을 제기할 것이다.

방법은 간단하다. 부교감 신경은 침, 뜸 등의 자율신경 면역요법이 있으나 자기 자신이 스스로 할 수 있는 것으로는 현미나 식물성 섬유가 많이 들어 있는 식품을 중심으로 한 식생활을 실천하는 방법이다.

왜냐하면, 부교감신경은 음식을 먹음으로써 장관을 자극하고 활성화시키기 때문이다.

"음식의 섭취" 과연 어떤 음식을 선택할 것인가?

요즘처럼 풍족한 먹거리의 홍수 속에서 좋은 음식을 선택하기란 결코 쉬운 과제는 아닐 것이다.

답을 먼저 말하자면 가능한 한 제대로 된 식품을 먹어야 한다.

현미처럼 영양가가 온전한 곡류, 채소, 해조류, 유전자 조작을 하지 않은 식품, 식물성 기름, 조리를 최소화 해 음식 고유의 맛과 향을 그대로 느낄 수 있는 식품 이런 것들이 제대로 된 식품들이다.

세대와 나이를 불문하고 잘못된 식생활로 인해 많은 사람들이 의학적으로 진단되지 않는 만성적인 통증과 증상들로 고통 받고 있다.

건강을 지키기 위해서는 제대로 된 식품을 통해 성장과 발육 그리고 생명활동에 필요한 양질의 에너지를 얻어야 한다는 것이다.

(2) 자신의 식생활이나 생활습관을 바꾸는 것 만이 병을 고칠 수 있는 길이며, 이런 자연요법으로 내 몸의 자연치유력을 높이고 인체 면역력이 증가됨으로써 내 몸 속의 병마를 물리칠 수 있다.

고대 그리스의 의성 히포크라테스는 "음식물로 고치지 못하는 질병은 의사도 고치지 못한다."

"음식물을 그대의 의사나 의약으로 해라." 하고 말했다.
그렇다. 이 말은 치료의 기본은 음식물이라는 말인데, 이는 곧 건강의 기초 또한 결국 음식물에서 시작된다는 말이고 질병도 궁극적으로는 잘못된 음식물에서 생긴다는 것이다.
필자는 여러 문헌을 통한 확인과 체험을 하였다.
그리고 많은 환자 사례를 통하여 충분히 음식이 약이 된다는 확신을 가졌다. 그래서 병을 잘 고치는 자가 진정한 명의라고 서슴치 않고 얘기할 수 있다.
다시 말해 자신의 병을 잘 고치는 사람이 남의 건강도 볼 수가 있다. 태어나는 순간부터 누구든지 신체는 서서히 병들어 갈수밖에 없다.
이 세상에는 건강한 사람이 거의 없다 보면 정답이다.
자신의 병도 못 고치는데, 무슨 다른 사람의 병을 고친다고 하는지.
환자를 보고 계시는 분들은 스스로 반성을 할 필요가 있다.
이 시점에서 음식을 통한 자연요법으로 질병으로부터 벗어나게 해주는 것을 의료 행위로 볼 수 있는가 라는 의문을 던져보고 싶다.
대법원은 일반가정에서 민간요법인 '부항'을 뜨는 것도 위법이라는 판결을 내렸는데, 그럼 급체한 사람에게 바늘로 따주는 것도 의료법 위반이란 말인가?
정말로 제도권에서 보호받는 의료인에 의한 방법만이 의료행위라면,
현대의학에서는 70~80%의 병은 고치지 못하는 것으로 조사가 되어 있는데, 이 많은 만성질환 환자들은 누가 고쳐준다는 말인가?
환자의 입장에서 보면 생명을 지킬 권리가 있기에 병 잘 고치는 사람이 있거나, 고치는 방법을 알려주는 사람이 있다면 의사나, 자연치유사나,

기타 어떤 분을 찾아 갈 수 있는 선택권이 환자에게 있다.
환자가 현명한 판단을 할 수 있도록 현대의학의 장점과 자연치유의 장점을 잘 융화시켜 생명이 제대로 치유되도록 협조를 해야 할 것이며, 환자에게도 가장 유익한 길로 인도 해주는 것이 의료인의 윤리의식이며, 생명을 보는 사람의 기본적인 양심의 선택이 있어야 하겠다.
이제는 국민의 건강을 지켜주지 못하는 제도에 얽매이지 말자.
내 자신의 건강을 내 스스로가 지키자는 말이다.
너무나도 당연하고 자연스러운 원리이기에 서구 문명과 과학적 지식에 밀려 천대받아왔던 우리의 자연요법에 마음을 열고, 고개를 숙여 받아 들여야 한다.
오죽하면 전직 부장판사가 펴낸 **"의사가 못 고치는 환자는 어떻게 하나"** 라는 책에서 잘못된 제도는 고쳐져야 한다며 민중의술 살리기에 앞장서고 있겠는가?
소위 제도권이라고 불리는 현대 의학 신봉자들의 고정관념에 사로잡힌 의학기술과 의술로는 잘못된 식습관에서 오는 현대인의 만성질환인 생활습관 병(=식음병)을 거의 고치지 못 한다.
'나'라는 존재는 내가 먹은 음식의 결과물인 것이다.
어찌 당뇨병에 걸린 의사가 당뇨병 환자를 진료하고, 암에 걸린 의사가 암 환자를 치료한다는 말인가?
얼마 전 T.V에서 오랫동안 중풍에 시달려온 의사가 죽을 때까지 진료하게 하는 현 면허증 제도에 심각한 문제가 있다며 지적한 장면을 보면서 잘못된 악법이 한두 가지가 아니며 당장 뜯어 고쳐야 하는데 입법부인 국회의원들은 국민의 혈세만 축내고 무엇을 하는 건지 알 수가 없다.

표를 의식하지 않고 국민을 위한 국회의원이 되기를 바란다.

죽을 때까지 자신의 몸이 망가져도 면허증 하나로 의식주를 해결 하려는 형태가 안타까울 정도이다.

의사도 건강하다면 죽을 때까지 환자를 볼 수 있다는 것이다.

2 현미란 무엇인가

(1) 현미란 쌀의 씨눈과 쌀겨를 깎아내지 않은 자연 그대로의 쌀을 말한다. 일반적으로 백미라고 부르는 정백미게는 벼 낟알에서 쌀겨 층과 씨눈을 완전 깎아낸 죽은 쌀에 비하자면, 현미는 살아있는 하나의 완전한 생명체이자 우리 식단의 근본인 영양 덩어리인 것이다.

그리하여 이런저런 갖가지 음식에 대해 언급하지 않고 유독 현미만을 이야기하는 것도 현미밥의 섭취가 최소한의 건강 수칙이자 최고의 건강 지킴이이기 때문이다.

서두에 말했던 20세기 초의 식단이란 쉽게 말해서 곡류와 전 분류를 주로 섭취하고 가공 하지도, 인공 첨가제로 오염시키지도 않은 그대로의 자연 밥상을 일컫는 것이다.

뿌리와 줄기, 잎과 열매, 껍질과 씨까지 모두 먹기만 한다면

더 이상의 건강식품이나 약은 멀리 달아날 것이란 말이다.

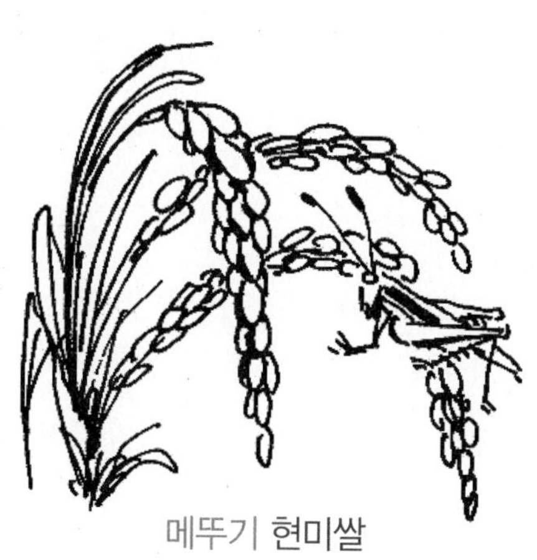

메뚜기 현미쌀

부드러운 음식, 가공된 맛과 향에 적응된 현대인의 입맛이 자연 음식을 밀어내고 있는 것이 현실이다.

(2) 요즘과 같은 공해와 오염시대에 나의 건강을 지키기 위해서 내 밥상에 최소한 현미밥 하나만큼은 꼭 지키자는 것이 필자의 간절한 바람이다.

현미밥을 먹어야 한다면 모르는 이들은 다음과 같은 여러 가지 걱정과 불평을 늘어놓는다.

- 잡곡을 백미에 섞어 먹고 있다.
- 현미밥은 거칠고 딱딱해서 소화가 잘 되지 않는다.
- 이가 약해서 씹기가 불편하다.
- 맛있는 쌀밥을 두고 왜 거칠고 껄끄러운 현미를 먹으라고 하느냐? 똑같은 쌀 아닌가?
- 체질에 안 맞는다고 해서 못 먹는다.
- 껍질에 농약이 많이 묻어 있을 텐데 몸에 해로울까 걱정이다.

(3) 현미의 여러 영양성분과 효능 등은 뒤에 차차 설명하더라도 우선 가장 걱정을 하는 농약 문제를 먼저 짚고 넘어갈까 한다.

현미는 알카리성 식품으로 정상적인 신진대사작용만으로 농약이나 기타 오염 물질 등을 흡착하여 즉시 몸 밖으로 배설시킨다.

현미에는 섬유질과 휘친산이 풍부해서, 위장 기능 촉진과 배독작용이 뛰어나다.

사실 모든 곡식에는 적든 많든 겉껍질에 붙어 있는 것뿐만 아니라 토질 오염과 살충제, 제초제, 농약 등 기타 여러 합성 화학물에 의해 뿌리에서 흡수해 그 자체에 저장하고 있는 여러 오염 물질들을 포함하고 있다.
이런 것들을 생각한다면 유기농을 찾는 것도 중요하지만, 우리는 현미의 이런 뛰어난 배독작용에 더욱 점수를 주어야 하지 않을까?
농약, 수은, 카드뮴, 아연과 같은 중금속 성분의 독을 없애고 밖으로 내보내는 힘, 어느 약이나 기계로 가능한 일이 결코 아닐 것이다.
설령, 그 나머지가 몸에 잔류된다 하더라도, 그 정도쯤은 간에서 충분히 해독시킬 수 있으니 걱정할 필요가 없다.
그 예를 하나 들자면, 중금속 중독으로 유명한 '이따이 이따이 병' 이야기이다.
오래 전 일본 도야마현 신통천 하류에서 이따이이따이 병이 발생했을 때 중금속으로 오염된 물로 농사를 지어 먹거나 물고기를 잡아먹은 마을 주민 대부분이 이 병으로 고생하다 죽어 갔지만, 그 중 현미로 밥을 지어먹고 살았던 사람들은 아무 이상이 없었다는 것이다.
그러므로 농약의 유무와 과소에 관계없이 현대 오염사회에서의 중금속, 오염물에 대한 방패는 곡 채류를 껍질째 먹는 것 곧, 기본적이자 최우선으로 현미밥을 먹는 것이다.
필자는 농가와 계약 재배로 제초제나 기타 농약을 전혀 사용하지 않는 1분도 현미를 공급 받아 사용하기 때문에 별 걱정을 하지 않는다.
이제, 현미를 먹으면 해가 되지 않는 부분은 이해가 되었을 것이다.
무조건 이 책을 읽는 독자들은 백미를 현미로 바꿔 먹는다는 전제하에 현미가 어떤 이로움을 주는가에 대해 알아볼까 한다.

3 현미의 효능과 영양가치 (현미 VS 백미)

(1) 현미는 물에 담궈 놓으면 싹이 나는 하나의 살아있는 완전한 생명체 그 자체이다.

이에 반해 죽은 쌀인 백미는 물에 담궈 놓으면 썩고 만다.
현미는 눈에 보이지 않는 미량 영양소의 위력이 대단히 우수하다.
현미와 백미의 열량은 같다.(한 공기 기준 약300kcal)
하지만 열량이 같다고 해서 모든 영양소의 함량이 같지는 않다.
이것은 현미는 싹을 틔우는데 필요한 모든 영양소(비타민과 무기질)를 충분히 갖추고 있고, 백미는 그렇지 않다는 것을 위 실험으로 증명할 수 있다.
일제에 의해 도정기술이 들어오기 전만 해도 우리 조상들에게 지금과 같은 생활습관병, 식음 병이 존재했을까?
현미는 핏속의 콜레스테롤 수치를 낮추고 항산화작용과 산화를 방지하는 비타민C가 풍부하다.
현미는 껍질에 많은 비타민과 활성 미네랄을 함유한 알카리성 식품이다.
이에 반해 10분 도미된 백미는 체내에서 산성화된 피를 계속 생산해 우리 몸을 산성 체질로 만들며 피를 끈끈하게 만든다.
현미의 섬유소는 변비뿐만 아니라 당뇨병에 역할을 하는 인슐린 분비조절에도 아주 필수적인 역할을 하는데, 이것은 현미의 강층(쌀겨)에 있다.
현미의 섬유소 함량이 시금치나 콩나물보다 많다면 믿겠는가?
게다가 항암역할을 하는 생리활성물질까지 풍부하다면...

(2) 에너지의 공급원이자 부수적인 영양성분을 같이 제공해 주며 여러 질병 치유효과까지 가지고 있는 현미, 정말 사랑스럽고 고맙지 않은 가 말이다.

그러기에 섭취량에 있어서도 백미 한 공기에 비교하자면 현미밥 반 공기만으로도 그 이상의 충분한 영양 가치를 섭취하게 되는 것이다. 또한 섬유소가 풍부해 든든하다.

몸에 충분한 열량과 영양공급을 하면서 식사량은 줄일 수 있으니, 다이어트에 대한 건강학적인 가치뿐만 아니라 경제적인 이점도 분명히 있을 것이다.

(3) 현미에는 몸에 좋은 식물성 단백질과 지방이 풍부하므로, 자체 단백질만으로도 충분하여 육류 단백질 부족을 걱정하지 않아도 된다. (현미를 먹으면 지구력 향상)

이와 같이 현미는 여러 영양학적인 가치도 풍부하지만, 현미밥 섭취로 인한 여러 질병의 치유 효과 또한 크다.

4 어떻게 하면 현미밥을 맛있게 지을 것인가?

- 유기농 1분도 현미혼합잡곡을 겨울에는 24시간, 여름에는 12시간정도 미리 증류수에 담궈 둔다. 현미의 껍질이 흰색으로 바뀌면서 씨눈에서 싹이 난다.
- 검정콩(약콩)은 미리 담구지 말고 사용한다.

- 그릇은 가능한 우리 조상들이 사용해 오던 돌솥에 밥을 한다.
- 적당히 불을 조절하고 돌솥에 검정콩과 현미잡곡을 넣고 증류수로 손등이 충분히 잠 기게 물 조절을 한다.
- 이때 현미 쌀 한 공기 기준으로 순수소금 6g정도 넣는다.
- 뚜껑을 닫지 말고 싹에서 나는 독이 나가게 열어둔다.
- 돌솥에 물이 바닥에서 주걱으로 저어 봤을 때 물기가 없으면 밥주걱(나무)으로 콩과 쌀을 골고루 섞어서 뚜껑을 닫아둔다.
- 뚜껑 닫는 시점부터는 가스 불을 최하로 낮추어 간접가열로 10분 정도 둔 후에 불을 끈다.
- 1시간 후면 돌솥의 자체 열로 뜸이 들어 아주 맛이 있는 밥이 만들어진다.

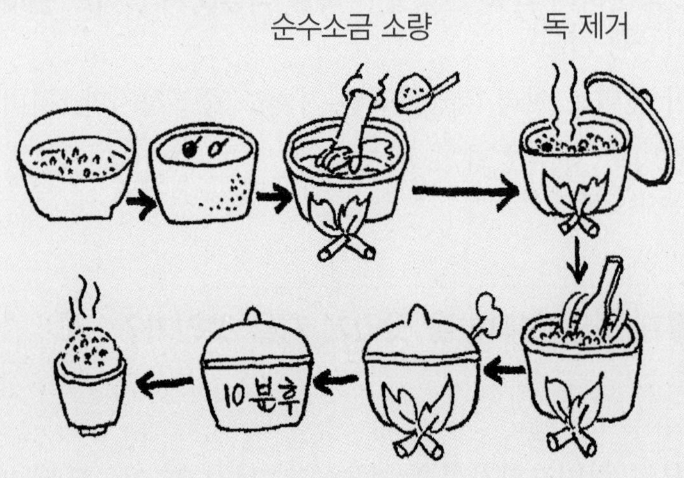

5 현미밥 어떻게 먹어야 하는가?

(1) 현미밥이 사실 흰 쌀밥과 비교한다면 거칠다는 것은 사실이다.

이것은 습관이겠지만 위에서 설명한대로 밥을 지어 먹는다면 곧 그 맛이 제 밥맛임을 누구다 경험 할 수 있고, 더 이상 흰 쌀밥을 찾게 되진 않는다.

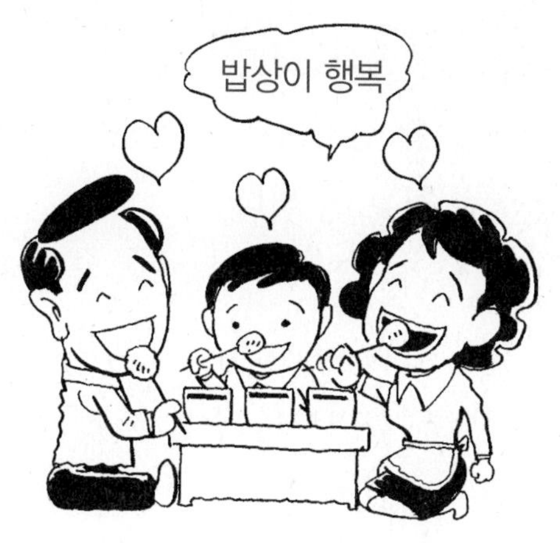

우선, 현미밥은 그 영양학적 가치가 백미의 100배 이상이므로 백미의 반만으로도 충분하다고 했다.

섭취량보다 더 중요한 것은 저작 횟수이다.

많이 씹어야 한다는 말이다.

보통 우리가 먹듯이 한 숟가락 푹 떠

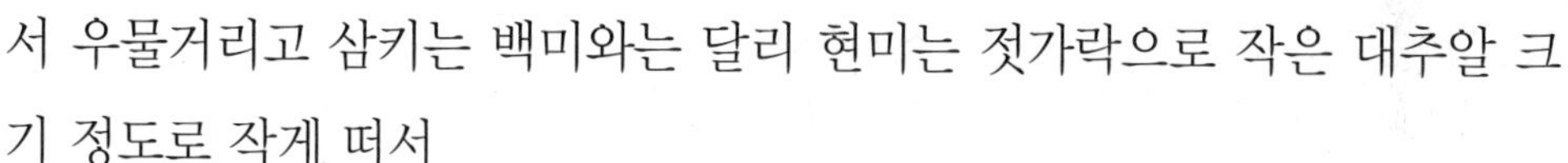

서 우물거리고 삼키는 백미와는 달리 현미는 젓가락으로 작은 대추알 크기 정도로 작게 떠서

저작 횟수는 50번~100번 정도 충분히 씹어 죽의 상태로 만들어 삼켜야 한다.

여지껏 우리가 그냥 우물거리고 삼킨 음식물들로 인해 위와 장이 얼마나 많은 일을 해야 하는지를 아무도 생각해 보지 않았을 것이다.

(2) 모든 것에는 제 기능과 역할이 있다.

입과 치아의 역할은 입으로 들어오는 음식물을 충분히 씹어 위가 소화하기 좋은 크기로 쪼개어서 입속에서 나오는 여러 소화 효소와 섞어 위로 보내주는 것이다.

그것을 제대로 해주지 않으면 위가 할 일이 늘어나고, 그렇게 부하가 계속 늘어나니 소화 장애는 물론, 여러 소화기 질환이 더불어 생기는 것이다.

그래서 계속하는 말이지만 몸의 소리에 귀를 기울이라는 것이다.

몸에 중한 질병이 있는 사람일수록 더 많이 씹어 소화흡수 되게 해야 함을 잊어서는 안 된다.

신체 장기에 문제가 생긴 사람에게는 정말로 한술을 먹더라도 그것이 모두 흡수되게 해 주는 것이 약이라고 할 수 있다.

자연의 먹을거리를 주신 창조주 하나님께 감사하는 마음으로 즐겁게, 충분히 씹어 먹어 보자.

그 질감을 느끼는 행복감, 몸의 즐거운 소리 그것만으로 모든 약과는 안녕인 것이다.

현미를 잘게 씹으면 씹을수록 우리는 현미에 붙어 있는 영양 덩어리인 쌀겨와 씨눈을 잘게 쪼개어 흡수할 수 있게 되는 것이다.

예전에 어른들이 자주 하시는 말씀, 잘 먹고 잘 싸고 잘 자면 건강하다고 하지 않으셨는가?

곰곰이 생각해 보라.

잘 씹지 않고 덩어리로 삼키면 위와 장을 거쳐 덩어리지어 그대로 대변으로 빠져 버릴 것이고, 조금의 수고를 더해 잘게 씹어 소화시킨 것은 그 영양분이 위장관을 거치며 우리 몸속으로 흡수되어 중요 영양분을 공급하고 깨끗한 피를 만들고 더러운 오염물질을 흡착하여 배설시키고, 좋은 세포를 만들고, 결국 나쁜 세포는 자연 소멸되게 할 것이다.

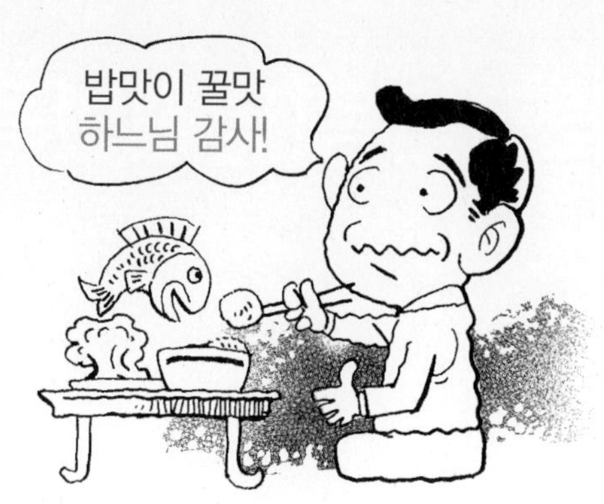

오장육부가 살아나고 질병이 나아지며, 건강을 되찾는 우리 몸의 즐거운 소리가 들리지 않겠는가?

그 병의 모양이 암이든 혹이든 궤양이든 염증이든 그것이 무슨 문제가 되겠는가?

정리하여 말하면 현미밥을 감사한 마음으로 충분히 씹어 먹을 것이며, 절대 과식하지 말고 즐거운 마음으로 내 몸의 소리에 귀를 기울이라고 당부하고 싶다.

내일 당장 내 생이 마감된다 하더라도 지금 이 순간, 귀한 음식의 위대함을 알았다면 바로 지금 실천하는 자만이 건강하게 생을 마감할 수 있는 현명한 자이다.

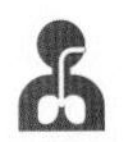

Chapter 21

호전반응(명현반응)

호전반응이란

인간의 생명체를 소우주라는 이야기는 세상 사람들에게 익히 알려져 있다. 호전반응이란 육과 영혼이 병에 걸렸다가 우주생명의학 8단계 치유 후 육과 영혼이 좋아지는 과정에 일어나는 생화학적인 화학반응이다.

거대한 우주라는 관점에서 보면 태양에 문제가 생기면 지구에 사는 인간의 생명에는 직접적으로 생사가 달립니다.

우주 속에서 하나의 별이 문제가 생기면 다른 별에도 막대한 영향을 주며 지구별이 정상으로 돌아가려면 지구는 몸살(태풍, 지진, 해일, 폭우, 가뭄 등)을 하는 이치와도 같다고 보면 된다.

더 쉽게 풀어보면 신체가 병들어 오는 동안 60조라는 수많은 신경세포, 인대, 뼈, 모든 조직에 독소가 쌓이고 신경세포가 손상당하고 호르몬 불균형과 더불어 면역체계가 저하되는 **비정상적인 몸 상태를 정상으로 돌리는 과정**에 몸속에서는 한바탕 전쟁을 치른다는 의미이다.

전쟁기간은 환자마다 다르며, 가지각색으로 증상도 다양하게 나타난다.

호전반응 신호는 사람에 따라 다소 차이가 날 수 있다.

즉 여성과 남성, 병의 증상에 따라, 병의 깊이에 따라, 시간적으로 여러 가지 형태로 나타날 수 있다.

 호전반응의 대표적인 증상

(1) 유난히 잠이 많이 온다.

① 평상시에 깊이 잠이 들지 못했던 사람도 자연식으로 바꾸고 나면 닭병이라 도 걸린 것처럼 노곤하게 졸림을 경험할 수 있다.

그러나 잠시라도 잠을 청하고 나면 전과는 다르게 아주 개운함을 느낀다.

② 아토피가 심한 사람은 평소에도 정상적인 수면 장애로 리듬이 무너졌기에 잠이 많 이 온다.

간이 살아나고 있는 것이다.

몸이 알아서 간을 쉬게 하여 재충전 시간을 준다는 것이다.

③ 특히 이런 경우 운전 중에는 잠시라도 차를 세워서 졸음을 해소 한 후에 운행을 해 야 한다.

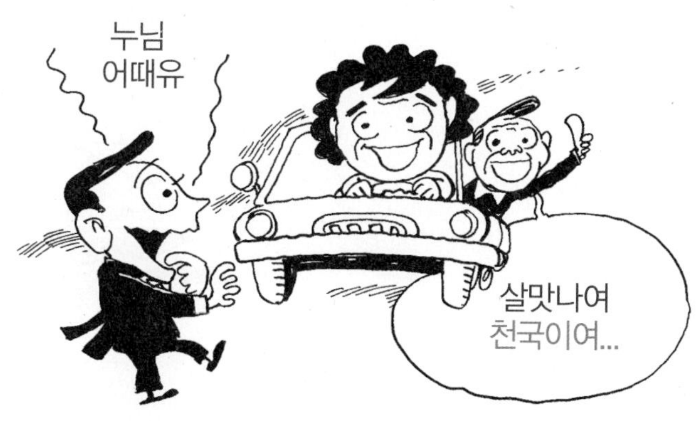

(2) 가래침이 많이 나온다.

① 천식이 있거나 폐질환이 있었던 사람들은 가래침이 많이 나온다. 지금까지 우리는 감기에 걸리면 가래를 뺄 생각은 하지 않고, 진해거담제로 가래를 삭히는 약을 주로 써오며 병을 만들어 오고 있었다.

② 천식으로 고생을 했던 사람은 평소에는 가래침이 전혀 나오지 않아 답답함으로 고생 하다가, 음식을 바꾸면 어느 날부터 가슴이 뻥 뚫리는 기분이 들 정도로 가래침이 수월하게 잘 나올 수 있다.
가래침 나온다고 놀라서 약을 먹지 않아도 된다.
내 몸에 이롭지 않은 것들을 알아서 몰아내고 있는 중이니...

③ 가래침이 어느 정도 많이 나오다가 점점 줄어들면서 몸이 호전되어 감을 느낄 수 있다.

④ 사람들은 가래침을 보면 혐오스럽게 생각한다.
가래침의 성분은 몸속에 있는 오염물질을 제거하기 위해 병균과 싸워서 남은 혈액 성분 중 백혈구의 시체라고 보면 된다.

⑤ 폐암환자들은 음식을 바꾼 후 가래침이 잘 나오면 몸이 살아나고 있으니 기뻐해야 한다.

⑥ 술, 담배와 상관없이 남, 여 누구나 가래침은 매일 조금씩 생기며, 이것은 정상적인 생리대사이다.

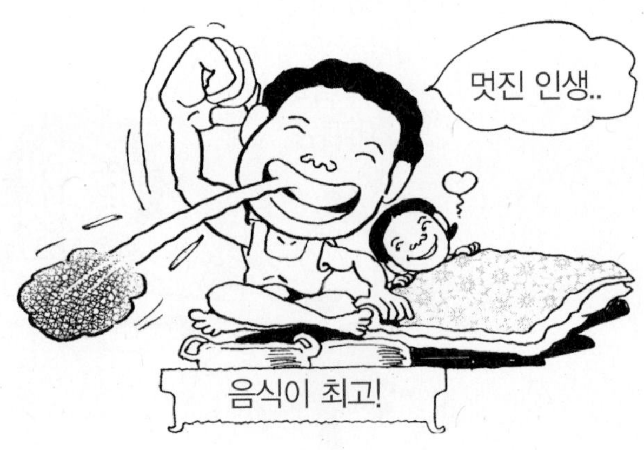

(3) 몸이 붓는다.

① 부작용이 아닌가 하고 걱정하는 사람이 많은데, 걱정할 필요는 없다. 초기에는 가끔 아침에 일어나면 얼굴이나 눈, 손, 발, 다리가 부어 있는 경우 가 생기기도 한다.
거울을 보면 평소 얼굴이 아닌 듯 착각이 될 듯도 싶다.

② 몸이 부어오르는 현상은 신장 기능이 떨어져 있었음을 알려 주는 것이다.

③ 신장 사구체에 미세한 결석으로 인해 노폐물을 제거할 수 있는 속도가 그만큼 느리 다는 것이다.

④ 아침에 잠시 부었다가 오후가 되면 서서히 가라앉는다.

⑤ 심하게 붓는 경우는 통증을 호소하는 사람도 있다.
시간이 지나면서 해결되는 경우가 많다.

(4) 소변 냄새가 심하다.

① 평소보다 냄새가 많이 나고, 소변 색깔이 노랗다.

② 몸속에 있는 오염물질이 빠지면서 신장을 거쳐 소변으로 배출된다는 것이다.

③ 독소가 많이 빠질수록 몸은 가볍고 피곤함이 줄어든다.

④ 소변을 시원하게 보게 되는 경우가 많다.

⑤ 당뇨가 있는 사람은 기력이 살아남을 확인할 수 있다.
손에 힘이 생기기 시작하면서 일의 능률이 오른다.

⑥ 피부가 투명하고 맑아짐을 확인 할 수 있다.

(5) 평소보다 몸에서 때가 많이 나온다.

① 남들이 보면 추하다고 할 정도로 피부에 노폐물이 많이 빠져 나온다.

② 매일 샤워를 해야 한다. 처음에는 몸에서 냄새가 날 정도이니 매일 속옷을 갈아입어야 한다. 발바닥에도 땀이 나기 시작하면서 발에 붙은 심한 각질도 서서히 제거된다. 이후에는 체내 노폐물과 독소가 빠지면서 땀 냄새도 줄어들고 개운한 느낌을 받을 것이다.

③ 얼굴에도 노폐물이 제거되면서 모공이 작아지고, 화장을 하지 않아도 피부가 맑고 윤기가 난다.

④ 비듬으로 검정 옷을 입지 못하던 사람도 두피의 각질이 없어지면서 비듬이 제거된다.

⑤ 거칠고 건조한 피부가 촉촉함을 느낀다.

⑥ 머리 결이 좋아진다.

⑦ 몸에 독소가 빠지면서 체중이 감소되어 몸이 한결 가벼워진다.

⑧ 평소 땀이 잘 나지 않는 사람도 땀이 나며, 이것은 막혀있던 기혈순환이 원활하게 된다는 증거이다. 수족 냉증이나 저림이 있던 사람도 이렇게 순환이 원활해지면서 호전됨을 느낄 수 있다.

⑨ 특히 여성들은 자연의 음식으로 바꾸면 생리에서 바로 변화가 일어난다.

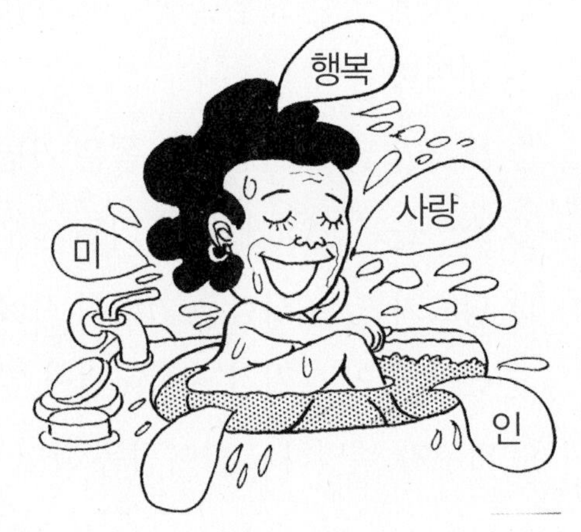

- 피지와 혈액이나 조직 덩어리가 빠지는 경우가 많다. 신장 기능이 살아나면

서 자궁내막에 쌓여 있던 독소 덩어리가 여러 차례 빠져 나온다.

- 생리양이 많아지고 선홍색의 맑은 혈액 색깔을 확인할 수 있다. 몸속 혈액이 맑아졌다는 증거이다. 결국 여성의 자궁질환(암, 종양 등)에도 자연의 음식이 건강을 되찾아 준다는 것을 증명하는 것이다.
- 산부인과를 빈번히 찾아가게 하는 외부 감염문제가 없어지게 된다. (질 염, 가려움증, 냉대하가 줄어든다.)

(6) 두통 증상이 있다.

뇌 혈관장애가 있는 경우 두통증세가 있다.

그 증상은 일시적으로 여러 차례 반복해서 일어나며 평소에 아무런 반응이 없던 사람도 자연의 음식으로 바꾸면 일어날 수 있다.

중풍증상이 있거나 뇌질환, 치매 등 만성 뇌질환을 앓고 있는 사람일수록 증상의 변화는 다양하게 일어난다.

시간이 지나면서 증상이 없어졌다가 다시 반복하는 경우도 있다.

우리 몸은 하루아침에 만들어 지는 것이 아니기에 꾸준한 식사 관리나 생활습관 교정으로 관리하라는 말을 덧붙이고 싶다.

보통 사람들은 조금 호전되면 안일한 생각에 빠져 이런 저런 핑계를 찾아 편하게 지내려고 한다.

내 몸은 절대 거짓말 하지 않는다.

어제 먹은 음식이 오늘의 나의 건강 상태를 좌우한다는 얘기를 한 번 더 가슴에 새기기를...

Chapter 22

'병 잘 고치는 놈이 장땡이다'를 마무리하면서

그 동안 많은 환자를 보면서 혼자서 울기도 하고, 보람도 느꼈다.
보람을 느꼈던 일은 별로 기억이 나질 않지만, 가장 가슴 아팠던 것은 애원하면서 살려 달라고 매달리는 환자 앞에서 이미 때가 늦어서 살아나지 못하는 생명을 보고 있노라면, 생명을 대신 할 수만 있다면 하는 눈물겨운 일이 잊혀 지지 않는다.
아직도 더 살아야 할 사람이 가족을 두고 떠나야 할 때, 환자 본인과 가족의 슬픔이 어떠했겠는가.
현대의학에서 온갖 치료에 몸부림치다가 시기를 놓쳐 찾아온 환자를 살리기 위해서 잠을 자지 못하고 영혼들과 싸워야 했던 시간들이 아직 끝나지 않았기에, 앞으로 닥쳐올 무서운 나쁜 영혼과의 싸움이 끝이 없을 것인데, 한 명이라도 생명을 구해야 하는 사명감이 필자의 어깨를 짓누르고 있다.
아무도 인정해주지 않고, 아무도 알아주지 않는 험난한 길을 걸어온 것이 사실이다.
영혼에 대한 이야기를 해주면 돌아서서 욕을 하고 시대에 동떨어진 인간으로 취급당하는 것은 그래도 참을 수가 있었지만, 부모, 형제도 외면하는 길을 가야만 할 때는 참기 힘들었다. 수십 년 동안 깨끗한 음식을 먹고 자연의 이치에 맞는 삶으로 건강을 찾자고 목이 아프도록 강의를 했지만 강의실 문만 벗어나면 외면했다. 하지만 모든 진실을 창조주 하느님은 아시리라 믿으며 위안을 삼는다.

십여 년 동안 월급도 제대로 받지 못했던 사랑하는 내 연구소 직원들, 악조건 속에서도 떠나지 않고 묵묵히 자리를 지켜준 직원들에게 고맙고 죄송하다. 땀에 대한 보상의 날이 곧 오리라 확신 하면서 조금만 더 기다려 달라고 부탁하고 싶다.

사랑하는 독자 여러분!

우리는 앞으로 창조주 하느님 곁으로 가기 위해서 노력해야 하며, 꼭 함께 영생해야 합니다.

육으로 살아감이 사후 세계를 준비하는 것임을 알리고자 합니다.

인간들이 저질러 놓은 재앙이 지구 곳곳에서 일어나고 있음을 그저 바라만 보고 계시렵니까?

생명보다 고귀한 것이 없지 않습니까?

짧은 인생을 살면서 우선순위가 무엇인지 알아야 합니다.

건강이 중요하다고 하면서도 돈 모아 호의호식 하는데 인생의 목적을 삼고 있는 웰빙의 삶이 죽음 앞에서 후회해서는 안 됩니다.

전생의 삶이 인간으로 태어나기 위한 기나긴 여정의 몸부림이었다면, 인간으로 태어나 짧은 인생을 살아가는 것은 사후세계를 준비하는 것입니다.

육으로 살아가는 생이 너무도 짧기에 사후세계를 준비 할 시간도 얼마 남지 않았음을 알아야 합니다.

올해 대한민국에 불어 닥쳤던 원인조차 규명이 되지 않고 있는 메르스에 인간의 힘으로 어떻게 막을 수가 있다고 생각하는지요?
조그마한 지구 땅 속이나 땅 밖에서 인간들이 상상도 못하는 재앙이 지금도 수도 없이 일어나고 있음을 현대과학으로 전혀 원인을 찾을 수도 없습니다.
아직 시작도 되지 않았지요.
분명한 것은 영혼의 공격이요, 영혼의 영역입니다.
이 책이 각 나라마다 자국에 맞는 언어로 번역되어 지구상에 살아가는 모든 인간들이 창조주 하느님을 신앙하고 건강한 삶으로 살아가기를 바랍니다.
앞으로 불어 닥칠 재앙을 대비 하는 길은, 자연이치를 깨닫고 하느님을 신앙하는 길입니다.
우주의 역사는 한 치의 오차도 없이 흘러왔고 지금도 변함없이 가고 있습니다.
하늘에 문이 열리면 조그마한 지구에 대한민국 이 땅에 하느님의 심판이 있을 것입니다.
어렵고 험난한 길을 걷게 해 주시고, 자연의 이치를 깨닫게 해 주신 창조주 하느님께 경배를 올리며 마지막까지 포기하지 않고, 이 한 권의 책이 세상에 나올 수 있게 해주심에 감사드립니다.
그리고 어려운 여건 속에서도 진정으로 국가와 인류를 위해 연구와 집필에 한 가족처럼 열정을 쏟아주신 연구원님들께도 무한한 감사를 드립니다.

한국우주생명의학연구소에서 2016년 2월 첫날 일출을 보며

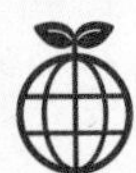 투자유치 제안합니다

세계에서 가장 잘 사는 대한민국을 만들기 위하여
한국우주생명의학연구소가 의료무역을 준비하고 있습니다.

의료무역 추진 계획

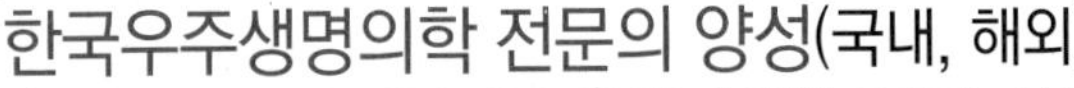

1

한국우주생명의학 전문의 양성(국내, 해외)
1) 전문의 과정 대상자 우주생명의학 8단계 치유
2) 우주생명의학 8단계 전문의 과정 실시

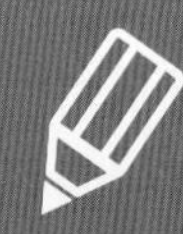

2

한국우주생명의학 의료무역으로 국내, 해외 의료기관 MOU체결 (우주생명의학 전문의 파견–해외 의사 교육 및 환자 원격 치유)

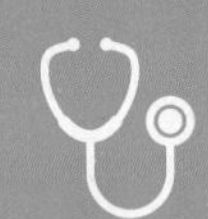

3

한국우주생명의학종합병원 국가별 설립 · 자회사 법인 전환 및 설립
(순수소금, 증류수기기 등)

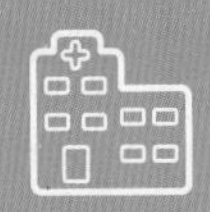

4

주식시장 상장

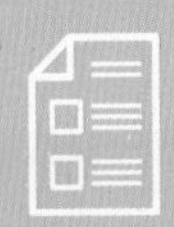

왜 한국우주생명의학종합병원 의료무역에 투자가치가 큰가?

1. 독특한 치유기술

한국우주생명의학종합병원의 핵심치유기술인 우주생명의학 8단계 프로세스 치유는 현대의학으로 치료가 안 되는 병을 치유하는 세계 최초의 입원없는, 수술없는, 투약없는 치유기술이다.

2. 모방 불가

한국우주생명의학종합병원의 핵심치유기술인 우주생명의학 8단계 프로세스 치유는 수십 년, 수백 년이 흘러도 그 누구도, 어떤 국가도 절대 모방 및 개발할 수 없다.

3. 임상검증

우주생명의학 8단계 프로세스 치유는 10년(06–15년) 동안 많은 사람들에 의해 임상검증이 되었다. *(본 도서 '치유 사례 및 체험수기' 참조)*

4. 수요 무제한

한국우주생명의학종합병원은 국내에서만 한정되는 게 아니라 전 세계 환자를 대상으로 운영되므로 사업 규모가 계산이 어려울 정도이며 삼성전자 및 국내 50대 기업 매출과 이익을 훨씬 넘어설 것으로 예상한다. 즉, 전 세계에 현대의학으로 치료 안 되는 환자 수는 엄청 많기 때문이다.

5. 부가가치 극대화

우주생명의학 8단계 프로세스 치유는 수술, 약물 투여 없이 최소의 인원, 시설, 장비로 운영되므로 최소 인건비, 관리비 정도의 최소한의 고정비용 정도가 투입된다. 즉, 투자 대비 부가가치가 매우 높다.

6. 리스크 최저

한국우주생명의학종합병원은 흔히 말하는 경기를 타지 않는다.
특히 현대의학으로 치료가 안 되는 병은 경기보다 생명이 훨씬 중요하기 때문이다.

7. 최고 주가

한국우주생명의학종합병원에 투자 시 한국우주생명의학종합병원 주가는 세계 최고 수준의 주가 중 하나로 평가받는 워렌버핏의 버크셔 헤서웨이 투자회사 주당 1억(최고 1억4천 시절 있었음. 13년 시가총액 기준 에너지 회사 엑슨모빌, IT회사 애플, 구글, 마이크로소프트 다음으로 세계 5위 기록)을 넘어설 수 있다.

| 투 자 문 의 |
한국우주생명의학연구소

- 수석연구원 박남철 010-8531-8145
- 연 구 소 055-329-4471